王付经方合方辨治疑难杂病
（第2版）

王付　编著

河南科学技术出版社
· 郑 州 ·

内容提要

本书是全国著名经方大师王付教授、主任中医师结合多年临床运用经方合方辨治常见病、多发病及疑难病的经验总结，重点阐述经方合用治病的思路与方法，引导学用经方的操作技能与运用技巧。本书的特点是，突出运用经方合方辨治疾病的思路、方法与技巧。本书理论联系实际，注重实践操作，内容丰富翔实，合方要点突出，旨在启迪灵感，拓展思路，是中西医临床医师及在校学生必读参考书。

图书在版编目（CIP）数据

王付经方合方辨治疑难杂病 / 王付编著 . —2 版 .—郑州：河南科学技术出版社，2019.8（2022.4 重印）

ISBN 978-7-5349-9524-8

Ⅰ . ①王… Ⅱ . ①王… Ⅲ . ①疑难病—经方—汇编 Ⅳ . ① R289.2

中国版本图书馆 CIP 数据核字（2019）第 085666 号

出版发行： 河南科学技术出版社

地址：郑州市郑东新区祥盛街 27 号 邮编：450016

电话：（0371）65737028 65788629

网址：www.hnstp.cn

责任编辑： 邓 为

责任校对： 曹雅坤

封面设计： 张 伟

版式设计： 薛 莲

责任印制： 朱 飞

印 刷： 河南省环发印务有限公司

经 销： 全国新华书店

开 本： 720 mm×1 020 mm 1/16 **印张：** 38.5 **字数：** 500 千字

版 次： 2019 年 8 月第 2 版 2022 年 4 月第 4 次印刷

定 价： 78.00 元

前　言

　　《经方合方辨治疑难杂病》自2014年出版至今，多次重印，深受广大读者喜爱。根据读者来信和图书市场需求，有必要进行修订再版。此次修订既突出经方合方临证应用的思路和方法，又突出增补经方合方诊治案例，更突出经方合方治病的理论指导性；既突出经方合方治病的临床实践性，又突出经方合方治病的临床操作性，更突出运用经方合方治病的基本原则、思路、方法和技巧；既突出学用经方合方的目的是掌握规律和运用规律，又突出学用经方合方的目的是随机应变和以变应变，更突出学用经方合方的目的在于举一反三、触类旁通，达到运用经方合方能够更好地辨治各科常见病、多发病及疑难病的目的。

　　临床中诸多疾病的症状表现是单一病变证机的比较少，复杂多变病变证机的比较多；辨治疾病若是单一病变证机比较容易，若是复杂多变病变证机比较困难；疑难杂病在当今临床中确立辨治思路、选方用药比较难，尤其是取得最佳治疗效果比较难。

　　在临床中怎样才能选用经方辨治各科杂病如常见病、多发病及疑难病，怎样运用经方辨治各科杂病而取得最佳治疗效果，选用经方辨治疑难杂病的基本思路是什么，运用经方辨治各科杂病的最佳方法是什么？结合笔者数十年临床运用经方辨治各科杂病的体会，张仲景之经方用药在多数情况下是比较少的，药味比较少的经方在治病方面针对性都是比较强的，凡是针对性比较强的经方在治病方面作用都是比较专一的，为了更好地运用经方治病专一性针对复杂多变的病变证机，只有合理地选择经方合方才能实现运用经方各自的专一性在合方之后能够相互促进、相互增强疗效，以辨治复杂多变的病变证机。

在临床中只有以学用经方合方理论思维为切入点，才能抓住学用经方合方辨治各科杂病的切入点；只有重视研究应用经方合方的辨治思维，才能从本质上找到运用经方合方辨治复杂多变的各科疾病的切入点；只有将经方合方理论运用到临床实际中去，才能实现运用经方合方辨治各科常见病、多发病及疑难病既有理论做指导又有临床实践做依据的目标。

在临床中怎样才能更好地运用经方？结合笔者数十年临床用经方治病的经验和患者服用经方疗效信息的反馈，得出只有娴熟运用经方合方，才能确保临床治病的疗效性和可靠性，只有掌握运用经方合方治病的基本规律，才能辨清复杂多变的疾病的结论。

本次借再版修订之机，既感谢责任编辑邓为主任对本书的支持和关心，又感谢广大读者对本书的青睐和厚爱，同时也深深体会到本书独有的写作思路及方法给读者临床治病提供了有益的学用技巧及方法。在此，亦恳请读者对此次再版提出宝贵意见，以便今后再次修订及提高。

王　付

2018 年 10 月

前 言

张仲景在《伤寒杂病论》中设每一个方都有其治病的针对性，其针对性越强，治疗效果就越专。凡是针对性强的方药，其治疗作用相对比较集中，但选择作用比较集中的方药辨治复杂多变的病症必有其局限性，这就凸显了经方合方应用的重要性与迫切性。经方合方即将张仲景的两个或两个以上的方合并应用，亦即利用经方各自的辨治优势与特长针对复杂多变的病症而随机应变、相互补充合用的方剂。人体是由庞大的、有序的、完整的、各个有机结合的脏腑及其附属器官所构成的，其生理特性虽有各自的独立性，但其之间相互为用的内在关系则大于其独立性。人体结构是庞大的、复杂的、有序的，任何一种疾病在其演变过程中仅仅有单一的孤立的病症表现的比较少，而出现相互影响的病症表现的则比较多。权衡治病的全面性、针对性与疗效性是治病过程中的重中之重，治病用方欲达到最佳治疗效果，经方合用则是最佳选择。

纵览古今，不难发现仅用一个经方或时方即能取得显著疗效的毕竟是少数，临证若在经方基础上进行合方则能显著提高治疗效果。本人结合临床治病经验及体会，选择经方合用所取得的治疗效果优于仅用一个经方或时方的加减。

经方之所以备受历代医家青睐，是因为其治病作用比较专，用药比较少，且经方是临床治病的基础用方。治病用方必须首先考虑选择基础用方，有利于把握治病的时机性，选择经方合用，是提高治疗效果的最佳途径。

众所周知，经方是治病的基础方，作用特点是针对性强，根据病症表现特点选用经方则是治病的切入点，提高临床疗效的关键则是经方合方应用。如四逆散是疏肝理气的基础方，辨治肝郁证，无论是疾病起源于肝郁，还是其他疾病引起的肝郁，均可以四逆散为基础方并与其他方合用；若肝郁夹瘀血可选用四逆散与桂枝茯苓丸合方；若肝郁夹阴虚可选用四逆散与百合地黄汤合方；若肝郁夹阳虚可选用四逆散与四逆汤合方；若肝郁夹郁热，可选用四逆散与栀子豉汤合方；若肝郁夹痰饮，可选用四逆散与小半夏汤合方；若肝郁夹气虚，可选用四逆散与黄芪建中汤合方；若肝郁夹热结，可选用四逆散与大承气汤合方；若肝郁夹血虚，可选用四逆散与胶艾汤合方；若肝郁夹心阴阳俱虚，可选用四逆散与炙甘草汤合方等。

遴选经方合方的基本原则有二：一是选择经方与经方合用，二是选择经方与历代医家名方合用。界定经方合方相重复药的量的方法有二：一是合方重复的药正好是方药治疗病症的主要方面，用其相重复药之和，如黄芪建中汤与芍药甘草汤合方辨治气血虚证，黄芪建中汤中用白芍 18g，芍药甘草汤中用白芍 12g，合方取白芍 30g；二是合方相重复的药不是方药治疗病症的主要方面，用其中最大的量，如麻黄汤与芍药甘草汤合方辨治太阳伤寒证夹气血虚证，麻黄汤中用甘草 3g，芍药甘草汤中用甘草 12g，合方取甘草 12g。

此外，在临床中发现"十八反"及"十九畏"中的中药不仅用后没有毒副作用而且还有很好的治疗作用。

编写经方合方辨治疑难杂病，旨在引导辨治疑难杂病的思路与方法，缩小理论与实践之间的差距，达到学以致用的目的。

王付

2013 年 3 月

目　录

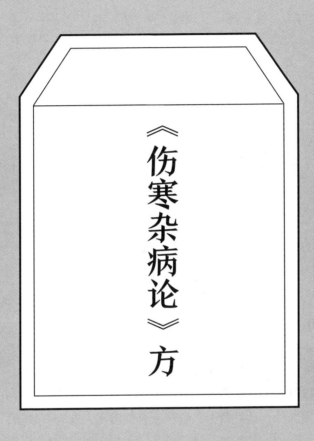

《伤寒杂病论》方

百合地黄汤合方

百合地黄汤由『百合擘、七枚（14g），生地黄汁一升（80mL）』所组成，方中百合滋补五脏六腑之阴，生地黄汁既是生津药又是凉血药，更是补血滋阴药，方药相互为用，是以生津凉血，补血滋阴为主的滋阴凉血基础方，可辨治阴虚血热证。另外，根据张仲景设方用生地黄为汁，在临床中可用生地黄50g代替生地黄汁。

慢性支气管炎

【导读】根据慢性支气管炎的病变证机有阴虚血热，治以百合地黄汤滋补阴津；又因病变证机有郁热，故与麻杏石甘汤合方；更因病变证机有营卫虚弱，故又与桂枝汤合方治之。

孙某，女，62岁。有多年慢性支气管炎病史，近由病友介绍前来诊治。刻诊：咳嗽，气喘，痰少色黄，发热怕冷，头痛，汗多，倦怠乏力，脚心潮红烦热，口干咽燥，不欲饮水，舌红少苔，脉沉细弱。辨为阴虚血热，营卫虚弱证，治当滋阴润燥，清宣肺热，调补营卫，给予百合地黄汤、麻杏石甘汤、桔梗汤与桂枝汤合方：百合15g，生地黄50g，麻黄12g，杏仁10g，石膏24g，桂枝10g，白芍10g，生姜10g，桔梗10g，大枣12枚，生甘草20g，炙甘草12g。6剂，第1次煎35min，第2次煎20min，合并药液，每日1剂，每次服150mL左右，每日分早、中、晚服。二诊：咳嗽略有好转，仍倦怠乏力，以前方加红参5g，6剂。三诊：咳嗽较前又有好转，口干咽燥减轻，大便略溏，以前方变生地黄为30g，6剂。四诊：咳嗽、气喘较前又有好转，大便正常，以前方6剂续服。五诊：咳嗽、气喘较前又有明显好转，仍汗出，以前方变白芍为24g，6剂。六诊：咳嗽、气喘基本消除，汗出止，仍倦怠乏力，以前方加红参10g，6剂。七诊：诸症基本消除，又以前方治疗40余剂，诸症消除。随访1年，一切尚好。

【用方提示】根据咳嗽，痰少色黄辨为郁热，再根据舌红少苔、脚心潮红烦热、脉沉细辨为阴虚血热，因发热怕冷、汗出辨为营卫虚弱，又因倦怠乏力辨为气虚，以此辨为阴虚郁热、营卫虚弱证。方以百合地黄汤滋补阴津，凉血清热；以麻杏石甘汤清宣郁热，降逆止咳；以桂枝汤调补营卫；以桔梗汤清宣肺热。方药相互为用，以奏其效。

慢性鼻炎

【导读】根据慢性鼻炎的病变证机是阴虚，治以百合地黄汤滋补阴津；又因病变证机有阴虚夹气虚，故与麦门冬汤合方；更因鼻窍不通表现比较重，故又与苍耳子散合用以开窍通鼻。

杨某，男，23岁。有10年慢性鼻炎病史。曾多次检查均诊断为萎缩性鼻炎，屡屡服用中西药，以及外用西药，均未能达到远期治疗目的，近因鼻塞加重前来诊治。刻诊：鼻塞不通，遇寒加重，鼻咽干燥，鼻分泌物呈块状，不易擤出，偶有少量鼻出血，嗅觉障碍，呼气恶臭，五心烦热，头痛，记忆力减退，舌红少苔，脉细略数。检查鼻腔宽大，鼻甲缩小，并有稠厚脓痂。辨为阴虚鼻塞证，治当滋阴润燥、通达鼻窍，兼以化痰。给予百合地黄汤、麦门冬汤与苍耳子散合方加味：百合14g，生地黄50g，麦冬168g，半夏24g，红参9g，粳米18g，大枣12枚，甘草6g，苍耳子8g，辛夷15g，白芷30g，薄荷3g，茜草15g。6剂，水煎服，每日1剂，每日三服。二诊：鼻塞有改善，鼻腔干燥好转明显，以前方6剂续服。三诊：诸症较前又有减轻，又以前方6剂续服。四诊：诸症基本解除，又以前方治疗40余剂，诸症悉除。随访1年，一切尚好。

【用方提示】根据鼻塞、遇寒加重辨为寒，再根据鼻咽干燥、五心烦热、舌红少苔辨为阴虚，因鼻分泌物呈块状、不易擤出辨为阴虚生热、灼津夹痰，以此辨为阴虚鼻塞证。方以百合地黄汤滋补阴津、润鼻滋燥；以麦门冬汤滋阴益气，兼以化痰降逆；苍耳子散辛温通窍，兼防滋补药壅滞。方药相互为用，以奏其效。

主动脉瓣狭窄

主动脉瓣狭窄是主动脉流出道狭窄，使左心室到升主动脉的血流受阻，狭窄的部位受阻后的压力阶差≥10mmHg。

【导读】根据风湿性心脏病、主动脉瓣狭窄的病变证机是阴虚，治当选用百合地黄汤；又因病变证机有气虚，治当兼顾气阴，故与海蛤汤、麦门冬汤合方治之。

姬某，男，29岁。2年前出现呼吸困难、心绞痛、头晕目眩，在某省级医院检查，诊断为风湿性心脏病、主动脉瓣狭窄，近由病友介绍前来诊治。刻诊：呼吸困难，心悸，头晕目眩，盗汗，口干咽燥，动则加重，舌红少苔，脉细数。辨为气阴亏虚证，治当益气养阴、纳气止痛。给予百合地黄汤、海蛤汤与麦门冬汤合方加味：百合15g，生地黄50g，海马10g，蛤蚧1对，麦冬170g，姜半夏24g，人参9g，生甘草6g，粳米9g，大枣12枚，薤白24g，全栝楼15g。6剂，水煎服，每日1剂，每日三服。二诊：呼吸困难略有减轻，以前方6剂续服。三诊：呼吸困难明显减轻，心痛止，以前方6剂续服。四诊：诸症均有明显好转，以前方6剂续服。五诊：诸症较前又有减轻，又以前方治疗40余剂。之后，为了巩固疗效，以前方变汤剂为散剂，每次6g，每日三服，用药约半年。随访1年，一切尚好。

【用方提示】根据心悸、盗汗、舌红少苔辨为阴虚，又根据头晕目眩、动则加重辨为气虚，以此辨为气阴亏虚证。方以百合地黄汤滋补阴血；以海蛤汤摄纳宗气；以麦门冬汤养阴益气；加薤白、全栝楼以通阳行气、开胸止痛。方药相互为用，以奏其效。

神经衰弱

神经衰弱（又称精神疲劳综合征）属于神经症，是以脑和躯体功能衰弱为主的神经症。

【导读】辨治神经衰弱的病变证机是阴虚，故选用百合地黄汤；又因病变证机有虚热内扰，故与黄连阿胶汤合方治之。

徐某，女，19岁。有4年多神经衰弱病史。在多家医院诊治，曾多次服用中西药，但病情未能达到有效控制，近因症状加重前来诊治。刻诊：心悸，失眠（易醒，难入睡），头晕目眩，耳鸣，记忆力减退，腰膝酸痛，盗汗，面部潮热，皮肤干燥，月经紊乱，大便干结，口咽干燥，舌红少苔，脉细数。辨为心肾虚热证，治当滋补心肾、生津润燥。给予百合地黄汤与黄连阿胶汤合方加味：百合14g，生地黄50g，黄连12g，黄芩6g，白芍6g，鸡子黄（待药液稍凉时兑入）2枚，阿胶（烊化、冲服）10g，麦冬15g，五味子12g，酸枣仁45g，柏子仁10g。12剂，水煎服，每日1剂，每日三服。二诊：心悸止，大便通畅，以前方12剂续服。三诊：盗汗减轻，皮肤干燥好转，前方减生地黄为25g，12剂。

四诊：失眠、耳鸣好转，以前方12剂续服。五诊：口干咽燥、盗汗基本解除。之后，以前方治疗30余剂，诸症悉除。随访1年，一切尚好。

【用方提示】根据心悸、失眠辨为心阴亏虚，再根据耳鸣、腰膝酸痛辨为肾虚，因盗汗辨为虚热迫津外泄，又因皮肤干燥辨为阴虚不滋，舌红少苔、脉细数均为阴虚之征，以此辨为心肾虚热证。方以百合地黄汤滋补阴津；以黄连阿胶汤清心热、育肾阴；加麦冬滋补阴津，五味子益阴敛阴安神，酸枣仁、柏子仁养心益阴安神。方药相互为用，以奏其效。

肌张力障碍

肌张力障碍是指主动肌与拮抗肌收缩不协调或过度收缩导致的以异常的动作或姿势为特征的运动障碍疾病。

【导读】根据肌张力障碍的病变证机是阴津亏损，治以百合地黄汤和大补阴丸滋补阴津；又因病变证机有热浸筋脉，故与芍药甘草汤合方治之。

贾某，男，48岁。2年前出现痉挛性斜颈，躯干不能随意扭转运动，口舌活动异常，曾在郑州、北京等地检查，均诊断为肌张力障碍，多次服用中西药，但治疗效果不理想，近由病友介绍前来诊治。刻诊：痉挛性斜颈，四肢、躯干不能随意扭转运动，颈项臂足强直，五心烦热，盗汗，筋脉酸胀，屈伸不利，身热口渴，面色潮红，倦怠乏力，舌红少苔，脉细数。辨为阴津亏虚，热浸筋脉证，治当滋补阴津、清热舒筋。给予百合地黄汤、大补阴丸与芍药甘草汤合方加味：百合14g，生地黄50g，熟地黄16g，龟板16g，黄柏12g，知母12g，白芍36g，炙甘草36g，全蝎6g，鳖甲10g，黄芪24g。6剂，水煎服，每日1剂，每日三服。二诊：身热口渴减轻，以前方6剂续服。三诊：筋脉酸胀缓解，以前方6剂续服。四诊：五心烦热、盗汗基本解除，以前方6剂续服。五诊：自觉颈项臂足强直减轻，以前方6剂续服。六诊：未再出现痉挛性斜颈，以前方6剂续服。之后，以前方因病症变化酌情加减用药治疗80余剂，诸症得到明显控制。为了巩固疗效，以前方变汤剂为散剂，每次6g，每日三服，治疗1年余。随访1年，一切尚好。

【用方提示】根据五心烦热、舌红少苔辨为阴虚，再根据身热、口渴辨为热，因痉挛性斜颈，四肢、躯干不能随意扭转运动，颈项臂足强直辨为热浸筋脉，以此辨为阴津亏虚、热浸筋脉证。方以百合地黄汤滋补阴血；以大补阴丸滋补阴津、清热降火；以芍药甘草汤补益气血、柔筋缓急；加鳖甲滋补阴津、软坚和筋，黄芪益气固表。方药相互为用，以奏其效。

维生素K缺乏症

维生素K缺乏症是指凝血因子的合成、激活受到显著抑制，引起各种出血表现。

【导读】根据维生素K缺乏症的病变证机是阴虚，治以百合地黄汤滋阴；又因病变证机有气郁，故与四逆散合方；更因病变证机有瘀血，故又与桂枝茯苓丸合方治之。

郑某，女，31岁。有3年多维生素K缺乏症病史，经常服用维生素K等西药，但病情还是反反复复，近由病友介绍前来诊治。刻诊：月经量多，牙龈出血，腰酸，头晕目眩，因情绪异常加重，五心烦热，肌肤紫斑，骨节痛如针刺，大便干结，舌质暗红瘀紫、少苔，脉细涩。辨为阴虚郁瘀证，治当滋补阴津、行气解郁、活血化瘀。给予百合地黄汤、四逆散与桂枝茯苓丸合方加味：百合15g，生地黄50g，柴胡12g，枳实12g，炙甘草12g，牡丹皮12g，白芍12g，桂枝12g，桃仁12g，茯苓12g，麦冬24g，熟地黄15g，阿胶（烊化、冲服）10g，三七6g，大黄5g。6剂，水煎服，每日1剂，每日三服。二诊：大便通畅，去大黄，以前方6剂续服。三诊：五心烦热减轻，以前方6剂续服。四诊：骨节疼痛好转，以前方6剂续服。五诊：肌肤紫斑颜色减退，以前方6剂续服。六诊：牙龈出血止，月经量较前减少，以前方6剂续服。之后，以前方治疗60余剂，为了巩固疗效，又以前方变汤剂为散剂，每次6g，每日三服，治疗3个月。随访1年，一切尚好。

【用方提示】根据五心烦热、少苔辨为阴虚，再根据因情绪异常加重辨为肝郁，因骨节痛如针刺、皮肤紫斑辨为瘀血，又因大便干结辨为郁热内结，以此辨为阴虚郁瘀证。方以百合地黄汤滋补阴津；以四逆散疏肝理气；以桂枝茯苓丸活血化瘀；加熟地黄、阿胶以滋补阴血，三七活血化瘀，大黄以导热下行。方药相互为用，以奏其效。

原发性慢性肾上腺皮质功能减退症

原发性慢性肾上腺皮质功能减退症是双侧大部分肾上腺皮质因自身免疫、结核或肿瘤等破坏，导致分泌肾上腺皮质激素不足所致的一组临床综合征。

【导读】根据原发性慢性肾上腺皮质功能减退症的病变证机是阴虚，治以百合地黄汤滋阴；又因病变证机有气郁，故与四逆散合方；更因病变证机有瘀血，故又与蛭虻归草汤合方治之。

毛某，女，42岁。在3年前出现皮肤及面部颜色晦暗，并有头发脱落，自认为工作劳累引起，当时未引起重视，后因面部颜色晦暗渐渐加重，经检查，诊断为原发性慢性肾上腺皮质功能减退症，近由朋友介绍前来诊治。刻诊：皮肤及面色晦暗，毛发脱落，五心烦热，健忘，心悸，失眠多梦，因情绪异常加重，口干咽燥，舌质暗红瘀紫，少苔，脉细涩。辨为心阴虚损、气郁血瘀证，治当滋补心阴、行气活血。给予百合地黄汤、四逆散与蛭虻归草汤合方加味：生地黄50g，百合15g，柴胡12g，枳实12g，白芍12g，炙甘草12g，当归15g，水蛭6g，虻虫3g，酸枣仁45g（一半煎煮，一半研末冲服），枸杞子24g。6剂，水煎服，每日1剂，每日三服。二诊：五心烦热减轻，减生地黄为30g，以前方6剂续服。三诊：口干咽燥减轻，以前方6剂续服。四诊：心悸好转，以前方6剂续服。五诊：仍有失眠，多梦止，以前方6剂续服。六诊：皮肤及面色略有红润，以前方6剂续服。之后，以前方治疗70余剂，皮肤及面色均有明显好转。为了巩固疗效，以前方变汤剂为散剂，每次6g，每日三服，治疗6个月。随访1年，一切尚好。

【用方提示】根据心悸、失眠多梦、五心烦热辨为心阴虚损，再根据因情绪异常加重辨为肝郁，因皮肤颜色晦暗、舌质暗红瘀紫辨为瘀血，以此辨为心阴虚损、气郁血瘀证。方以百合地黄汤滋补阴津，兼清郁热；四逆散疏肝解郁、调理气机；蛭虻归草汤破血逐瘀；加酸枣仁养心安神，枸杞子滋补阴津。方药相互为用，以奏其效。

痛风性肾病

痛风性肾病是由于血尿酸产生过多或排泄减少形成高尿酸血症所致的肾损害。

【导读】根据痛风性肾病的病变证机是阴虚，治以百合地黄汤和左归饮滋补阴津；又因病变证机有瘀血，故与蛭虻归草汤合方治之。

董某，男，59岁。在4年前因饮酒脚趾关节疼痛加重，经检查：间歇性蛋白尿、血尿素氮和肌酐升高、高血压，诊断为痛风性肾病。经中西药治疗，但关节疼痛未能得到有效控制，近由病友介绍前来诊治。刻诊：脚趾关节肿胀、僵硬、酸麻、疼痛如针刺，口干咽燥，小便不畅，舌质暗红瘀紫、少苔，脉沉细涩。辨为肾阴亏虚、瘀阻脉络证，治当滋补肾阴、活血化瘀。给予百合地黄汤、左归饮与蛭虻归草汤合方加味：百合15g，生地黄50g，熟地黄30g，山药6g，枸杞子6g，茯苓5g，山茱萸6g，水蛭6g，虻虫3g，当归15g，炙甘草6g，赤芍30g，牛膝30g。6剂，水煎服，每日1剂，每日三服。二诊：口干咽燥减轻，以前方6剂续服。三诊：酸麻略有好转，以前方6剂续服。四诊：小便较前通畅，以前方6剂续服。五诊：诸症较前均有减轻，以前方6剂续服。六诊：疼痛基本缓解，以前方6剂续服。之后，以前方治疗70余剂，症状趋于缓解。为了巩固治疗，以前方变汤剂为散剂，每次10g，每日三服，治疗6个月。随访1年，一切尚好。

【用方提示】根据口干咽燥、少苔辨为阴虚，再根据疼痛如针刺、脉沉细涩辨为瘀血，以此辨为肾阴亏虚、瘀阻脉络证。方以百合地黄汤滋补阴津；以左归饮滋补阴津；以蛭虻归草汤破血逐瘀；加赤芍凉血散瘀，牛膝益肾强筋活血。方药相互为用，以奏其效。

呼吸性碱中毒

呼吸性碱中毒是由于肺通气过度使血浆H_2CO_3浓度或$PaCO_2$原发性减少，导致pH值升高（> 7.45）。

【导读】根据呼吸性碱中毒的病变证机是阴虚，治以百合地黄汤滋阴；又因病变证机有瘀血，故与蛭虻归草汤合方；更因经脉挛急比较明显，故又与牵正散合方治之。

闫某，男，43岁。在半年前原因不明出现口唇、四肢发麻、刺痛，肌肉颤动，手足抽搐等，经多家省级、市级医院检查，诊断为呼吸性碱中毒。口服乙酰唑胺等西药，但未能取得预期治疗效果，又配合服用中成药及汤剂，也未能取得明显治疗效果，近由病友介绍前来诊治。刻诊：心痛如针刺，口唇、四肢发麻，耳鸣，五心烦热，时有盗汗，手足抽搐，肌肉颤动，头晕目眩，口干咽燥，舌质暗红瘀紫，少苔，脉沉细涩。辨为心肾阴虚、瘀血生风证，治当滋补心肾、活血化瘀、息风止痉。给予百合地黄汤、蛭虻归草汤与牵正散合方：百合10g，生地黄50g，水蛭6g，炙甘草6g，虻虫3g，当归15g，全蝎6g，白附子6g，白僵蚕6g，鳖甲12g，龟板12g，磁石15g，枸杞子24g。6剂，水煎服，每日1剂，每日三服。二诊：心痛减轻，以前方6剂续服。三诊：口唇、四肢发麻减轻，以前方6剂续服。四诊：未再出现手足抽搐，以前方6剂续服。五诊：诸症大减，以前方6剂续服。

六诊：五心烦热及盗汗止，以前方6剂续服。为了巩固治疗，以前方变汤剂为丸剂，每次6g，每日三服，治疗3个月。随访1年，一切尚好。

【用方提示】根据五心烦热、盗汗辨为阴虚，再根据耳鸣辨病变部位在肾，因心痛辨病变部位在心，又因心痛如针刺、舌质暗红瘀紫辨为瘀，更因四肢发麻，肌肉颤动辨为风，以此辨为心肾阴虚、瘀血生风证。方以百合地黄汤滋补阴津、清退虚热；蛭虻归草汤破血逐瘀；牵正散息风止痉；加鳖甲、龟板滋阴潜阳息风，磁石、枸杞子益肾聪耳。方药相互为用，以奏其效。

风湿热

风湿热是以关节、心脏、中枢神经系统、皮肤和皮下组织的病变为主的常见的反复发作的急性或慢性全身性结缔组织非化脓性炎症性疾病。急性风湿热发病年龄以5~15岁居多。

【导读】根据风湿热的病变证机是阴虚，治以百合地黄汤与大补阴丸合方；又因病变证机有热毒，故与化斑汤合方治之。

杜某，女，14岁。1年前被诊断为风湿热，住院治疗20余天，病情好转，出院后继续服用中西药，但游走性关节疼痛未能达到有效控制，近因疼痛加重前来诊治。刻诊：游走性多关节疼痛，膝关节皮肤环形红斑，皮下红肿结节，身热不解，五心烦热，舌红苔薄黄，脉沉细数。辨为热毒阴虚证，治当清热解毒、滋补阴津。给予百合地黄汤、化斑汤与大补阴丸合方加味：石膏30g，知母12g，生甘草10g，玄参10g，水牛角30g，粳米10g，百合15g，生地黄50g，熟地黄24g，龟板16g，黄柏12g，桂枝10g，猪脊髓30g。6剂，水煎服，服药时加入蜂蜜50mL，每日1剂，每日三服。二诊：身热减轻，以前方6剂续服。三诊：五心烦热止，以前方6剂续服。四诊：关节疼痛好转，皮下结节减少，以前方6剂续服。五诊：皮肤环形红斑减退，以前方6剂续服。六诊：诸症较前又有好转，以前方60余剂续服，经复查，各项指标已恢复正常。随访1年，一切正常。

【用方提示】根据身热不解、皮肤环形红斑辨为热毒，再根据五心烦热、脉沉细数辨为阴虚，因关节疼痛辨为阴虚不得滋养，又因皮下红肿结节辨为热毒蕴结，以此辨为热毒阴虚证。方以化斑汤清热泻火、凉血消斑；以百合地黄汤清热滋阴凉血；大补阴丸滋补阴津、清退虚热。

方药相互为用，以奏其效。

卵巢肿瘤

卵巢肿瘤是指卵巢组织的增生和凋亡之间平衡失控，癌基因被激活，抑癌基因被抑制，以及生长因子参与等多种因素，使卵巢细胞过度增殖又不能启动凋亡信号而演变为卵巢肿瘤。

【导读】根据卵巢肿瘤的病变证机是阴虚，治以百合地黄汤；又因病变证机是瘀血，故与蛭虻归草汤合方；更因病变证机有痰热，故又与小陷胸汤合方治之。

夏某，女，37岁。有3年卵巢肿瘤（左侧2.3cm×1.6cm，右侧1.4cm×1.0cm）病史，服用中西药，但治疗效果不明显，近日因卵巢肿瘤增大前来诊治。刻诊：小腹髂窝困胀下坠，下肢疼痛如针刺，口干咽燥，盗汗，肢体困重，舌质暗红夹瘀紫、苔黄腻，脉沉细涩。辨为阴虚痰瘀证，治当滋补肾阴、清热化痰、活血化瘀。给予百合地黄汤、蛭虻归草汤与小陷胸汤合方加味：百合15g，生地黄50g，水蛭6g，虻虫3g，当归12g，姜半夏12g，黄连3g，全栝楼30g，胆南星12g，桃仁12g，牡蛎24g，炙甘草6g。6剂，水煎服，每日1剂，每日三服。二诊：小腹髂窝困胀下坠略有好转，以前方6剂续服。三诊：盗汗减轻，以前方6剂续服。四诊：肢体困重解除，以前方6剂续服。五诊：小腹髂窝困胀下坠明显好转，以前方6剂续服。六诊：诸症较前均有明显减轻，以前方治疗150余剂。经检查卵巢肿瘤消失。之后，为了巩固治疗效果，以前方变汤剂为散剂，每次6g，每日三服，治疗半年。随访2年，一切正常。

【用方提示】根据口干咽燥、盗汗辨为阴虚，再根据小腹髂窝困胀下坠、苔黄腻辨为痰热，因下肢疼痛如针刺、舌质暗红夹瘀紫、脉沉细涩辨为瘀血，以此辨为阴虚痰瘀证。方以百合地黄汤滋补阴津、清退虚热；蛭虻归草汤破血逐瘀、消肿散结；以小陷胸汤清热燥湿、理气化痰；加桃仁活血化瘀，牡蛎软坚散结。方药相互为用，滋阴不助痰，化痰不伤阴，以奏其效。

羊水过少

羊水过少是指妊娠期间羊水少于300mL。

【导读】根据羊水过少的病变证机是阴虚，治以百合地黄汤和增液汤；又因病变证机有阴虚热扰，故与大补阴丸合方治之。

蒋某，女，29岁。怀孕5个月，因胎动腹痛，腹围相对偏小，经检查诊断为羊水过少，近日由亲戚介绍前来诊治。刻诊：胎动腹痛，腹围相对偏小，肌肤枯燥，五心烦热，头晕目眩，面色不荣，大便干结，口干咽燥，舌质淡红、少苔，脉细数。辨为阴虚热扰证，治当滋补阴津、清热养胎。给予百合地黄汤、增液汤与大补阴丸合方加味：百合15g，生地黄50g，玄参30g，麦冬24g，熟地黄16g，龟板16g，黄柏12g，知母12g，猪脊髓30g，蜂蜜30mL，五味子10g，人参10g。6剂，水煎服，每日1剂，每日三服。二诊：头晕目眩好转，以前方6剂续服。三诊：五心烦热减轻，以前方6剂续服。四诊：大便通畅，以前方6剂续服。五诊：诸症悉除，以前方6剂续服。经检查羊水过少得到显著改善，为了巩固治疗效果，先以前方用汤剂治疗30余剂，后以前方变汤剂为散剂，每次6g，每日三服。用药直至分娩，一切正常。

【用方提示】根据肌肤枯燥、五心烦热、脉细数辨为阴虚，再根据面色不荣、舌质淡红辨为血虚，因大便干结辨为夹热伤津，以此辨为阴虚热扰证。方以百合地黄汤清热益阴；以增液汤清热凉血生津；以大补阴丸清热益阴；加五味子滋阴敛阴，人参益气生津，使阴得气而化生。方药相互为用，以奏其效。

β 受体过敏综合征

β 受体过敏综合征是指体内内分泌或游离的内源性儿茶酚胺正常，而因自主神经功能失调引起以心脏 β 受体呈高敏状态或功能亢进为主要表现的心血管临床综合征。

【导读】根据 β 受体过敏综合征的病变证机是阴虚血热，治以百合地黄汤滋阴凉血；又因病变证机有气郁夹血瘀，故与四逆散、失笑散合方治之。

蔡某，男，52岁。有多年 β 受体过敏综合征病史，近日因心悸，胸闷，心痛发作前来诊治。刻诊：心悸，胸闷，心痛如针刺，因劳累及情绪异常加重，口干咽燥，盗汗，舌红夹瘀紫、少苔，脉沉弦。辨为阴虚内热、郁瘀阻滞证，治当滋阴清热、行气活血。给予百合地黄汤、四逆散与失笑散合方加味：百合15g，生地黄80g，柴胡12g，枳实12g，白芍12g，五灵脂12g，蒲黄12g，桂枝12g，麦冬 24g，炙甘草 12g。6 剂，水煎服，每日 1 剂，每日三服。二诊：心悸好转，心痛减轻，以前方 6 剂续服。三诊：胸闷消除，以前方 6 剂续服。四诊：盗汗止，以前方 6 剂续服。五诊：情绪好转，舌上生薄苔，以前方 6 剂续服。之后，为了巩固疗效，以前方治疗 30 余剂。随访 1 年，一切尚好。

【用方提示】根据口干咽燥、盗汗辨为阴虚，再根据心痛如针刺辨为血瘀，因劳累加重辨为气虚，又因情绪异常加重辨为气郁，以此辨为阴虚内热、郁瘀阻滞证。方以百合地黄汤滋阴清热；以四逆散疏肝解郁、调理气机；失笑散活血化瘀；加桂枝通经散瘀，兼防生地黄浊腻，麦冬滋补阴津。方药相互为用，以奏其效。

百合知母汤合方

百合知母汤由『百合擘、七枚（14g），知母切、三两（9g）』所组成，方中百合滋补阴津，知母是清热滋阴药。本方既可辨治实热证又可辨治阴虚郁热证，方药相互为用，是以滋阴清热为主的基础方，可辨治阴虚热扰证。

长期低热

【导读】根据长期低热的病变证机是阴虚内热，治以百合知母汤滋阴清热；又因病变证机有阳虚，故与桂枝人参汤合方；更因病变证机有瘀血，故又与失笑散合方治之。

许某，男，53岁。有4年低热病史，近由病友介绍前来诊治。刻诊：低热（37.4℃），盗汗，手足不温，怕冷，倦怠乏力，口渴欲饮凉水，舌质红边夹瘀紫、苔薄黄，脉沉弱略涩。辨为阴虚郁热、阳虚夹瘀证，治当滋阴清热、益气温阳、活血化瘀。给予百合知母汤、桂枝人参汤与失笑散合方：百合15g，知母10g，桂枝12g，红参10g，白术10g，干姜10g，五灵脂10g，蒲黄10 g，炙甘草12g。6剂，第1次煎35min，第2次煎20min，合并药液，每日1剂，每次服150mL左右，每日分早、中、晚服。二诊：手足不温、怕冷减轻，仍低热，以前方变百合为24g，知母20g，6剂。三诊：手足不温、怕冷较前又有减轻，低热好转，以前方6剂续服。四诊：手足不温、怕冷基本消除，倦怠乏力明显好转，以前方变红参为6g，6剂。五诊：手足不温、怕冷消除，仍低热，以前方变知母为24g，6剂。六诊：低热基本消除，以前方6剂续服。七诊：低热消除，又以前方治疗12剂，以巩固疗效。随访1年，一切尚好。

【用方提示】根据低热、盗汗、舌质红、苔薄黄辨为阴虚郁热，再根据手足不温、怕冷辨为阳虚，因倦怠乏力辨为气虚，又因舌质夹瘀紫辨为瘀，以此辨为阴虚郁热、阳虚夹瘀证。方以百合知母汤滋阴清热；以桂枝人参汤益气温阳；以失笑散活血化瘀。方药相互为用，以奏其效。

慢性渗出性心包炎

慢性渗出性心包炎是指心包壁层和脏层受损后引起心包渗液。

【导读】根据慢性渗出性心包炎的病变证机是阴虚夹热，治用百合知母汤清热益阴；又因病变证机有瘀热，故与血府逐瘀汤合方治之。

郑某，女，46岁。有多半年慢性渗出性心包炎病史，曾两次住院治疗，之后病情时轻时重，亦经常服用中西药，但治疗效果不明显，近日因病症加重前来诊治。刻诊：呼吸不畅且浅速，声音嘶哑，盗汗，五心烦热，口干咽燥，胸痛，舌质暗红瘀紫、少苔，脉细涩。辨为阴虚瘀热证，治当滋补阴津、清热化瘀。给予百合知母汤与血府逐瘀汤合方：百合14g，知母10g，桃仁12g，红花10g，当归10g，生地黄10g，川芎6g，赤芍6g，牛膝10g，桔梗6g，柴胡3g，枳壳6g，生甘草3g。6剂，水煎服，每日1剂，每日三服。二诊：胸痛减轻，复以前方6剂续服。三诊：呼吸困难好转，以前方6剂续服。四诊：盗汗止，舌上生薄苔，以前方6剂续服。五诊：诸症缓解，又以前方治疗30余剂，诸症悉除。随访1年，一切尚好。

【用方提示】根据盗汗、五心烦热、少苔辨为阴虚，又根据胸痛、舌质暗红瘀紫辨为瘀热，以此辨为阴虚瘀热证。方以百合知母汤清热滋阴；以血府逐瘀汤活血化瘀、行气止痛。方药相互为用，以奏其效。

百合滑石散合方

百合滑石散由『百合炙，一两（3g），滑石三两（9g）』所组成，方中百合滋补阴津，滑石既是利水药又是清热药，以利水为主，方药相互为用，是以滋阴利湿为主的基础方，可辨治阴虚湿热证，临证应用必须重视加味变化用药，才能达到预期治疗目的。

慢性膀胱炎

【导读】根据慢性膀胱炎的病变证机有阴虚夹湿，治以百合滑石散滋阴利湿；又因病变证机有水气阴虚，故与猪苓汤合方；更因病变证机有瘀血，故又与蒲灰散合方治之。

徐某，女，43 岁。有多年慢性膀胱炎病史，近由病友介绍前来诊治。刻诊：小便次数多且量少，小便灼热干涩，小腹坠胀时时刺痛，面色不荣，倦怠乏力，手足不温，口渴不欲饮水，下午低热，舌质红边夹瘀紫、少苔，脉沉细略涩。辨为阴虚伤阳夹湿瘀证，治当滋阴利湿、温阳化水、活血化瘀。给予百合滑石散、瓜蒌瞿麦丸、猪苓汤与蒲灰散合方加味：百合 6g，滑石 30g，猪苓 10g，茯苓 10g，阿胶珠 10g，泽泻 10 g，天花粉 6g，山药 10g，制附子 5g，瞿麦 3g，蒲黄 10g，生甘草 12g。6 剂，第 1 次煎 35min，第 2 次煎 20min，合并药液，每日 1 剂，每次服 150mL 左右，每日分早、中、晚服。二诊：小便较前通利，小腹坠胀好转，以前方 6 剂续服。三诊：小便较前又有通利，下午低热消除，仍倦怠乏力，以前方加红参 5g，6 剂。四诊：小便较前又有通利，倦怠乏力好转，以前方 6 剂续服。五诊：小便基本正常，以前方 6 剂续服。六诊：小便正常，又以前方治疗 30 余剂，以巩固疗效。随访 1 年，一切尚好。

【用方提示】根据小便干涩、舌质红、少苔辨为阴虚，再根据小便量少、小腹坠胀辨为阴虚夹湿，因小腹时时刺痛、舌质红边夹瘀紫辨为瘀，又因手足不温辨为阳虚，以此辨为阴虚伤阳夹瘀湿证。方以百合滑石散滋阴利湿；以猪苓汤利水育阴；以瓜蒌瞿麦丸温阳利水育阴，以蒲灰散利水化瘀。方药相互为用，以奏其效。

妊娠疱疹

妊娠疱疹是指女子在妊娠期出现水疱、大疱疹的一种自身免疫性皮肤病。

【导读】根据妊娠疱疹的病变证机是阴虚，治以百合知母汤滋阴清热；又因病变证机有瘀血，故与化瘀养阴汤合方治之。辨治妊娠疱疹的病变证机有瘀血，治当活血化瘀，治病用药定量必须切中病变证机，务必做到化瘀不伤胎。

商某，女，29岁。怀孕已5个月，在1周前出现胸部、面部丘疹、水疱，专程前来诊治。刻诊：面部丘疹、水疱，胸部斑色鲜红、大疱，灼痛如针刺，夜间痛甚，轻度瘙痒，口干咽燥，舌质红边有瘀紫、少苔，脉沉细涩。辨为阴虚瘀热证，治当滋补阴津、活血化瘀。给予化瘀养阴汤与百合知母汤合方加味：当归12g，赤芍12g，桃仁10g，桂枝10g，蒲黄8g，丹参10g，生地黄12g，黄精12g，沙参12g，川楝子9g，砂仁8g，百合15g，知母10g，黄芩15g。6剂，水煎服，每日1剂，每日三服。二诊：电话告知，面部丘疹、水疱减轻，嘱其以前方6剂续服。三诊：面部、胸部丘疹明显消退，胸部大疱消除，以前方6剂续服。四诊：诸症基本解除，以前方6剂续服。之后，电话告知病已痊愈。

【用方提示】根据口干咽燥、少苔辨为阴虚，再根据斑色鲜红、灼痛辨为热，因痛如针刺、舌质红边有瘀紫辨为瘀，以此辨为阴虚瘀热证。方以化瘀养阴汤清热益阴、行气化瘀；以百合知母汤清热生津益阴；加黄芩清热泻火安胎。方药相互为用，以奏其效。

房性心动过速

房性心动过速是一种由房性异位激动引起的快速房性心律失常。

【导读】根据房性心动过速的病变证机是阴虚湿浊，治用百合滑石散利湿滋阴；又因病变证机水湿病变比较重，与猪苓汤合方；更因湿蕴为痰，故又与小陷胸汤合方清热行气，燥湿化痰。

卫某，男，41岁。有多年房性心动过速病史，近日因心悸，头晕目眩加重前来诊治。刻诊：心悸，头晕目眩，胸闷，肢体困重，咽干口燥，五心烦热，舌红、苔黄厚腻，脉沉细滑。辨为阴虚痰热证，治当滋阴利湿、清热化痰。给予百合滑石散、猪苓汤与小陷胸汤合方：百合 10g，阿胶（烊化、冲服）10g，滑石 30g，猪苓 10g，茯苓 10g，泽泻 10g，半夏 12g，全栝楼 30g，黄连 3g。6 剂，水煎服，每日 1 剂，每日三服。二诊：五心烦热减轻，以前方 6 剂续服。三诊：胸闷好转，以前方 6 剂续服。四诊：五心烦热止，舌苔黄厚腻基本消除，以前方 6 剂续服。五诊：肢体困重基本解除，以前方 6 剂续服。之后，为了巩固疗效，以前方治疗 20 余剂，经复查，房性心动过速痊愈。随访 1 年，一切尚好。

【用方提示】根据心悸、五心烦热辨为阴虚，再根据肢体困重辨为湿，因舌苔黄厚腻辨为痰热，又因脉沉细滑辨为阴虚夹痰热，以此辨为阴虚痰热证。方以百合滑石散滋阴利湿；以猪苓汤利水育阴；小陷胸汤清热燥湿化痰。方药相互为用，以奏其效。

白虎汤合方

白虎汤由『知母六两（18g），石膏碎，一斤（48g），炙甘草二两（6g），粳米六合（18g）』所组成，方中石膏既是清热药又是生津药，知母既是滋阴药又是清热药，粳米既是补气药又是化阴药，甘草既是益气药又是生津药，是以清热为主的重要基础方，可主治郁热伤气证，临证应用白虎汤切不可将主治范围局限于阳明，亦即白虎汤可辨治五脏六腑之热盛伤气阴。

脱发

【导读】根据脱发的病变证机有郁热内盛，治以白虎汤清泻内热；又因病变证机有湿热内结，故与附子泻心汤合方；更因病变证机有瘀血，故与下瘀血汤合方治之。

蒋某，女，34岁。有3年脱发病史，服用中西药，但未能有效控制脱发，近由病友介绍前来诊治。刻诊：脱发成片状，面热潮红，头面汗出如洗，大便干结，口苦口腻，舌质红边夹瘀紫、苔黄腻夹白，脉沉略涩。辨为湿热内结伤阳夹瘀证，治当清泻盛热、温阳活血。给予白虎汤、附子泻心汤、黄连粉方与下瘀血汤合方加味：石膏50g，知母20g，大黄12g，制附子5g，黄连24g，黄芩6g，桃仁10g，土鳖20g，粳米15g，炙甘草6g。6剂，第1次煎35min，第2次煎20min，合并药液，每日1剂，每次服150mL左右，每日分早、中、晚服。二诊：头面汗出略有减少，仍大便干结，以前方变大黄为15g，6剂。三诊：头面汗出较前又有减少，大便通畅，仍口腻，以前方变黄芩为12g，6剂。四诊：头面汗出较前又有明显减少，面热潮红基本消除，大便略溏，以前方变大黄为12g，6剂。五诊：脱发部位略有绒毛生长，口苦口腻基本消除，以前方6剂续服。六诊：脱发部位绒毛生长较前又有略微增多，又以前方治疗70余剂，脱发痊愈。随访1年，一切尚好。

【用方提示】根据脱发、面热潮红辨为郁热内盛，再根据脱发、大便干结辨为热结，因舌质红边夹瘀紫辨为瘀，又因口腻、苔黄腻辨为湿热，以此辨为湿热内结伤阳夹瘀证。方以白虎汤清泻盛热，以附子泻心汤温阳泻热通结；以下瘀血汤泻热祛瘀；以黄连粉方清热燥湿。方药相互为用，以奏其效。

流行性腮腺炎

流行性腮腺炎（简称腮腺炎或流腮）是由腮腺病毒引起的急性呼吸道传染病。本病好发于儿童和青少年。

【导读】根据流行性腮腺炎的病变证机是热，治当选用白虎汤和泻心汤清泻郁热；又因病变证机有夹寒，故与理中丸合方温阳散寒益气。

李某，女，14岁。1个月前罹患流行性腮腺炎，经西药静脉用药1周，但疗效不明显，又加用中药治疗，仍未能取得预期疗效，特专程前来诊治。刻诊：一侧腮腺部弥漫性红肿热痛，口渴欲饮，发热，手足不温，舌质淡红、苔薄白，脉沉或迟。辨为热毒夹寒证，治当清热解毒兼以散寒。给予白虎汤、泻心汤与理中丸合方：石膏48g，知母18g，黄芩3g，黄连3g，大黄6g，红参9g，干姜9g，白术9g，炙甘草6g。6剂，水煎服，每日1剂，每日三服。二诊：腮腺部弥漫性红肿热痛明显减轻，以前方6剂续服。三诊：诸症悉除，又以前方去大黄，3剂。腮腺炎痊愈。

【用方提示】根据腮腺红肿热痛、口渴欲饮辨为热，再根据手足不温、舌质淡红、苔薄白辨为热夹寒，以此辨为热毒夹寒证。方以白虎汤清泻郁热，兼益阴津；以泻心汤清热泻火解毒；以理中丸健脾益气、温阳通脉。

又，根据腮腺炎病症表现既有热又有寒，或用抗生素类消炎，或用清热解毒类泻火，均未能取得治疗效果。临证只有全面权衡病变证机与病症表现，才能既重视清热又兼顾散寒，以此取得最佳治疗效果。

药物性皮炎

药物性皮炎（又称药疹）是指通过口服、外用和注射等途径进入人体的某些药物所引起的皮肤黏膜炎症性反应。

【导读】根据药物性皮炎的病变证机是郁热，治以白虎汤清泻郁热；又因病变证机有阳伤，故与栀子干姜汤和附子泻心汤合方治之。

梁某，男，49岁。于3年前静脉滴注青霉素，皮肤过敏试验阴性，但用药后全身出现丘疹、瘙痒，治疗20余天，丘疹、瘙痒解除。自此以后，丘疹、瘙痒反复发作，服用中西药，但治疗效果不理想，近日因丘疹、瘙痒复发前来诊治。刻诊：丘疹，斑色暗红、瘙痒，皮肤干燥，大便干结，口渴，舌质淡红、苔薄白，脉沉细数。辨为郁热伤阳证，治当清解郁热、温通阳气。给予白虎汤、栀子干姜汤与附子泻心汤合方加味：知母18g，石膏50g，粳米18g，栀子15g，干姜6g，大黄6g，黄连3g，黄芩3g，附子5g，牛蒡子15g，地肤子20g，炙甘草6g。6剂，水煎服，每日1剂，每日三服。二诊：瘙痒减轻，以前方6剂续服。三诊：斑色暗红转淡，以前方6剂续服。四诊：瘙痒止，以前方6剂续服。五诊：大便正常，以前方6剂续服。六诊：诸症悉除，以前方6剂巩固。之后，又以前方治疗12剂。随访1年半，一切正常。

【用方提示】根据斑色暗红、口渴辨为热，再根据舌质淡红、苔薄白辨为郁热伤阳，因皮肤干燥、大便干结辨为郁结不通，以此辨为郁热伤阳证。方以白虎汤清泻郁热，兼以益气；以栀子干姜汤清热温阳；以附子泻心汤泻热通阳，兼防寒药伤阳。方药相互为用，以奏其效。

口周皮炎

口周皮炎是指内外诸多因素相互作用而引起的一种过敏性疾病。好发于20～35岁女性。

【导读】根据口周皮炎的病变证机是血热，治以犀角地黄汤；又因病变证机有热盛，故与白虎汤合方；更因病变证机夹阳虚，故又与四逆汤合方治之。

李某，男，23岁。有2年口周皮炎病史，在原阳、郑州、北京等地多家医院检查治疗，服药期间症状缓解，停药则又复发，近因口周皮炎加重前来诊治。刻诊：对称性口周红斑，丘疱疹，轻度瘙痒，口干咽燥，手足不温，舌质淡红、苔薄黄，脉细弱。辨为血热伤阳证，治当清热凉血、益气助阳。给予犀角地黄汤、白虎汤与四逆汤合方加味：水牛角30g，生地黄24g，白芍10g，牡丹皮6g，知母18g，石膏48g，粳米18g，生川乌（因无生附子，以生川乌代）5g，干姜5g，黄连6g，竹叶10g，炙甘草6g。6剂，水煎服，每日1剂，每日三服。二诊：瘙痒减轻，以前方 6 剂续服。三诊：丘疱疹消退，以前方 6 剂续服。四诊：瘙痒止，以前方 6 剂续服。五诊：诸症基本解除，以前方 6 剂巩固。为了巩固疗效，又以前方治疗 12 剂。随访 1 年，一切正常。

【用方提示】根据红斑、口干咽燥辨为血热，再根据手足不温、舌质淡红辨为热伤阳气，因丘疱疹、苔薄黄辨为热毒浸淫，以此辨为血热伤阳证。方以犀角地黄汤清热凉血散瘀；以白虎汤清泻盛热，兼益气生津；以四逆汤温阳益气；加黄连、竹叶清热泻火解毒。方药相互为用，以奏其效。

经前期发热

经前期发热是指女子因内分泌失调等引起月经来潮之前发热或自觉发热或体温略高于正常。

【导读】根据经前期发热的病变证机是热盛，治以白虎汤；又因病变证机有瘀热，故与血府逐瘀汤合方治之。

赵某，女，29 岁。有 5 年经行发热病史，经血常规、尿常规及肝功能等多项检查，均未发现明显异常变化，虽服用中西药，但仍经行发热，近日因发热（38℃以上）加重前来诊治。刻诊：经行身热，经血夹块，小腹、少腹疼痛，心胸烦热甚于夜间，失眠多梦，口干咽燥，舌质暗红夹瘀紫、苔薄黄，脉细涩。辨为瘀热内结证，治当活血化瘀、清泻瘀热。可选用白虎汤与血府逐瘀汤合方：桃仁 12g，红花 10g，当归 10g，生地黄 10g，川芎 5g，赤芍 6g，牛膝 10g，桔梗 5g，柴胡 3g，枳壳 6g，石膏 48g，知母 18g，粳米 15g，炙甘草 6g。6 剂，水煎服，每日 1 剂，每日 3 服。二诊：失眠多梦略有好转，以前方 6 剂续服。三诊：心胸烦热减轻，以前方 6 剂续服。四诊：诸症基本解除，以前方 6 剂续服。五诊：月经来潮未再出现发热，以前方 6 剂续服。之后，为了巩固疗效，嘱其在每次月经来潮之前服药 1 周，连续治疗 3 个疗程。随访 1 年，一切正常。

【用方提示】根据小腹、少腹疼痛、舌质暗红夹瘀紫辨为瘀血，再根据心胸烦热、苔薄黄辨为瘀热，以此辨为瘀热内结证。方以血府逐瘀汤活血化瘀、清热凉血；以白虎汤清泻郁热，兼防寒凉药伤胃气。方药相互为用，以奏其效。

口腔疱疹

口腔疱疹是由病毒感染所引起的以口腔疱疹样溃烂为主的一种疾病。根据口腔疱疹临床表现，分为原发性单纯疱疹和继发性单纯疱疹，本病发生于各个年龄与人群。

【导读】根据口腔疱疹的病变证机属于阳明热盛，治当选用白虎汤清泻盛热；又因阳明热盛伤阳的病变证机，故与附子泻心汤合方治之。

杨某，男，9岁。有3年口腔疱疹病史，在郑州多家省市级医院诊治，但仍然反复发作，近日因病症加重前来诊治。刻诊：口腔黏膜呈片状充血，水疱呈簇状，两颊及舌下多处溃疡灼热，口水多，烦躁，大便干结，手足不温，舌质淡红、苔薄黄，脉大略弱。辨为阳明热盛、湿热伤阳，治当清泻盛热、燥湿温阳。给予白虎汤与附子泻心汤合方加味：石膏50g，知母20g，大黄6g，黄连6g，黄芩6g，附子5g，粳米15g，苦参10g，炙甘草6g。6剂，水煎服，每日1剂，每日六服。二诊：口腔黏膜呈片状充血减轻，大便通畅，以前方6剂续服。三诊：两颊及舌下多处溃疡消退，以前方6剂续服。四诊：疱疹解除，为了巩固疗效，又以前方治疗12剂。随访1年，一切尚好。

【用方提示】根据口腔黏膜呈片状充血、两颊及舌下多处溃疡灼热辨为热盛，再根据口水多辨为湿热，因大便干结辨为热结，又因手足不温、舌质淡红辨为热盛伤阳，以此辨为阳明热盛、湿热伤阳证。方以白虎汤清泻盛热，兼益正气；以附子泻心汤清热燥湿，兼以温阳通阳，加苦参清热燥湿。方药相互为用，以奏其效。

白虎加桂枝汤合方

白虎加桂枝汤由『知母六两（18g）』，石膏碎、绵裹、一斤（48g）』，炙甘草二两（6g）』，粳米六合（18g）』，桂枝去皮、三两（9g）』所组成，方中石膏既是清热药又是生津药，知母既是滋阴药又是清热药，粳米既是补气药又是化阴药，桂枝既是辛散药又是通经药，更是助阳止痛药，甘草既是益气药又是生津药，方药相互为用，是以清热通经为主的基础方，可辨治郁热夹寒瘀证。

肱二头肌长头肌腱炎

【导读】根据肱二头肌长头肌腱炎的病变证机有郁热内结，治以白虎加桂枝汤清泻内热通经；又因病变证机有瘀热，故与桃核承气汤合方；更因病变证机有夹寒夹虚，故又与乌头汤合方治之。

刘某，男，51岁。有多年肱二头肌长头肌腱炎病史，近由病友介绍前来诊治。刻诊：肩关节前方似热灼刺痛，肩上举、后伸、按压及夜间疼痛加重，影响穿衣脱衣，怕冷，手足不温，舌质淡红边夹瘀紫、苔黄夹白，脉沉弱略涩。辨为热盛伤阳、瘀阻脉络证，治当清泻盛热、益气温阳、通经活血。给予白虎加桂枝汤、桃核承气汤与乌头汤合方：石膏50g，知母20g，桂枝10g，大黄12g，芒硝6g，桃仁10g，制川乌10g，麻黄10g，黄芪10g，白芍10g，粳米15g，炙甘草6g。6剂，第1次煎35min，第2次煎20min，合并药液，每日1剂，每次服150mL左右，每日分早、中、晚服。二诊：灼热刺痛减轻，仍怕冷，以前方加生附子3g，6剂。三诊：灼热刺痛较前又有减轻，怕冷好转，仍疼痛拒按，以前方加土鳖虫12g，6剂。四诊：灼热刺痛较前又有减轻，怕冷、手足不温较前明显好转，以前方6剂续服。五诊：灼热刺痛较前又有明显减轻，怕冷、手足不温基本消除，以前方6剂续服。六诊：诸症较前均有明显减轻，又以前方治疗60余剂，诸症悉除。随访1年，一切尚好。

【用方提示】根据肩关节前方灼热刺痛辨为郁热夹瘀，再根据上举后伸加重疼痛辨为气虚夹瘀，因舌质红边夹瘀紫辨为瘀，又因怕冷、手足不温辨为阳虚，以此辨为热盛伤阳、瘀阻脉络证。方以白虎加桂枝汤清泻盛热，温经通阳；以桃核承气汤泻热祛瘀；以乌头汤温阳散寒，益气补血。方药相互为用，以奏其效。

脓疱疮

脓疱疮（又名黄水疮）是指金黄色葡萄球菌、溶血性链球菌等引起的一种急性化脓性皮肤病。本病好发于夏秋季节。

【导读】根据脓疱疮的病变证机属于热毒夹阳虚，治当选用白虎加桂枝汤清泻热毒；又因热毒病变证机比较盛，故与附子泻心汤合方治之。

梁某，男，10岁。在2年前耳郭出现红斑及水疱，后变为脓疱，经检查诊断为寻常性脓疱疮，先口服阿莫西林，后肌内注射头孢霉素Ⅵ等，症状表现基本解除，但2个月后症状又复发，再用原方药治疗，效果不明显，病情反复发作，近因脓疱疮复发前来诊治。刻诊：耳郭红斑灼热，水疱，时瘙痒，口渴欲饮热水，手足不温，舌质淡红、苔薄黄，脉沉弱略数。辨为热毒阳虚证，治当清热解毒、益气温阳。给予白虎加桂枝汤与附子泻心汤合方加味：知母18g，桂枝10g，石膏50g，粳米10g，大黄6g，黄芩5g，附子5g，黄连5g，玄参24g，牡丹皮15g，炙甘草6g。6剂，水煎服，每日1剂，每日六服。二诊：红斑灼热基本解除，每日大便溏泄2～3次，减石膏为40g，大黄为3g，以前方6剂续服。三诊：瘙痒止，水疱基本消除，以前方6剂续服。四诊：诸症悉除，唯有耳郭色泽未恢复正常，又以前方治疗6剂续服。随访1年，未再复发。

【用方提示】根据耳郭红斑灼热、苔薄黄辨为热毒，再根据手足不温、舌质淡红、脉弱辨为阳虚，因口渴欲饮热水、脉沉弱数辨为寒热夹杂，以此辨为热毒阳虚证。方以白虎加桂枝汤清泻热毒，兼以温阳通经；以附子泻心汤清热泻火、温通阳气，兼防寒凉药伤阳。方药清热不伤阳、温阳不助热，相互为用，相互制约，以达到预期治疗目的。

脊柱结核

脊柱结核是由结核杆菌侵入脊柱而引起的以全身乏力，午后低热、盗汗，体重减轻，关节疼痛、肿胀，肌肉痉挛，功能障碍等为主的一种继发性慢性感染性疾病。

【导读】根据脊柱结核的病变证机是阴虚热扰，治以白虎加桂枝汤、大补阴丸；又因虚热浸淫比较甚，故与青蒿鳖甲汤合方治之。

谷某，女，38岁。3年前被诊断为脊柱结核，经住院治疗，病情得以控制，服用抗结核药1年余，经检查结核菌素阴性，但脊柱仍然疼痛，伴有肌肉萎缩，近由病友介绍前来诊治。刻诊：脊柱关节微痛、压痛、僵硬，略有畸形，肌肉痉挛，五心烦热，盗汗，口燥咽干，舌红少苔，脉沉细数。辨为阴虚热扰证，治当滋补阴津、清退热扰。给予大补阴丸、白虎加桂枝汤与青蒿鳖甲汤合方：熟地黄24g，龟板16g，黄柏12g，青蒿6g，鳖甲15g，生地黄12g，牡丹皮10g，知母18g，桂枝10g，石膏50g，粳米10g，炙甘草6g，猪脊髓30g。6剂，水煎服，煎药时加入蜂蜜30mL，每日1剂，每日三服。二诊：盗汗止，以前方6剂续服。三诊：五心烦热减轻，以前方6剂续服。四诊：脊柱僵硬缓解，以前方6剂续服。五诊：肌肉痉挛未再出现，以前方6剂续服。六诊：脊柱关节疼痛基本解除，以前方12剂续服。之后，以前方变汤剂为散剂，每日1剂，每日三服，治疗3个月。随访1年，一切正常。

【用方提示】根据口燥咽干、舌红少苔辨为阴虚，再根据五心烦热、盗汗辨为热扰，因僵硬、肌肉痉挛辨为阴虚不得滋养，以此辨为阴虚热扰证。方以大补阴丸滋补阴津，清退虚热；以白虎加桂枝汤清热通经止痛；以青蒿鳖甲汤清退虚热。方药相互为用，以奏其效。

糖尿病性周围神经病变

糖尿病性周围神经病变是糖尿病在其演变过程中常见的并发症之一。

【导读】根据糖尿病性周围神经病变的病变证机是热毒伤气、壅滞经脉，治以白虎加桂枝汤；又因瘀热阻滞脉络，故与桃核承气汤合方治之。

华某，男，72岁。有30余年糖尿病病史，近8年来又出现糖尿病性周围神经病变，经多家省市级医院诊治，但未能有效控制下肢对称性疼痛麻木，近由病友介绍前来诊治。刻诊：下肢对称性灼热疼痛、麻木，形体消瘦，多汗，口干咽燥，舌质暗红瘀紫，少苔，脉细弱涩。辨为热毒伤气、壅滞经脉、瘀阻脉络证，治当清解郁热、通经活血。给予白虎加桂枝汤与桃核承气汤合方加味：石膏50g，知母20g，桃仁10g，大黄12g，桂枝10g，大米15g，牡丹皮12g，黄芪15g，赤芍

12g，芒硝 6g，炙甘草 6g。6 剂，水煎服，每日 1 剂，每日三服。二诊：下肢疼痛减轻，仍麻木，大便溏泄，减大黄为 6g，以前方 6 剂续服。三诊：汗出止，大便基本正常，以前方 6 剂续服。四诊：下肢麻木较前减轻，以前方 6 剂续服。五诊：舌质暗红减轻，仍夹瘀紫，以前方 6 剂续服。之后，以前方治疗 50 余剂，诸症悉除，为了巩固疗效，以前方变汤剂为散剂，每次 6g，每日三服，病情稳定。随访 1 年，一切尚好。

【用方提示】根据下肢对称性灼热疼痛辨为热毒，再根据舌质暗红瘀紫辨为瘀热，因脉细弱涩辨为瘀热伤气，又因麻木、多汗辨为热伤津气，以此辨为热毒伤气、壅滞经脉、瘀阻脉络证。方以白虎加桂枝汤清热通经益气；以桃核承气汤泻热祛瘀；加赤芍清热凉血消瘀，黄芪益气固表。方药相互为用，以奏其效。

白头翁汤合方

白头翁汤由『白头翁二两（6g），黄连三两（9g），黄柏三两（9g），秦皮三两（9g）』所组成。方中白头翁既是清热药又是凉血药，黄连、黄柏既是清热药又是燥湿药，秦皮既是清热药又是收涩药，方药相互为用，是以清热燥湿凉血为主的重要基础方，可辨治湿热迫血证。白头翁汤中用白头翁量在通常情况下以30g为妥。

肛周湿疹

【导读】根据肛周湿疹的病变证机有湿热，治以白头翁汤、苦参汤、狼牙汤清热燥湿；又因病变证机有寒湿，故与蛇床子散合方；更因病变证机有气虚，故又与半夏泻心汤合方用之。

蔡某，男，49岁。有多年肛周湿疹病史，近由病友介绍前来诊治。刻诊：肛周潮湿发热，瘙痒，时时流黄水，时时肛周怕冷，因劳累加重，倦怠乏力，舌质淡红、苔黄腻夹白，脉沉弱。辨为湿热伤阳夹虚证，治当清热燥湿、益气温阳。给予白头翁汤、苦参汤、狼牙汤、蛇床子散与半夏泻心汤合方：白头翁30g，黄柏10g，黄连10g，秦皮10g，苦参15g，狼牙24g，黄芩10g，生半夏12g，干姜10g，蛇床子24g，红参10g，大枣12枚，炙甘草6g。6剂，第1次煎35min，第2次煎20min，合并药液，每日1剂，每次服150mL左右，每日分早、中、晚服。二诊：肛周潮湿发热减轻，仍肛周时时怕冷，以前方加生附子3g，6剂续服。三诊：肛周潮湿发热较前又有减轻，肛周怕冷好转，以前方6剂续服。四诊：肛周潮湿发热较前又有减轻，肛周瘙痒基本消除，肛周时时怕冷消除，以前方6剂续服。五诊：肛周潮湿发热基本消除，以前方6剂续服。六诊：诸症基本消除，又以前方治疗40余剂，诸症悉除。随访1年，一切尚好。

【用方提示】根据肛周潮湿发热、苔黄腻辨为湿热，再根据肛周时时怕冷辨为寒湿，因劳累加重、脉弱辨为虚，以此辨为湿热伤阳夹虚证。

方以白头翁汤、苦参汤、狼牙汤清热燥湿止痒，以蛇床子散温阳燥湿止痒；以半夏泻心汤清热燥湿，益气温阳。方药相互为用，以奏其效。

复发性毛囊炎

复发性毛囊炎是指由金黄色葡萄球菌感染引起的慢性毛囊化脓性或非化脓性炎症。

【导读】根据复发性毛囊炎的病变证机是湿热，治以白头翁汤；又因郁热比较甚，故与栀子豉汤合方治之。

许某，男，48岁。有多年复发性毛囊炎病史，曾在省市多家医院诊治，但未能取得预期治疗目的，近由病友介绍前来诊治。刻诊：项背部丘疹性脓疮，流黄水，时有瘙痒，大便不爽，肛门灼热，口渴，舌质红、苔黄腻，脉弱略数。辨为湿热浸淫蕴结证，治当清热燥湿、解毒消痈。给予白头翁汤与栀子豉汤合方加味：白头翁30g，黄柏10g，黄连10g，秦皮10g，栀子15g，淡豆豉10g，黄芪15g，桂枝10g，生甘草10g。6剂，水煎服，每日1剂，每日三服。二诊：大便恢复正常，数年肛门灼热感基本消除，以前方6剂续服。三诊：项背部丘疹性脓疮基本消退，以前方6剂续服。四诊：诸症基本解除，又以前方治疗12剂。随访1年，一切尚好。

【用方提示】根据大便不爽、肛门灼热辨为湿热，再根据项背部脓疮、流黄水辨为湿热浸淫肆虐，因口渴、舌质红、苔黄腻辨为湿热，以此辨为湿热浸淫蕴结证。方以白头翁汤清热燥湿，以栀子豉汤清透郁热；加黄芪益气固表，桂枝温阳通经、消肿散结，生甘草清热解毒、消痛缓急。方药相互为用，以奏其效。

白头翁加甘草阿胶汤合方

白头翁加甘草阿胶汤由『白头翁二两（6g）、甘草、阿胶各二两（6g）、柏皮（黄柏）三两（9g）、黄连三两（9g）、秦皮三两（9g）』所组成，方中白头翁既是清热药又是凉血药，黄连、黄柏既是清热药又是燥湿药，秦皮既是清热药又是收涩药，阿胶既是补血药又是止血药，甘草既是益气药又是清热药，更是生津药，方药相互为用，是以清热燥湿益气血为主的重要基础方，可辨治湿热迫血夹虚证。

功能性子宫出血

【导读】根据功能性子宫出血的病变证机有湿热夹气血虚，治以白头翁加甘草阿胶汤清热燥湿，补益气血；又因病变证机有虚寒，故与桂枝人参汤合方；更因病变证机有气郁，故又与四逆散合方用之。

梁某，女，36岁。有3年功能性子宫出血病史，服用中西药但未能有效控制症状表现，近由病友介绍前来诊治。刻诊：月经漏下不止，断断续续已3年余，阴部潮热汗出，手足不温，怕冷，倦怠乏力，面色不荣，情绪低落，急躁易怒，舌质红、苔黄腻，脉沉弱。辨为湿热阳虚夹郁证，治当清热燥湿、温补气血、行气解郁。给予白头翁加甘草阿胶汤、桂枝人参汤与四逆散合方：白头翁30g，黄柏10g，黄连10g，秦皮10g，阿胶珠6g，红参10g，白术10g，干姜10 g，桂枝12g，柴胡12g，枳实12g，白芍12g，炙甘草12g。6剂，第1次煎35min，第2次煎20min，合并药液，每日1剂，每次服150mL左右，每日分早、中、晚服。二诊：阴部潮热汗出略有减轻，仍经血漏下，以前方变阿胶珠为12g，6剂。三诊：阴部潮热汗出较前又有减轻，经血漏下较前减少，以前方6剂续服。四诊：阴部潮热汗出较前又有明显减轻，经血较前又有减少，仍怕冷，以前方加生附子3g，6剂。五诊：阴部潮热汗出基本消除，经血漏下较前又有减少，怕冷明显好转，以前方 6 剂续服。六诊：经血漏下基本消除，又以前方治疗 50 余剂，诸症悉除。随访 1 年，一切尚好。

【用方提示】根据阴部潮热汗出、苔黄腻辨为湿热，再根据倦怠乏力、面色不荣辨为气血虚，因手足不温、怕冷辨为阳虚，又因情绪低落辨为气郁，以此辨为湿热阳虚夹郁证。方以白头翁加甘草阿胶汤清热燥湿，补益气血，以桂枝人参汤益气温阳摄血；以四逆散疏理气机。方药相互为用，以奏其效。

慢性盆腔炎

慢性盆腔炎是妇科常见疾病之一，急性者多热，慢性者多寒，但不能忽视湿热夹气血虚者。

【导读】根据慢性盆腔炎的病变证机是湿热夹气血虚，治可选用白头翁加甘草阿胶汤；又因病变证机有水气蕴结，故与猪苓汤合方治之。

蒋某，女，35 岁。有多年慢性盆腔炎病史，近由病友介绍前来诊治。刻诊：腹痛，带下量多、色黄，因劳累加重，面色不荣，口渴，舌质红、苔黄腻，脉沉弱。辨为湿热下注夹虚证，治当清热燥湿、兼益气血。给予白头翁加甘草阿胶汤与猪苓汤合方加味：白头翁 30g，黄柏 10g，黄连 10g，秦皮 10g，阿胶珠（烊化）10g，猪苓 10g，泽泻 10g，滑石 10g，白术 15g，山药 15g，炙甘草 6g。6 剂，水煎服，每日 1 剂，每日三服。二诊：腹痛减轻，带下量减少，以前方 6 剂续服。三诊：舌苔腻消退，以前方 6 剂续服。四诊：腹痛止，带下较前明显减少，以前方 6 剂续服。五诊：诸症基本解除，为了巩固疗效，又以前方治疗 12 剂。随访半年，一切尚好。

【用方提示】根据带下色黄、苔黄腻辨为湿热，再根据劳累加重、脉沉弱辨为气血虚，因口渴、舌质红辨为热伤阴血，以此辨为湿热下注夹虚证。方以白头翁加甘草阿胶汤清热燥湿，兼益气血；以猪苓汤利湿清热、育阴补血；加白术健脾燥湿，山药益气止带。方药相互为用，以奏其效。

白通加猪胆汁汤合方

白通加猪胆汁汤由『葱白四茎，干姜一两（3g），附子生、去皮、破八片，一枚（5g），人尿五合（30mL），猪胆汁一合（6mL）』所组成，方中附子既是温阳药又是补阳药，以温阳为主，干姜既是温阳药又是调理脾胃药，葱白既是通阳药又是利窍药，方药相互为用，是以温阳通阳益阴为主的重要基础方，可辨治阴寒阳郁瘀热证。

睡眠障碍（失眠）

【导读】根据睡眠障碍（失眠）的病变证机有阳虚伤阴，治以白通加猪胆汁汤温阳通阳益阴；又因病变证机有心肝阴虚，故与酸枣仁汤合方；更因病变证机有气郁，故又与四逆散合方用之。

马某，女，41岁。有多年睡眠障碍（失眠）病史，近由病友介绍前来诊治。刻诊：失眠（每晚睡眠不足3h），梦多险恶，手足不温，怕冷，颧部潮红，情绪低落，不欲言语，舌红少苔，脉沉细弱。辨为阳虚伤阴，阴血虚夹郁证，治当温阳通阳、补虚安神、益阴解郁。给予白通加猪胆汁汤、酸枣仁汤与四逆散合方：生附子5g，葱白20g，干姜3g，猪胆汁6mL，人尿30mL，酸枣仁45g，茯苓6g，知母6g，川芎6g，柴胡12g，枳实12g，白芍12g，炙甘草12g。6剂，第1次煎35min，第2次煎20min，合并药液，每日1剂，每次服150mL左右，每日分早、中、晚服。二诊：失眠略有减轻，仍手足不温，以前方变干姜为10g，6剂。三诊：失眠较前又有减轻，仍颧部潮红，以前方变猪胆汁为10mL，6剂。四诊：失眠较前又有明显减轻，颧红基本消除，以前方加龙骨、牡蛎各30g，6剂。五诊：睡眠约4h，手足不温、怕冷明显好转，以前方6剂续服。六诊：睡眠约5h，手足不温基本消除，以前方6剂续服。七诊：睡眠约5h，诸症基本消除，又以前方治疗60余剂，睡眠约6.5h。随访1年，一切尚好。

【用方提示】根据手足不温、怕冷辨为阳虚阳郁，再根据颧部潮红辨为阴伤，因失眠、梦多险恶辨为心肝阴血虚，又因情绪低落辨为气郁，以此辨为阳虚阳郁、阴血虚夹郁证。方以白通加猪胆汁汤温阳通阳益阴；以酸枣仁汤滋补阴血，清热益气，行血安神；以四逆散疏理气机。方药相互为用，以奏其效。

病毒性心肌炎

病毒性心肌炎是由柯萨奇 A、柯萨奇 B 组病毒，脊髓灰质炎病毒，埃可病毒，以及腺病毒、流感病毒、单纯疱疹病毒等引起的心肌局限性或弥漫性的急性或慢性炎症病变。

【导读】根据病毒性心肌炎的病变证机是阳虚寒凝，治可选用白通加猪胆汁汤；又因病变证机有阳虚，故与桂枝人参汤合方治之。

胡某，男，45 岁。有多年病毒性心肌炎病史，3 年来又出现房室传导阻滞，在信阳及郑州多次治疗，但未能有效控制病情，近因症状加重前来诊治。刻诊：心悸因劳加重，胸闷，心绞痛、夜间加重，手足不温，畏寒怕冷，面颊色赤，舌质淡红、苔薄白，脉沉弱。辨为阳虚寒凝戴阳证，治当温阳散寒、宣通格拒。给予白通加猪胆汁汤与桂枝人参汤合方：生川乌（因无生附子，以生川乌代）5g，干姜 10g，葱白 4 茎，猪胆汁 6mL，桂枝 12g，人参 10g，白术 10g，人尿 30mL，炙甘草 6g。6 剂，水煎服，每日 1 剂，每日三服，服药时加入猪胆汁、人尿。二诊：心悸、心痛明显好转，面赤减轻，以前方 6 剂续服。三诊：心痛止，心悸时有，手足转温，以前方 6 剂续服。四诊：面赤消除，以前方 6 剂续服。五诊：诸症基本解除，又以前方治疗 40 剂。随访 1 年，一切尚好。

【用方提示】根据手足不温、畏寒怕冷辨为阳虚，再根据心绞痛、夜间加重辨为寒凝，因面颊色赤、舌质淡红辨为阳虚戴阳，又因心悸因劳加重辨为气虚，以此辨为阳虚寒凝戴阳证。方以白通加猪胆汁汤壮阳通阳、潜阳入阴；以桂枝人参汤益气温阳通脉。方药相互为用，以奏其效。

白术散合方

白术散由『白术四分(12g)，蜀椒去汗、三分(9g)，牡蛎二分(6g)』所组成，方中白术既是健脾补药又是燥湿泻药，川芎既是行气药又是活血药，蜀椒既是温阳药又是止痛止痒药，牡蛎既是潜阳敛阴药又是安神药，方药相互为用，是以益气固涩行血为主的重要基础方，可辨虚寒夹湿郁证。

妊娠腹痛下血

【导读】根据妊娠腹痛下血病变证机有寒湿夹瘀，治以白术散健脾温阳活血；又因病变证机有血虚，故与胶艾汤合方；更因病变证机有阳虚，故又与胶姜汤合方用之。

詹某，女，35岁。妊娠腹痛3个月余，20天前至今又有妊娠下血且量少淡红，经病友介绍前来诊治。刻诊：妊娠腹痛，痛如针刺，手足不温，怕冷，面色不荣，肢体沉重，舌质淡、苔白腻，脉沉细弱。辨为寒湿血虚证，治当温阳燥湿、补血安胎。给予白术散、胶艾汤与胶姜汤合方：白术12g，川芎12g，花椒10g，牡蛎6g，阿胶珠15g，艾叶10g，当归10g，白芍12g，生地黄20g，干姜10g，炙甘草12g。6剂，第1次煎35min，第2次煎20min，合并药液，每日1剂，每次服150mL左右，每日分早中、晚、服。二诊：腹痛减轻，仍下血，以前方变艾叶为24g，6剂。三诊：腹痛基本消除，仍有点滴下血，以前方变阿胶珠为20g，6剂。四诊：腹痛未再发作，下血止，以前方6剂续服。五诊：诸症消除，又以前方治疗15剂。随访1年，婴儿已出生，未再腹痛下血。

【用方提示】根据腹痛、肢体沉重、苔白腻辨为寒湿，再根据腹痛如针刺辨为瘀，因手足不温、怕冷辨为阳虚，又因面色不荣辨为血虚，以此辨为寒湿血虚证。方以白术散健脾燥湿，温阳固涩；胶艾汤补血活血止血；胶姜汤温阳止血。方药相互为用，以奏其效。

慢性盆腔炎

慢性盆腔炎的病变证机既有湿热，又有寒湿，审明病变证机是寒湿，治当选用白术散。

【导读】根据慢性盆腔炎的病变证机是脾胃寒湿，治可选用白术散；又因病变证机有寒湿比较重，故与薏苡附子败酱散合方治之。

周某，女，37岁。有多年慢性盆腔炎病史，屡屡服用中西药，未能达到预期治疗目的，近因带下量多加重前来诊治。刻诊：带下色白量多，阴部潮湿，阴痒，少腹拘急，舌质暗淡、苔白略腻，脉沉弱。辨为寒湿浸淫证，治当温阳散寒除湿。给予白术散与薏苡附子败酱散合方加味：白术12g，川芎12g，花椒10g，牡蛎6g，附子6g，薏苡仁30g，败酱草15g，山药15g，车前子15g，炙甘草6g。6剂，水煎服，每日1剂，每日三服。二诊：带下减少，阴痒减轻，以前方6剂续服。三诊：阴部潮湿基本解除，以前方6剂续服。四诊：少腹拘急止，以前方6剂续服。五诊：带下、潮湿、阴痒止，以前方6剂续服。之后，为了巩固疗效，以前方治疗20余剂。随访1年，一切尚好。

【用方提示】根据带下色白量多、潮湿辨为寒湿，再根据少腹拘急辨为寒湿肆虐，因脉沉弱辨为气虚，以此辨为寒湿浸淫证。方以白术散健脾燥湿、温阳止痒；以薏苡附子败酱散温阳散寒解毒；加山药益气止带，车前子利湿止带，炙甘草益气和中。方药相互为用，以奏其效。

半夏厚朴汤合方

半夏厚朴汤由『半夏一升（24g）、厚朴三两（9g）、茯苓四两（12g）、生姜五两（15g）、干苏叶二两（6g）』所组成，方中半夏既是辛开行散药又是苦降止逆药，厚朴既是行气药又是化湿药，茯苓既是益气药又是利水药，生姜既是行散药又是降逆药，苏叶既是行气药又是化湿药，是以化痰行气降逆为主的基础方，可辨治以寒痰证，临证应用不能将半夏厚朴汤主治病症局限于咽喉疾病。

冠心病

【导读】 根据冠心病病变证机有痰气郁结，治以半夏厚朴汤化痰行气；又因病变证机有寒痰，故与赤丸合方；更因病变证机有瘀血，故又与桂枝茯苓丸合方用之。

赵某，男，58岁。有多年冠心病病史，经病友介绍前来诊治。刻诊：心痛如刺，胸闷如石压，倦怠乏力，手足不温，怕冷，面色不荣，舌质暗淡夹瘀紫、苔白腻，脉沉弱涩。辨为寒痰气郁夹瘀证，治当温阳化痰、行气活血。给予半夏厚朴汤、赤丸与桂枝茯苓丸合方加味：生半夏24g，厚朴10g，茯苓12g，生姜20g，紫苏叶6g，制川乌6g，细辛3g，白芍12g，桂枝12g，桃仁12g，红参10g，炙甘草12g。6剂，第1次煎35min，第2次煎20min，合并药液，每日1剂，每次服150mL左右，每日分早、中、晚服。二诊：胸闷如石压略有减轻，仍心痛，以前方加五灵脂10g，6剂。三诊：胸闷如石压较前减轻，心痛缓解，仍手足不温，以前方加生附子3g，6剂。四诊：胸闷如石压较前又有减轻，心痛基本消除，以前方6剂续服。五诊：胸闷如石压较前又有明显减轻，心痛未再发作，仍怕冷，又以前方变生附子为5g，6剂。六诊：诸症较前均有明显减轻，又以前方治疗60余剂，诸症悉除。随访1年，一切尚好。

【用方提示】 根据心痛如刺、苔白腻辨为寒痰瘀，再根据胸闷如石压辨为痰郁，因手足不温、怕冷辨为阳虚，又因舌质暗淡夹瘀紫辨为瘀，以此辨为寒痰气郁夹瘀证。方以半夏厚朴汤行气化痰；以赤丸温化寒痰；以桂枝茯苓丸活血化瘀，加红参益气补虚，方药相互为用，以奏其效。

心境障碍

心境障碍是以显著而持久的情感或心境改变为主要表现的一组临床综合征。

【导读】根据心境障碍的病变证机是痰郁，治可选用半夏厚朴汤；又因病变证机有心气虚弱、心神不安，故与安神定志丸合方治之。

周某，女，36岁。有多年狂躁抑郁症病史。经常服用中西药，但病情未能达到有效控制，近因抑郁症状加重前来诊治。刻诊：精神抑郁，胁肋胀满，咽中如有物阻，因情绪异常加重，口腻，胸中憋闷，倦怠乏力，不思饮食，舌质淡红、苔白厚腻，脉沉滑。辨为痰郁气结夹气虚证，治当行气化痰、开郁散结，兼以益气。给予半夏厚朴汤与安神定志丸合方加味：半夏24g，厚朴10g，茯苓12g，生姜15g，紫苏叶6g，人参15g，白术15g，降香6g，茯神15g，远志15g，石菖蒲10g，龙齿10g，朱砂1g。6剂，水煎服，黄酒送服药汤，每日1剂，每日三服。二诊：口腻减轻，饮食好转，以前方6剂续服。三诊：胁肋胀满减轻、胸中憋闷止，又以前方6剂续服。四诊：咽中如有异物感，饮食基本恢复正常，以前方6剂续服。五诊：诸症基本解除。之后，以前方因症状变化而酌情加减用药治疗40余剂，诸症悉除。随访1年，一切尚好。

【用方提示】根据咽中如有物阻、苔腻、脉沉滑辨为痰阻，再根据胁肋胀满，因情绪异常加重辨为肝郁气结，因倦怠乏力辨为气虚，以此辨为痰郁气结夹气虚证。方以半夏厚朴汤醒脾化痰、行气降逆；以安神定志丸重镇安神、开窍化痰、益气养心；加白术健脾益气，降香降气行气。方药相互为用，以奏其效。

营养性巨幼细胞贫血

营养性巨幼细胞贫血是由于叶酸和（或）维生素 B_{12} 缺乏或其他原因引起细胞核脱氧核糖核酸合成障碍所致的大细胞性贫血。

【导读】根据营养性巨幼细胞贫血的病变证机是痰湿，治以半夏厚朴汤；又因病变证机有气血虚弱，治以八珍汤补益气血；更因病变证机有瘀血，故又与失笑散合方治之。

彭某，女，65 岁。在 1 年前出现手足对称性远端肢体麻木，步态不稳，头晕目眩。经检查，血压正常，血脂亦正常，经中西药治疗 2 个月但未见好转；又经检查，诊断为营养性巨幼细胞贫血，服用叶酸、维生素 B₁₂ 等西药，但症状改善不明显，并配合中药治疗，还未取得预期治疗效果，近由病友介绍前来诊治。刻诊：心悸，头晕，手足麻木，步态不稳，倦怠乏力，面色不荣，肢体困重，视力下降，小腿抽筋，舌质暗淡瘀紫、苔白厚腻，脉细涩。辨为气血虚弱、痰瘀阻滞证，治当补益气血、活血化瘀、燥湿化痰。给予八珍汤、半夏厚朴汤与失笑散合方：人参 15g，白术 15g，炙甘草 15g，茯苓 15g，熟地黄 12g，当归 12g，白芍 12g，川芎 12g，姜半夏 24g，厚朴 9g，生姜 15g，紫苏叶 6g，五灵脂 12g，蒲黄 12g。6 剂，水煎服，每日 1 剂，每日三服。二诊：心悸好转，以前方 6 剂续服。三诊：心悸止，手足麻木略有改善，以前方 6 剂续服。四诊：头晕止，以前方 6 剂续服。五诊：步态不稳消除，以前方 6 剂续服。六诊：诸症基本解除，以前方 6 剂续服。之后，以前方治疗 30 余剂，经检查血细胞等，各项指标均恢复正常。随访 1 年，一切尚好。

【用方提示】根据心悸、头晕辨为气血虚弱，再根据舌质暗淡瘀紫辨为瘀血，因苔白厚腻辨为痰阻，以此辨为气血虚弱、痰瘀阻滞证。方以八珍汤补益气血；以半夏厚朴汤行气燥湿化痰；以失笑散活血化瘀。方药相互为用，以奏其效。

慢性支气管炎

慢性支气管炎是气管、支气管黏膜及其周围组织的慢性非特异性炎症。

【导读】根据慢性支气管炎的病变证机是痰阻气郁，治以半夏厚朴汤；又因肺失宣降病变证机比较明显，治以麻黄汤宣降肺气；更因病变证机有气虚，故又与四君子汤合方治之。

刘某，女，32 岁。有 10 年慢性支气管炎病史，近因咳嗽、气喘加重前来诊治。刻诊：咳嗽，气喘，痰稠色白，胸闷，因情绪异常及活动加重，倦怠乏力，舌质淡、苔白腻，脉沉弦。辨为痰阻气郁、肺气虚弱证，治当燥湿化痰、行气解郁、宣降肺气。给予半夏厚朴汤、麻黄汤与四君子汤合方：半夏 24g，厚朴 10g，茯苓 12g，生姜 15g，紫苏叶 6g，麻黄 10g，桂枝 6g，杏仁 15g，红参 10g，白术 10g，炙甘草 10g。6 剂，水煎服，每日 1 剂，每日三服。二诊：咳嗽减轻，以前方 6 剂续服。三诊：气喘减轻，以前方 6 剂续服。四诊：咳痰基本消除，以前方

6 剂续服。五诊：情绪好转，苔腻减轻，以前方 6 剂续服。六诊：诸症大减，以前方 6 剂续服。之后，为了巩固疗效，以前方治疗 90 余剂，诸症悉除。随访 1 年，一切尚好。

【用方提示】根据痰稠色白辨为寒痰，再根据胸闷、苔白腻辨为痰阻，因情绪异常加重辨为气郁，又因活动后加重辨为气虚，以此辨为痰阻气郁、肺气虚弱证。方以半夏厚朴汤化痰行气、降逆止咳；以四君子汤补益中气；以麻黄汤宣肺降逆、止咳平喘。方药相互为用，以奏其效。

半夏散及汤合方

半夏散及汤由『半夏洗，桂枝（去皮），炙甘草』所组成，方中半夏既是降逆药又是化痰药；桂枝既是温阳药又是通经药；甘草既是益气药又是生津药，是以利咽散寒为主的治病用方，亦即辨治寒痰阳郁气虚证的基础方。张仲景设半夏散及汤，强调因病症表现及病变证机而选择剂型，即或作散剂，或作汤剂。若用散剂，每次服6～9g；若用汤剂，即水煮散剂20g。

小儿咽炎、支气管炎

【导读】根据小儿咽炎、支气管炎病变证机有寒痰，治以半夏散及汤温化寒痰；又因病变证机有肺寒气逆，故与麻黄汤合方；更因病变证机有郁热，故又与桔梗汤合方用之。

郑某，男，8岁。其母代诉，有4年咽支气管炎病史，近由病友介绍前来诊治。刻诊：咽痒、咽痛略红肿，咳嗽，轻微气喘，手足不温，怕冷，舌质淡红、苔薄白夹黄，脉沉。辨为寒痰气逆夹热证，治当温化寒痰、宣肺降逆，兼清郁热。给予半夏散及汤、麻黄汤与桔梗汤合方：生半夏12g，桂枝12g，麻黄10g，杏仁15g，桔梗10g，生甘草20g，炙甘草3g。6剂，第1次煎35min，第2次煎20min，合并药液，每日1剂，每次服150mL左右，每日分早、中、晚服。二诊：咽痒减轻，仍咳嗽，以前方加葶苈子10g，6剂。三诊：咽痒较前减轻，咳嗽好转，仍手足不温，以前方加生附子3g，6剂。四诊：咽痒基本消除，咳嗽较前又有好转，气喘基本消除，以前方6剂续服。五诊：咽痒未再发作，手足不温、怕冷基本消除，以前方6剂续服。六诊：诸症较前均有明显减轻，又以前方治疗30余剂，诸症悉除。随访1年，一切尚好。

【用方提示】根据咽痒、咽痛、苔白薄辨为寒痰，再根据咳嗽、气喘辨为肺气上逆，因手足不温、怕冷辨为阳虚，又因咽喉略红肿、苔薄白夹黄辨为寒夹热，以此辨为寒痰气逆夹热证。方以半夏散及汤温化寒痰利咽；以麻黄汤宣肺降逆，止咳平喘；以桔梗汤清热宣肺利咽。方药相互为用，以奏其效。

慢性喉炎

慢性喉炎是指喉部黏膜的慢性非特异性炎症，病程超过3个月，可波及黏膜下层及喉内肌。

【导读】根据慢性喉炎的病变证机是寒凝，治当选用半夏散及汤散寒利喉；又因病变证机有气虚，故与桂枝人参汤合方温阳益气散寒；更因病变部位在喉，故又与桔梗汤合方利咽喉。辨治慢性喉炎，既要针对病变证机，又要针对病变部位，以此合方应用则能取得最佳疗效。

卢某，男，33岁。有慢性喉炎多年病史，经喉镜数次检查，均诊断为慢性喉炎，屡屡服用中西药，治疗效果不明显，近由病友介绍前来诊治。刻诊：声音嘶哑，喉痛因劳加重，咳痰色白，手足不温，声带淡红，口淡不渴，舌淡红、苔厚腻，脉浮弱。辨为气虚夹寒证，治当益气补虚、温阳散寒。给予半夏散及汤、桂枝人参汤与桔梗汤合方加味：桂枝12g，白术9g，红参9g，干姜9g，半夏12g，桔梗10g，生甘草18g，生姜24g，射干12g，蝉蜕10g。6剂，水煎服，每日1剂，每日三服。二诊：声音嘶哑有好转，喉咽干痒不明显，以前方6剂续服。三诊：诸症较前均有明显减轻，又以前方6剂续服。四诊：诸症悉除，又以前方治疗12剂。随访半年，一切尚好。

【用方提示】根据声音嘶哑、喉痛因劳加重辨为气虚，再根据手足不温、咳痰色白辨为寒，因声带淡红、苔厚腻辨为气虚夹痰，以此辨为气虚夹寒证。方以桂枝人参汤温阳散寒、补益中气；以半夏散及汤温阳利喉，兼以化痰；以桔梗汤通利喉咽，缓急止痛；加生姜散寒通阳，射干利喉通声，蝉蜕利咽缓急。方药相互为用，以奏其效。

慢性扁桃体炎

慢性扁桃体炎多是由急性扁桃体炎反复发作或因扁桃体隐窝引流不畅，窝内细菌、病毒滋生感染而演变的一种病。

【导读】根据慢性扁桃体炎的审机要点是寒痰阻滞，治以半夏散及汤温阳散寒；又因病变证机有痰气阻滞，故与半夏厚朴汤合方行气化痰；更因咽痛比较明显，故又与桔梗汤合方利咽止痛。

李某，女，8岁。有慢性扁桃体炎3年病史，经静脉、肌内及口服中西药，未能达到预期治疗目的，近因咽痛加重前来诊治。刻诊：咽痛，咽肿暗红偏淡（颌下淋巴结肿大），声音嘶哑，咽中夹痰，手足不温，不欲饮水，舌暗淡、苔白腻，脉略沉。辨为寒痰阻滞、清窍不利证，治当散寒化瘀、利咽止痛。给予半夏散及汤、半夏厚朴汤与桔梗汤合方：半夏24g，桂枝12g，厚朴10g，茯苓12g，生姜15g，紫苏叶6g，桔梗10g，生甘草18g。6剂，水煎服，每日1剂，每日六服。二诊：咽痛止，以前方6剂续服。三诊：颌下淋巴结肿大缩小，以前方6剂续服。四诊：声音嘶哑消退，以前方6剂续服。五诊：诸症基本解除，以前方6剂续服。之后，为了巩固疗效，以前方治疗12剂，经复查，咽肿消退，咽部色泽基本恢复正常，颌下淋巴结肿大消退。随访半年，一切尚好。

【用方提示】根据咽痛、手足不温辨为寒凝，再根据声音嘶哑、咽中夹痰，苔白腻辨为痰阻，以此辨为寒痰阻滞、清窍不利证。方以半夏散及汤温阳散寒、通窍利声；以半夏厚朴汤化痰行气、利咽降逆；以桔梗汤宣利咽喉。方药相互为用，以奏其效。辨治小儿慢性扁桃体炎，以成人用量，取量大功专，直达病所，但在服药时应遵循量少多次服用，渐渐达到预期治疗目的。

半夏麻黄丸合方

心肌病、右束支不完全性传导阻滞

【导读】根据心肌病、右束支不完全性传导阻滞的病变证机有寒饮，治以半夏麻黄丸温化寒饮；又因病变证机有阳虚，故与茯苓四逆汤合方；更因病变证机有郁热，故又与栀子豉汤合方用之。

薛某，男，62 岁。有多年心肌病、右束支不完全性传导阻滞病史，近由病友介绍前来诊治。刻诊：心悸，胸闷，气短，手足不温，怕冷，倦怠乏力，舌质红、苔黄略腻夹白，脉沉弱。辨为寒饮阳虚夹郁热证，治当温化寒饮，兼清郁热。给予半夏麻黄丸、茯苓四逆汤、桂枝人参汤与栀子豉汤合方：生半夏 12g，麻黄 12g，茯苓 12g，生附子 5g，干姜 10g，红参 10g，桂枝 12g，白术 10g，栀子 15g，淡豆豉 10g，炙甘草 12g。6 剂，第 1 次煎 35min，第 2 次煎 20min，合并药液，每日 1 剂，每次服 150mL 左右，每日分早、中、晚服。二诊：心悸减轻，仍胸闷，以前方加陈皮 24g，6 剂。三诊：心悸较前减轻，胸闷好转，仍气短，以前方变红参为 12g，6 剂。四诊：心悸较前又有减轻，胸闷基本消除，以前方 6 剂续服。五诊：心悸较前又有减轻，手足转温、怕冷消除，以前方 6 剂续服。六诊：心悸较前又有明显减轻，其余诸症基本趋于缓解，以前方 6 剂续服。七诊：诸症较前明显减轻，又以前方治疗 70 余剂，诸症悉除。随访 1 年，一切尚好。

【用方提示】根据心悸、胸闷辨为寒饮，再根据舌质红、苔黄腻夹白辨为寒夹热，因手足不温、怕冷辨为阳虚，又因脉沉弱辨为虚，以此辨为寒饮阳虚夹郁热证。方以半夏麻黄丸降逆温化寒饮；以茯苓四逆汤益气温阳，宁心安神；以桂枝人参汤益气温阳化饮；以栀子豉汤清宣郁热。方药相互为用，以奏其效。

窦性心动过缓

窦性心动过缓是指心率每分钟少于60次。

【导读】根据窦性心动过缓的病变证机是水饮凌心，治以半夏麻黄丸；因有阳虚水湿，故与苓桂术甘汤合方温阳化湿。

门某，女，59岁。有多年窦性心动过缓病史，近由病友介绍前来诊治。刻诊：心悸（脉搏52次/分），胸闷，头晕目眩，倦怠乏力，下肢水肿，畏寒怕冷，口淡不渴，舌质胖淡、苔白滑腻，脉沉迟紧。辨为水饮凌心、阳虚不化证，治当温阳化气，渗利水饮。给予半夏麻黄丸与苓桂术甘汤合方加味：生半夏12g，麻黄12g，茯苓12g，桂枝9g，白术6g，人参10g，生川乌6g，炙甘草6g。6剂，水煎服，每日1剂，每日三服。二诊：心悸、胸闷减轻，以前方6剂续服。三诊：下肢水肿好转，以前方6剂续服。四诊：头晕目眩基本消除，以前方6剂续服。五诊：脉搏62次/分，以前方6剂续服。六诊：下肢水肿消退，以前方6剂续服。之后，为了巩固疗效，以前方治疗60余剂，诸症悉除。随访1年，一切尚好。

【用方提示】根据心悸、下肢水肿辨为阳虚水气，再根据胸闷、苔白滑腻辨为饮凌上浸，因头晕目眩、倦怠乏力辨为气虚，以此辨为水饮凌心、阳虚不化证。方以半夏麻黄丸燥湿化痰、宣降气机；以苓桂术甘汤健脾益气，杜绝饮生之源；加人参大补元气，生川乌温阳散寒。方药相互为用，以奏其效。

半夏泻心汤合方

半夏泻心汤由『半夏洗、半升（12g），黄芩三两（9g），人参三两（9g），干姜三两（9g），甘草三两（9g），黄连一两（3g），大枣擘、十二枚』所组成，方中黄连、黄芩既是清热药又是燥湿药；半夏既是降逆药又是化痰药；人参既是益气药又是生津药；干姜既是温阳药又是醒脾药；大枣、甘草既是益气药又是生津药，方药相互为用，是辨治寒热夹虚证的重要基础方。根据临床用方体会，既要重视黄连、黄芩与半夏、干姜之间的用量比例关系，又要重视因病变证机主次酌情调整用量，以使方药用量更好地切中病变证机。

食管癌术后复发转移

【导读】根据食管癌术后复发转移病变证机有寒热夹虚，治以半夏泻心汤益气调理寒热；又因病变证机有瘀血，故与失笑散合方；复因病变证机有寒盛，故与头风摩散合方；更因病变证机有夹风痰，故又与藜芦甘草汤合方用之。

孙某，男，63岁。2年前食管癌手术，半年后复发转移，经中西医治疗未能有效控制病情，近由病友介绍前来诊治。刻诊：吞咽不利，胸骨后烧灼样疼痛，倦怠乏力，不能食凉，手足不温，怕冷，面色不荣，口苦口腻，舌质暗红夹瘀紫、苔腻黄白夹杂，脉沉弱略涩。辨为寒热虚夹瘀证，治当平调寒热，活血化痰，给予半夏泻心汤、头风摩散、藜芦甘草汤与失笑散合方加味：生半夏12g，黄连3g，黄芩10g，干姜10g，红参10g，附子5g，海藻24g，五灵脂10g，蒲黄10g，藜芦1.5g，大枣12枚，炙甘草10g。6剂，第1次煎35min，第2次煎20min合并药液，每日1剂，每次服150mL左右，每日分早、中、晚服。二诊：手足不温、怕冷略有减轻，仍胸骨后烧灼，以前方变黄连为10g，6剂。三诊：手足不温、怕冷较前减轻，胸骨后烧灼较前缓解，仍口苦口腻，以前方变黄芩为15g，6剂。四诊：手足不温、怕冷基本消除，胸骨后烧灼较前又有缓解，以前方6剂续服。五诊：胸骨后烧灼较前明显缓解，仍吞咽不利，又以前方变藜芦为

2g，6剂。六诊：胸骨烧灼基本消除，又为口苦，以前方变黄连为12g，6剂。七诊：诸症基本趋于缓解，又以前方治疗200余剂，诸症悉除；经复查转移病灶基本消除，原复发病灶较前缩小；又以前方继续巩固。随访5年，一切尚好。

【用方提示】根据胸骨后烧灼、舌质红辨为热，再根据手足不温、怕冷辨为寒，因口苦、苔黄腻辨为痰热，又因舌质暗红夹瘀紫辨为瘀，以此辨为寒热虚夹瘀证。方以半夏泻心汤平调寒热，益气温阳；以头风摩散温壮阳气；藜芦甘草汤涤痰息风；以失笑散活血化瘀，加海藻软坚散结。方药相互为用，以奏其效。

口腔黏膜扁平苔藓

口腔黏膜扁平苔藓是口腔黏膜浅表性、非感染性的慢性炎症疾病。发病女性多于男性。

【导读】半夏泻心汤既是治疗脾胃虚弱、湿热蕴结的基础方，又是治疗脾胃虚弱、寒热夹杂证的常用方，灵活应用半夏泻心汤的关键是因病变证机而调整用量。辨治口腔黏膜扁平苔藓，既要考虑到病变部位在口腔，又要考虑到脾开窍于口，根据其病变证机不仅有湿热，更有瘀阻，所以又与赤小豆当归散和失笑散合方治之。

李某，女，22岁。5年前在北京等地检查，诊断为口腔黏膜扁平苔藓，服用激素类西药，虽有一定治疗效果，但停药则又发作，也多次服用中药，治疗效果不理想，近因舌头僵硬、麻木加重前来诊治。刻诊：口腔颊部黏膜呈灰白色条状，舌头僵硬，口腔麻木粗糙不适，舌下静脉怒张且色紫，饮食无味，口腻，大便干结，舌质红夹瘀斑、苔黄略腻，脉涩。辨为湿热夹瘀证，治当清热燥湿、活血化瘀。给予半夏泻心汤、附子泻心汤、赤小豆当归散与失笑散合方：半夏12g，黄芩10g，红参10g，干姜10g，炙甘草10g，黄连10g，附子5g，大黄6g，大枣12枚，赤小豆35g，当归30g，五灵脂12g，蒲黄12g。6剂，水煎服，每日1剂，每日三服。二诊：舌硬略有改善，大便通畅，以前方6剂续服。三诊：口腔麻木粗糙减轻，以前方6剂续服。四诊：诸症较前明显减轻，以前方治疗60余剂。随访1年，一切尚好。

【用方提示】根据口腻、口腔黏膜呈灰白色条状辨为湿热，再根据舌头僵硬、口腔粗糙麻木不适、舌质红夹瘀斑、脉涩辨为瘀，因腹胀、大便干结辨为热结，以此辨为湿热夹瘀证。方以半夏泻心汤清热燥湿；

以附子泻心汤泻热通阳；以赤小豆当归散泻热理血通脉；失笑散活血化瘀。方药相互为用，以奏其效。辨治口腔黏膜扁平苔癣，一要忌食辛辣，二要保持口腔卫生，三要多食蔬菜，四要避免过于劳累，以此则能取得最佳治疗效果。

胃癌

胃癌是指胃黏膜上皮细胞的增生和凋亡之间平衡失控，癌基因被激活，抑癌基因被抑制，以及生长因子参与等多种因素，使胃上皮细胞过度增殖又不能启动凋亡信号而渐渐发展为胃癌。发病以中老年居多，男性多于女性。中医辨治胃癌的最大特点是改善症状，减轻痛苦，提高患者生存质量，以及减弱化疗、放疗等治疗的毒副作用。

【导读】根据胃癌的病变证机是湿热，治以半夏泻心汤加大黄连、黄芩用量，以清热燥湿，兼以益气；又因病变证机有瘀血，故与生化汤和失笑散合方治之。

杨某，男，72岁。有30余年慢性胃炎病史，6个月前经纤维胃镜等检查，确诊为胃黏液腺癌，因患者拒绝手术治疗，几经服用中西药，但胃痛未能达到有效控制，特专程前来诊治。刻诊：胃痛剧烈，夜间痛甚，呕吐，不能饮食，倦怠乏力，口苦口腻，肢体沉重，食后胃痛，大便溏泄，舌质红或边夹瘀紫、苔黄厚腻，脉沉涩。辨为湿热夹瘀证，治当清热燥湿、活血化瘀。给予半夏泻心汤、生化汤与失笑散合方加味：黄连10g，黄芩15g，红参10g，干姜10g，炙甘草10g，大枣12枚，当归24g，川芎9g，桃仁3g，五灵脂12g，蒲黄12g，山楂24g。6剂，水煎服，每日1剂，每日三服。二诊：胃痛减轻，呕吐好转，以前方6剂续服。三诊：口苦明显减轻，口腻除，以前方6剂续服。四诊：诸症均较前减轻，以前方6剂续服。之后，每周用药6剂，以巩固治疗效果。随访半年，病情稳定，一切尚好。

【用方提示】根据口苦口腻、肢体沉重辨为湿热，再根据夜间痛甚、舌质瘀紫辨为瘀，因倦怠乏力辨为气虚，以此辨为湿热夹瘀证。方以半夏泻心汤补益中气、清热燥湿；以生化汤、失笑散活血化瘀止痛；加山楂消食和胃。方药相互为用，以奏其效。

慢性消化道出血

慢性消化道出血是以消化道出血为主的临床症状表现。辨治慢性消化道出血，确立治疗原则一要针对病变证机选用方药，二要针对出血症状选择方药。

【导读】根据慢性消化道出血的病变证机是湿热蕴结，治以半夏泻心汤并酌情调整用量；又因病变证机有瘀血，故与失笑散合方治瘀；更因病症表现有出血，故与四生丸合方以清热止血。

刘某，女，57岁。有10余年慢性胃炎病史，在半年前又诊断为陈旧性出血性胃底、胃体炎，几经中西药治疗，但胃底出血未能达到有效控制，近因胃胀痛加重前来诊治。刻诊：胃脘胀痛，痛如针刺，夜间痛甚，肢体困重，大便色黑（粪便检查潜血阳性），嗳气，口苦口腻，舌质红夹瘀紫、苔黄厚腻，脉沉涩。辨为湿热瘀血证，治当清热燥湿、化瘀止血。给予半夏泻心汤、失笑散、四生丸合方：半夏12g，黄连10g，黄芩10g，红参10g，干姜10g，炙甘草10g，大枣12枚，五灵脂10g，蒲黄10g，生地黄12g，生荷叶12g，生艾叶12g，生柏叶12g。6剂，水煎服，每日1剂，每日三服。二诊：胃痛减轻，口苦口腻好转，以前方6剂续服。三诊：诸症均较前减轻，以前方6剂续服。四诊：粪便检查潜血阴性，以前方治疗12剂，诸症悉除。随访1年，一切尚好。

【用方提示】根据胃痛如针刺、夜间痛甚辨为瘀血，又根据口苦口腻、苔黄厚腻辨为湿热，以此辨为湿热瘀血证。方以半夏泻心汤清热燥湿、健脾益气以摄血；以失笑散活血化瘀止血；四生丸清热凉血止血。方药相互为用，以奏其效。

慢性酒精性肝病

慢性酒精性肝病是由长期大量饮酒而引起弥漫性肝细胞大泡性脂肪变的临床病理综合征，进而可发展为酒精性肝炎、酒精性肝纤维化和酒精性肝硬化。

【导读】慢性酒精性肝病的病变部位虽在肝，但其症状表现常常在脾胃。半夏泻心汤辨治慢性酒精性肝病的病变证机是中气虚弱、湿热蕴结；又因病变证机有郁热，故与栀子豉汤清透郁热；更因病变证机有气虚，故与四君子汤合方治之。

佟某，男，55岁。嗜好饮酒，在9年前因倦怠乏力，右上腹轻度不适，肝区隐痛，食欲不佳，经检查诊断为酒精性肝病（酒精性肝炎）。曾服用中西药，可治疗效果不明显，近因症状加重前来诊治。刻诊：胁肋隐痛，胁下拘急，倦怠乏力，身体困重，口黏腻，口苦，舌质红、苔黄厚腻，脉虚弱。辨为湿热气伤证，治当清热利湿、健脾益气。给予半夏泻心汤、栀子豉汤与四君子汤合方加味：半夏12g，黄芩10g，红参10g，干姜10g，大枣12枚，炙甘草12g，黄连10g，栀子14g，香豉10g，白术12g，茯苓12g，葛根24g，薏苡仁24g。6剂，水煎服，每日1剂，每日三服。二诊：肝区隐痛减轻，口苦好转，以前方6剂续服。三诊：倦怠乏力，脉虚弱均有好转，以前方6剂续服。四诊：诸症均较前减轻，以前方治疗20余剂。之后，以前方变汤剂为散剂，每次10g，每日三服，巩固治疗半年。随访1年，一切尚好。

【用方提示】根据口黏腻、口苦、苔黄腻辨为湿热，再根据倦怠乏力、脉虚弱辨为气虚，因身体困重、苔腻辨为湿遏，以此辨为湿热气伤证。方以半夏泻心汤清热燥湿、健脾益气；以栀子豉汤清宣郁热；以四君子汤补益中气；加葛根透解郁热，薏苡仁健脾利湿。方药相互为用，以奏其效。

妊娠呕吐

妊娠呕吐（又称早孕反应）是指孕妇在早孕时出现以呕吐为主的临床表现。

【导读】根据妊娠呕吐的病变证机是中虚湿热，治以半夏泻心汤；又因湿热病变证机比较重，故与栀子豉汤合方治之。再则，运用半夏泻心汤应因病症表现轻重而调整方药用量。

秦某，女，27岁。怀孕50余日，近20日来恶心呕吐剧烈，在当地经中西药治疗，但未能有效控制病情，近由病友介绍前来诊治。刻诊：妊娠恶心呕吐，口苦，心胸烦热，倦怠乏力，舌质红、苔黄腻，脉虚弱。辨为中虚湿热证，治当补益中气、清热燥湿。给予半夏泻心汤与栀子豉汤合方：半夏12g，黄芩10g，红参10g，干姜10g，黄连3g，大枣12枚，栀子15g，淡豆豉10g，白术15g，炙甘草10g。6剂，水煎服，每日1剂，每日三服。二诊：恶心呕吐减轻，以前方6剂续服。三诊：恶心呕吐解除，以前方6剂续服。四诊：诸症悉除，又以前方6剂巩固治疗效果。

【用方提示】根据恶心呕吐辨为胃气上逆，再根据倦怠乏力、脉虚弱辨为脾胃虚弱，因心胸烦热、苔黄腻辨为湿热，以此辨为中虚湿热证。方以半夏泻心汤健脾益气、清热和中，兼防寒药伤中；栀子豉汤清透郁热；加白术健脾益气、安胎。方药相互为用，以奏其效。

慢性胰腺炎伴假性囊肿

慢性胰腺炎是由各种原因所致的胰腺局部、节段性或弥漫性的慢性进展性炎症，导致胰腺组织和（或）胰腺功能不可逆的损害，可合并假性囊肿。

【导读】根据慢性胰腺炎伴假性囊肿的病变证机是中虚湿热，治以半夏泻心汤；又因持续性隐痛，与芍药甘草汤合方缓急止痛；更因不思饮食，故又与枳术汤合方治之。

洪某，女，59岁。有10年慢性胰腺炎伴假性囊肿病史，近因病情加重发作前来诊治。刻诊：左腹部持续性隐痛，腹胀，不思饮食，恶心，嗳气，厌食油腻，倦怠乏力，大便溏泄，舌质淡红、苔黄厚腻，脉沉弱。辨为脾胃虚弱、湿热蕴结证，治当补益脾胃、清热燥湿。给予半夏泻心汤、芍药甘草汤与枳术汤合方：黄连10g，黄芩10g，半夏12g，干姜10g，大枣10枚，白芍10g，枳实12g，白术12g，栀子15g，炙甘草10g。6剂，水煎服，每日1剂，每日三服。二诊：腹胀好转，以前方6剂续服。三诊：左腹部隐痛减轻，以前方6剂续服。四诊：饮食转佳，大便基本正常，以前方6剂续服。五诊：舌苔趋于正常，以前方6剂续服。六诊：诸症基本解除，以前方6剂续服。之后，为了巩固疗效，以前方治疗120剂，经复查，假性囊肿消失。随访1年，一切尚好。

【用方提示】根据不思饮食、倦怠乏力辨为脾胃气虚，再根据腹胀、恶心辨为湿壅，因苔黄厚腻辨为湿热，以此辨为脾胃虚弱、湿热蕴结证。方以半夏泻心汤（加大黄连用量）补益脾胃、清热燥湿；以芍药甘草汤缓急止痛；以枳术汤行气除胀；加栀子清热燥湿。方药相互为用，以奏其效。

柴胡加芒硝汤合方

柴胡加芒硝汤由『柴胡二两十六铢（8g）、黄芩一两（3g）、人参一两（3g）、甘草炙，一两（3g）、生姜切，一两（3g）、半夏二十铢（2.1g）、大枣擘、四枚，芒硝二两（6g）』所组成，方中柴胡既是清热药又是行气药；黄芩既是清热药又是燥湿药；半夏既是降逆药又是化痰药；生姜既是降逆药又是行散药；芒硝既是泻热药又是软坚药；人参既是益气药又是生津药；大枣、甘草既是益气药又是缓急药。方药相互为用，是以清泻郁热内结为主的基础方，可辨治热结虚郁夹寒证。

焦虑症

【导读】根据焦虑症的病变证机有寒热内结夹郁，治以柴胡加芒硝汤益气泻热，调理寒热；又因病变证机有心肝阴血虚，故与酸枣仁汤合方；复因病变证机有风痰，故又与藜芦甘草汤合方用之。

夏某，女，43岁。有多年焦虑症病史，近由病友介绍前来诊治。刻诊：恐惧不安，遇事害怕，忧心忡忡，烦躁易怒，大便干结，头晕，失眠，梦多险恶，心悸，手足震颤，手足不温，时时怕冷，舌质红、苔黄略腻，脉沉弱。辨为寒热内郁、阴血虚夹风痰证，治当平调寒热、行气解郁、养血安神、息风化痰。给予柴胡加芒硝汤、酸枣仁汤与藜芦甘草汤合方：柴胡24g，黄芩10g，生半夏12g，生姜10g，红参10g，芒硝12g，酸枣仁45g，茯苓6g，知母6g，川芎6g，藜芦1.5g，大枣12枚，炙甘草10g。6剂，第1次煎35min，第2次煎20min，合并药液，每日1剂，每次服150mL左右，每日分早、中、晚服。二诊：大便较前通畅，仍手足震颤，以前方变藜芦为2.5g，6剂。三诊：大便基本正常，手足震颤较前略有好转，仍心悸，以前方加龙骨24g，6剂。四诊：大便正常，情绪较前好转，失眠减轻，以前方6剂续服。五诊：大便略溏，心悸基本消除，又以前方变芒硝为9g，6剂。六诊：大便正常，心悸消除，情绪较前又有好转，失眠减轻，以前方6剂续服。七诊：诸症基本趋于缓解，又以前方治疗150余剂，诸症悉除；为了巩固疗效，以前方变汤剂为散剂，每次 6g，每日分早、中、晚服。随访 2 年，一切尚好。

【用方提示】根据恐惧不安、烦躁易怒辨为少阳胆郁，郁热内结，再根据头晕、心悸、梦多险恶、脉沉弱辨为心肝阴血虚，因手足不温、时时怕冷辨为寒，又因手足震颤、苔腻辨为风痰，以此辨为寒热内郁、阴血虚夹风痰证。方以柴胡加芒硝汤平调寒热、益气泻结；以酸枣仁汤养血益阴，宁心安神；藜芦甘草汤化痰息风。方药相互为用，以奏其效。

===== 免疫功能低下 =====

免疫功能低下的病症表现诸多，病变证机常常是错综复杂的，应用柴胡加芒硝汤的核心是审明病变证机是郁热蕴结。

【导读】根据免疫功能低下的病变证机是郁热蕴结，治以柴胡加芒硝汤；又因营卫不调，故与桂枝汤合方调和营卫。

柴某，女，28 岁。有低热（37.3℃）约年余，曾诊断为免疫功能低下，经省市级多家医院诊治，可未能达到预期治疗目的，近由病友介绍前来诊治。刻诊：低热，倦怠乏力，头晕目眩，情绪低落，不欲言语，大便干结，口渴欲饮，舌质红、苔薄黄，脉沉弱。辨为郁热内结、气机郁滞证，治当清泻胆热、调理气机。给予柴胡加芒硝汤与桂枝汤合方：柴胡 24g，黄芩 10g，姜半夏 12g，芒硝 6g，红参 10g，大枣 12 枚，桂枝 10g，生姜 10g，白芍 12g，炙甘草 6g。6 剂，水煎服，每日 1 剂，每日三服。二诊：低热好转，以前方 6 剂续服。三诊：大便通畅，以前方 6 剂续服。四诊：低热消除，大便略溏，以前方减芒硝为 3g，6 剂。五诊：情绪好转，大便正常，以前方 6 剂续服。六诊：诸症悉除，以前方 6 剂续服。随访 1 年，一切尚好。

【用方提示】根据情绪低落、不欲言语辨为胆气郁滞，再根据低热辨为营卫不和；因倦怠乏力辨为气虚，又因大便干结、舌质红、苔薄黄辨为郁热内结，以此辨为郁热内结、气机郁滞证。方以柴胡加芒硝汤清泻郁热、调理气机；以桂枝汤调和营卫、辛散透热。方药相互为用，以奏其效。

柴胡桂枝汤合方

◇◇◇◇◇◇◇◇◇◇◇◇◇◇◇◇◇◇◇◇◇◇

柴胡桂枝汤由『桂枝去皮，一两半（4.5g），黄芩一两半（4.5g），芍药一两半（4.5g），人参一两半（4.5g），甘草炙，一两（3g），半夏洗，二合半（4.5g），大枣擘、六枚，生姜切，一两半（4.5g），柴胡四两（12g）』所组成，方中柴胡既是清热药又是行气药；黄芩既是清热药又是燥湿药；柴胡既是行散药又是通经药；生姜既是行散药又是降逆药；芍药既是敛阴药又是补血药；半夏既是逆药又是化痰药；人参既是益气药又是生津药；大枣、甘草既是益气药又是生津药，还是缓急药。方药相互为用，是以清疏少阳、调和营卫为主的重要基础方，可辨治寒热郁结夹虚证。

慢性胆囊炎、胆囊息肉、胃息肉

【导读】根据慢性胆囊炎、胆囊息肉、胃息肉的病变证机有胆胃郁结，治以柴胡桂枝汤，行气解郁，调理胆胃；又因病变证机有瘀血，故与失笑散合方；复因病变证机有阳虚，故又与四逆加人参汤合方用之。

谢某，男，55岁。有多年慢性胆囊炎、胆囊息肉、胃息肉病史，近由病友介绍前来诊治。刻诊：胃脘及胁痛，食油腻或受凉加重疼痛，情绪急躁易怒，手足不温，怕冷，倦怠乏力，舌质暗红夹瘀紫、苔黄略腻，脉沉弱略涩。辨为胆胃郁结、阳虚夹瘀证，治当调理胆胃、行气解郁、活血化瘀、益气温阳。给予柴胡桂枝汤、四逆加人参汤与失笑散合方：柴胡24g，黄芩10g，生半夏12g，生姜10g，红参10g，桂枝10g，白芍10g，五灵脂10g，蒲黄10g，生附子5g，干姜5g，大枣12枚，炙甘草10g。6剂，第1次煎35min，第2次煎20min，合并药液，每日1剂，每次服150mL左右，每日分早、中、晚服。二诊：手足不温、怕冷好转，仍胃脘及胁痛，以前方变白芍为24g，6剂。三诊：手足不温、怕冷较前又有好转，仍食油腻加重疼痛，以前方加山楂24g，6剂。四诊：手足不温、怕冷基本消除，倦怠乏力好转，仍情绪急躁，以前方变白芍为15g，加枳实15g，6剂。五诊：胃脘及胁痛较前明显减轻，情绪较前明显好转，以前方6剂续服。六诊：胃脘及胁痛基本消除，倦怠乏力消除，以前方6剂续服。七诊：诸症基本趋于好转，又以前方治疗 140 余剂，诸症悉除；经复查，胆囊及胃息肉消除。随访 1 年，一切尚好。

【用方提示】根据胃脘及胁痛、情绪急躁辨为胆胃郁结，再根据手足不温、食凉加重辨为阳虚，因倦怠乏力、脉沉弱辨为虚，又因舌质暗红夹瘀紫辨为瘀，以此辨为胆胃郁结、阳虚夹瘀证。方以柴胡桂枝汤调理胆胃、行气解郁；以四逆加人参汤益气温阳；以失笑散活血化瘀止痛。方药相互为用，以奏其效。

低热夹感冒

权衡引起低热的原因有很多，也有诸多低热的原因不明，根据中医辨证理论，以法审证求机，则能达到预期治疗效果。

【导读】根据低热的病变证机是少阳胆热、营卫不调，治以柴胡桂枝汤；又因脘腹痞满，故与枳术汤合方健脾行气、消除胀满。

许某，女，22 岁。有低热（37.5℃）2 年余，虽服用中西药，但未能达到预期治疗目的，近因感冒加重前来诊治。刻诊：低热，恶寒，倦怠乏力，自汗，头痛，四肢酸痛，不欲言语，胃脘痞满，口苦，舌质红、苔薄黄，脉浮弱。辨为少阳胆热、营卫不和证，治当清泻胆热、调和营卫。给予柴胡桂枝汤与枳术汤合方：柴胡 24g，黄芩 10g，姜半夏 12g，红参 10g，大枣 12 枚，桂枝 10g，生姜 10g，白芍 12g，枳实 10g，白术 10g，炙甘草 6g。6 剂，水煎服，每日 1 剂，每日三服。二诊：胃脘痞满解除，仍低热（37.1℃），以前方 6 剂续服。三诊：自汗、头痛止，以前方 6 剂续服。四诊：低热未再发作，情绪转佳，以前方 6 剂续服。五诊：诸症基本解除，以前方 6 剂续服。随访 1 年，一切尚好。

【用方提示】根据低热、口苦辨为胆热，再根据不欲言语辨为胆郁；因恶寒、自汗辨为营卫不和；又因倦怠乏力、脉浮弱辨为气虚，以此辨为少阳胆热、营卫不和证。方以柴胡桂枝汤清胆热、和胃气、调营卫；以枳术汤健脾行气除胀。方药相互为用，以奏其效。

柴胡桂枝干姜汤合方

柴胡桂枝干姜汤由『柴胡半斤（24g）、桂枝去皮、三两（9g）、干姜二两（6g）、栝楼根（天花粉）四两（12g）、黄芩三两（9g）、甘草炙、二两（6g）』所组成。方中柴胡既是清热药又是行气药；桂枝既是温阳药又是行散药；干姜既是温阳药又是行散药；栝楼根既是益阴药又是清热药；黄芩既是清热药又是燥湿药；牡蛎既是潜阳药又是固涩药；甘草既是益气药又是生津药。本方是以清热调气、温阳化饮，兼以益阴为主的重要基础方，可辨治寒热郁伤阴证。

慢性胰腺炎伴假性囊肿

【导读】根据慢性胰腺炎伴假性囊肿的病变证机有郁热伤阴，治以柴胡桂枝干姜汤清热通阳益阴；又因病变证机有寒痰，故与赤丸合方；复因病变证机有胃气上逆，故又与橘枳姜汤合方用之。

李某，男，41岁。有多年慢性胰腺炎病史，3年前又诊断为慢性胰腺炎伴假性囊肿，近因病友介绍前来诊治。刻诊：脘腹疼痛，食后疼痛加重，急躁易怒，恶心，呕吐，手足不温，怕冷，肢体沉重，倦怠乏力，口渴不欲多饮，舌质淡红、苔腻黄白夹杂，脉沉弱。辨为郁热伤阴、寒痰气逆证，治当清热益阴、温化寒痰、降逆和中。给予柴胡桂枝干姜汤、赤丸与橘枳姜汤合方：柴胡24g，桂枝10g，干姜6g，天花粉12g，黄芩10g，牡蛎10g，制川乌6g，生半夏12g，茯苓12g，细辛3g，陈皮45g，枳实10g，生姜24g，炙甘草6g。6剂，第1次煎35min，第2次煎20min，合并药液，每日1剂，每次服150mL左右，每日分早、中、晚服。二诊：脘腹疼痛减轻，仍手足不温，以前方变干姜为10g，6剂。三诊：脘腹疼痛较前又有减轻，手足较前温和，以前方6剂。四诊：脘腹疼痛较前又有减轻，急躁易怒好转，仍肢体沉重，以前方变茯苓为24g，6剂。五诊：脘腹疼痛基本消除，急躁易怒较前明显好转，以前方6剂续服。六诊：脘腹疼痛未再发作，仍倦怠乏力，以前方加红参10g，6剂。七诊：诸症基本趋于好转，又以前方治疗

150 余剂，诸症悉除；经复查，慢性胰腺炎基本痊愈，胰腺假性囊肿消除。随访1 年，一切尚好。

【用方提示】根据脘腹疼痛、急躁易怒辨为郁热伤阴，再根据急躁易怒辨为气郁，因恶心、呕吐辨为胃气上逆，又因口渴不欲多饮、舌质淡红辨为寒热夹杂，更因手足不温、肢体沉重、苔腻辨为寒痰，以此辨为郁热伤阴、寒痰气逆证。方以柴胡桂枝干姜汤清热益阴，温阳解郁；以赤丸温化寒痰；以橘枳姜汤行气降逆。方药相互为用，以奏其效。

抑郁症

抑郁症是临床中比较常见的精神障碍性疾病，其致病原因比较复杂，治疗也较难，用西药虽然见效快，但有诸多不良反应，若能选用中医辨治，则是比较理想的治疗方法。

【导读】根据抑郁症的病变证机是胆热气郁，治以柴胡桂枝干姜汤；又因气郁比较重，故与四逆散合方疏肝利胆解郁。

徐某，女，28 岁。有多年抑郁症病史，虽服用中西药，但未能有效控制病情，近因病情加重前来诊治。刻诊：情绪低落，不欲言语，心烦失眠，淡漠人生，头汗出，胸胁胀闷，小便急，手足不温，口苦，口干欲饮水，舌质淡红、苔薄黄，脉沉弦。辨为少阳胆热、气郁夹阴伤证，治当清热调气、温阳益阴。给予柴胡桂枝干姜汤与四逆散合方加味：柴胡 24g，桂枝 10g，干姜 6g，天花粉 12g，黄芩 10g，牡蛎 10g，白芍 12g，枳实 12g，酸枣仁 40g，知母 10g，炙甘草 6g。6 剂，水煎服，每日 1 剂，每日三服。二诊：心烦失眠好转，以前方 6 剂续服。三诊：手足转温，口苦减轻，以前方 6 剂续服。四诊：头汗出止，情绪转佳，以前方 6 剂续服。五诊：胸胁胀闷、心烦失眠基本解除，以前方 6 剂续服。六诊：诸症较前又有好转，以前方 6 剂续服。之后，为了巩固疗效，又以前方治疗 110 余剂。随访 1 年，一切尚好。

【用方提示】根据头汗出、口苦辨为郁热；再根据情绪低落、不欲言语辨为胆气内郁；因手足不温、舌质淡红辨为阳郁；又因口干欲饮水、小便急辨为阴伤，以此辨为少阳胆热、气郁夹阴伤证。方以柴胡桂枝干姜汤清胆热、通阳气，兼益阴；以四逆散疏肝理气、调理气机；加酸枣仁养心安神，知母清热益阴。方药相互为用，以奏其效。

柴胡加龙骨牡蛎汤合方

柴胡加龙骨牡蛎汤由『柴胡四两（12g）』、龙骨一两半（4.5g）、黄芩一两半（4.5g）、生姜切、一两半（4.5g）、铅丹一两半（4.5g）、人参一两半（4.5g）、桂枝去皮、一两半（4.5g）、茯苓一两半（4.5g）、半夏洗、二合（6g）、大黄二两（6g）、牡蛎熬、一两半（4.5g）、大枣擘、六枚』所组成。方中柴胡既是清热药又是行气药；黄芩既是清热药又是燥湿药；龙骨既是潜阳药又是安神药；牡蛎既是潜阳药又是固涩药，还是敛阴药；铅丹既是清热药又是化痰药，还是镇静药；半夏既是降逆药又是化痰药；桂枝既是通经药又是温阳药；生姜既是行散药又是降逆药；人参既是益气药又是安神药；茯苓既是益气药又是安神药；大黄既是泻热药又是泻瘀药；大枣既是益气药又是补血药。方药相互为用，是以清胆调气、清心安神为主的重要基础方，可辨治寒热虚郁痰风证。

外伤性癫痫

【导读】根据外伤性癫痫的病变证机有心胆郁热，治以柴胡加龙骨牡蛎汤清热通阳安神；因病变证机有风痰，与藜芦甘草汤合方，又因病变证机有阳虚，故与茯苓四逆汤合方用之。

孙某，男，39岁。5年前因外伤引起癫痫，服用中西药但未能有效控制病情，近由病友介绍前来诊治。刻诊：头痛因受凉加重，情绪急躁易怒，表情沉默，失眠，多梦，癫痫（每个月至少发作1次），发作时手足抽搐，口吐白沫，大便干结，倦怠乏力，怕冷，口渴，舌质红、苔腻黄白夹杂，脉沉弱。辨为心胆郁热、阳虚风痰证，治当清泻郁热、温化阳气、化痰息风。给予柴胡加龙骨牡蛎汤、茯苓四逆汤与藜芦甘草汤合方：柴胡24g，龙骨10g，黄芩10g，生姜10g，红参10g，桂枝10g，茯苓24g，生半夏12g，大黄12g，牡蛎10g，大枣12枚，干姜5g，生附子5g，藜芦1.5g，炙甘草6g。6剂，第1次煎35min，第2次煎20min，合并药液，每日1剂，每次服150mL左右，每日分早、中、晚服。二诊：头痛略有减轻，仍失眠多梦，以前方变龙骨、牡蛎为 30g，6 剂。三诊：头痛较前又有减轻，失眠多梦较前略有好转，以前方 6 剂续服。四诊：头痛未再发作，急躁易怒较前好转，仍大便干结，以前方变大黄为 15g，6 剂。五诊：失眠多梦较前明显好转，急躁易怒基本消除，大便正常，以前方 6 剂续服。六诊：癫痫未再发作，仍倦怠乏力，以前方加红参 10g，6 剂。七诊：诸症基本趋于好转，以前方治疗 30 余剂。八诊：癫痫发作较前明显减轻，仅仅有小发作，又以前方治疗 150 余剂，诸症悉除。随访 2 年，一切尚好，癫痫未再发作。

【用方提示】根据失眠、急躁易怒辨为心胆郁热，再根据头痛因受凉加重、怕冷辨为阳虚，因发作时手足抽搐、苔腻辨为风痰，又因倦怠乏力、脉沉弱辨为虚，以此辨为心胆郁热、阳虚风痰证。方以柴胡加龙骨牡蛎汤清心胆郁热，调理气机，潜阳安神；以茯苓四逆汤益气温阳安神；以藜芦甘草汤益气化痰息风。方药相互为用，以奏其效。

围绝经期综合征

围绝经期综合征是妇科比较常见的疾病之一，也是比较难治的病症之一，因其病因复杂，病症表现特殊，所以从中医辨治则有良好的治疗作用。

【导读】根据围绝经期综合征的病变证机是心胆气郁、郁热扰神，治以柴胡加龙骨牡蛎汤；又因病变证机夹痰热，故与小陷胸汤合方清热化痰。

杨某，女，54 岁。有 6 年围绝经期综合征病史，经常服用中西药，但未能达到预期治疗目的，近由病友介绍前来诊治。刻诊：胸胁烦满，胆小易惊，心烦急躁，肢体困重，精神抑郁，面部烘热，头昏头沉，口苦，舌质红、苔黄厚腻，脉沉滑。辨为心胆气郁、痰热蕴结证，治当调理心胆、清热化痰。给予柴胡加龙骨牡蛎汤与小陷胸汤合方：柴胡 24g，龙骨 10g，黄芩 10g，生姜 10g，朱砂（冲服）3g，红参 10g，桂枝 10g，茯苓 10g，姜半夏 12g，大黄 6g，牡蛎 10g，黄连 10g，全栝楼 30g，大枣 12 枚。6 剂，水煎服，每日 1 剂，每日三服。二诊：心烦急躁有好转，以前方 6 剂续服。三诊：面部烘热消除、胸胁烦满减轻，以前方 6 剂续服。四诊：肢体困重、头昏头沉减轻，以前方 6 剂续服。五诊：精神好转、胆小易惊基本消除，以前方 6 剂续服。六诊：肢体困重、头昏头沉基本解除，以前方 6 剂续服。之后，为了巩固治疗效果，以前方治疗 150 余剂。随访 1 年，一切尚好。

【用方提示】根据胆小易惊、口苦辨为心胆郁热，再根据心烦急躁、精神抑郁辨为心胆气郁；因肢体困重、头昏头沉辨为痰蕴，又因面部烘热、苔黄腻辨为痰热，以此辨为心胆气郁、痰热蕴结证。方以柴胡加龙骨牡蛎汤（因药房无铅丹，以朱砂代）清解郁热、调达气机、安神定志；以小陷胸汤清热化痰、降逆宽胸。方药相互为用，以奏其效。

赤丸合方

∞∞∞∞∞∞∞∞∞∞∞

赤丸由『茯苓四两（12g）』乌头炮、二两（6g）』半夏洗、四两（12g）』细辛一两（3g）』所组成。方中乌头既是温通药又是温化药；半夏既是降逆药又是化痰药；茯苓既是益气药又是利湿药；细辛既是行散药又是化饮药。方药相互为用，是以温阳散寒、益气化饮为主的重要基础方，可辨治寒痰阳郁证。

支气管哮喘、慢性鼻炎

【导读】根据支气管哮喘、慢性鼻炎的病变证机有寒痰，治以赤丸温化寒痰；又因病变证机有肺寒气逆，故与小青龙汤合方；复因病变证机有郁热夹气虚，故又与白虎加人参汤合方用之。

马某，男，48岁。有多年支气管哮喘、慢性鼻炎病史，近由病友介绍前来诊治。刻诊：咳嗽，气喘，痰稠色白，鼻塞不通，鼻涕黏稠色白，胸闷，手足不温，怕冷，倦怠乏力，口渴欲饮热水，舌质红、苔薄黄，脉沉弱。辨为寒痰郁肺、郁热夹虚证，治当温化寒痰、清热益气。给予赤丸、小青龙汤与白虎加人参汤合方：制川乌6g，生半夏12g，茯苓12g，干姜10g，红参10g，桂枝10g，白芍10g，麻黄10g，细辛10g，五味子12g，石膏45g，知母20g，粳米15g，炙甘草10g。6剂，第1次煎35min，第2次煎20min，合并药液，每日1剂，每次服150mL左右，每日分早、中、晚服。二诊：咳嗽、气喘、鼻塞减轻，仍胸闷，以前方加陈皮30g，6剂。三诊：咳嗽、气喘、鼻塞较前又有减轻，胸闷好转，以前方6剂续服。四诊：咳嗽、气喘、鼻塞较前又有减轻，仍痰多，以前方变茯苓为24g，6剂。五诊：咳嗽、气喘、鼻塞基本消除，痰多减少，以前方6剂续服。六诊：咳嗽、气喘、鼻塞未再发作，仍倦怠乏力，以前方变红参为12g，6剂。七诊：诸症基本趋于缓解，又以前方治疗100余剂，诸症悉除。随访1年，一切尚好。

【用方提示】根据咳嗽、痰稠色白、胸闷辨为寒痰，再根据鼻塞、鼻涕色白辨为寒壅鼻窍，因倦怠乏力、脉沉弱辨为虚，又因口渴欲饮热水、舌质红辨为寒夹热，以此辨为寒痰郁肺、郁热夹虚证。方以赤丸温化寒痰；小青龙汤温肺化痰，宣降肺气；以白虎加人参汤清泻郁热、益气生津。方药相互为用，以奏其效。

房性心动过缓

房性心动过缓是指房性逸搏连续出现 3 次或 3 次以上。

【导读】根据房性心动过缓的病变证机是寒饮凝结，治以赤丸；又因病变证机夹阳虚，故与桂枝人参汤合方温化阳气。

常某，女，61 岁。有多年房性心动过缓（脉搏 48 次/分）病史，近半年心悸加重，服用中西药但未能有效控制病情，故前来诊治。刻诊：心悸，心痛，气短，头晕目眩，手足不温，畏寒怕冷，咽中有痰且咳之不出，舌质淡、苔白厚腻，脉沉弱。辨为阳虚寒饮证，治当温阳散寒、益气化饮。给予赤丸与桂枝人参汤合方：茯苓 12g，生川乌 6g，生半夏 12g，细辛 3g，红参 10g，桂枝 12g，干姜 10g，白术 10g，朱砂（冲服）1g，炙甘草 12g。6 剂，水煎服（第一次煎 50min，第二次煎 30min，合并两次药液），每日 1 剂，每日三服。二诊：心悸、心痛减轻，以前方 6 剂续服。三诊：未再出现头晕目眩，以前方 6 剂续服。四诊：咽中有痰基本解除，以前方 6 剂续服。五诊：未再出现心悸、心痛，脉搏 56 次/分，以前方 6 剂续服。六诊：手足不温，畏寒怕冷减轻，以前方 6 剂续服。为了巩固治疗效果，又以前方治疗 60 余剂，脉搏 64 次/分。之后，以前方变汤剂为散剂，每次 2g，每日 3 服，治疗半年。随访 1 年，一切尚好。

【用方提示】根据心痛、畏寒怕冷辨为寒凝，再根据咽中有痰、苔白厚腻辨为寒痰；因气短、头晕目眩、脉沉弱辨为气虚，以此辨为阳虚寒饮证。方以赤丸温阳散寒、益气化饮；以桂枝人参汤温阳健脾、益气化阳。方药相互为用，以奏其效。

赤石脂禹余粮汤合方

赤石脂禹余粮汤由『赤石脂碎、一斤（48g），太一禹余粮碎、一斤（48g）』所组成。方中赤石脂既是固涩药又是补血药；禹余粮既是固涩药又是益阴药。方药相互为用，是以温涩固脱为主的重要基础方，可辨治滑脱伤气阴证。

霉菌性阴道炎、尿失禁

【导读】根据霉菌性阴道炎、尿失禁的病变证机有滑脱不固，治以赤石脂禹余粮汤温涩固脱；又因病变证机有阳虚不固，故与桂枝人参汤合方；复因病变证机有夹湿热，故又与狼牙汤、苦参汤、矾石汤合方用之。

詹某，女，42岁。有多年霉菌性阴道炎病史，2年前又出现尿失禁，近因病友介绍前来诊治。刻诊：阴痒，潮湿，带下量多黏稠，时黄时白如豆腐渣样，小便失禁，倦怠乏力，手足不温，怕冷，舌质红、苔腻黄白夹杂，脉沉弱。辨为滑脱不固、寒热夹虚证，治当温阳固脱、益气清热。给予赤石脂禹余粮汤、桂枝人参汤、狼牙汤、矾石汤与苦参汤合方加味：赤石脂48g，禹余粮48g，桂枝12g，干姜10g，红参10g，白术10g，苦参24g，狼牙24g，白矾6g，米壳5g，炙甘草12g。6剂，第1次煎35min，第2次煎20min，合并药液，每日1剂，每次服150mL左右，每日分早、中、晚服。二诊：阴痒、潮湿减轻，仍小便失禁，以前方变米壳为6g，6剂。三诊：阴痒、潮湿较前又有减轻，小便失禁略有好转，以前方6剂续服。四诊：阴痒基本消除，带下较前减少，仍怕冷，以前方加生附子3g，6剂。五诊：阴部潮湿基本消除，带下较前明显减少，以前方6剂续服。六诊：阴痒、潮湿未再发作，小便失禁较前明显好转，以前方变红参为12g，6剂。七诊：诸症较前基本消除，又以前方治疗40余剂，诸症悉除。随访1年，一切尚好。

【用方提示】根据带下量多、小便失禁辨为滑脱不固，再根据舌质红、苔黄腻辨为湿热，因倦怠乏力、脉沉弱辨为虚，又因手足不温、怕冷辨为阳虚，以此辨为滑脱不固、寒热夹虚证。方以赤石脂禹余粮汤温涩固脱；以桂枝人参汤益气温阳；以苦参汤、狼牙汤、矾石汤清热燥湿止痒，加米壳益气固脱。方药相互为用，以奏其效。

慢性溃疡性结肠炎

慢性溃疡性结肠炎是一种结肠、直肠黏膜的弥漫性炎症。

【导读】根据慢性溃疡性结肠炎的病变证机是大肠滑脱，治以赤石脂禹余粮汤；又因病变证机夹寒湿，故加官桂温阳散寒。

段某，女，64岁。有多年慢性溃疡性结肠炎病史，近因服中西药无治疗作用，且腹泻加重前来诊治。刻诊：大便溏泄，甚则如水样，每日6～7次，手足不温，舌质淡、苔白厚腻，脉沉。辨为滑脱寒证，治当温阳散寒固脱。给予赤石脂禹余粮汤加味：赤石脂60g，禹余粮60g，官桂20g。1剂，共为细末，每次10g，每日三服。二诊：大便成形，每日2次，以前方1剂续服。三诊：大便成形，略有腹胀，以前方加木香5g，1剂。四诊：诸症悉除，以前方1剂续服。之后，为了巩固疗效，继续以三诊方，每次5g，每日三服，治疗2个月。随访半年，一切尚好。

【用方提示】根据大便溏泄，甚则如水样辨为湿，再根据手足不温、舌质淡辨为寒，以此辨为滑脱寒证。方以赤石脂禹余粮汤温涩固脱，加官桂温阳散寒。方药相互为用，以奏其效。

大半夏汤合方

大半夏汤由『半夏（洗完用）二升（48g）、人参三两（9g）、白蜜一升（60mL）』所组成。

方中半夏既是降逆药又是化痰药，还是温通药；人参既是益气药又是生津药；白蜜既是益气药又是益阴药。方药相互为用，是以降逆益气为主的重要基础方，可辨治寒痰浊逆气虚证。

妊娠呕吐、慢性胃炎

【导读】根据妊娠呕吐、慢性胃炎的病变证机有胃气上逆，治以大半夏汤益气缓急降逆；又因病变证机有脾胃阳虚，故与桂枝人参汤合方；复因病变证机有郁热，故又与泻心汤合方用之。

谢某，女，35岁。有多年慢性胃炎病史，2个月前又出现妊娠呕吐，近由病友介绍前来诊治。刻诊：恶心不止，呕吐频繁剧烈，时时呕吐痰涎，胃脘怕冷，倦怠乏力，大便干结，手足不温，怕冷，舌质红、苔薄黄，脉沉弱。辨为胃气上逆、阳虚夹热证，治当温阳降逆、益气清热，给予大半夏汤、桂枝人参汤与泻心汤合方：清半夏48g，红参10g，白蜜（烊化）60mL，干姜10g，白术10g，大黄6g，黄连3g，黄芩15g，炙甘草12g。6剂，第1次煎35min，第2次煎20min，合并药液，每日1剂，每次服150mL左右，每日分早、中、晚服。二诊：恶心、呕吐略有减轻，仍胃脘怕冷，以前方变干姜为15g，6剂。三诊：恶心、呕吐较前又有明显减轻，大便通畅，胃脘怕冷好转，以前方6剂续服。四诊：恶心、呕吐基本消除，仍怕冷，大便略溏，以前方变大黄为3g，6剂。五诊：诸症悉除，又以前方治疗6剂。随访半年，一切尚好。

【用方提示】根据恶心、呕吐痰涎辨为痰饮气逆，再根据大便干结、舌质红、苔薄黄辨为寒夹郁热，因倦怠乏力、脉沉弱辨为虚，又因手足不温、怕冷辨为阳虚，以此辨为胃气上逆、阳虚夹热证。方以大半夏汤益气降逆化痰；以桂枝人参益气温阳；以泻心汤清泻郁热。方药相互为用，以奏其效。

慢性胃炎

慢性胃炎是由各种原因引起的胃黏膜慢性炎症。

【导读】根据慢性胃炎的病变证机是寒饮，治以大半夏汤温阳降逆化饮；又因病变证机夹寒湿上逆，故与橘皮汤温胃行气降逆。

贾某，女，47岁。有多年慢性胃炎病史，在1年前又诊断为慢性胃炎伴幽门水肿，近因呕吐加重前来诊治。刻诊：胃胀痛，呕吐剧烈，吐后痛胀缓解，手足不温，头沉，倦怠乏力，舌质淡、苔白腻，脉沉弱。辨为脾胃虚寒夹饮证，治当温阳散寒、化饮降逆。给予大半夏汤与橘皮汤合方加味：姜半夏48g，红参10g，蜂蜜（冲服）60mL，陈皮12g，生姜24g，桂枝12g，白术12g，茯苓12g，炙甘草10g。6剂，水煎服，每日1剂，每日三服。二诊：呕吐减轻，以前方6剂续服。三诊：胃痛次数减少，以前方6剂续服。四诊：胃胀基本解除，以前方6剂续服。五诊：呕吐止，以前方6剂续服。六诊：诸症悉除，以前方12剂续服，以巩固疗效。随访1年，一切尚好。

【用方提示】根据呕吐剧烈、手足不温辨为寒，再根据倦怠乏力、脉沉弱辨为虚，因头沉、苔白腻辨为痰湿，以此辨为脾胃虚寒夹饮证。方以大半夏汤温阳散寒、降逆化饮；以橘皮汤温中行气降逆；加桂枝温阳化饮，白术健脾燥湿，茯苓渗利湿浊。方药相互为用，以奏其效。

大承气汤合方

大承气汤由『大黄酒洗、四两（12g），厚朴炙，去皮、半斤（24g），枳实炙、五枚（5g），芒硝三合（8g）』所组成。方中大黄既是泻热药又是泻瘀药；芒硝既是泻热药又是软坚药；枳实既是泻热药又是行气药又是清热药；厚朴既是行气药又是温通药，还是化湿药。方药相互为用，是以泻热行气为主的重要基础方，可辨治热结气滞夹寒证。临证应用大承气汤切不能局限于阳明肠胃，凡是热结气滞病变证机者，均可以选用。

肠梗阻、慢性盆腔炎

【导读】根据肠梗阻、慢性盆腔炎的病变证机有热结，治以大承气汤泻热降逆；又因病变证机有湿热夹虚，故与半夏泻心汤合方；复因病变证机有夹阳虚，故又与四逆汤合方用之。

许某，女，33岁。有多年慢性盆腔炎病史，3年前至今反复出现肠梗阻，近由病友介绍前来诊治。刻诊：腹痛剧烈，大便不通，小腹烦热，带下量多色黄，不能食凉，倦怠乏力，手足不温，怕冷，舌质红、苔黄腻，脉沉弱。辨为阳明热结夹虚证，治当通泻热结、益气温阳。给予大承气汤、半夏泻心汤与四逆汤合方：大黄12g，芒硝（冲服）10g，枳实5g，厚朴24g，黄连3g，黄芩10g，红参10g，生半夏12g，干姜10g，生附子5g，大枣12枚，炙甘草10g。6剂，第1次煎35min，第2次煎20min，合并药液，每日1剂，每次服150mL左右，每日分早、中、晚服。二诊：腹痛略有减轻，大便较前略有通畅，以前方变大黄为15g，6剂。三诊：腹痛较前又有减轻，大便基本通畅，仍带下量多，以前方变黄连为10g，黄芩为15g，6剂。四诊：腹痛、小腹烦热基本消除，手足不温、怕冷明显好转，带下减少，以前方变干姜为12g，6剂。五诊：腹痛、小腹烦热未再发作，大便基本正常，手足温和，以前方6剂续服。六诊：诸症基本消除，带下基本消除，又以前方治疗40余剂。随访1年，一切尚好。

【用方提示】根据腹痛、大便不通、小腹烦热辨为热结，再根据不能食凉、手足不温辨为热夹寒，因倦怠乏力、脉沉弱辨为虚，又因苔黄腻辨为湿热，以此辨为阳明热结夹虚证。方以大承气汤泻热通便；以半夏泻心汤益气温阳，清热燥湿；以四逆汤温阳散寒。方药相互为用，以奏其效。

复发性口腔溃疡

复发性口腔溃疡是口腔黏膜浅表性溃疡，病变从米粒至黄豆大小不等，呈圆形或卵圆形，溃疡面为凹状、周围充血，因刺激而加剧疼痛的疾病。发病没有季节性，男女老少均可发病。

【导读】根据复发性口腔溃疡的病变证机是热结，治以大承气汤泻下热结；又因脾胃有郁热，所以与清胃散合方应用。

赵某，男，45 岁。有多年口腔溃疡病史，时轻时重，曾多次服用中西药，均未能取得预期治疗效果，近因口腔溃疡加重前来诊治。刻诊：上唇有 2 处溃疡，下唇有 3 处溃疡，舌下溃疡如黄豆大，溃疡中心呈凹陷，周围红晕，表面覆有淡黄色假膜，灼热疼痛，手心发热，腹胀，大便干结（3 ~ 4 日 1 行），口苦口腻，舌质红、苔黄腻，脉滑。辨为脾胃积热证，治当清泻积热、调理脾胃。给予大承气汤与清胃散合方加味：大黄 12g，厚朴 24g，枳实 5g，芒硝 9g，黄连 10g，升麻 15g，生地黄 5g，当归 5g，牡丹皮 8g，石膏 40g，玄参 15g。6 剂，水煎服，每日 1 剂，每日三服。二诊：口腔溃疡好转，以前方 6 剂续服。三诊：口腔溃疡痊愈，大便通畅，以前方 6 剂续服。四诊：诸症悉除，又以前方巩固治疗 12 剂。随访 1 年，口腔溃疡未再复发。

【用方提示】根据灼热疼痛、舌红、苔黄辨为热，再根据腹胀、大便干结辨为积热蕴结，因手心发热辨为热迫血中，以此辨为脾胃积热证。方以大承气汤清泻积热，导热下行；以清胃散清透积热，兼以凉血散瘀消肿；加石膏增强泻脾胃积热，玄参清热凉血、解毒消肿。方药相互为用，以奏其效。

精神分裂症

精神分裂症是指思维、情感、意志、行为等多方面出现异常，以及精神活动不能协调的一种精神障碍性疾病。本病多发于青壮年。

【导读】根据精神分裂症的病变证机是阳明热结，治以大承气汤，并可酌情加大大黄、芒硝用量；又因病变证机有瘀血，故与桃核承气汤合方治之。

夏某，女，46岁。有20年精神分裂症病史，虽屡屡服用中西药，但病情还是反复发作，近因病症复发前来诊治。刻诊：躁扰不安，多言善怒，登高而歌，弃衣而走，妄见妄闻，脘腹胀满，不思饮食，彻夜不眠，六七日不大便，小便短赤，口苦口臭，面红目赤，舌质暗红瘀紫、苔黄厚燥，脉涩，辨为阳明热结、瘀血内阻证，治当清泻阳明、活血化瘀。给予大承气汤与桃核承气汤合方加味：大黄36g，厚朴24g，枳实5g，芒硝16g，桃仁10g，桂枝6g，炙甘草6g，朱砂（冲服）5g，琥珀（冲服）5g，磁石30g。6剂，水煎服，每日1剂，每日3服。二诊：一日大便溏泄三四次，躁扰不安较前减轻，以前方6剂续服。三诊：一日大便溏泄五六次，狂躁大减，方中大黄减为18g，芒硝减为8g，以前方6剂续服。四诊：脘腹胀满解除，夜晚能睡眠5h，以前方6剂续服。五诊：病情较前又有好转，以前方6剂续服。之后，以前方减大黄为12g，芒硝为5g，治疗20余剂，诸症悉除。为了巩固疗效，以前方变汤剂为散剂，每次6g，每日三服，治疗半年。随访1年，一切尚好。

【用方提示】根据脘腹胀满、六七日不大便辨为阳明热结；再根据舌质暗红瘀紫、脉涩辨为瘀血；因登高而歌、弃衣而走、妄见妄闻辨为热扰心神，以此辨为阳明热结、瘀血内阻证。方以大承气汤攻下阳明热结；以桃核承气汤泻热逐瘀；加朱砂、琥珀、磁石清热重镇安神。方药相互为用，以奏其效。因阳明热结较重，故加大大黄、芒硝用量；大便溏泄，即酌情减少大黄、芒硝用量，使方药更好地符合病变证机与病症表现。

肥胖症

肥胖症是指多种因素相互作用引起的体内脂肪堆积过多和（或）分布异常、体重增加的慢性代谢性疾病。可见于任何年龄，女性比较多见。

【导读】根据肥胖症的病变证机是积热，治以大承气汤攻下积热；又因病变证机有痰热，故与小陷胸汤合方治之。

邵某，女，47岁。有6年肥胖症病史，身高1.61m，体重98kg，曾连续几次服用中西药，均因治疗效果不理想而停药，近由朋友介绍而前来诊治。刻诊：形体肥胖，头沉头昏，身体烦热，肢体烦重，大便干结，怕热，口干欲饮，舌质红、苔黄腻，脉沉滑。辨为阳明痰热证，治当清热化痰、荡涤肠胃。给予大承气汤与小陷胸汤合方加味：大黄12g，厚朴24g，枳实5g，芒硝8g，黄连6g，姜半夏12g，全栝楼30g，薏苡仁30g，槟榔12g。6剂，水煎服，每日1剂，每日三服。二诊：大便较前通畅，以前方6剂续服。三诊：身体烦热减轻，以前方6剂续服。四诊：大便恢复正常，减大黄为10g，6剂。五诊：大便略溏泄，以前方减大黄为6g，6剂。六诊：头沉头昏大减，身体烦热止，以前方6剂续服。七诊：体重减为96kg，以前方6剂续服。之后，以前方治疗80余剂，体重减为75kg，为了巩固治疗，以前方变汤剂为散剂，每次10g，每日三服，服用6个月，体重保持在70kg左右。随访1年，体重仍保持在70kg左右。

【用方提示】根据形体肥壮、大便干结、身体烦热辨为阳明积热，再根据头沉头昏、苔黄腻、脉沉滑辨为痰热，以此辨为阳明痰热证。方以大承气汤攻下阳明积热；以小陷胸汤清热化痰；加薏苡仁健脾利湿，槟榔行气导滞。方药相互为用，以奏其效。对于肥胖症，一要坚持服药治疗，二要坚持增加活动量，三要按餐定时进食，不能随意吃零食，以此才能达到减肥目的。

寻常性痤疮

寻常性痤疮是指青春期常见的毛囊皮脂腺慢性炎症性疾病。好发于青年。

【导读】根据寻常性痤疮的病变证机是肠胃积热，治以大承气汤泻热；又因热毒病变证机比较甚，故与黄连解毒汤合方治之。

马某，男，20岁。在3年前面部、胸部、背部出现痤疮，内服外用中西药，痤疮似有增无减，近因痤疮加重前来诊治。刻诊：面部、胸部、背部炎性丘疹，脓疱疹，小如绿豆，大如黄豆，大便干结（4日一行），口臭，舌质红、苔黄腻，脉沉滑。辨为肠胃积热证，治当清泻积热、行气导滞。给予大承气汤与黄连解毒汤合方加味：大黄12g，厚朴24g，枳实5g，芒硝8g，黄连10g，黄芩6g，黄柏6g，栀子14g，赤芍15g，牡丹皮15g。6剂，水煎服，每日1剂，每日三服。二诊：口臭减轻，大便3日一行且仍干结，大黄改为15g，6剂。三诊：口臭消除，炎性丘疹好转，以前方6剂续服。四诊：脓疱疹减轻，以前方6剂续服。五诊：面部绿豆大小丘疹消退，以前方6剂续服。六诊：面部黄豆大丘疹消退，以前方6剂续服。七诊：面部脓疱疹消退，胸背部仍有脓疱疹，以前方6剂续服。之后，以前方治疗40余剂，面部、胸部、背部脓疱疹消退，仍有轻度炎性丘疹。为了巩固治疗效果，以前方变汤剂为散剂，每次6g，每日三服，治疗4个月，诸症解除。随访1年，一切正常。

【用方提示】根据大便干结、口臭辨为肠胃积热，再根据脓疱疹、苔腻辨为湿热；因炎性丘疹辨为湿热熏蒸，以此辨为肠胃积热证。方以大承气汤攻下肠胃积热；黄连解毒汤清热燥湿解毒；加赤芍、牡丹皮，清热凉血散结。方药相互为用，以奏其效。

腱鞘炎

腱鞘炎是指手肌腱和腱鞘以肿胀为主的一种损伤性炎性疾病。

【导读】根据腱鞘炎的病变证机是阳明热结，治以大承气汤清泻热结；又因病变证机有筋脉挛急，故与芍药甘草汤合方治之。

马某，女，33岁。有4年右侧手腱鞘炎病史，屡屡服用中西药，但治疗效果不明显，近半年症状加重，故前来诊治。刻诊：腱鞘灼热疼痛，时有麻木，关节僵硬，活动受限，关节轻微肿胀，大便干结（4～5日一行），舌质红、苔薄黄，脉沉实。辨为阳明热结伤筋证，治当清泻热结，兼益经筋。给予大承气汤与芍药甘草汤合方：大黄12g，芒硝10g，枳实5g，厚朴24g，芍药45g，炙甘草45g。6剂，水煎服，每日1剂，每日三服。二诊：腱鞘灼热减轻，大便2日一行且通畅，以前方6剂续服。三诊：未再出现麻木，以前方6剂续服。四诊：关节肿胀明显减轻，以前方6剂续服。五诊：腱鞘灼热疼痛基本消除，以前方6剂续服。六诊：大便溏泄1日2次，以前方减大黄为6g，芒硝为5g，6剂。七诊：诸症基本解除，又以前方治疗12剂。随访1年，一切尚好。

【用方提示】根据腱鞘灼热疼痛、大便干结辨为热结，再根据关节僵硬、活动受限辨为热伤经筋；因关节肿胀辨为热壅经脉，以此辨为阳明热结伤筋证。方以大承气汤攻泻热结；以芍药甘草汤（重用）益气补血、柔筋缓急。方药相互为用，以奏其效。

大黄附子汤合方

大黄附子汤由『大黄三两（9g）、附子炮、三枚（15g）、细辛二两（6g）』所组成。

方中附子既是壮阳药又是温通药；大黄既是通泻药又是燥湿药；细辛既是温通药又是止痛药，方药相互为用，是以温阳通泻为主的重要基础方，可辨治寒结夹瘀夹热证。

肠梗阻、慢性胰腺炎

【导读】根据肠梗阻、慢性胰腺炎的病变证机有寒结，治以大黄附子汤温阳降逆；又因病变证机有湿热夹虚，故与半夏泻心汤合方；复因病变证机有瘀血，故又与失笑散合方用之。

陈某，男，45岁。有多年慢性胰腺炎病史，2年前至今反复出现肠梗阻，近由病友介绍前来诊治。刻诊：脘腹怕冷疼痛如针刺，大便不通，不能食凉，倦怠乏力，手足不温，怕冷，口苦，舌质淡红夹瘀紫、苔腻黄白夹杂，脉沉弱。辨为阳明寒结、气虚夹瘀证，治当通泻寒结、益气化瘀。给予大黄附子汤、半夏泻心汤与失笑散合方：大黄10g，制附子15g，细辛6g，黄连3g，黄芩10g，红参10g，生半夏12g，干姜10g，五灵脂10g，蒲黄10g，大枣12枚，炙甘草10g。6剂，第1次煎35min，第2次煎20min，合并药液，每日1剂，每次服150mL左右，每日分早、中、晚服。二诊：脘腹疼痛减轻，大便较前通畅，仍脘腹怕冷，以前方变干姜为15g，6剂。三诊：脘腹疼痛较前又有减轻，大便基本通畅，以前方6剂续服。四诊：脘腹疼痛较前又有减轻，大便基本正常，仍口苦，以前方变黄连为6g，6剂。五诊：脘腹疼痛基本消除，大便基本正常，口苦消除，以前方6剂续服。六诊：诸症基本趋于缓解，又以前方治疗50余剂。随访1年，一切尚好。

【用方提示】根据脘腹怕冷疼痛、大便不通辨为寒结，再根据舌质淡红夹瘀紫辨为瘀，因倦怠乏力、脉沉弱辨为虚，又因口苦、苔腻黄白夹杂辨为寒夹湿热，以此辨为阳明寒结、气虚夹瘀证。方以大黄附子汤温阳通便；以半夏泻心汤益气温阳，清热燥湿；以失笑散活血化瘀止痛。方药相互为用，以奏其效。

慢性盆腔炎

慢性盆腔炎是指女性生殖器官、周围结缔组织及盆腔腹膜发生慢性炎症。

【导读】根据慢性盆腔炎的病变证机是阴寒凝结，治以大黄附子汤；又因病变证机有湿，故与薏苡附子败酱散合方治之。

夏某，女，50岁。有20年慢性盆腔炎病史，近因症状加重前来诊治。刻诊：小腹拘急疼痛，手足不温，带下量多色白，时夹黄色，大便干结，舌质淡红、苔薄白，脉沉略弱。辨为寒结湿蕴夹虚证，治当温阳散寒、除湿止带。给予大黄附子汤与薏苡附子败酱散合方加味：大黄10g，附子15g，细辛6g，薏苡仁30g，败酱草15g，山药24g，车前子15g，炙甘草10g。6剂，水煎服，每日1剂，每日三服。二诊：大便通畅，带下减少，以前方6剂续服。三诊：手足转温，以前方6剂续服。四诊：小腹拘急疼痛解除，以前方6剂续服。五诊：诸症基本解除，又以前方30余剂续服。随访半年，一切尚好。

【用方提示】根据小腹拘急疼痛、手足不温辨为寒，再根据带下色白量多辨为寒湿，因大便干结辨为寒结，因苔薄白、脉沉略弱辨为寒夹虚，以此辨为寒结湿蕴夹虚证。方以大黄附子汤温阳散寒；以薏苡附子败酱散温阳除湿；加山药益气止带，车前子利湿止带，炙甘草益气缓急。方药相互为用，以奏其效。

大建中汤合方

大建中汤由『蜀椒去汗、二合（5g）、干姜四两（12g）、人参二两（6g）、胶饴』所组成。方中人参既是益气药又是生津药；蜀椒既是温阳药又是止痛药；干姜既是温阳药又是止痛药；胶饴既是温阳药又是益气药，又是化阴药，方药相互为用，是以温阳益气止痛为主的重要基础方，可辨治阴寒阳虚伤阴证。

══ 冠心病、慢性支气管炎 ══

【导读】根据冠心病、慢性支气管炎的病变证机有寒郁，治以大建中汤温阳散寒止痛；又因病变证机有寒郁夹热，故与小青龙加石膏汤合方；复因病变证机有瘀血，故又与失笑散合方用之。

赵某，男，58岁。有多年冠心病、慢性支气管炎病史，近由病友介绍前来诊治。刻诊：心痛及背，痛如针刺，咳嗽，气喘，咳痰清稀，因凉加重，倦怠乏力，手足不温，怕冷，口渴，舌质淡红夹瘀紫、苔黄白夹杂，脉沉弱。辨为寒结心肺、气虚夹瘀证，治当温通心肺、益气化瘀。给予大建中汤、小青龙加石膏汤与失笑散合方：干姜12g，红参6g，花椒5g，麻黄10g，桂枝10g，白芍10g，生半夏12g，细辛10g，五味子12g，五灵脂10g，蒲黄10g，石膏6g，大枣12枚，炙甘草10g。6剂，第1次煎35min，第2次煎20min，合并药液，每日1剂，每次服150mL左右，每日分早、中、晚服。二诊：心痛减轻，咳嗽、气喘好转，仍口渴，以前方变石膏为24g，6剂。三诊：心痛较前又有减轻，咳嗽、气喘较前又有好转，以前方6剂续服。四诊：心痛基本消除，仍怕冷，加黄连6g，6剂。五诊：心痛未再发作，咳痰基本消除，仍怕冷，以前方加附子5g，6剂。六诊：诸症基本趋于缓解，又以前方治疗150余剂。随访1年，一切尚好。

【用方提示】根据心痛、咳嗽辨为心肺寒郁，再根据痛如针刺、舌质淡红夹瘀紫辨为瘀，因倦怠乏力、脉沉弱辨为虚，又因口渴、苔黄白夹杂辨为寒夹热，以此辨为寒结心肺、气虚夹瘀证。方以大建中汤温阳散寒止痛；以小青龙加石膏汤温宣肺气，清热降逆；以失笑散活血化瘀止痛。方药相互为用，以奏其效。

<hr>

冠心病

冠心病是指冠状动脉发生粥样硬化引起管腔狭窄或闭塞，导致心肌缺血缺氧而引起的心脏病。

【导读】根据冠心病的病变证机是阳气虚弱，治以大建中汤温阳益气；又因病变证机有寒凝，故与薏苡附子散合方治之。

程某，男，55岁。有多年冠心病病史，2年来心痛加重且反复发作，近因心痛发作频繁前来诊治。刻诊：心痛剧烈，痛则喜以手按之，呕吐涎水，手足不温，舌质淡、苔薄白，脉沉弱。辨为阳虚水气、寒凝心脉证，治当温补阳气、散寒止痛。给予大建中汤与薏苡附子散合方加味：蜀椒5g，干姜12g，红参6g，薏苡仁10g，附子15g，桂枝12g，吴茱萸12g，龙眼肉（代胶饴）15g，炙甘草10g。6剂，水煎服，每日1剂，每日三服。二诊：心痛次数减少，仍然剧痛，以前方6剂续服。三诊：心痛程度减轻，以前方6剂续服。四诊：心痛未发作，以前方6剂续服。五诊：诸症悉除，以前方6剂续服。之后，为了巩固疗效，以前方变汤剂为散剂，每次6g，每日三服，治疗3个月。随访1年，一切尚好。

【用方提示】根据心痛、手足不温辨为寒凝，再根据痛则喜按，脉沉弱辨为阳虚，以此辨为阳虚水气、寒凝心脉证。方以大建中汤温阳散寒、止痛；以薏苡附子散温阳散寒、除湿；加桂枝温阳通经止痛，吴茱萸温阳散寒降逆，龙眼肉补血化气，炙甘草益气缓急。方药相互为用，以奏其效。

大黄牡丹汤合方

大黄牡丹汤由『大黄四两（12g）、牡丹一两（3g）、桃仁五十个（8.5g）、瓜子半升（12g）、芒硝三合（8g）』所组成。方中大黄既是泻热药又是泻瘀药；牡丹皮既是散瘀药又是凉血药；桃仁既是活血药又是润燥药；瓜子既是清热药又是排脓药；芒硝既是泻热药又是软坚药，方药相互为用，是以泻热消痈为主的重要基础方，可辨治一切瘀热痈脓证。在临床应用中切不可将其局限于肠痈瘀热。

慢性盆腔炎、痛经

【导读】根据慢性盆腔炎、痛经的病变证机有瘀热，治以大黄牡丹汤清泻瘀热；又因病变证机有寒瘀，故与当归四逆汤合方；复因病变证机有夹湿热，故又与当归贝母苦参丸合方用之。

郑某，女，37岁。有多年慢性盆腔炎、痛经病史，近由病友介绍前来诊治。刻诊：小腹少腹坠胀痛如针刺，带下量多色黄，经期腹痛夹血块，受凉加重疼痛，倦怠乏力，手足不温，怕冷，口苦口腻，舌质淡红夹瘀紫、苔腻黄白夹杂，脉沉弱略涩。辨为瘀热寒湿证，治当清泻瘀热、温通经脉。给予大黄牡丹汤、当归四逆汤与当归贝母苦参汤合方：大黄12g，芒硝（烊化）8g，牡丹皮12g，桃仁10g，冬瓜子12g，白芍10g，当归10g，细辛10g，桂枝10g，通草6g，贝母10g，苦参10g，大枣25枚，炙甘草10g。6剂，第1次煎35min，第2次煎20min，合并药液，每日1剂，每次服150mL左右，每日分早、中、晚服。二诊：小腹少腹坠胀痛如针刺减轻，仍带下量多色黄，以前方变苦参为24g，6剂。三诊：小腹少腹坠胀痛如针刺较前又有减轻，带下量多较前减少，以前方6剂续服。四诊：小腹少腹坠胀痛如针刺基本消除，带下止，经期未再出现明显腹痛，以前方6剂续服。五诊：小腹少腹坠胀痛如针刺基本消除，大便溏泄，以前方去芒硝，6剂。六诊：诸症基本消除，又以前方治疗20余剂。随访1年，一切尚好。

【用方提示】根据小腹少腹坠胀痛如针刺辨为瘀，再根据带下量多色黄辨为湿热，因倦怠乏力、脉沉弱辨为虚，又因经期腹痛夹血块、受凉加重疼痛辨为寒瘀，以此辨为瘀热夹寒湿证。方以大黄牡丹汤泻热祛瘀；以当归四逆汤温阳散寒，养血通脉；以当归贝母苦参丸活血养血，利湿燥湿。方药相互为用，以奏其效。

慢性阑尾炎

阑尾炎是以右下腹疼痛、拒按，发热，呕吐和中性粒细胞增多为特点的疾病。根据阑尾炎临床表现分为急性阑尾炎与慢性阑尾炎。

【导读】根据慢性阑尾炎的病变证机是瘀热，治以大黄牡丹汤；又因病变证机有虚寒，故与桂枝人参汤合方治之。

梁某,女,39岁。有多年慢性阑尾炎病史,少腹虽无剧烈疼痛,但整日拘急不舒,多次服用中西药,均未能有效控制症状表现,近由病友介绍特前来诊治。刻诊:右少腹轻微疼痛,拘急不舒,不能食凉,喜饮热食,倦怠乏力,口渴,舌红夹瘀斑、苔薄黄,脉沉略数。辨为瘀热虚寒证,治当泻热化瘀、温阳散寒。给予大黄牡丹汤与桂枝人参汤合方加味:大黄12g,牡丹皮10g,桃仁10g,冬瓜子24g,芒硝6g,桂枝12g,红参10g,白术10g,炙甘草12g,干姜10g,附子10g,败酱草30g。6剂,水煎服,每日1剂,每日三服。二诊:未再出现右少腹疼痛,以前方6剂续服。三诊:倦怠乏力好转,以前方6剂续服。四诊:右少腹拘急消除,以前方6剂续服。为了巩固疗效,又以前方治疗30余剂。随访2年,一切尚好。

【用方提示】根据口渴、苔薄黄辨为热，再根据舌红夹瘀斑辨为瘀热，因倦怠乏力辨为夹气虚，又因不能食凉，喜饮热食辨为寒，以此辨为瘀热虚寒证。方以大黄牡丹汤泻热通络、活血化瘀；以桂枝人参汤温阳散寒、补益中气；加附子温壮阳气，败酱草清热解毒。方药既能清热又能散寒，更能活血化瘀，从而取得预期治疗效果。

睾丸炎及附睾炎

睾丸炎是指各种致病因素引起的睾丸炎症病变。

【导读】根据睾丸炎及附睾炎的病变证机是瘀热，治以大黄牡丹汤；又因病变证机有寒凝，故与阳和汤合方治之。

李某，男，27岁。1年前睾丸红肿热痛，经检查诊断为急性睾丸炎，在南阳某医院住院治疗 10 余日，病情未有好转，即转入郑州某省级医院，诊断为急性睾丸炎、附睾炎，住院治疗 20 余日，病情控制。出院后睾丸肿痛又复发，再次住院治疗，但效果不佳，经人介绍前来诊治。刻诊：睾丸肿痛如针刺，怕冷喜热，口渴欲饮热水，手足不温，舌质暗红瘀紫、苔薄黄，脉沉紧略数。辨为寒凝夹瘀热证，治当温阳散寒，兼清郁热。给予大黄牡丹汤与阳和汤合方：熟地黄 30g，肉桂 3g，麻黄 3g，鹿角胶 10g，白芥子 6g，干姜炭 3g，大黄 12g，牡丹皮 3g，桃仁 9g，冬瓜子 12g，芒硝 8g，生甘草 3g。6 剂，水煎服，每日 1 剂，每日三服。二诊：睾丸肿痛减轻，大便转溏，以前方减大黄为 6g，芒硝 6g。6 剂。三诊：睾丸肿痛好转，大便仍溏，以前方减大黄为 3g，芒硝为 3g，6 剂。四诊：睾丸肿痛基本消除，以前方 6 剂续服。五诊：诸症悉除，以前方 6 剂续服。随访半年，一切正常。

【用方提示】根据睾丸肿痛、怕冷喜热辨为寒凝，再根据睾丸肿痛如针刺辨为瘀血，因舌质暗红瘀紫、苔薄黄辨为瘀热，以此辨为寒凝夹瘀热证。方以阳和汤温阳通脉、散寒养血；以大黄牡丹汤泻热祛瘀、消肿止痛。方药相互为用，以奏其效。

前列腺炎

前列腺炎是指前列腺的炎症，有免疫、神经、内分泌等系统参与的错综复杂的病变。

【导读】根据前列腺炎的病变证机是瘀热，治以大黄牡丹汤；又因病变证机有水气，故与猪苓汤合方渗利水气。

谢某，男，49 岁。有 15 年前列腺炎病史，近因症状加重前来诊治。刻诊：小腹拘急、疼痛如针刺且拒按，腰困沉胀，小便不畅，大便干结，舌质暗红瘀紫、苔薄黄，脉沉涩。辨为瘀热水气证，治当泻热祛瘀、利水通便。给予大黄牡丹汤与猪苓汤合方加味：大黄 12g，牡丹皮 3g，桃仁 10g，冬瓜子 12g，芒硝 10g，茯苓 12g，泽泻 12g，阿胶（烊化、冲服）12g，猪苓 12g，泽泻 12g，生甘草 10g。6 剂，水煎服，每日 1 剂，每日三服。二诊：小便通畅，大便溏泄，以前方减大黄为 6g，芒硝为 3g，以前方 6 剂续服。三诊：腰困沉胀减轻，以前方 6 剂续服。四诊：小腹拘急、疼痛减轻，以前方 6 剂续服。五诊：腰困沉胀基本解除，以前方 6 剂续服。六诊：小腹疼痛基本消除，以前方 50 余剂续服，诸症悉除。之后，以前方变汤剂为散剂，每次 5g，每日三服，治疗 3 个月。随访 1 年，一切尚好。

【用方提示】根据小腹拘急、疼痛如针刺且拒按辨为瘀血，再根据腰困沉胀、小便不畅辨为水气，因舌质暗红瘀紫、苔薄黄辨为瘀热，又因大便干结辨为热结，以此辨为瘀热水气证。方以大黄牡丹汤泻热祛瘀；以猪苓汤清热利水；加生甘草益气清热、缓急止痛。方药相互为用，以奏其效。

大黄䗪虫丸合方

大黄䗪虫丸由『大黄蒸、十分（7.5g）』黄芩二两（6g）、甘草三两（9g）、桃仁一升（24g）、杏仁一升（24g）、芍药四两（12g）、干地黄十两（30g）、干漆一两（3g）、虻虫一升（24g）、水蛭百枚（24g）、蛴螬一升（24g）、䗪虫半升（12g）』所组成，方中大黄既是泻热药又是泻瘀药；䗪虫既是活血药又是散结药；桃仁既是活血药又是润燥药；杏仁既是降泄药又是润燥药；芍药既是补血药又是泻瘀药；干地黄既是滋阴药又是凉血药；干漆既是活血药又是消积药；水蛭、虻虫既是活血药又是散结药；蛴螬既是活血药又是通络药；黄芩既是清热药又是燥湿药；甘草既是益气药又是生津药，还是缓急药，方药相互为用，是以活血泻热补血为主的治病用方，可辨治瘀热伤阴血证。若病变证机是瘀热未夹虚，方中芍药、干地黄旨在兼防攻伐药损伤阴血；若有虚者，则以补虚为主。

皮下多发性脂肪瘤

【导读】根据皮下多发性脂肪瘤的病变证机有瘀热，治以大黄䗪虫丸活血泻瘀益血；又因病变证机有阳虚，故与四逆汤合方用之。

李某，男，46岁。有多年皮下多发性脂肪瘤病史，2年来脂肪瘤增多，有轻微压迫疼痛感，近因病友介绍前来诊治。刻诊：四肢胸腹背部皮下多发脂肪瘤，大的如鸡蛋，小的如黄豆，按压疼痛，手足不温，口淡不渴，舌质暗红夹瘀紫、苔薄黄，脉沉弱涩。辨为瘀热夹阳虚证，治当清泻瘀热、温通阳气。给予大黄䗪虫丸与四逆汤合方加味：大黄8g，黄芩6g，桃仁24g，杏仁24g，白芍12g，生地黄30g，干漆3g，虻虫6g，水蛭3g，蛴螬24g，土鳖虫12g，生附子5g，干姜5g，海藻24g，甘草10g。6剂，第1次煎35min，第2次煎20min，合并药液，每日1剂，每次服150mL左右，每日分早、中、晚服。二诊：四肢胸腹背部皮下多发脂肪瘤未改善，仍手足不温，以前方变干姜为10g，6剂。三诊：四肢胸腹背部皮下多发脂肪瘤未改善，仍手足不温，以前方变生附子为6g，6剂。四诊：四肢胸腹背部皮下多发脂肪瘤未有明显改善，手足温和，以前方6剂续服。五诊：

四肢胸腹背部皮下多发脂肪瘤未有改善，按压疼痛略有减轻，以前方6剂续服。六诊：四肢胸腹背部皮下多发脂肪瘤略较前变软，以前方6剂续服。七诊：四肢胸腹背部皮下多发脂肪瘤较前又有变软，又以前方治疗150余剂，如黄豆大脂肪瘤消除，如鸡蛋大脂肪瘤缩小二分之一，其他诸多脂肪瘤明显缩小，按压疼痛消除；之后又以前方酌情加减变化治疗100余剂，全身脂肪瘤基本消除。随访1年，一切尚好。

【用方提示】根据四肢胸腹背部皮下多发脂肪瘤、舌质暗红夹瘀紫辨为瘀，再根据手足不温、口淡不渴辨为阳虚，因舌质红、苔薄黄辨为热，以此辨为瘀热夹阳虚证。方以大黄䗪虫丸活血化瘀，泻热益虚；以四逆汤温壮阳气。方药相互为用，以奏其效。

阿米巴肝脓肿

阿米巴肝脓肿是由溶组织内阿米巴感染所引起的肝脓肿。

【导读】根据阿米巴肝脓肿的病变证机是瘀血阻结，治以大黄䗪虫丸活血破瘀；又因病变证机有气郁，故与四逆散合方治之。

柴某，男，46岁。在2年前出现发热，肝区疼痛放射至肩部、腰部，在郑州、北京等地多次检查，诊断为阿米巴肝脓肿。虽经中西药治疗，但发热症状未能达到有效控制，近由病友介绍前来诊治。刻诊：长期发热，肝区疼痛，痛如针刺，腹胀，急躁，不思饮食，舌质红夹瘀紫、苔薄黄，脉沉涩。辨为肝脉瘀阻证，治当疏肝通络、活血化瘀。给予大黄䗪虫丸与四逆散合方：柴胡12g，枳实12g，白芍12g，炙甘草12g，大黄4g，黄芩10g，桃仁12g，杏仁12g，生地黄15g，干漆1.5g，虻虫6g，水蛭6g，蛴螬6g，土鳖虫6g。6剂，水煎服，每日1剂，每日三服。二诊：发热减轻，肝区疼痛好转，以前方6剂续服。三诊：诸症均有好转，以前方6剂续服。四诊：诸症较前减轻，以前方治疗12剂。五诊：自觉症状消失，以前方治疗60余剂，经B超复查，肝脓肿消失。之后，为了巩固疗效，以前方变汤剂为丸剂，每次6g，每日二服，治疗3个月。随访2年，一切尚好。

【用方提示】根据肝区疼痛、痛如针刺、脉沉涩辨为瘀，再根据腹胀、不思饮食辨为肝郁克脾，因长期发热辨为肝郁夹瘀化热，以此辨为肝脉瘀阻证。方以四逆散疏肝行气解郁；以大黄䗪虫丸活血化瘀、缓急补虚。方药相互为用，以奏其效。

大黄甘遂汤合方

大黄甘遂汤由『大黄四两（12g）、甘遂二两（6g）、阿胶二两（6g）』所组成，方中大黄既是泻热药又是泻瘀药；甘遂既是泻水药又是清热药；阿胶既是补血药又是化阴药，方药相互为用，是以泻热逐水为主的重要治病用方，可辨治热结水饮夹虚证。

下肢淋巴回流受阻

【导读】根据下肢淋巴回流受阻的病变证机有瘀水，治以大黄甘遂汤泻热泻水；又因病变证机有湿热，故与牡蛎泽泻散合用，更因病变证机有阳郁，故与甘草麻黄汤合方用之。

邱某，女，51岁。2年前因子宫癌术后引起下肢淋巴回流受阻，服用中西药但未能有效控制病情，近由病友介绍前来诊治。刻诊：下肢皮肤及皮下肿胀似水状，皮肤粗糙，皮皱加深，皮肤象皮肿，下肢困重烦热，头昏头沉，手足不温，口苦，口渴，舌质暗红、苔黄腻，脉沉。辨为瘀阻阳郁、湿热水气证，治当活血泻水、通阳利湿。给予大黄甘遂汤、牡蛎泽泻散与甘草麻黄汤合方：大黄12g，甘遂6g，阿胶珠6g，牡蛎15g，泽泻15g，海藻15g，天花粉10g，蜀漆15g，葶苈子15g，商陆15g，麻黄12g，甘草6g。6剂，第1次煎35min，第2次煎20min，合并药液，每日1剂，每次服150mL左右，每日分早、中、晚服。二诊：下肢皮肤及皮下肿胀未有改善，头昏头沉略有好转，以前方6剂续服。三诊：下肢皮肤及皮下肿胀略有减轻，皮肤粗糙未有改善，以前方变麻黄为15g，6剂。四诊：下肢皮肤及皮下肿胀较前又有减轻，皮肤粗糙略有改善，以前方6剂续服。五诊：下肢皮肤及皮下肿胀较前又有减轻，皮皱加深好转，大便溏泄，以前方变大黄为6g，6剂。六诊：下肢皮肤及皮下肿胀较前又有减轻，下肢困重烦热消除，以前方6剂续服。七诊：诸症较前均有好转，又以前方治疗150余剂，诸症悉除。随访 1 年，一切尚好。

【用方提示】根据下肢皮肤及皮下肿胀似水状辨为水气，再根据下肢困重烦热、口苦辨为湿热，因手足不温、口渴辨为阳郁，以此辨为瘀阻阳郁，湿热水气证。方以大黄甘遂汤泻热逐水；以牡蛎泽泻散清热利湿消肿；以甘草麻黄汤宣发通阳散水。方药相互为用，以奏其效。

下肢深部静脉血栓

血栓性疾病是指在特定条件下，血液在血管内（多数为小血管）形成血栓，引起血管部分或完全血栓栓塞，导致相应部位血供障碍的一种疾病。

【导读】根据下肢深部静脉血栓的病变证机是水血胶结，治以大黄甘遂汤泻热逐水；又因瘀血病变证机比较明显，故与桂枝茯苓丸合方治之。

夏某，男，82 岁。有 20 年下肢深部静脉血栓病史，在省市级多家医院治疗，但未能有效控制病情，近因下肢水肿加重前来诊治。刻诊：下肢水肿胀痛，皮肤暗青紫，肢体沉重，倦怠乏力，舌质暗红、苔黄腻，脉沉弱。检查：Homans 征阳性；血液学检查：抗凝血酶减少，蛋白 C 及蛋白 S 缺乏。辨为水血瘀热夹气虚证，治当泻热逐水、活血化瘀。给予大黄甘遂汤与桂枝茯苓丸合方加味：大黄 12g，甘遂 6g，阿胶（烊化、冲服）6g，桂枝 12g，白芍 12g，茯苓 12g，桃仁 12g，牡丹皮 12g，海藻 30g，红参 10g，炙甘草 10g。6 剂，水煎服，每日 1 剂，每日三服。二诊：下肢胀痛减轻，大便溏泄，1 日 1 次，以前方减大黄为 10g，6 剂。三诊：下肢水肿减轻，大便仍溏泄，减大黄为 6g，以前方 6 剂续服。四诊：舌苔黄腻基本消退，以前方 6 剂续服。五诊：皮肤紫暗好转，下肢水肿较前减轻，以前方 6 剂续服。六诊：诸症较前均有明显好转，以前方治疗 180 余剂，病情稳定。检查：Homans 征弱阳性；血液学检查：抗凝血酶、蛋白 C 及蛋白 S 恢复基本接近正常。之后，以前方变汤剂为散剂，每次 3g，每日三服，以巩固治疗效果。随访 1 年，一切尚好。

【用方提示】根据下肢水肿胀痛、皮肤暗青紫辨为水血瘀结，再根据肢体沉重辨为水气阻滞，因舌质暗红、苔黄腻辨为水热胶结，又因倦怠乏力、脉沉弱辨为气虚，以此辨为水血瘀热夹气虚证。方以大黄甘遂汤泻热逐水；以桂枝茯苓丸活血化瘀；加红参大补元气、化气帅血，海藻软坚散结消肿，炙甘草益气和中缓急。方药相互为用，以奏其效。

大青龙汤合方

大青龙汤由『麻黄去节、六两（18g），桂枝去皮、二两（6g），甘草炙、二两（6g），杏仁去皮尖、四十枚（7g），生姜切、三两（9g），大枣擘、十枚，石膏碎、如鸡子大（48g）』所组成。方中麻黄既是治表药又是治里药，既是宣发药又是通利药；桂枝既是行散药又是通经药；生姜既是宣散药又是降逆药；杏仁既是降逆药又是化痰药，还是润燥药；石膏既是清热药又是生津药；大枣、甘草既是益气药又是缓急药，是方药相互为用，是以发散清热为主的重要代表方，可辨治寒郁热伏夹虚证。

慢性胆囊炎、慢性鼻炎

【导读】根据慢性胆囊炎、慢性鼻炎的病变证机有郁热夹寒，治以大青龙汤宣散泻热；又因病变证机有寒热夹虚，故与小柴胡汤合方，更因病变证机有瘀，故与失笑散合方用之。

薛某，女，37岁。有多年慢性胆囊炎、慢性鼻炎病史，近由病友介绍前来诊治。刻诊：脘腹胀痛，不思饮食，心烦，鼻塞不通，早上喷嚏较多，鼻涕清稀，受凉加重，倦怠乏力，口苦，舌质淡红夹瘀紫，苔薄黄白夹杂，脉沉略弱。辨为郁热寒瘀证，治当宣发清热、散寒化瘀。给予大青龙汤、小柴胡汤与失笑散合方：麻黄18g，桂枝6g，杏仁10g，石膏45g，柴胡24g，黄芩10g，生半夏10g，生姜10g，大枣12枚，五灵脂12g，蒲黄10g，炙甘草10g。6剂，第1次煎35min，第2次煎20min，合并药液，每日1剂，每次服150mL左右，每日分早、中、晚服。二诊：脘腹疼痛减轻，脘腹仍胀，鼻塞不通好转，以前方加陈皮30g，6剂。三诊：脘腹胀痛较前减轻，鼻涕减少，以前方6剂续服。四诊：脘腹胀痛基本消除，仍有鼻涕，以前方变麻黄为20g，6剂。五诊：脘腹胀痛未再发作，鼻涕止，饮食好转，以前方6剂续服。六诊：诸症较前趋于好转，又以前方治疗60余剂，诸症悉除。随访1年，一切尚好。

【用方提示】根据脘腹胀痛、心烦、口苦辨为郁热，再根据鼻塞不通、受凉加重辨为寒，因倦怠乏力、脉沉弱辨为虚，又因舌质夹瘀紫辨为瘀，以此辨为郁热寒瘀证。方以大青龙汤清热散寒，宣通鼻窍；以小柴胡汤清热温阳，益气行气；以失笑散活血化瘀。方药相互为用，以奏其效。

<h1 style="text-align:center">肌肉风湿</h1>

肌肉风湿是指以疼痛、僵硬，运动受限，软弱无力为主的软组织炎性病变的一种疾病。

【导读】根据肌肉风湿的病变证机是寒湿，治以大青龙汤散寒除湿；又因阴寒病变证机比较重，故与麻黄附子细辛汤合方治之。

杨某，男，62 岁。有 10 余年肌肉风湿病史，服用中西药即能缓解症状，但停药后诸症又复发，近因肌肉疼痛加重前来诊治。刻诊：全身肌肉酸困疼痛，阴雨天加重，畏寒怕冷，口腔溃烂灼痛，口干，舌质红、苔薄黄，脉浮缓。辨为营卫寒湿、郁热侵扰证，治当散寒通经，兼清里热。给予大青龙汤与麻黄附子细辛汤合方加味：麻黄 20g，桂枝 6g，炙甘草 6g，杏仁 7g，生姜 10g，大枣 10 枚，石膏 48g，附子 5g，细辛 6g，知母 15g，黄连 10g，白芍 15g。6 剂，水煎服，每日 1 剂，每日三服。二诊：口腔溃烂灼痛基本痊愈，以前方 6 剂续服。三诊：肌肉酸困疼痛减轻，以前方 6 剂续服。四诊：畏寒怕冷好转，以前方 6 剂续服。五诊：诸症较前均有明显好转，以前方治疗 20 余剂。之后，以前方变汤剂为丸剂，每次 6g，每日三服，治疗 3 个月。随访 1 年，一切尚好。

【用方提示】根据肌肉酸困疼痛、阴雨天加重辨为营卫寒湿，再根据口腔溃烂灼痛、口干、舌质红辨为郁热在里，以此辨为营卫寒湿、郁热侵扰证。方以大青龙汤宣发散寒、清解里热；以麻黄附子细辛汤温阳散寒、通络止痛；加知母清热益阴，黄连清热泻火，白芍益血缓急止痛。方药相互为用，以奏其效。

大柴胡汤合方

大柴胡汤由『柴胡半斤（24g）』黄芩三两（9g）、芍药三两（9g）、半夏洗、半升（12g）、大黄二两（6g）、枳实炙、四枚（4g）、大枣擘、十二枚，生姜切、五两（15g）』所组成。方中柴胡既是清热药又是行气药，大黄既是泻热药又是燥湿药；黄芩既是清热药又是燥湿药；枳实既是补血药又是降泻药；芍药既是补血药又是降逆药，还是缓急药；半夏既是降逆药又是燥湿药；大枣既是益气药又是缓急药，方药相互为用，是以清泻热结降逆为主的重要治病用方，可辨治寒热气滞夹虚证。根据《伤寒论》中记载大柴胡汤无大黄，而《金匮要略》中记载有大黄，张仲景设大柴胡汤的目的以突出用方辨治即因病症可调整方中用药，务必使方药切中病变证机。

肝多发性血管瘤

【导读】根据肝多发性血管瘤的病变证机有郁热内结，治以大柴胡汤清泻郁热；又因病变证机有瘀血，故与土瓜根散合方，更因病变证机有阳虚，故与四逆汤合方用之。

赵某，女，57岁。有多年肝多发性血管瘤病史，3年来血管瘤增多增大并伴有胀痛，服用中西药但未能有效控制病情发展，近因病友介绍前来诊治。刻诊：脘腹胁肋胀痛，不思饮食，心烦，情绪低落，急躁易怒，大便干结，手足不温，怕冷，倦怠乏力，口苦，舌质淡红夹瘀紫、苔薄黄白夹杂，脉沉弱涩。辨为郁热瘀夹阳虚证，治当清泻郁热、活血化瘀、益气温阳。给予大柴胡汤、土瓜根散与四逆汤合方：柴胡24g，黄芩10g，大黄6g，枳实4g，白芍10g，生半夏10g，桂枝10g，土瓜根3g，土鳖虫10g，生附子5g，干姜5g，生姜10g，大枣12枚，炙甘草10g。6剂，第1次煎35min，第2次煎20min，合并药液，每日1剂，每次服150mL左右，每日分早、中、晚服。二诊：脘腹胁肋胀痛略有减轻，仍倦怠乏力，以前方加红参6g，6剂。三诊：脘腹胁肋胀痛较前减轻，情绪低落有好转，以前方6剂续服。四诊：脘腹胁肋胀痛较前又有减轻，仍口苦，以前方变黄芩为15g，6剂。五诊：脘腹胁肋胀痛基本消除，口苦止，以前方6剂续服。六诊：脘腹胁肋胀痛未再发作，仍倦怠乏力，以前方变红参为10g，6剂。七诊：诸症基本消除，又以前方治疗150余剂，经复查肝多发性血管瘤得到有效控制，大的缩小，小的消失；之后，以前方变汤剂为散剂，每次6g，每日分早、中、晚服。随访2年，一切尚好。

【用方提示】根据脘腹胁肋胀痛、心烦、大便干结辨为郁热内结，再根据手足不温、怕冷辨为阳虚，因倦怠乏力、脉沉弱辨为虚，又因舌质夹瘀紫辨为瘀，更因情绪低落辨为气郁，以此辨为郁热瘀夹阳虚证。方以大柴胡汤清泻郁热；以土瓜根散活血通经消肿；以四逆汤温阳散寒。方药相互为用，以奏其效。

结核性胸膜炎

结核性胸膜炎是结核分枝杆菌及其代谢产物进入高敏状态的胸膜腔引起的胸膜炎症。

【导读】根据结核性胸膜炎的病变证机是热结，治以大柴胡汤清热泻结；又因病变证机有痰热，故与小陷胸汤合方。

吕某，男，41岁。有2年结核性胸膜炎病史，经中西药治疗，但胸痛症状没有得到有效控制，近20日因胸痛加重前来诊治。刻诊：咳嗽，胸胁痛因呼吸、活动转侧加重，胃脘痞满，时有寒热阵作，口咽干燥，饮水不多，大便干结，舌质红、苔黄腻，脉沉紧。辨为热结脉络证，治当清热散结、通络止痛。给予大柴胡汤与小陷胸汤合方：柴胡24g，黄芩9g，白芍9g，姜半夏12g，生姜15g，枳实4g，大枣（擘）12枚，黄连3g，半夏12g，全栝楼30g，大黄6g。6剂，水煎服，每日1剂，每日三服。二诊：胸痛减轻，大便通畅，以前方减大黄为3g，6剂。三诊：胃脘痞满消除，饮食转佳，又以前方6剂续服。四诊：诸症得到有效控制，又以前方变汤剂为散剂，每次10g，每日三服，继续配合西药治疗3个月。1年后复查，胸膜炎痊愈。

【用方提示】根据咳嗽，胸胁痛因呼吸、转侧加重辨为病在胸胁，再根据口咽干燥、舌质红、苔黄腻辨为热结，以此辨为热结脉络证。方以大柴胡汤清郁热、泻热结、降浊逆，兼益气；以小陷胸汤行气宽胸、清热涤痰。方药相互为用，以奏其效。

冠心病

【导读】根据冠心病的病变证机在少阳阳明，治以大柴胡汤清少阳、泻阳明；又因病变证机有瘀热，故与下瘀血汤合方治之。

邱某，男，42岁。有5年冠心病病史，经常服用中西药，可未能有效控制病情，近因心痛、胸闷加重前来诊治。刻诊：心痛、心中痞硬，胸闷胁胀，口苦，急躁易怒，大便干结（3～4日1次），舌质暗红，舌下瘀紫、苔薄黄，脉沉涩。辨为少阳阳明热结夹瘀证，治当清泻热结、活血调经。给予大柴胡汤与下瘀血汤合方加味：柴胡24g，黄芩9g，白芍10g，姜半夏12g，生姜15g，枳实4g，大黄6g，桂枝10g，薤白24g，桃仁4g，䗪虫10g，大枣12枚。6剂，水煎服，每日1剂，每日3服。二诊：大便2日1次，以前方6剂续服。三诊：心痛、心中痞硬减轻，以前方6剂续服。四诊：胸闷胁胀基本解除，急躁易怒好转，以前方6剂续服。五诊：大便正常，心痛止、心中痞硬除，以前方6剂续服。之后，以前方变汤剂为散剂，每次6g，每日三服，治疗半年。随访2年，一切尚好。

【用方提示】根据心痛、大便干结辨为少阳阳明热结，再根据胸闷胁胀、急躁易怒辨为胆气郁滞；因舌质暗红、舌下瘀紫辨为瘀阻心脉，以此辨为少阳阳明热结夹瘀证。方以大柴胡汤清少阳泻阳明；以下瘀血汤泻热通络、活血化瘀；加桂枝通经散瘀，薤白通阳行气开胸。方药相互为用，以奏其效。

当归散合方

当归散由『当归一斤（48g），黄芩一斤（48g），芍药一斤（48g），川芎一斤（48g），白术半斤（24g）』所组成，方中当归既是补血药又是活血药；芍药既是敛阴药又是泻瘀药；川芎既是活血药又是行气药；白术既是益气药又是燥湿药；黄芩既是清热药又是燥湿药，还是安胎药；方药相互为用，是以补血益气，清热安胎为主的重要代表方，可辨治气血虚滞夹热证。

妊娠腹痛

【导读】根据妊娠腹痛的病变证机有气血虚夹热，治以当归散补益气血，清泻郁热；又因病变证机有阳虚出血，故与胶姜汤合方，更因病变证机有阴虚，故与百合地黄汤合方用之。

马某，女，31岁。妊娠3个月出现腹痛，并有少量前阴下血，经中西药治疗20余天，仍腹痛下血，近由病友介绍前来诊治。刻诊：腹痛，前阴少量下血，心烦急躁，大便干结，手足心热，盗汗，面色不荣，倦怠乏力，口淡不渴，舌质淡、苔薄黄白夹杂，脉沉弱。辨为气血阴阳俱虚证，治当补益气血、调补阴阳。给予当归散、胶姜汤与百合地黄汤合方加味：当归24g，黄芩24g，白芍24g，川芎24g，白术12g，阿胶珠15g，干姜15g，百合15g，生地黄50g，炙甘草10g。6剂，第1次煎35min，第2次煎20min，合并药液，每日1剂，每次服150mL左右，每日分早、中、晚服。二诊：腹痛略有减轻，仍前阴下血，以前方变阿胶珠为20g，6剂。三诊：腹痛较前又有明显减轻，前阴下血止，以前方6剂续服。四诊：腹痛消除，仍倦怠乏力，以前方加红参10g，6剂。五诊：腹痛、前阴下血消除，以前方6剂续服。六诊：诸症基本消除，又以前方治疗20余剂，诸症悉除。随访1年，婴儿出生，一切尚好。

【用方提示】根据腹痛、盗汗辨为阴虚，再根据口淡不渴、舌质淡辨为阳虚，因倦怠乏力、脉沉弱辨为气虚，又因腹痛、下血、面色不荣辨为血虚，以此辨为气血阴阳俱虚证。方以当归散补益气血，清泻郁热；以胶姜汤温阳止血；以百合地黄汤清热凉血滋阴。方药相互为用，以奏其效。

特发性血小板减少性紫癜

特发性血小板减少性紫癜是一组免疫介导的血小板过度被破坏所致的出血性疾病，致病原因目前尚不十分清楚，可能与感染、免疫因素、雌激素等有关；病理变化主要是外周血血小板减少、骨髓巨核细胞发育成熟障碍。

【导读】根据特发性血小板减少性紫癜的病变证机是血虚夹热，治以当归散补血清热；又因血虚出血比较明显，故与胶艾汤合方治之。

韩某，女，41岁。有多年特发性血小板减少性紫癜病史，近因皮肤紫癜加重前来诊治。刻诊：皮肤多处紫斑，心悸，头晕目眩，肢节疼痛，经血漏下不止，口淡不渴，舌质红、苔薄黄，脉沉弱。辨为血虚夹热出血证，治当补血养血、益气清热。给予当归散与胶艾汤合方加味：当归24g，黄芩24g，白芍24g，川芎24g，白术12g，阿胶（烊化、冲服）6g，艾叶10g，生地黄18g，桂枝10g，牡丹皮12g，红参10g，炙甘草6g。6剂，水煎服，每日1剂，每日三服。二诊：心悸、头晕目眩好转，以前方6剂续服。三诊：皮肤紫斑色泽浅淡，以前方6剂续服。四诊：经血漏下停止，以前方6剂续服。五诊：肢节疼痛解除，以前方6剂续服。六诊：心悸、头晕目眩解除，以前方6剂续服。之后，为了巩固疗效，又以前方治疗30余剂。随访1年，一切尚好。

【用方提示】根据心悸、头晕目眩辨为血虚，再根据皮肤紫斑、经血漏下不止辨为出血，因舌质红、苔薄黄辨为血虚夹热，以此辨为血虚夹热出血证。方以当归散补血止血，兼以清热；以胶艾汤补血敛阴止血；加桂枝温通经脉，牡丹皮凉血止血。方药相互为用，以奏其效。

当归芍药散合方

当归芍药散由『当归三两（9g）、芍药一斤（48g）、川芎半斤（24g）、茯苓四两（12g）、白术四两（12g）、泽泻半斤（24g）』所组成，方中当归既是补血药又是活血药；芍药既是敛阴药又是补血药，还是泻瘀药；川芎既是活血药又是行气药；茯苓既是益气药又是利湿药；泽泻既是渗湿药又是清利药；白术既是益气药又是燥湿药，方药相互为用，是以补血益气，兼以祛湿为主的重要代表方，可辨治气血虚夹湿证。若辨治气血虚弱而无夹湿，方中泽泻非在利湿，而在兼防滋补药浊腻壅滞。

湿疹

【导读】根据湿疹的病变证机有气血虚夹湿，治以当归芍药散补益气血，健脾利湿；又因病变证机有郁热，故与白虎汤合方，更因病变证机有营卫郁闭，故与麻黄汤合方用之。

詹某，女，38岁，上海人。有多年湿疹病史，近因病友介绍前来诊治。刻诊：湿疹（皮肤增厚、浸润，表面粗糙，覆鳞屑，色素沉着），瘙痒，夜间或受凉瘙痒加重，面色不荣，倦怠乏力，口渴欲饮热水，口苦，舌质红、苔薄黄，脉沉弱。辨为气血虚夹寒热证，治当补益气血、清热散寒。给予当归芍药散、白虎汤与麻黄汤合方：当归10g，茯苓12g，白芍48g，川芎24g，白术12g，泽泻24g，石膏48g，知母20g，麻黄10g，杏仁15g，桂枝6g，粳米15g，炙甘草10g。6剂，第1次煎35min，第2次煎20min，合并药液，每日1剂，每次服150mL左右，每日分早、中、晚服。二诊：湿疹略有减轻，仍瘙痒，以前方加文蛤24g，6剂。三诊：湿疹较前又有减轻，瘙痒好转，以前方6剂续服。四诊：湿疹较前又有减轻，以前方6剂续服。五诊：湿疹、瘙痒较前又有减轻，仍倦怠乏力，以前方变白术为24g，6剂。六诊：湿疹、瘙痒较前又有明显减轻，倦怠乏力基本消除，以前方6剂续服。七诊：湿疹、瘙痒基本趋于缓解，又以前方治疗150余剂，诸症悉除。随访1年，一切尚好。

【用方提示】根据湿疹、面色不荣辨为气血虚夹湿，再根据湿疹、口苦、舌质红辨为热，因夜间或受凉加重辨为寒，又因口渴欲饮热水辨为寒热夹杂，以此辨为气血虚夹寒热证。方以当归芍药散补益气血，利湿止痒；以白虎汤清泻郁热；以麻黄汤宣发营卫止痒。方药相互为用，以奏其效。

低血压

低血压是以动脉收缩压低于90mmHg（1mmHg=0.133kPa），舒张压低于60mmHg时，称之为低血压。

【导读】根据低血压的病变证机是心肝血虚，治以当归芍药散滋补阴血；又因心肝血虚伴有心神不安，故与酸枣仁汤合方治之。

赵某，女，55岁。有多年低血压（收缩压75mmHg，舒张压45mmHg）病史，经常头晕目眩，曾多次服用中西药，但未能取得预期治疗效果，近因头晕目眩加重前来诊治。刻诊：头晕目眩，时有直立性昏倒，梦多险恶，心悸，肌肉颤动，口淡不渴，指甲凹陷，舌质淡、苔薄白，脉虚弱。辨为心肝血虚证，治当滋补阴血、养心荣肝。给予当归芍药散与酸枣仁汤合方加味：当归10g，白芍48g，川芎24g，茯苓12g，白术12g，泽泻24g，酸枣仁48g，炙甘草3g，知母6g，枸杞子24g，菊花24g。6剂，水煎服，每日1剂，每日三服。二诊：头晕目眩好转，以前方6剂续服。三诊：诸症均有好转，以前方6剂续服。四诊：梦多险恶与肌肉颤动未再出现，又以前方巩固治疗20余剂。随访1年，血压维持在收缩压95mmHg，舒张压70mmHg之间。

【用方提示】根据头晕目眩、心悸辨为心血虚，再根据梦多险恶、指甲凹陷辨为肝血虚不得滋养，因口淡不渴、舌质淡、苔薄白辨为血虚，以此辨为心肝血虚证。方以当归芍药散滋补阴血；以酸枣仁汤补血舍魂安神；加枸杞子以滋补阴血，菊花清利头目。方药相互为用，以奏其效。

重症肌无力

重症肌无力是乙酰胆碱受体抗体介导、细胞免疫依赖的及补体参与的一种神经—肌肉接头传递障碍的自身免疫性疾病。在我国，南方地区发病高于北方地区，以40岁以前女性多发，40岁以后男性多发。

【导读】根据重症肌无力的病变证机是血虚，治以当归芍药散补血；又因病变证机有痰湿，故与二陈汤合方治之，则能达到化痰不伤血、益血不助痰。

刘某，男，31岁。在6年前发现重症肌无力，曾在开封、郑州、石家庄、北京等地治疗，均未取得明显治疗效果，近由亲戚介绍而前来诊治。刻诊：四肢软弱无力，活动后加重，休息后略减轻，晨轻暮重，因情绪异常诱发，眼睑下垂，吞咽不利，心悸，失眠，头晕目眩，急躁易怒，眼球活动不利，抬头困难，口淡，舌质淡、苔白厚腻，脉沉弱。辨为心肝血虚、痰湿阻滞证，治当补益心肝、燥湿化痰。给予当归芍药散与二陈汤合方加味：当归10g，白芍50g，川芎24g，茯苓12g，白术12g，泽泻24g，炙甘草6g，姜半夏15g，生姜18g，乌梅2g，陈皮15g，黄芪15g，升麻10g。12剂，水煎服，每日1剂，每日三服。二诊：心悸好转，以前方20剂续服。三诊：急躁易怒减轻，以前方20剂续服。四诊：自觉全身有力，以前方20剂续服。五诊：自觉诸症有好转，以前方20剂续服。之后，以前方根据病情变化适当加减治疗150余剂，病情趋于稳定，全身自主活动基本自如。又以前方变汤剂为丸剂，每次6g，每日三服，治疗1年。随访1年，病情稳定，自觉良好。

【用方提示】根据心悸、失眠、头晕目眩辨为心肝血虚，再根据眼睑下垂辨为肝气血虚，因苔白腻辨为寒湿，以此辨为心肝血虚、痰湿阻滞证。方以当归芍药散补益气血；以二陈汤醒脾燥湿、行气化痰；加黄芪益气生肌，升麻升举阳气。方药相互为用，以奏其效。

甲状旁腺功能减退症

甲状旁腺功能减退症是指甲状旁腺素分泌过少和（或）效应不足而引起的一组临床综合征。

【导读】根据甲状旁腺功能减退症的病变证机是血虚，治以当归芍药散；又因病变证机有心神肝魂躁动，故与酸枣仁汤合方治之。

童某，女，42岁。有多年甲状旁腺功能减退症病史，近由病友介绍前来诊治。刻诊：手指麻木疼痛，因活动加重心悸，精神抑郁，面色不荣，口唇色淡，视物模糊，形体消瘦，失眠多梦，月经量少、质稀色淡，舌质淡、苔薄白，脉虚弱。辨为心肝血虚夹郁证，治当养心补肝、安神舍魂。给予当归芍药散与酸枣仁汤合方加味：当归10g，白芍48g，川芎24g，茯苓12g，白术12g，泽泻24g，酸枣仁（一半煎煮，一半研末冲服）48g，甘草6g，知母12g，桂枝10g，黄芪24g。6剂，水煎服，每日1剂，每日三服。二诊：心悸略有减轻，以前方6剂续服。三诊：心悸基本解除，以前方6剂续服。四诊：手指麻木疼痛减轻，以前方6剂续服。五诊：月经较前量多色泽偏红，失眠多梦减轻，以前方6剂续服。六诊：视物模糊好转，以前方6剂续服。之后，以前方治疗50余剂，诸症基本解除。为了巩固疗效，以前方变汤剂为散剂，每次6g，每日三服，治疗5个月。随访1年，一切正常。

【用方提示】根据心悸、失眠多梦辨为心血虚，再根据视物模糊辨为肝血虚，因精神抑郁辨为肝虚夹郁，又因手指麻木疼痛辨为血虚不荣筋脉，以此辨为心肝血虚夹郁证。方以当归芍药散补益心肝、化生阴血，兼以柔肝；酸枣仁汤滋养心肝、安神舍魂；加桂枝通利经脉，黄芪益气固表。方药相互为用，以奏其效。

精囊囊肿

精囊囊肿是指精囊内液体潴留和内压升高形成的囊肿。

【导读】根据精囊囊肿的病变证机是血虚，治以当归芍药散；又因病变证机有湿热，故与四妙丸合方；更因病变证机有瘀血，故与桂枝茯苓丸合方治之。

庞某，男，45岁。2年前发现睾丸坠胀，阴囊及腹股沟区轻微不适，伴有性生活疼痛，在某省级医院检查，诊断为精囊囊肿，住院治疗10余日，症状解除，出院约半年后病症复发，又住院治疗，但症状改善不明显，出院后改用中西药，仍未能达到预期治疗目的，近因性生活疼痛加重前来诊治。刻诊：睾丸坠胀疼痛如针刺，面色萎黄，头晕目眩，肢体困重，舌质淡红边夹瘀紫、苔黄腻厚，脉沉弱涩。辨为血虚湿热瘀阻证，治当补血活血、清热燥湿。给予当归芍药散、四妙丸与桂枝茯苓丸合方：当归10g，白芍48g，川芎24g，茯苓12g，白术12g，泽泻24g，黄柏24g，薏苡仁24g，苍术12g，怀牛膝12g，桂枝12g，桃仁12g，牡丹皮12g。6剂，水煎服，每日1剂，每日三服。二诊：头晕目眩好转，其他病症仍在，以前方6剂续服。三诊：痛如针刺略有减轻，但仍坠胀，以前方6剂续服。四诊：睾丸坠胀好转，仍有轻微疼痛，以前方6剂续服。五诊：肢体困重基本消除，未再出现头晕目眩，以前方6剂续服。六诊：诸症基本解除，以前方6剂续服。之后，为了巩固疗效，以前方治疗20余剂后，又以前方变汤剂为散剂，每次9g，每日三服，治疗2个月，诸症悉除。随访1年，一切正常。

【用方提示】根据睾丸坠胀痛如针刺辨为瘀血，再根据肢体困重、舌苔黄腻辨为湿热，因面色萎黄、头晕目眩辨为血虚，又因脉沉弱涩辨为虚夹瘀，以此辨为血虚湿热瘀阻证。方以当归芍药散补血养血、健脾益气、燥湿利湿；以四妙丸苦寒燥湿、淡渗利湿、苦温化湿、导热下行；以桂枝茯苓丸活血化瘀、散结消癥。方药相互为用，以奏其效。

子宫内膜炎

子宫内膜炎是子宫内膜的炎症。按病程长短可分为急性和慢性两种。

【导读】根据子宫内膜炎的病变证机是血虚，治以当归芍药散；又因病变证机有湿瘀，故与桂枝茯苓丸合方治之。

詹某，女，47岁。有多年慢性子宫内膜炎病史，近因病情加重前来诊治。刻诊：带下色白夹赤，面色不荣，小腹空痛下坠，固定不移，头晕目眩，舌质暗淡夹瘀紫、苔薄白，脉沉涩。辨为血虚夹湿瘀证，治当补血养血，兼以化瘀。给予当归芍药散与桂枝茯苓丸合方加味：当归10g，白芍48g，川芎24g，茯苓12g，白术12g，泽泻24g，桂枝12g，桃仁12g，牡丹皮12g，薏苡仁24g，炙甘草10g。6剂，水煎服，每日1剂，每日三服。二诊：头晕目眩减轻，以前方6剂续服。三诊：小腹下坠减轻，以前方6剂续服。四诊：带下消除，以前方6剂续服。五诊：小腹空痛止，以前方6剂续服。六诊：诸症悉除，以前方12剂巩固疗效。随访1年，一切尚好。

【用方提示】根据面色不荣、头晕目眩辨为血虚，再根据小腹空痛、固定不移、舌质暗淡夹瘀紫辨为血瘀，因苔薄白辨为寒，小腹下坠、带下辨为湿，以此辨为血虚夹湿瘀证。方以当归芍药散补血养血，兼以利湿；以桂枝茯苓丸活血化瘀，兼以利水；加薏苡仁渗利湿浊，炙甘草益气和中。方药相互为用，以奏其效。

当归四逆汤合方

当归四逆汤由『当归三两（9g）』桂枝去皮、三两（9g）、芍药三两（9g）、细辛三两（9g）、炙甘草二两（6g）、通草二两（6g）、大枣擘、二十五枚』所组成，方中当归既是补血药又是活血药，属于补泻药，以补血为主；芍药既是敛阴药又是补血药，既是平肝药又是降泄药，既是活血药又是止痛药，属于多向调节药；桂枝既是通经药又是活血药，既是化饮药又是温补药，属于补泻药；细辛既是温里药又是解表药，更是止痛药；通草既是利水药又是通利血脉药，还是清利药；大枣既是益气药又是补血药，更是解毒药；甘草既是补气药又是生津药，既是化痰药又是解毒药，方药相互为用，构成以益气补血、散寒通脉为主的基础方，可辨治气寒血瘀夹气血虚证。运用当归四逆汤既要重视细辛用量在方中的切机性，又要重视方药相互作用的协同与制约作用。

膝关节滑膜炎、关节腔积液

【导读】根据膝关节滑膜炎、关节腔积液的病变证机有血寒血虚，治以当归四逆汤温阳通经，补血活血；又因病变证机有气血虚夹寒，故与乌头汤合方，更因病变证机有郁热，故与白虎汤合方用之。

程某，女，39岁。有多年膝关节滑膜炎、关节腔积液病史，近由病友介绍前来诊治。刻诊：膝关节肿胀疼痛发热，活动受限，走路跛行，受凉加重疼痛，面色不荣，倦怠乏力，舌质淡红夹瘀紫、苔白夹黄，脉沉弱略涩。辨为虚瘀寒夹热证，治当补益气血、活血化瘀、清泻郁热。给予当归四逆汤、白虎汤与乌头汤合方：当归10g，桂枝10g，白芍20g，细辛10g，通草6g，制川乌10g，麻黄10g，黄芪10g，石膏45g，知母20g，大枣25枚，粳米15g，炙甘草10g。6剂，第1次煎35min，第2次煎20min，合并药液，每日1剂，每次服150mL左右，每日分早、中、晚服。二诊：膝关节疼痛略有减轻，仍肿胀，以前方变通草为9g，6剂。三诊：膝关节疼痛较前又有减轻，肿胀好转，以前方6剂续服。四诊：膝关节疼痛肿胀较前又有减轻，膝关节发热基本消除，以前方变石膏为24g，知母 10g, 6 剂。五诊：膝关节疼痛肿胀较前又有减轻，仍倦怠乏力，以前方加红参 6g, 6 剂。六诊：膝关节疼痛肿胀基本消除，倦怠乏力明显好转，以前方 6 剂续服。七诊：诸症基本趋于缓解，又以前方治疗 80 余剂，诸症悉除。随访 1 年，一切尚好。

【用方提示】根据膝关节疼痛、面色不荣辨为血虚，再根据舌质夹瘀紫、脉涩辨为瘀，因受凉加重辨为寒，又因关节发热、舌质淡红辨为寒夹热，以此辨为虚瘀寒夹热证。方以当归四逆汤补益气血，温经通脉；以白虎汤清泻郁热；以乌头汤温阳散寒，补益气血，方药相互为用，以奏其效。

闭塞性周围动脉粥样硬化

动脉粥样硬化是指各种动脉管壁增厚变硬、失去弹性和管腔缩小的一组血管病。

【导读】根据闭塞性周围动脉粥样硬化的病变证机是阳虚寒凝，治当选用当归四逆汤温阳散寒通经；又因病变证机有瘀血，治当活血化瘀，故与透脓散合方益气化瘀、通络溃坚。

倪某，男，63 岁。在 5 年前出现间歇性跛行，静息痛，肢体运动后出现局部疼痛，经检查诊断为闭塞性周围动脉粥样硬化症，曾多次静脉用药及口服用药，用药期间有时有效果，有时无任何疗效，近由病友介绍前来诊治。刻诊：间歇性跛行，静息痛，有时痛如针刺，因劳疼痛加重，下肢冰凉，麻木无力，口淡不渴，舌质暗紫、苔白腻，脉沉涩。辨为阳虚瘀阻证，治当温阳散寒、活血化瘀。给予当归四逆汤与透脓散合方加味：当归 10g, 桂枝 10g, 白芍 40g, 细辛 10g, 炙甘草 6g, 通草 6g, 大枣 25 枚，生黄芪 12g, 穿山甲 3g, 皂角刺 5g, 川芎 9g, 生天南星 12g, 生甘草 20g。6 剂，水煎服（煎药时加入白酒 10mL），每日 1 剂，每日三服。二诊：疼痛减轻，以前方 6 剂续服。三诊：下肢冰凉好转，以前方 6 剂续服。四诊：舌苔恢复正常，以前方 6 剂续服。五诊：诸症基本解除，又以前方治疗 30 余剂。之后，为了巩固疗效，以前方变汤剂为散剂，每次服 6g, 每日三服，用药半年。随访 1 年，病情稳定，未再出现明显不适。

【用方提示】根据下肢冰凉、口淡不渴辨为阳虚，又根据麻木无力、因劳疼痛加重辨为气虚，因有时痛如针刺、舌质暗紫辨为瘀，又因舌苔白腻辨为寒痰，以此辨为阳虚瘀阻证。方以当归四逆汤温经散寒、养血通脉；以透脓散益气通络，加生天南星温化寒痰；生甘草既助炙甘草益气缓急，又制约温热药伤津。方药相互为用，以奏其效。

雷诺综合征

雷诺综合征（雷诺病）是指血管神经功能紊乱所引起的肢端小动脉痉挛性疾病。女性发病多于男性。

【导读】根据雷诺综合征的病变证机是寒凝血虚，治以当归四逆汤补血散寒；又因寒凝血虚病变证机比较重，故与川芎乌芥汤合方治之。再则，根据病症表现，可渐渐加大生川乌、生草乌用量，达到治疗目的为止。

毛某，女，27岁。有多年雷诺综合征病史，数经中西药治疗，均未取得预期治疗效果，近由病友介绍前来诊治。刻诊：手指色泽暗红、冰凉、麻木肿胀，因凉加重，皮肤增厚，月经量少且色淡质稀，经期腹痛，面色不荣，口淡，舌质暗淡、苔薄白，脉沉或紧。辨为肝寒血虚证，治当温阳散寒、养血通脉。给予当归四逆汤与川芎乌芥汤合方：当归10g，白芍10g，桂枝10g，细辛10g，通草6g，大枣25枚，生川乌6g，生草乌6g，白芥子10g，川芎12g，当归15g，炙甘草12g。6剂，水煎服（每剂第一次煎50min，第二次煎30min，合并两次药液），每日1剂，每日三服。二诊：手指冰凉略有减轻，以前方6剂续服。三诊：手指麻木肿胀略有好转，以前方6剂续服。四诊：月经量较前增多，痛经未再出现，以前方6剂续服。五诊：诸症较前又有好转，又以前方治疗50余剂，诸症悉除。随访1年，一切尚好。

【用方提示】根据手指色泽暗红、冰凉、麻木肿胀，因凉加重辨为寒侵，又根据月经量少且色淡质稀辨为血虚，以此辨为肝寒血虚证。方以当归四逆汤温经散寒、养血通脉；以川芎乌芥汤温阳逐寒、通络止痛。方药相互为用，以奏其效。

结节性红斑

结节性红斑是指皮下脂肪层和脂肪小叶的自身免疫性疾病所引起的急性结节性炎症性皮肤病。该病以青年女子多见。

【导读】根据结节性红斑的病变证机是寒瘀，治以当归四逆汤；又因瘀血病变证机较甚，故与生化汤合方治之。

邵某，女，35岁。有多年结节性红斑病史，近由病友介绍前来诊治。刻诊：小腿伸侧对称性皮下结节，色暗红，轻微隆起，痛如针刺，因寒冷加重，口淡不渴，舌质暗淡瘀紫、苔薄白，脉沉细涩。辨为寒瘀伏结证，治当温阳散寒、活血化瘀。给予当归四逆汤与生化汤合方加味：桂枝10g，白芍10g，细辛10g，通草6g，大枣25枚，川芎10g，当归24g，桃仁3g，干姜2g，水蛭6g，炙甘草6g。6剂，水煎服（煎药时加入黄酒10mL，童便2mL），每日1剂，每日三服。二诊：疼痛程度减轻，以前方6剂续服。三诊：疼痛次数减少，以前方6剂续服。四诊：疼痛基本缓解，以前方6剂续服。五诊：皮下结节好转，以前方6剂续服。六诊：诸症基本解除，唯独皮下结节仍在，又以前方治疗30剂。之后，以前方变汤剂为散剂，每次6g，每日三服，治疗3个月，皮下结节消退。随访1年，一切正常。

【用方提示】根据因寒冷加重、苔薄白辨为寒，再根据痛如针刺、舌质暗淡瘀紫辨为瘀血，因皮下结节暗红辨为寒瘀，以此辨为寒瘀伏结证。方以当归四逆汤温阳通经、养血活血；以生化汤温阳散寒、活血化瘀；加水蛭破血逐瘀。方药相互为用，以奏其效。

肱二头肌长头肌腱炎

肱二头肌长头肌腱炎是指上臂肌肉肌腱筋脉神经损伤的慢性炎症。本病多因外伤或劳损后急性发病。

【导读】根据肱二头肌长头肌腱炎的病变证机是血虚，治以当归四逆汤和当归补血汤益气补血；又因病变证机有寒瘀，故与小活络丹合方治之。

崔某，男，55岁。5年前出现左上肢活动受限，携物、外展、内旋时症状加剧，时有肩部轻度肿胀，曾多次检查，诊断为肱二头肌长头肌腱炎，服用中西药，症状仍然时轻时重，近2年来疼痛加重前来诊治。刻诊：左上肢肌肉肌腱肿胀疼痛如针刺，拒压，因受凉加重，沉重麻木，左手握固无力，头晕目眩，舌质暗淡瘀紫、苔薄白，脉沉弱涩。辨为气血虚夹寒瘀证，治当补血养血、散寒化瘀。给予当归四逆汤、当归补血汤与小活络丹合方：当归10g，桂枝10g，白芍10g，细辛10g，通草6g，大枣25枚，生川乌6g，生草乌6g，生天南星12g，乳香12g，没药12g，黄芪30g，地龙12g，炙甘草6g。6剂，水煎服，每日1剂，每日三服。二诊：沉重麻木减轻，以前方6剂续服。三诊：头晕目眩好转，以前方6剂续服。四诊：疼痛次数减少及程度减轻，以前方6剂续服。五诊：诸症较前又有好转，以前方6剂续服。六诊：疼痛止，以前方6剂续服。之后，为了巩固疗效，以前方治20余剂，诸症悉除。随访半年，一切正常。

【用方提示】根据肌肉肌腱肿胀疼痛如针刺辨为瘀，再根据因受凉加重、舌苔薄白辨为寒，因沉重麻木、头晕目眩辨为气血虚，以此辨为气血虚夹寒瘀证。方以当归四逆汤补血益气、温阳散寒；以当归补血汤益气生血；以小活络丹温阳逐寒、通畅脉络。方药相互为用，以奏其效。

皮肌炎

皮肌炎是以皮肤色红、水肿，肌肉无力、疼痛、肿胀，以及关节、心肌等多器官损害的一种弥漫性非感染性皮肤和肌肉的炎症性疾病。

【导读】根据皮肌炎的病变证机是血虚夹寒，治以当归四逆汤补血散寒；又因寒邪较甚，故与干姜附子汤合方治之。

赵某，女，46岁。在3年前出现肌肉疼痛及压痛，抬臂、抬头、下蹲站起困难，在洛阳、郑州、北京等地检查，诊断为皮肌炎，服用中西药未能取得预期治疗效果，近由病友介绍前来诊治。刻诊：面及四肢肌肉、肌腱肿痛、压痛，头略下垂，肩略前倾，声音嘶哑，吞咽困难，晨起及因受凉加重，头晕目眩，畏寒怕冷，口淡不渴，舌质淡红、苔薄白，脉沉弱。辨为血虚寒毒证，治当散寒解毒、益气养血。给予当归四逆汤与干姜附子汤合方：当归10g，桂枝10g，白芍10g，细辛10g，通草6g，大枣25枚，干姜6g，生川乌10g，阿胶珠10g，生地黄12g，炙甘草6g。6剂，水煎服，每日1剂，每日三服。二诊：头晕目眩好转，以前方6剂续服。三诊：畏寒怕冷减轻，以前方6剂续服。四诊：压痛不明显，以前方6剂续服。五诊：面及四肢肌肉、肌腱肿痛好转，以前方6剂续服。六诊：诸症较前均有好转，以前方治疗12剂。之后，为了巩固疗效，以前方变汤剂为散剂，每次6g，每日三服，治疗3个月。随访半年，一切正常。

【用方提示】根据晨起及因受凉加重辨为寒盛，再根据头晕目眩、脉沉弱辨为血虚，因面及四肢肌肉、肌腱肿痛、压痛辨为寒凝脉络，以此辨为血虚寒毒证。方以当归四逆汤温经散寒、益气养血，兼以活血通脉；以干姜附子汤温阳散寒、温通经脉。方药相互为用，以奏其效。

复发性多软骨炎

复发性多软骨炎是反复发作和缓解的进展性炎性破坏性病变，病变累及软骨和其他全身结缔组织（如耳、鼻、眼、关节、呼吸道和心血管）的全身性多系统的一种疾病。

【导读】根据复发性软骨炎的病变证机是寒湿，治以平胃散；又因病变证机有寒瘀，故与当归四逆汤和失笑散合方治之。

孙某，男，48岁。有6年复发性耳软骨炎病史，曾多次服用中西药，以及静脉用药，均未能达到预期治疗目的，近因疼痛肿胀加重前来诊治。刻诊：耳郭软骨弥漫性紫暗红色斑块，疼痛如针刺，耳郭增厚粗糙，冬天加重，夏天略有缓解，口淡不渴，舌质暗淡瘀紫、苔白腻，脉沉略涩。辨为寒湿瘀毒证，治当活血化瘀、散寒燥湿。给予当归四逆汤、平胃散与失笑散合方：苍术12g，厚朴10g，陈皮6g，当归10g，白芍10g，桂枝10g，细辛10g，通草6g，大枣25枚，五灵脂12g，蒲黄12g，生地黄15g，炙甘草6g。6剂，水煎服，每日1剂，每日三服。二诊：疼痛略有减轻，以前方6剂续服。三诊：疼痛较前又有减轻，以前方6剂续服。四诊：疼痛基本解除，以前方6剂续服。五诊：耳郭粗糙好转，以前方6剂续服。六诊：耳郭色泽基本接近正常，以前方30余剂续服。之后，为了巩固疗效，以前方变汤剂为散剂，每次6g，每日三服，治疗2个月。随访1年，一切正常。

【用方提示】根据耳郭增厚粗糙、冬天加重辨为寒，再根据舌苔白腻辨为湿，因痛如针刺辨为瘀，以此辨为寒湿瘀毒证。方以平胃散温阳散寒、醒脾燥湿；以当归四逆汤温经通脉、益气养血；以失笑散活血化瘀；加生地黄兼防温热药伤阴。方药相互为用，以奏其效。

足跟痛症

足跟痛症（又称脚跟痛）是由足跟的骨质、关节、滑囊、筋膜等处病变引起足跟一侧或两侧疼痛，不红不肿，行走不便的一种疾病。

【导读】根据足跟痛的病变证机是血虚夹寒，治以当归四逆汤；又因病变证机有痰湿，故与二陈汤合方治之。

封某，男，47岁。有6年足跟痛症病史，经常服用中西药，但没有达到预期治疗目的，近因足跟痛加重前来诊治。刻诊：足跟痛如针刺，左侧甚于右侧，脚底麻木重着，舌质暗淡瘀紫、苔白腻，脉沉涩。辨为血虚痰瘀证，治当温补阳气、健脾燥湿、活血化瘀。给予当归四逆汤与二陈汤合方加味：当归10g，白芍10g，桂枝10g，细辛10g，通草6g，大枣25枚，姜半夏15g，陈皮15g，茯苓12g，生姜18g，乌梅2g，生川乌10g，炙甘草6g。6剂，每日1剂，每日三服。

二诊：足跟疼痛缓解，以前方6剂续服。三诊：脚底麻木减轻，以前方6剂续服。四诊：足跟重着基本消除，以前方6剂续服。五诊：腻苔消失，以前方6剂续服。六诊：足跟略有疼痛，以前方治疗12剂，诸症悉除。随访1年，未再复发。

【用方提示】根据足跟痛如针刺辨为瘀血，再根据脚底麻木辨为血虚不荣，因脚底重着、苔白腻辨为痰湿，以此辨为血虚痰瘀证。方以当归四逆汤温阳散寒、养血通脉；二陈汤醒脾燥湿、理气化痰；加生川乌逐寒通络止痛。方药相互为用，以奏其效。

慢性精囊炎

慢性精囊炎是指精囊被感染所引起的慢性炎症病变。根据其病因不同，分为特异性精囊炎和非特异性精囊炎。特异性精囊炎主要是指结核性精囊炎、支原体精囊炎、淋病双球菌精囊炎。而非特异性精囊炎常常继发于前列腺炎和附睾炎等。

【导读】根据慢性精囊炎的病变证机是寒凝，治以当归四逆汤；又因病变证机有血虚，故与四物汤合方治之。

魏某，男，29岁。在3年前出现射精疼痛、血精，经检查诊断为精囊炎，静脉用药1周，并服用抗炎类西药2周，症状表现消除，2个月后复发，再用西药治疗但疗效不明显，改用中药并结合西药治疗30余日，症状表现解除；又2个月后病情复发，虽服用中西药，但病症总是反复发作，近由病友介绍前来诊治。刻诊：射精疼痛，时有血精，面色萎黄，偶尔心悸，会阴、少腹、睾丸及尿道不适，早泄，尿急，口淡不渴，舌质淡、苔薄白，脉沉弱。辨为寒凝血虚证，治当温阳散寒、补血养血。给予当归四逆汤与四物汤合方加味：当归12g，桂枝10g，白芍12g，细辛10g，通草6g，大枣25枚，熟地黄12g，川芎12g，茯苓15g，薏苡仁24g，瞿麦12g，炙甘草6g。6剂，水煎服，每日1剂，每日三服。二诊：尿急减轻，以前方6剂续服。三诊：射精疼痛好转，以前方6剂续服。四诊：诸症明显好转，以前方6剂续服。五诊：诸症基本解除，以前方6剂续服。六诊：诸症悉除，以前方6剂续服。之后，为了巩固疗效，以前方治疗20余剂。随访1年，一切正常。

【用方提示】根据口淡不渴、舌质淡辨为寒，再根据面色萎黄、偶尔心悸辨为血虚，因射精疼痛辨为寒凝，以此辨为寒凝血虚证。方以当归四逆汤温通经脉、散寒养血；以四物汤滋补阴血；加茯苓、薏苡仁、瞿麦健脾益气、渗利水湿、通利水道。方药相互为用，以奏其效。

阴茎硬结症

阴茎硬结症（又称纤维性海绵体炎、阴茎纤维炎、海绵体硬化病、海绵体纤维化）是指以阴茎白膜纤维性斑块为主的一种疾病。

【导读】根据阴茎硬结症的病变证机是寒瘀，治以当归四逆汤和通脉四逆汤合方；又因瘀血病变证机比较重，故与蛭虻归草汤合方治之。

田某，男，33岁。在1年前发现阴茎勃起时疼痛、略有变形，以及背侧伴有轻微结节。在开封、郑州等地检查，诊断为阴茎硬结症，服用中西药，但治疗效果不明显，近因阴茎勃起疼痛加重前来诊治。刻诊：阴茎背侧有数个条索状结节，阴茎勃起时疼痛如针刺，口淡不渴，舌质暗淡边夹瘀紫、苔薄白，脉沉涩。辨为瘀血寒凝证，治当活血化瘀、温阳散寒。给予当归四逆汤、蛭虻归草汤与通脉四逆汤合方加味：当归12g，桂枝10g，白芍10g，细辛10g，通草6g，大枣25枚，干姜12g，生川乌（因无生附子，以生川乌代）12g，水蛭6g，虻虫3g，川芎12g，炙甘草6g。6剂，水煎服（每剂第一次煎50min，第二次煎25min，合并两次药液），每日1剂，每日三服。二诊：阴茎勃起时疼痛减轻，以前方6剂续服。三诊：疼痛较前又有好转，以前方6剂续服。四诊：阴茎背侧条索状结节略有变软，以前方6剂续服。五诊：诸症基本解除，以前方6剂续服。之后，为了巩固疗效，以前方治疗50余剂，其阴茎勃起时疼痛、略有变形，以及背侧伴有轻微结节均已消除。随访1年，一切正常。

【用方提示】根据阴茎勃起时疼痛如针刺辨为瘀血，再根据口淡不渴、舌苔薄白辨为寒，因舌质暗淡边夹瘀紫、脉沉涩辨为寒瘀，以此辨为瘀血寒凝证。方以当归四逆汤温经散寒、补血活血；以蛭虻归草汤破血逐瘀、软坚散结；以通脉四逆汤温壮阳气、驱散阴寒；加川芎辛温行散、理血止痛。方药相互为用，以奏其效。

多发性末梢神经炎

多发性末梢神经炎是指各种原因引起肢体远端末梢神经损害，对称性感觉、运动及自主神经障碍的临床综合征。

【导读】根据多发性末梢神经炎的病变证机是血虚夹寒，治以当归四逆汤补血散寒；又因病变证机夹气虚，故与黄芪桂枝五物汤合方治之。

谢某，女，46岁。有3年多发性末梢神经炎病史，近因病情加重前来诊治。刻诊：肢体远端疼痛，手足不温、麻木不仁、蚁行感觉，肌肉轻度萎缩，口淡，因劳累加重，舌质暗淡瘀紫、苔薄白，脉沉涩。辨为血虚寒瘀证，治当补血活血、益气散寒。给予当归四逆汤与黄芪桂枝五物汤合方加味：当归10g，白芍10g，桂枝10g，细辛10g，通草6g，大枣20枚，生姜20g，黄芪10g，生川乌6g，白术12g，炙甘草6g。6剂，水煎服，每日1剂，每日三服。二诊：疼痛减轻，以前方6剂续服。三诊：手足较前温和，以前方6剂续服。四诊：麻木好转，以前方6剂续服。五诊：疼痛基本解除，以前方6剂续服。六诊：麻木较前有好转，以前方6剂续服。之后，以前方治疗60余剂，诸症悉除。随访1年，一切尚好。

【用方提示】根据麻木不仁辨为血虚，再根据疼痛、舌质暗淡瘀紫辨为血瘀，疼痛因劳累加重辨为气虚，以此辨为血虚寒瘀证。方以当归四逆汤补血活血、散寒止痛；以黄芪桂枝五物汤益气补血、益血缓急；加生川乌温阳散寒、白术健脾益气。方药相互为用，以奏其效。

当归四逆加吴茱萸生姜汤合方

当归四逆加吴茱萸生姜汤由『当归三两（9g）、桂枝去皮、三两（9g）、芍药三两（9g）、细辛三两（9g）、甘草炙、二两（6g）、通草二两（6g）、大枣擘、二十五枚、生姜切、半斤（24g）、吴茱萸二升（48g）』所组成。方中当归既是补血药又是活血药，属于补泻药，以补血为主；芍药既是敛阴药又是补血药，既是平肝药又是降泄药，既是活血药又是止痛药，属于多向调节药；桂枝既是通经药又是活血药，既是化饮药又是温补药，属于补泻药；细辛既是温里药又是行散药，还是清利药，更是止痛药；通草既是利水药又是通利血脉药，既是清利药；吴茱萸既是温里药又是降逆药；生姜既是解表药又是温里药，既是降逆药又是行散药；大枣既是益气药又是补血药，更是解毒药；甘草既是补气药又是生津药，既是化痰药又是解毒药。方药相互为用，构成以益气补血、散寒通脉为主的基础方，可辨治瘤寒夹痰夹虚证，方药相互为用，是以温阳散寒、益气补血为主的重要代表方，主治气血虚夹寒瘀证。

输卵管通而不畅（不孕症）

【导读】根据输卵管通而不畅（不孕症）的病变证机有血虚瘤寒，治以当归四逆加吴茱萸生姜汤温阳散寒，补血活血；又因病变证机有寒痰，故与赤丸合方，更因病变证机有阳虚，故与桂枝人参汤合方用之。

许某，女，35岁。结婚6年未孕，2年前经检查诊断为输卵管通而不畅，服用中西药但未能取得预期治疗效果，近由病友介绍前来诊治。刻诊：结婚6年未孕，小腹少腹怕冷，经行腹痛夹血块，受凉腹痛加重，肢体沉重，面色不荣，倦怠乏力，舌质淡红夹瘀紫、苔白厚腻，脉沉弱略涩。辨为虚瘀寒夹痰证，治当补益气血，活血化瘀，温阳化痰，给予当归四逆加吴茱萸生姜汤、赤丸与桂枝人参汤合方：当归10g，桂枝12g，白芍20g，细辛10g，通草6g，吴茱萸48g，生姜24g，制川乌6g，生半夏12g，茯苓12g，红参10g，白术10g，干姜10g，大枣25枚，炙甘草 10g。6 剂，第 1 次煎 35min，第 2 次煎 20min，合并药液，每日 1 剂，每次服 150mL 左右，每日分早、中、晚服。二诊：小腹少腹怕冷减轻，仍肢体沉重，以前方变茯苓为 20g，6 剂。三诊：小腹少腹怕冷较前又有减轻，肢体沉重好转，以前方 6 剂续服。四诊：小腹少腹怕冷基本消除，经行腹痛较前明显减轻，夹血块明显减少，以前方 6 剂续服。五诊：小腹少腹怕冷消除，仍面色不荣，以前方加当归为 15g，6 剂。六诊：诸症基本消除，又以前方治疗 80 余剂，已怀孕。随访 1 年，婴儿出生，一切尚好。

【用方提示】根据小腹少腹怕冷辨为寒，再根据肢体沉重、苔腻辨为痰，因面色不荣、倦怠乏力辨为气血虚，又因舌质夹瘀紫、经夹血块辨为瘀，以此辨为虚瘀寒夹痰证。方以当归四逆加吴茱萸汤补益气血，温通散寒；以桂枝人参汤益气温阳；以赤丸温阳散寒，燥化痰湿。方药相互为用，以奏其效。

痛经

痛经是指女子在月经期或前或后伴有少腹、小腹疼痛的表现。

【导读】运用当归四逆加吴茱萸生姜汤辨治痛经的病变证机是寒瘀；又因病变证机瘀阻比较重，故与失笑散合方治之。

夏某，女，22 岁。有 7 年痛经病史，近因同学介绍前来诊治。刻诊：痛经剧烈，手足冰凉，倦怠乏力，口淡不渴，舌质暗淡、苔薄白，脉沉涩。辨为血虚寒瘀证，治当补血活血、益气散寒。给予当归四逆加吴茱萸生姜汤与失笑散合方加味：当归 10g，白芍 10g，桂枝 10g，细辛 10g，通草 6g，大枣 20 枚，生姜 24g，吴茱萸 50g，五灵脂 10g，蒲黄 10g，红参 10g，炙甘草 6g。6 剂，水煎服，每日 1 剂，每日三服。二诊：手足冰凉减轻，以前方 6 剂续服。三诊：月经来潮，轻微痛经，以前方 6 剂续服。四诊：手足冰凉较前好转，以前方 6 剂续服。五诊：手足温和，以前方 6 剂续服。六诊：诸症基本解除，以前方 6 剂续服。七诊：月经来潮，未再疼痛。之后，为了巩固疗效，嘱患者在每次月经来潮之前 1 周服药，6 剂，再用药 3 次。随访 2 年，一切尚好。

【用方提示】根据手足冰凉辨为寒，再根据舌质暗淡、脉沉涩辨为瘀，因倦怠乏力辨为虚，以此辨为血虚寒瘀证。方以当归四逆加吴茱萸生姜汤补血活血、散寒止痛；以失笑散活血止痛；加红参益气止痛。方药相互为用，以奏其效。

当归生姜羊肉汤合方

当归生姜羊肉汤由『当归三两（9g）、生姜五两（15g）、羊肉一斤（48g）』所组成，方中当归既是补血药又是活血药，以补为主；生姜既是温通药又是醒脾药；羊肉既是温阳药又是补血药，方药相互为用，是以补血温阳为主的重要代表方，主治血虚寒证。

产后腹痛、恶露淋漓不尽

【导读】根据产后腹痛、恶露淋漓不尽的病变证机有血虚阳虚，治以当归生姜羊肉汤温阳补血；又因病变证机有瘀血，故与桂枝茯苓丸合方，更因病变证机有气郁，故与四逆散合方用之。

谢某，女，34岁。产后50天仍腹痛、恶露淋漓不尽，服用中西药但未能取得预期治疗目的，近由病友介绍前来诊治。刻诊：小腹冷痛，受凉疼痛加重，恶露淋漓不尽，急躁易怒，情绪低落，面色不荣，倦怠乏力，舌质淡夹瘀紫、苔薄白，脉沉弱。辨为血虚夹寒瘀证，治当补血养血、温阳止血。给予当归生姜羊肉汤、桂枝茯苓丸与四逆散合方：当归10g，生姜15g，羊肉50g，桂枝12g，阿胶珠12g，干姜12g，茯苓12g，桃仁12g，牡丹皮12g，白芍12g，柴胡12g，枳实12g，炙甘草12g。6剂，第1次煎35min，第2次煎20min，合并药液，每日1剂，每次服150mL左右，每日分早、中、晚服。二诊：小腹冷痛减轻，仍恶露淋漓不尽，以前方变阿胶珠为15g，6剂。三诊：小腹冷痛较前又有减轻，恶露止，以前方6剂续服。四诊：小腹冷痛基本消除，以前方6剂续服。五诊：小腹冷痛消除，又以前方治疗30余剂，诸症悉除。随访1年，一切尚好。

【用方提示】根据小腹冷痛辨为寒，再根据恶露不尽辨为阳虚不固，因面色不荣、倦怠乏力辨为气血虚，又因舌质夹瘀紫辨为瘀，以此辨为血虚夹寒瘀证。方以当归生姜羊肉汤补益气血，温通散寒；以桂枝茯苓丸活血化瘀；以四逆散调理气机。方药相互为用，以奏其效。

痛经

【导读】根据痛经的病变证机是血虚寒逆，治以当归生姜羊肉汤补血温中；又因病变证机阴寒比较重，故与吴茱萸汤合方治之。

袁某，女，25岁。有10年痛经病史，近因痛经加重前来诊治。刻诊：痛经剧烈，周期延长，月经量少色淡，经期恶心呕吐，面色萎黄，头晕目眩，手足不温，畏寒怕冷，舌质暗淡、苔薄白，脉沉弱。辨为血虚寒逆证，治当温阳散寒、补血止痛。给予当归生姜羊肉汤与吴茱萸汤合方：当归10g，生姜15g，羊肉50g，吴茱萸24g，红参10g，大枣12枚。6剂，水煎服，每日1剂，每日三服。二诊：手足不温减轻，以前方6剂续服。三诊：畏寒怕冷好转，以前方6剂续服。四诊：月经来潮，未痛经，嘱患者每次月经来潮前1周服药，连续用药4个周期，诸症悉除。随访1年，一切尚好。

【用方提示】根据痛经剧烈、手足不温辨为寒，再根据月经量少色淡、头晕目眩辨为血虚，因畏寒怕冷、脉沉弱辨为阳虚，以此辨为血虚寒逆证。方以当归生姜羊肉汤温阳散寒、补血活血；以吴茱萸汤益气温阳、散寒降逆。方药相互为用，以奏其效。

抵当汤合方

抵当汤由『水蛭熬（60g），虻虫去翅足、熬，各三十个（6g），桃仁去皮尖，二十个（4g），大黄酒洗、三两（9g）』所组成，方中水蛭既是破血药又是利水药；虻虫既是破血药又是通利九窍药；桃仁既是化瘀药又是泻瘀药；大黄既是泻热药又是润燥药；既是燥湿药又是通泻药。方药相互为用，是以泻热逐瘀为主的重要代表方，可辨治瘀热癥积重证。再则，用抵当汤中水蛭，先以小量为始，可根据病情变化酌情调整用量。

多发性子宫肌瘤（不孕症）、乳腺增生

【导读】根据多发性子宫肌瘤（不孕症）、乳腺增生的病变证机有瘀热，治以抵当汤泻热破瘀；又因病变证机有气郁，故与四逆散合方，复因病变证机有阳虚出血，故与胶姜汤合方，更因病变证机有寒痰，故与赤丸合方用之。

谢某，女，34岁。有多年乳腺增生病史，2年前经检查发现多发性子宫肌瘤（不孕症），服用中西药但未能控制子宫肌瘤生长，近由病友介绍前来诊治。刻诊：小腹坠胀，时有疼痛如针刺，腰背酸痛，月经周期缩短，经量增多，经期延长，经色暗淡，带下量多色黄，大便干结，尿急尿频，急躁易怒，情绪低落，倦怠乏力，手足不温，舌质淡、苔白厚腻，脉沉弱涩。辨为瘀热夹郁、寒痰夹虚证，治当泻热破瘀、行气解郁、温阳化痰。给予抵当汤、四逆散、赤丸与胶姜汤合方：水蛭10g，虻虫10g，桃仁10g，大黄10g，柴胡12g，枳实12g，白芍12g，阿胶珠15g，干姜15g，制川乌6g，生半夏12g，茯苓12g，细辛3g，炙甘草10g。6剂，第1次煎35min，第2次煎20min，合并药液，每日1剂，每次服150mL左右，每日分早、中、晚服。二诊：小腹刺痛减轻，仍小腹坠胀，以前方加红参10g，6剂。三诊：小腹刺痛较前又有减轻，小腹坠胀好转，仍出血，以前方变阿胶珠为20g，6剂。四诊：小腹刺痛较前又有明显减轻，小腹坠胀基本消除，出血明显减少，以前方6剂续服。五诊：小腹刺痛基本消除，手足温和，急躁易怒明显好转，以前方6剂续服。六诊：

诸症基本消除，又以前方治疗 160 余剂，经查检多发性子宫肌瘤基本消除，乳腺增生消除；停药 40 余天经检查已怀孕。随访 1 年半，婴儿已出生，一切尚好。

【用方提示】根据小腹刺痛辨为瘀，再根据经量增多、经色暗淡辨为阳虚血虚，因大便干结、带下色黄辨为热结，又因苔白厚腻辨为寒痰，更因情绪低落辨为气郁，以此辨为瘀热夹郁，寒痰夹虚证。方以抵当汤清泻瘀热；以胶姜汤温阳止血；以四逆散疏理气机；以赤丸温阳散寒，燥化痰湿。方药相互为用，以奏其效。

痴呆

痴呆是由于脑功能障碍而产生的获得性和持续性智能障碍综合征。

【导读】根据痴呆的病变证机是瘀血，治以抵当汤逐瘀；又因病变证机有痰热胶结，故与小陷胸汤合方；更因病变证机有气郁，故又与六磨饮子合方治之。

安某，男，67 岁。有 15 年脑动脉硬化病史，3 年前出现神志呆滞，在省级某医院诊断为血管性痴呆，住院治疗 1 个月，可症状改善不明显，出院后又多次服用中西药，仍未取得预期治疗效果，近因病友介绍前来诊治。刻诊：神志呆滞，不识自家门，抑郁，寡言少语，表情呆板，急躁易怒，焦虑，记忆力减退，因情绪异常加重，头痛如针刺，肢体困重，大便干结，面目晦暗，舌质暗红瘀紫、苔黄厚腻，脉沉弦。辨为肝气郁结、痰热瘀阻证，治当疏肝理气、清热化痰、活血化瘀。给予抵当汤、小陷胸汤与六磨饮子合方加味：沉香 10g，槟榔 10g，乌药 10g，木香 10g，枳实 10g，大黄 10g，半夏 12g，全栝楼 30g，水蛭 6g，虻虫 3g，桃仁 6g，黄连 3g，柴胡 12g，胆南星 12g。6 剂，水煎服，每日 1 剂，每日三服。二诊：大便通畅，以前方减大黄为 6g，6 剂。三诊：头痛减轻，以前方 6 剂续服。四诊：急躁易怒好转，以前方 6 剂续服。五诊：头痛止，肢体困重减轻，以前方 6 剂续服。六诊：焦虑好转，以前方 6 剂续服。之后，以前方因病症变化适当加减用药治疗 150 余剂，神志转佳，能识自家门，其他病症均有明显好转。为了巩固疗效，以前方变汤剂为丸剂，每次 6g，每日三服，治疗 1 年余。随访 1 年，一切尚好。

【用方提示】根据急躁易怒、因情绪异常加重辨为气郁，再根据头痛如针刺、舌质暗红瘀紫辨为瘀血，因面目晦暗、苔黄厚腻辨为痰热，以此辨为肝气郁结、痰热瘀阻证。方以六磨饮子行气破结、疏肝降逆；

以小陷胸汤清热降逆、燥湿化痰；以抵当汤活血破瘀、导热下行；加柴胡疏肝理气，胆南星清热化痰。方药相互为用，以奏其效。

高血压

高血压是以血压升高（收缩压和舒张压同时或分别≥140/90mmHg）为主要临床表现，伴或不伴有多种心血管危险因素的综合征。预防高血压应减轻体重，限制钠盐摄入，酌情增加含钾食物，戒烟，节制饮酒，调节心理，减少环境压力，适当增强体育锻炼，积极治疗原发病等。

【导读】根据高血压的病变证机是瘀热，治以抵当汤逐瘀泻热；又因头痛比较重，故与芍药甘草汤合方泻瘀缓急止痛。

袁某，男，65岁。有多年高血压病史，多次服用西药，但未能使血压降至正常范围，近因头痛加重前来诊治。刻诊：头痛如针刺，心胸烦热，大便干结，舌质暗红瘀紫、苔薄黄，脉沉涩，测血压165/120mmHg。辨为瘀热重症，治当泻热祛瘀。给予抵当汤加味：水蛭60g，虻虫6g，桃仁5g，大黄10g，生白芍30g，生甘草10g。6剂，水煎服，每日1剂，每日三服。二诊：头痛减轻，以前方6剂续服。三诊：大便通畅，以前方减大黄为6g，6剂。四诊：头痛止，测血压125/90mmHg，以前方减水蛭为10g，虻虫为3g，6剂。五诊：诸症悉除，为了巩固疗效，又以前方治疗12剂。之后，以刻诊方药变汤剂为散剂，每次3g，每日三服。随访1年，一切尚好。

【用方提示】根据头痛如针刺、脉沉涩辨为瘀，再根据心胸烦热、苔薄黄辨为热，因大便干结辨为瘀热内结，以此辨为瘀热重症。方以抵当汤逐瘀泻热；加生白芍敛阴潜阳，生甘草清热缓急止痛。方药相互为用，以奏其效。

防己地黄汤合方

防己地黄汤由『防己一钱（1.8g）、桂枝三钱（5g）、防风三钱（5g）、甘草二钱（3.6g）、生地黄二斤（100g）』所组成，方中防己既是辛散药又是降泄药，既是清热药又是燥湿药；生地黄既是清热药又是凉血药，既是补血药又是滋阴药；桂枝既是通利药又是通阳药，既是行散药又是温补药；防风既是疏散药又是润燥药，还是解痉药；甘草既是益气药又是解毒药，既是生津药又是化痰药，方药相互为用，是以养心清热、滋阴生津、通阳定狂为主的重要治病方，可辨治血热阳郁伤阴证。

手心灼热、脚心冰凉

【导读】根据手心灼热、脚心冰凉的病变证机有血热阳郁，治以防己地黄汤凉血通阳；又因病变证机有气郁，故与四逆散合方，复因病变证机有阳虚，故与四逆加人参汤合方用之。

杨某，女，46岁。有多年手心灼热、脚心冰凉病史，近由病友介绍前来诊治。刻诊：手心灼热如火烤，心烦，急躁易怒，情绪低落，怕冷，脚心冰凉，月经量少，倦怠乏力，大便干结，舌红少苔，脉沉细弱。辨为血热阳郁、气郁阳虚证，治当凉血通阳、行气温阳。给予防己地黄汤、四逆散与四逆加人参汤合方：防己2g，桂枝5g，生地黄100g，防风5g，柴胡12g，枳实12g，白芍12g，生附子5g，干姜5g，红参3g，炙甘草12g。6剂，第1次煎35min，第2次煎20min，合并药液，每日1剂，每次服150mL左右，每日分早、中、晚服。二诊：手心灼热、脚心冰凉略有减轻，仍倦怠乏力，以前方变红参为6g，6剂。三诊：手心灼热、脚心冰凉较前又有减轻，倦怠乏力好转，以前方6剂续服。四诊：手心灼热、脚心冰凉较前又有明显减轻，大便通畅，以前方6剂续服。五诊：诸症基本消除，又以前方治疗20余剂以巩固疗效。随访1年，一切尚好。

【用方提示】根据手心灼热、舌红少苔辨为血热，再根据脚心冰凉、怕冷辨为阳虚阳郁，因大便干结辨为阴虚，又因倦怠乏力辨为气虚，更因情绪低落辨为气郁，以此辨为血热阳郁、气郁阳虚证。方以防己地黄汤凉血通阳；以四逆加人参汤益气温阳；以四逆散疏理气机。方药相互为用，以奏其效。

焦虑症

焦虑症属于神经症，是以自主神经紊乱、肌肉紧张及运动性不安的焦虑情绪为主的一种神经症。根据临床表现分为广泛性焦虑障碍和惊恐障碍。女性发病多于男性。

【导读】根据焦虑症的病变证机是虚热扰心，治以防己地黄汤通阳养心清热；又因心神不安病变证机比较重，故与酸枣仁汤合方安神。

许某，女，32岁。有5年焦虑症病史，近因烦躁不安加重前来诊治。刻诊：烦躁，失眠，多梦，盗汗，手足不温，畏寒怕冷，口渴欲饮，心神恍惚，舌质红、苔薄黄，脉浮弱。辨为虚热扰心、阳郁神遏证，治当清热滋阴、通阳养心。给予防己地黄汤与酸枣仁汤合方：防己2g，生地黄100g，桂枝5g，防风5g，酸枣仁48g，知母6g，茯苓6g，川芎6g，炙甘草4g。6剂，水煎服，每日1剂，每日三服。二诊：烦躁减轻，以前方6剂续服。三诊：烦躁又有减轻，以前方6剂续服。四诊：失眠好转、多梦减少，以前方6剂续服。五诊：手足不温、畏寒怕冷基本解除，又以前方治疗60余剂。之后，以前方变汤剂为散剂，每次6g，每日三服，治疗半年。随访1年，一切尚好。

【用方提示】根据口渴、舌质红辨为热，再根据失眠、盗汗辨为阴虚，因手足不温、畏寒怕冷辨为阳郁，以此辨为虚热扰心、阳郁神遏证。方以防己地黄汤养心清热、滋阴生津、通阳定狂；以酸枣仁汤养心清热、安神舍魂。方药相互为用，以奏其效。

防己茯苓汤合方

防己茯苓汤由『防己三两（9g）、黄芪三两（9g）、桂枝三两（9g）、茯苓六两（18g）、甘草二两（6g）』所组成，方中防己既是治水药又是行散药；黄芪既是益气药又是行散药；桂枝既是温阳药又是通阳药，还是益气化水药；茯苓既是益气药又是利水药，还宁心安神；甘草既是益气药又是生津药，还是化水药，方药相互为用，是以温脾利水、通阳消肿为主的重要治病方，辨治气虚水气寒热证。

========== 特发性水肿 ==========

【导读】根据特发性水肿的病变证机有气虚水气，治以防己茯苓汤益气通阳；又因病变证机有阳虚，故与真武汤合方，复因病变证机有痰湿，故与小半夏汤合方用之。

詹某，女，35岁。有多年特发性水肿病史，近由病友介绍前来诊治。刻诊：眼睑、颜面、足、踝、胫前水肿，活动后或月经期水肿加重，形体肥胖，倦怠乏力，手足不温，怕冷，舌质淡夹瘀紫、苔白滑腻，脉沉弱。辨为阳虚痰湿夹瘀证，治当通阳益气、温阳化痰、活血化瘀。给予防己茯苓汤、真武汤、蒲灰散与小半夏汤合方：防己10g，桂枝10g，黄芪10g，茯苓20g，制附子5g，白术6g，白芍10g，生姜24g，滑石10g，蒲黄10g，生半夏24g，炙甘草6g。6剂，第1次煎35min，第2次煎20min，合并药液，每日1剂，每次服150mL左右，每日分早、中、晚服。二诊：水肿减轻，仍怕冷，以前方变附子为10g，6剂。三诊：水肿较前又有减轻，怕冷好转，以前方6剂续服。四诊：水肿较前又有明显减轻，仍倦怠乏力，以前方加红参6g，6剂。五诊：诸症基本消除，又以前方治疗50余剂以巩固疗效。随访1年，一切尚好。

【用方提示】根据水肿、怕冷辨为阳虚，再根据形体肥胖、舌苔腻辨为痰湿，因舌质淡夹瘀紫辨为瘀，又因倦怠乏力辨为气虚，以此辨为气虚痰湿夹瘀证。方以防己茯苓汤益气通阳利水；以真武汤温阳利水；

以小半夏汤燥湿化痰；以蒲灰散利水化瘀。方药相互为用，以奏其效。

风湿性心脏病

风湿性心脏病是指心脏瓣膜（瓣叶、瓣环、腱索或乳头肌）的功能或结构异常（或狭窄，或关闭不全，或二者俱有）的疾病。本病好发于 40 岁以下人群。

【导读】根据风湿性心脏病的病变证机是水气内盛，治以防己茯苓汤通阳利水；又因阳虚比较明显，故与真武汤合方温阳利水。

刘某，女，63 岁。有 10 年风湿性心脏病病史，2 年前又有颜面及下肢水肿，数经中西药治疗，水肿未能达到预期治疗目的，近因颜面水肿明显前来诊治。刻诊：心悸，胸闷，心中拘紧，头昏头沉，颜面及下肢水肿，按之凹陷不起，手足不温，舌质淡、苔薄白，脉沉弱。辨为心阳虚弱、水气肆虐证，治当益气温阳、通阳利水。给予防己茯苓汤与真武汤合方加味：防己 10g，黄芪 10g，桂枝 10g，茯苓 18g，白芍 10g，生姜 10g，白术 6g，附子 5g，生川乌 6g，红参 10g，炙甘草 6g。6 剂，水煎服，每日 1 剂，每日三服。二诊：心悸、颜面水肿明显减轻，以前方 6 剂续服。三诊：心悸止，胸闷、心中拘紧减轻，以前方 6 剂续服。四诊：颜面水肿基本消除，下肢水肿好转，以前方 6 剂续服。五诊：手足不温好转，以前方 6 剂续服。六诊：颜面及下肢水肿基本消除，以前方治疗 20 余剂。之后，以前方变汤剂为散剂，每次 6g，每日三服，治疗半年，病情稳定。随访 1 年，一切尚好。

【用方提示】根据心悸、胸闷、舌质淡、脉沉弱辨为心阳虚，再根据颜面及下肢水肿辨为水气，因手足不温、苔薄白辨为阴寒，以此辨为心阳虚弱、水气肆虐证。方以防己茯苓汤温脾通阳、利水消肿；以真武汤温壮阳气、主水制水；加生川乌温阳逐寒，红参益气安神。方药相互为用，以奏其效。

防己黄芪汤合方

防己黄芪汤由『防己一两（3g）』，甘草炙、半两（1.5g），白术七钱半（12g），黄芪去芦、一两一分（3.8g），生姜4片，大枣1枚』所组成，方中防己既是发散药又是降泄药；黄芪既是益气药又是利水药；白术既是益气药又是燥湿药，还是发汗药；生姜既是散药又是降逆药；大枣既是益气药又是补血药；甘草既是益气药又是生津药，还是化痰药，方药相互为用，是以发散利水、健脾益气为主的基本代表方，辨治气虚水湿夹寒证。

═══════ **类风湿关节炎** ═══════

【导读】根据类风湿关节炎的病变证机有气虚风湿，治以防己黄芪汤益气祛风；又因病变证机有阳虚，故与桂枝附子汤合方，复因病变证机有痰热，故与小陷胸汤合方用之。

许某，女，49岁。有多年类风湿性关节炎病史，近由病友介绍前来诊治。刻诊：手指关节疼痛，食指、中指、无名指、小指关节肿胀变形，手足不温，头汗出，汗后怕冷更甚，倦怠乏力，口苦口腻，舌质淡红、苔黄腻夹白，脉沉弱。辨为阳虚风湿夹痰热证，治当通阳益气、清热化痰。给予防己黄芪汤、桂枝附子汤与小陷胸汤合方：防己3g，白术12g，黄芪5g，附子15g，桂枝12g，黄连3g，全瓜蒌30g，生姜10g，生半夏12g，大枣12枚，炙甘草6g。6剂，第1次煎35min，第2次煎20min，合并药液，每日1剂，每次服150mL左右，每日分早、中、晚服。二诊：关节疼痛略有减轻，仍汗出，以前方变黄芪为15g，6剂。三诊：关节疼痛较前又有减轻，汗出略有减少，以前方变黄芪为24g，6剂。四诊：关节疼痛较前又有减轻，汗出止，仍怕冷，以前方加干姜15g，6剂。五诊：关节疼痛较前又有减轻，手足较前温和，以前方6剂续服。六诊：关节疼痛基本消除，仍口苦口腻，以前方变黄连为6g，6剂。七诊：诸症基本趋于缓解，又以前方治疗150余剂，关节疼痛消除，手指变形较前明显恢复；之后，以前方变汤剂为散剂，每次6g，每日早、中、晚服。随访2年，一切尚好。

【用方提示】根据关节疼痛、汗出辨为气虚，再根据手足不温、汗后更甚辨为阳虚，因口苦口腻、苔黄腻辨为夹痰热，以此辨为阳虚风湿夹痰热证。方以防己黄芪汤益气固表祛风；以桂枝附子汤温阳散寒，通利关节；以小陷胸汤清热化痰。方药相互为用，以奏其效。

肾病综合征

肾病综合征是以每日尿蛋白＞3.5g，血浆白蛋白＜30g/L，以及水肿、血脂升高为主的一组临床综合征。诊断标准以前两项为必须具有。

【导读】根据肾病综合征的病变证机是风水表虚，治以防己黄芪汤益气固表利水；又因脾肾阳虚水气内盛，故与茯苓泽泻汤合方治之。

郑某，女，58岁。有9年肾病综合征病史，近由病友介绍前来诊治。刻诊：眼睑及肢体水肿、汗出，食后腹胀，腰酸困，倦怠乏力，面色萎黄，舌质淡、苔白滑腻，脉沉弱，尿蛋白（++++）。辨为风水表虚、脾肾阳虚、水气浸淫证，治当发散利水、健脾益气、温肾消肿。给予防己黄芪汤与茯苓泽泻汤合方加味：防己3g，黄芪4g，茯苓24g，泽泻12g，桂枝6g，生姜12g，人参15g，白术12g，大枣1枚，桑寄生30g，生麦芽15g，炙甘草6g。6剂，水煎服，每日1剂，每日三服。二诊：饮食转佳，眼睑及下肢水肿略有减轻，以前方6剂续服。三诊：腰酸困缓解，以前方6剂续服。四诊：眼睑及下肢水肿明显减轻，以前方6剂续服。五诊：苔腻消失，以前方6剂续服。六诊：眼睑及下肢水肿基本消除，尿蛋白（++），以前方6剂续服。七诊：诸症基本解除，以前方治疗60余剂，尿蛋白（－）。之后，以前方变汤剂为散剂，每次6g，每日三服，治疗半年。随访1年，一切尚好。

【用方提示】根据眼睑及肢体水肿、汗出辨为风水表虚，再根据食后腹胀辨为脾虚，因腰酸困、脉沉弱辨为肾虚，又因倦怠乏力辨为气虚，以此辨为风水表虚、脾肾阳虚、水气浸淫证。方以防己黄芪汤发散利水、健脾益气；以茯苓泽泻汤利水渗湿、益气制水；加人参补益中气，桑寄生补肾壮骨，生麦芽消食和胃。方药相互为用，以奏其效。

风引汤合方

风引汤由『大黄四两（12g）、干姜四两（12g）、龙骨四两（12g）、桂枝三两（9g）、甘草二两（6g）、牡蛎二两（6g）、寒水石六两（18g）、滑石六两（18g）、赤石脂六两（18g）、白石脂六两（18g）、紫石英六两（18g）、石膏六两（18g）』所组成，方中大黄既是泻热药又是息风药；石膏、寒水石既是泻热药又是生津药；龙骨、牡蛎、紫石英既是安神药又是潜阳息风药；赤石脂、白石脂既是固涩药又是益阴药；干姜、桂枝既是温阳药又是通阳药；滑石既是清热药又是渗利药；甘草既是益气药又是生津药，方药相互为用，是以泻热息风为主的重要治病方，可辨治热扰动风夹寒证。

肝癌术后持续高热

【导读】根据肝癌术后持续高热的病变证机有郁热内盛，治以风引汤清泻郁热；又因病变证机有阳虚，故与四逆加人参汤合方，复因病变证机有风痰，故与藜芦甘草汤合方用之。

郑某，男，69岁。6个月前进行肝癌手术，术后高热不退，近由病友介绍前来诊治。刻诊：高热（40℃以上），大便干结，手足肌肉抽搐，手足不温，怕冷，倦怠乏力，口苦，舌质红、苔薄黄，脉沉弱。辨为郁热生风夹阳虚证，治当清泻郁热、温阳息风。给予风引汤、四逆加人参汤与藜芦甘草汤合方：大黄12g，干姜12g，龙骨12g，桂枝10g，牡蛎6g，寒水石18g，滑石18g，赤石脂36g，紫石英18g，石膏18g，生附子5g，红参3g，藜芦1.5g，炙甘草6g。6剂，第1次煎35min，第2次煎20min，合并药液，每日1剂，每次服150mL左右，每日分早、中、晚服。二诊：高热明显减轻（37.7℃），仍手足肌肉抽搐，以前方变藜芦为2.5g，6剂。三诊：高热较前又有减轻（37.1℃），手足肌肉抽搐明显减轻，以前方6剂。四诊：体温正常，其余诸症基本趋于缓解，又以前方治疗20余剂续服；之后，又以小柴胡汤与桂枝茯苓丸合方因病变证机而酌情加减用药治疗肝癌术后诸症。随访4年，一切尚好。

【用方提示】根据高热、口苦辨为郁热，再根据手足不温、怕冷辨为阳虚，因手足肌肉抽搐辨为夹风，以此辨为郁热生风夹阳虚证。方以风引汤清泻郁热，潜阳息风；以四逆加人参汤益气温阳；以藜芦甘草汤益气息风。方药相互为用，以奏其效。

高血压

【导读】根据高血压的病变证机是肝热生风，治以风引汤清肝息风，运用风引汤辨治高血压必须因病症表现随症加减用药。

程某，男，58岁。有10余年高血压病史，在2年前服用西药能将血压降至正常，近2年来服用西药未能将血压控制在正常范围之内，血压经常波动在（115～130）/（160～180）mmHg，近由病友介绍前来诊治。刻诊：头痛，头晕目眩，急躁易怒，大便干结，小便短赤，乏力，手足麻木，口渴，口苦，舌质红、苔薄黄，脉弦数。辨为肝热阳郁证，治当清泻肝热、通阳降泄。给予风引汤加味：大黄12g，干姜12g，龙骨12g，桂枝9g，甘草6g，牡蛎6g，寒水石18g，滑石18g，赤石脂36g，紫石英18g，石膏18g，黄芪24g。6剂，水煎服，每日1剂，每日三服。二诊：头痛止，头晕目眩减轻，以前方6剂续服。三诊：急躁易怒解除，以前方6剂续服。四诊：血压降为135/95mmHg，病情稳定，为了巩固疗效，又以前方变汤剂为散剂，每次3～5g，每日三服。随访1年，血压维持在正常范围之内。

【用方提示】根据急躁易怒、口渴、舌质红、苔薄黄辨为肝热，再根据大便干结、小便短赤辨为阳郁，因乏力、手足麻木辨为热伤气，以此辨为肝热阳郁证。方以风引汤清泻肝热、通阳降泄；加黄芪补益正气。方药相互为用，以奏其效。

帕金森病

帕金森病是中老年人锥体外系神经系统进行性变性疾病。

【导读】根据帕金森病的病变证机是肝热，治以风引汤泻热制风；又因筋脉挛急比较重，故与牵正散合方治之。

庞某，男，59岁。2年前出现手指震颤，经检查诊断为帕金森病，在省市多家医院诊治，经常服用中西药，但未能有效控制症状表现，近由病友介绍前来诊治。刻诊：手指震颤，肌肉强直，颈背拘急，步态不稳，渴欲饮水，身热汗多，手足烦热，口苦，烦躁易怒，大便干结，舌质红、苔黄，脉沉滑。辨为肝热生风证，治当清肝泻热、息风止痉。给予风引汤与牵正散合方加味：大黄12g，干姜12g，龙骨12g，桂枝10g，甘草6g，牡蛎6g，寒水石18g，滑石18g，赤石脂36g，紫石英18g，石膏18g，全蝎6g，白附子6g，白僵蚕6g，钩藤24g。6剂，水煎服，每日1剂，每日三服。二诊：身热汗多减轻，大便通畅，减大黄为6g，6剂。三诊：口苦好转，手足烦热止，以前方6剂续服。四诊：烦躁易怒好转，以前方6剂续服。五诊：手指震颤较前略有减轻，以前方6剂续服。六诊：自觉肌肉较前柔和，以前方6剂续服。之后，以前方因病症变化酌情加减用药治疗100余剂，手指震颤得到有效控制，其他病症亦有明显改善。为了巩固疗效，以前方变汤剂为丸剂，每次6g，每日三服，治疗1年余。随访1年，一切尚好。

【用方提示】根据手指震颤、肌肉强直辨为肝风，再根据身热汗出、口苦、苔黄辨为肝热，以此辨为肝热生风证。方以风引汤清肝泻热、潜阳息风；以牵正散祛风息风止痛；加钩藤息风止痉。方药相互为用，以奏其效。

中毒后遗症肢体强直

中毒后遗症肢体强直是指中毒损害神经肌肉而产生的表现。

【导读】根据中毒后遗症的病变证机是肝热生风，治以风引汤清肝泻热；又因肌肉强直、颈背拘急比较重，故与芍药甘草汤合方缓急柔筋。

单某，女，25岁。3年前因误服250mL敌敌畏农药中毒，经抢救后出现肢体僵硬，不能自主活动，服用中西药，症状表现未能达到改善，近由其他人介绍前来诊治。刻诊：肢体肌肉僵硬抽搐，手僵不能握固，足硬不能行走，口舌言语不清，自觉身热，心烦急躁，舌质红、苔薄黄，脉弦紧。辨为肝热生风证，治当清肝泻热、育阴潜阳、息风止痉。给予风引汤与芍药甘草汤合方：大黄12g，干姜12g，龙骨12g，桂枝10g，牡蛎6g，寒水石18g，滑石18g，赤石脂36g，紫石英18g，石膏18g，白芍50g，炙甘草30g。6剂，水煎服，每日1剂，每日三服。二诊：身热消除，以前方6剂续服。三诊：肢体抽搐减轻，以前方6剂续服。四诊：心烦急躁缓解，以前方6剂续服。五诊：肢体僵硬改善，以前方6剂续服。六诊：口舌言语较前清楚，以前方6剂续服。七诊：手足较前灵活，以前方治疗90余剂，手较前可持物，足较前可行走。之后，以前方变汤剂为散剂，每次6g，每日三服，巩固治疗6个月，能做简易家务。随访1年，一切尚好。

【用方提示】根据抽搐、身热、急躁辨为肝热生风，再根据口舌言语不清辨为肝热侵扰心窍，以此辨为肝热生风证。方以风引汤清泻肝热、育阴潜阳、息风止痉；以芍药甘草汤益气补血、柔肝缓急。方药相互为用，以奏其效。

附子汤合方

◇◇◇◇◇◇◇◇◇◇◇◇◇

附子汤由『附子炮、去皮、破八片、二枚（10g）』，茯苓三两（9g），人参二两（6g），白术四两（12g），芍药三两（9g）』所组成，方中附子既是温阳药又是益阳药；人参既是益气药又是生津药；白术既是益气药又是燥湿药；茯苓既是利水药又是益气药；芍药既是补血药又是泻瘀药，方药相互为用，是以温阳散寒、益气除湿为主的基础代表方，可辨治寒瘀虚夹湿证。

====== **妊娠腹痛沉重、慢性胃炎** ======

【导读】根据妊娠腹痛、慢性胃炎的病变证机有寒湿，治以附子汤温阳燥湿；又因病变证机有阳虚，故与桂枝人参汤合方，复因病变证机有郁热，故与栀子豉汤合方用之。

夏某，女，37岁。有多年慢性胃炎病史，妊娠30余天出现腹痛，服用中西药但未能取得预期治疗效果，近由病友介绍前来诊治。刻诊：腹痛沉重，四肢困重，不思饮食，大便溏泄，手足不温，怕冷，倦怠乏力，口苦口腻，舌质淡红、苔腻白夹黄，脉沉弱。辨为寒湿阳虚夹郁热证，治当益气温阳、化湿清热。给予附子汤、桂枝人参汤与栀子豉汤合方：附子10g，茯苓10g，白芍10g，红参6g，桂枝12g，白术10g，干姜10g，栀子15g，淡豆豉10g，炙甘草12g。6剂，第1次煎35min，第2次煎20min，合并药液，每日1剂，每次服150mL左右，每日分早、中、晚服。二诊：腹痛明显减轻，仍倦怠乏力，以前方变红参为10g，6剂。三诊：腹痛较前又有减轻，倦怠乏力好转，仍腹痛沉重，以前方变白术为24g，6剂。四诊：腹痛沉重基本消除，手足温和，又以前方治疗20余剂。随访1年，婴儿已出生，一切尚好。

【用方提示】根据妊娠腹痛沉重、手足不温辨为寒湿，再根据倦怠乏力、脉沉弱辨为阳虚，因口苦口腻辨为湿热，以此辨为寒湿阳虚夹郁热证。方以附子汤温阳散寒，益气化湿；以桂枝人参汤益气温阳散寒；以栀子豉汤清宣郁热。方药相互为用，以奏其效。

附睾炎

附睾炎是指各种致病因素引起的附睾炎症病变。根据病变特点将其分为急性附睾炎和慢性附睾炎两种。

【导读】根据附睾炎的病变证机阳虚寒湿，治以附子汤温阳散寒除湿；又因病变证机寒湿比较重，故与吴茱萸汤合方治之。

晁某，男，49岁。有10余年附睾炎病史，服用中西药未能控制症状表现，近由朋友介绍前来诊治。刻诊：睾丸冰凉放射至腰部、小腹，阴囊潮湿，阳痿，舌质淡、苔薄白，脉沉弱。辨为阳虚寒湿证，治当温阳散寒除湿。给予附子汤与吴茱萸汤合方加味：附子10g，茯苓10g，红参10g，白术12g，白芍10g，吴茱萸24g，生姜15g，大枣12枚，生川乌10g，干姜10g，炙甘草10g。6剂，水煎服，每日1剂，每日三服。二诊：睾丸冰凉好转，以前方6剂续服。三诊：阴囊潮湿减轻，以前方6剂续服。四诊：睾丸冰凉又有好转，以前方6剂续服。五诊：阴囊潮湿基本解除，以前方6剂续服。六诊：阳痿好转，以前方6剂续服。七诊：诸症悉除，又以前方治疗12剂。随访1年，一切尚好。

【用方提示】根据睾丸冰凉、舌质淡辨为寒，再根据阳痿、脉沉弱辨为阳虚，因阴囊潮湿辨为湿，以此辨为阳虚寒湿证。方以附子汤温阳散寒、益气除湿；以吴茱萸汤温阳散寒、益气化阳；加生川乌攻逐阴寒，干姜温暖脾胃、化生阳气，炙甘草益气和中。方药相互为用，以奏其效。

慢性盆腔炎

慢性盆腔炎是指女性内生殖器官、周围结缔组织及盆腔腹膜发生的慢性炎症。

【导读】根据慢性盆腔炎的病变证机是寒湿，治以附子汤；又因病变证机有瘀血，故与失笑散合方；更因病变证机有湿热，故与三妙丸合方治之。

谢某，女，36岁。有7年慢性盆腔炎病史，经常服用中西药，但未能有效控制症状，近由病友介绍前来诊治。刻诊：小腹及腰骶疼痛如针刺，畏寒怕冷，月经周期紊乱，带下量多色白，心胸烦热，口渴喜饮热水，舌质红夹瘀紫、苔薄黄，脉沉涩。辨为寒湿瘀血夹热证，治当散寒除湿、活血化瘀，兼清郁热。给予附子汤、失笑散与三妙丸合方加味：附子 10g，茯苓 10g，人参 6g，白术 12g，白芍 10g，五灵脂 12g，蒲黄 12g，黄柏 12g，苍术 18g，川牛膝 6g，吴茱萸 6g，赤芍 15g。6 剂，水煎服，每日 1 剂，每日三服。二诊：疼痛略有减轻，以前方 6 剂续服。三诊：口渴基本解除，以前方 6 剂续服。四诊：带下明显减少，以前方 6 剂续服。五诊：畏寒止，以前方 6 剂续服。六诊：诸症基本解除，以前方 6 剂续服。之后，为了巩固治疗效果，以前方变汤剂为散剂，每次 6g，每日三服，治疗 2 个月。随访 1 年，一切正常。

【用方提示】根据畏寒怕冷、带下量多色白辨为寒湿，再根据疼痛如针刺、脉沉涩辨为瘀血，因舌质红、苔薄黄辨为夹热，以此辨为寒湿瘀血夹热证。方以附子汤温阳散寒除湿；失笑散活血化瘀止痛；三妙丸清热燥湿、强健筋骨；加吴茱萸温阳散寒燥湿，赤芍凉血散瘀，兼清郁热。方药相互为用，以奏其效。

附子泻心汤合方

附子泻心汤由『大黄二两（6g）、黄连一两（3g）、黄芩一两（3g）、附子炮、去皮、破、别煮取汁、一枚（5g）』所组成，方中附子既是温阳药又是温卫阳药；大黄既是泻热药又是通利药；黄连、黄芩既是清热药又是凉血药，还是燥湿药，方药相互为用，是以清热燥湿、温助阳气为主的基础代表方，可辨治湿热夹寒瘀证。

慢性胃炎、面部痤疮

【导读】根据慢性胃炎、面部痤疮的病变证机有湿热夹阳虚，治以附子泻心汤泻热温阳；又因病变证机有阳虚，故与桂枝人参汤合方，复因病变证机有瘀血，故与失笑散合方用之。

洪某，男，29岁。有多年慢性胃炎、面部痤疮病史，近由病友介绍前来诊治。刻诊：胃脘灼热疼痛如针刺，不思饮食，面部痤疮，大便干结，手足不温，怕冷，倦怠乏力，口苦，舌质淡红夹瘀紫、苔黄腻夹白，脉沉弱。辨为阳虚湿热夹瘀证，治当益气温阳、清热燥湿、活血化瘀。给予附子泻心汤、桂枝人参汤与失笑散合方：附子5g，大黄6g，黄连20g，黄芩3g，白术10g，红参10g，干姜10g，桂枝12g，五灵脂10g，蒲黄10g，炙甘草12g。6剂，第1次煎35min，第2次煎20min，合并药液，每日1剂，每次服150mL左右，每日分早中晚服。二诊：胃痛减轻，仍胃脘灼热、痤疮，以前方变黄芩为20g，6剂。三诊：胃痛较前又有减轻，仍大便干结，以前方变大黄为9g，6剂。四诊：胃痛基本消除，手足温和，面部痤疮减轻，以前方6剂续服。五诊：胃痛未再发作，倦怠乏力明显好转，以前方6剂续服。六诊：诸症基本消除，又以前方30余剂续服。随访1年，一切尚好。

【用方提示】根据胃脘灼热、口苦辨为湿热，再根据倦怠乏力、脉沉弱辨为阳虚，因舌质夹瘀紫辨为夹瘀，以此辨为阳虚湿热夹瘀证。方以附子泻心汤温阳清热燥湿；以桂枝人参汤益气温阳散寒；以失笑散活血化瘀。方药相互为用，以奏其效。

═══════════════ 痤疮 ═══════════════

痤疮是毛囊皮脂腺慢性炎症性疾病。

【导读】根据痤疮的病变证机湿热阳虚，治以附子泻心汤清热燥湿、温助阳气；又因湿热夹阳虚比较重，故与栀子干姜汤合方治之。

孙某，男，21岁。有4年痤疮病史，服用中西药，未能有效控制痤疮，近因痤疮加重前来诊治。刻诊：面部痤疮，大的如黄豆，小的如绿豆，根基发红，顶部黄白，甚于两颊部，大便干结，手足不温，舌质淡红、苔黄略腻，脉浮。辨为湿热阳虚证，治当清热燥湿、温阳透散。给予附子泻心汤与栀子干姜汤合方加味：附子10g，大黄12g，黄连6g，黄芩6g，栀子15g，干姜6g，石膏50g，连翘30g，生甘草10g。6剂，水煎服，每日1剂，每日三服。二诊：大便通畅，以前方6剂续服。三诊：痤疮根基色泽变淡，大便变溏，减大黄为6g，6剂。四诊：痤疮根基色泽变淡，以前方6剂续服。五诊：小的痤疮基本消退，以前方6剂续服。六诊：手足温和，痤疮基本消退，以前方6剂续服。为了巩固疗效，以前方变汤剂为丸剂，每次10g，每日三服，治疗3个月。随访1年，一切尚好。

【用方提示】根据痤疮根基发红辨为湿热，再根据手足不温、舌质淡红辨为湿热夹阳虚，以此辨为湿热阳虚证。方以附子泻心汤清泻热结、温阳透发；以栀子干姜汤清泻郁热、温阳散寒；加石膏清泻内热，连翘清热散结，生甘草清热解毒、益气和中。方药相互为用，以奏其效。

═══════════════ 牙龈炎 ═══════════════

牙龈炎是指牙龈龈缘和龈乳头充血、浸润、渗出的炎症病变。根据牙龈炎临床表现分为急性牙龈炎与慢性牙龈炎，而中医辨治慢性牙龈炎具有明显优势与特色。

【导读】根据牙龈炎的病变证机既有热又有寒，选用附子泻心汤既能泻热又能散寒，仅用附子泻心汤主治寒热夹杂则力量薄弱，故又与栀子干姜汤合方治之。

马某，男，42 岁。近 4 年来几乎是日日牙痛，时轻时重，疼痛时服用西药或中药得以缓解，但没有达到治疗目的，近因牙痛加重前来诊治。刻诊：牙痛因食凉食热加甚，牙龈红肿伴有轻微出血，口干不欲饮水，畏寒怕冷，舌质红、苔薄黄，脉虚弱。辨为郁热阳虚证，治当清热泻火，兼顾阳气。给予附子泻心汤与栀子干姜汤合方加味：大黄 6g，黄连 10g，黄芩 10g，附子 5g，栀子 14g、干姜 6g，补骨脂 12g，细辛 10g，红参 6g，炙甘草 6g。6 剂，水煎服，每日 1 剂，每日三服。二诊：牙痛明显减轻，不再怕冷，以前方 6 剂续服。三诊：牙痛止，以前方 6 剂续服。四诊：为了巩固疗效，以前方 12 剂。随访 1 年，一切尚好。

【用方提示】根据牙龈红肿、舌质红、苔薄黄辨为热；再根据口干不欲饮水、畏寒怕冷辨为寒；因脉虚弱辨为夹气虚，以此辨为郁热阳虚证。方以附子泻心汤既清热泻火又温阳散寒；以栀子干姜汤增强附子泻心汤清热温阳；加补骨脂温阳补虚，细辛温阳通络止痛，红参、炙甘草兼治病久体虚。方药相互为用，以奏其效。

茯苓四逆汤合方

茯苓四逆汤由『茯苓四两（12g）、人参一两（3g）、附子生用，去皮，破八片、一枚（5g）、干姜一两半（4.5g）、炙甘草二两（6g）』所组成，方中茯苓既是益气药又是安神药，还是渗利药；附子既是温壮阳气药又是醒神药；干姜既是温阳药又是宣降药；甘草既是益气药又是生津药，方药相互为用，是以温阳益气为主的重要代表方，可辨治阳虚夹瘀证。

室性、房性心动过速

【导读】根据室性、房性心动过速的病变证机有阳虚，治以茯苓四逆汤温阳宁心；又因病变证机有心肾不交，故与桂枝加龙骨牡蛎汤合方，复因病变证机有瘀血，故与失笑散合方用之。

崔某，男，47岁。有多年室性、房性心动过速病史，近由病友介绍前来诊治。刻诊：心悸（心率106次/分），心烦，失眠多梦，倦怠乏力，手足不温，怕冷，口淡不渴，舌质暗淡夹瘀紫，苔白略腻，脉沉弱。辨为阳虚夹瘀、心肾不交证，治当益气温阳、交通心肾、活血化瘀。给予茯苓四逆汤、桂枝加龙骨牡蛎汤与失笑散合方：生附子5g，干姜5g，红参3g，桂枝10g，白芍10g，龙骨24g，牡蛎24g，生姜10g，五灵脂10g，蒲黄10g，大枣12枚，炙甘草12g。6剂，第1次煎35min，第2次煎20min，合并药液，每日1剂，每次服150mL左右，每日分早、中、晚服。二诊：心悸、心烦减轻，仍倦怠乏力，以前方变红参为6g，6剂。三诊：心悸、心烦较前又有减轻，仍失眠多梦，以前方变龙骨、牡蛎各为30g，6剂。四诊：心悸、心烦较前又有明显减轻，手足较前温和，仍倦怠乏力，以前方变红参为10g，6剂。五诊：心悸、心烦基本消除，倦怠乏力明显好转，以前方6剂续服。六诊：心悸、心烦未再发作，手足较前温和，以前方6剂续服。七诊：诸症基本消除，又以前方治疗60余剂，心率78次/min左右。随访1年，一切尚好。

【用方提示】根据心悸、心烦、手足不温辨为阳虚，再根据倦怠乏力、脉沉弱辨为气虚，因舌质暗淡夹瘀紫辨为夹瘀，又因失眠多梦辨为心肾不交，以此辨为阳虚夹瘀、心肾不交证。方以茯苓四逆汤益气温阳，宁心安神；以桂枝加龙骨牡蛎汤交通心肾；以失笑散活血化瘀。方药相互为用，以奏其效。

口腔疱疹

口腔疱疹是由病毒感染所引起的以口腔疱疹样溃烂为主的一种疾病。

【导读】根据口腔疱疹的病变证机是阳气虚弱，治以茯苓四逆汤温阳散寒；又因病变证机有瘀血，故与失笑散合方治之。

杨某，女，55岁。有多年口腔疱疹病史，且反复发作，服用抗病毒类西药，以及肌内注射免疫球蛋白等，均未能取得预期治疗效果，近因口腔疱疹加重前来诊治。刻诊：口腔黏膜溃烂，水疱呈簇状，喜饮热水，食凉痛甚，口淡不渴，手足不温，心胸烦热，舌暗红边夹瘀、苔薄白，脉沉涩。辨为寒凝瘀阻证，治当温补阳气、化瘀止痛。给予茯苓四逆汤与失笑散合方加味：茯苓12g，红参3g，生川乌5g，生草乌5g，炙甘草6g，干姜5g，五灵脂10g，蒲黄10g，当归15g，黄连6g。6剂，水煎服（每剂第一次煎时，将药煮沸腾后改小火煎50min，第二、第三次煎约20min），每日1剂，每日三服。二诊：口腔疱疹好转，以前方6剂续服。三诊：口腔疱疹痊愈，以前方6剂续服。四诊：为了巩固疗效，以前方治疗12剂。随访1年，一切尚好。

【用方提示】根据喜饮热水、口淡不渴、手足不温辨为寒，再根据舌暗红边夹瘀、苔薄白、脉沉涩辨为寒瘀，因心胸烦热辨为夹有郁热，以此辨为寒凝瘀阻证。方以茯苓四逆汤温阳散寒；以失笑散活血化瘀；加当归活血补血，黄连兼清郁热。方药相互为用，以奏其效。

呼吸衰竭

呼吸衰竭包括慢性呼吸衰竭、急性呼吸衰竭、急性呼吸窘迫综合征，是各种原因引起的肺通气和（或）换气功能严重障碍，以致在静息状态下亦不能维持足够的气体交换，导致低氧血症伴（或不伴）高碳酸血症，进而引起一系列病理生理改变和相应临床表现的综合征。

【导读】根据呼吸衰竭的病变证机是心肺阳衰，治以茯苓四逆汤温阳救逆；又因阳衰不能收敛，故与生脉散合方治之。提示辨治呼吸衰竭既要回阳又要顾阴，以此才能取得最佳治疗效果。

夏某，女，69岁。有20余年支气管哮喘病史，又有4年多肺间质纤维化，近半年咳喘加重，经检查又有慢性呼吸衰竭，数经中西药治疗，均未能有效控制病情发展，故专程邀余诊治。刻诊：咳嗽，气喘，呼吸微弱，四肢厥冷，神疲倦怠，面色晦暗，烦躁，舌暗淡、苔薄白略腻，脉沉弱。辨为心肺阳衰证，治当温壮阳气、回阳救逆。给予茯苓四逆汤与生脉散合方：茯苓12g，生川乌5g，生草乌5g，炙甘草6g，干姜5g，红参10g，麦冬6g，五味子12g，蛤蚧1对，黄芪18g。6剂，水煎服，每日1剂，每日三服。二诊：咳喘减轻，手足转温，以前方6剂续服。三诊：诸症均有明显好转，又以前方6剂续服。四诊：病情得到有效控制，改用小青龙汤、海蛤汤与生脉散（麻黄10g，桂枝10g，细辛10g，白芍10g，姜半夏12g，五味子12g，干姜10g，海马10g，蛤蚧1对，红参6g，麦冬6g）治疗40剂。之后，将小青龙汤、海蛤汤与生脉散变汤剂为丸剂，每次6g，每日三服，以巩固治疗效果。

【用方提示】根据咳喘、呼吸微弱辨为心肺气虚、浊气上逆，再根据四肢厥冷、神疲倦怠、脉沉弱辨为阳气虚衰，因舌暗淡、苔薄白辨为阴寒内盛，以此辨为心肺阳衰证。方以茯苓四逆汤温壮阳气、散寒救逆；以生脉散益心气、固心阴，兼防辛散药伤气。之后，改用小青龙汤等，以治病求本。

室性期前收缩

室性期前收缩是由希氏束分支以下异位起搏点提前产生的心室激动。

【导读】根据室性期前收缩的病变证机是心肾阳气虚弱，治以茯苓四逆汤温阳益气；又因病变证机有心肾不交，故与桂枝甘草龙骨牡蛎汤合方治之。

康某，男，61岁。2009年2月21日初诊。有多年室性期前收缩病史，经常心悸，头重脚轻，曾多次服用中西药，但未能取得预期治疗效果，近因心悸胸闷加重前来诊治。刻诊：心悸，头重脚轻，胸闷，耳鸣，腰酸，烦躁，口淡不渴，舌质淡、苔白腻，脉虚弱。辨为心肾阳虚证，治当补益心肾、温阳化气。给予茯苓四逆汤与桂枝甘草龙骨牡蛎汤合方：茯苓10g，红参10g，生川乌6g，生草乌6g，炙甘草15g，干姜12g，桂枝12g，牡蛎18g，龙骨18g。6剂，先以水浸泡草药约30min，然后以大火煎药至沸腾，再以小火煎50min，每日1剂，每日三服。

二诊：心悸减轻，头重脚轻止，复以前方6剂续服。三诊：诸症悉除，以前方6剂续服。随访半年，一切正常。

【用方提示】根据心悸、胸闷辨为心气虚，再根据耳鸣、腰酸辨为肾气虚，因口淡不渴、舌质淡、苔白腻辨为虚寒，以此辨为心肾阳虚证。方以茯苓四逆汤温补心肾、宁心安神；以桂枝甘草龙骨牡蛎汤温阳益气、重镇安神。方药相互为用，以奏其效。

扩张型心肌病

扩张型心肌病是一种原因未明的原发性心肌病，伴有心室收缩功能减退，伴或不伴充血性心力衰竭。

【导读】根据扩张型心肌病的病变证机是阳虚，治以茯苓四逆汤温阳益气；又因病变证机有痰湿，故与茯苓泽泻汤合方治之。

徐某，女，42岁。1年前出现气急，呼吸困难，胸痛胸闷，下肢水肿，经检查诊断为扩张型心肌病，在当地某市级医院住院治疗半月余，又转到某省级医院住院治疗40余日，病情仍未明显好转，后经人介绍特来诊治。刻诊：气急，倦怠乏力，呼吸困难，胸闷，颜面及下肢水肿，手足冰冷，遇凉加重，舌质淡、苔白厚腻，脉沉虚弱。辨为阳虚痰湿、水气浸淫证，治当温补阳气、温化痰湿。给予茯苓四逆汤与茯苓泽泻汤合方加味：茯苓24g，人参3g，生川乌6g，生草乌6g，炙甘草6g，干姜5g，泽泻12g，桂枝6g，白术9g，生姜12g，薤白24g，枳实10g。6剂，水煎服（每剂第一次小火煎50min，第二次小火煎25min，合并两次药液），每日1剂，每日三服。二诊：气急，呼吸困难减轻，以前方6剂续服。三诊：手足冰凉好转，以前方6剂续服。四诊：颜面及下肢水肿减轻，以前方6剂续服。五诊：诸症得到有效控制，又以前方治疗80余剂，诸症悉除。之后，为了巩固疗效，以前方变汤剂为散剂，每次3g，每日三服，每周服6日，长期服用。随访3年，病情稳定，未有明显不适。

【用方提示】根据手足冰冷、遇凉加重、苔白厚腻辨为寒痰，又根据气急、倦怠乏力辨为气虚；因颜面及下肢水肿辨为水气浸淫，以此辨为阳虚痰湿、水气浸淫证。方以茯苓四逆汤温阳散寒、宁心利水；以茯苓泽泻汤渗利水湿、消退水肿；加薤白行气宽胸通阳，枳实行气解郁降浊。方药相互为用，以奏其效。

应激障碍疾病

应激障碍疾病是以心理因素引起的异常心理反应，导致精神障碍的一种疾病。根据临床表现分急性应激障碍和创伤后应激障碍。

【导读】根据应激障碍疾病的病变证机是寒凝致心神不安，治以茯苓四逆汤与桂枝甘草龙骨牡蛎汤合方；又因病变证机有痰阻，故又与二陈汤合方治之。

洪某，女，45岁。6年前因精神受到强烈刺激而患病，之后在某精神病医院诊断为应激障碍疾病，从此多次服用中西药，但症状表现没有得到有效控制，近因病情加重前来诊治。刻诊：噩梦频繁，梦中惊醒，反复出现创伤性梦境，头沉，肢体困重，错觉，幻觉，抑郁，手足不温，口淡口腻，舌质淡、苔白厚腻，脉沉滑。辨为寒痰侵扰证，治当温补阳气、醒脾化痰。给予茯苓四逆汤、桂枝甘草龙骨牡蛎汤与二陈汤合方加味：茯苓12g，人参3g，生附子5g，炙甘草6g，干姜5g，桂枝6g，牡蛎12g，龙骨12g，姜半夏15g，陈皮15g，远志15g，石菖蒲15g，生姜18g，乌梅2g。6剂，每剂水煎50min，温服，每日1剂，每日三服。二诊：噩梦略有减少，错觉明显好转，以前方6剂续服。三诊：手足转温，头沉减轻，以前方6剂续服。四诊：心情抑郁好转，以前方6剂续服。五诊：诸症基本得到控制。之后，以前方因症状变化而加减用药治疗90余剂，诸症悉除。为了巩固疗效，以前方变汤剂为丸剂，每次6g，每日三服，断断续续治疗约1年。随访1年，一切尚好。

【用方提示】根据手足不温、舌质淡辨为寒，再根据头沉、口腻、苔厚腻、脉沉滑辨为痰，因噩梦频繁、梦中惊醒辨为痰阻心窍，以此辨为寒痰侵扰证。方以茯苓四逆汤温阳散寒、益气安神；以桂枝甘草龙骨牡蛎汤温阳益气、重镇潜阳安神；以二陈汤醒脾燥湿化痰；加远志、石菖蒲开窍化痰安神。方药相互为用，以奏其效。

肾衰竭

肾衰竭是指多种原因引起肾功能下降和代谢紊乱所产生的一组临床综合征。根据肾衰竭发病情况又分为急性肾衰竭和慢性肾衰竭：急性肾衰竭是由多种原因引起的肾功能在较短时间内（几小时至几周）突然下降而出现氮质废物滞留和尿量减少的临床综合征；而慢性肾衰竭是以肾功能持久性减退，代谢产物滞留，水、电解质酸碱平衡紊乱引起肾小球滤过率下降的临床综合征。

【导读】根据肾衰竭的病变证机是阳虚气虚，治以茯苓四逆汤；又因病变证机有湿浊，故与苓桂术甘汤和泽泻汤合方治之。

叶某，女，67岁。有20余年肾小球肾炎病史，3年前病情加重，服用中西药但症状改善不明显，在1年前又出现肾衰竭，近因病情加重前来诊治。刻诊：腰酸腰痛，心悸，胸痛，憋气，呼吸困难，头晕目眩，嗜卧，下肢水肿，口淡，倦怠乏力，舌质淡、苔白腻，脉沉弱。辨为心肾气虚寒证，治当温补心肾、通阳散寒。给予茯苓四逆汤、苓桂术甘汤与泽泻汤合方加味：茯苓12g，人参3g，生附子5g，炙甘草6g，干姜5g，桂枝9g，白术6g，泽泻15g，黄芪18g，山药24g，蛤蚧1对，沉香3g。6剂，水煎服，每日1剂，每日三服。二诊：心悸好转，以前方6剂续服。三诊：仍然腰酸腰痛，以前方加杜仲15g，牛膝24g，续断15g，6剂。四诊：腰酸腰痛减轻，以前方6剂续服。五诊：下肢水肿好转，以前方6剂续服。六诊：呼吸困难基本解除，以前方去蛤蚧，6剂。之后，以前方治疗20余剂，病情稳定，以前方变汤剂为丸剂，每次6g，每日三服，继续巩固治疗。随访1年，一切尚好。

【用方提示】根据腰酸腰痛辨为肾虚，再根据心悸、胸痛、倦怠乏力、头晕目眩辨为气虚，又因下肢水肿辨为水气浸淫，更因舌质淡、苔薄白辨为寒，以此辨为心肾气虚寒证。方以茯苓四逆汤温壮心肾、宁心利水；以苓桂术甘汤健脾益气、温阳制水；以泽泻汤利水消肿；加黄芪、山药补益心肾，蛤蚧、沉香摄纳心肾、固守元气。方药相互为用，以奏其效。

甲状腺功能减退症

甲状腺功能减退症是指各种原因导致的低甲状腺激素血症或甲状腺激素抵抗而引起的全身性低代谢综合征。根据病变特征分为原发性甲状腺功能减退症、中枢性甲状腺功能减退症和甲状腺激素抵抗综合征。

【导读】根据甲状腺功能减退症的病变证机是阳虚，治以茯苓四逆汤温阳益气；又因病变证机有瘀血，故与生化汤合方；更因病变证机有痰湿，故又与二陈汤合方治之。

何某，男，41岁。在4年前出现皮肤干燥发凉，手足不温，肌肉进行性萎缩，经检查诊断为甲状腺功能减退症，多次服用中西药，但症状改善不明显，近由病友介绍前来诊治。刻诊：心悸，腰酸，因劳累加重，肌肉疼痛如针刺，咀嚼肌、胸锁乳头肌、股四头肌和手部肌肉进行性萎缩，易疲劳，手足厥冷，嗜睡，皮肤干燥发凉，粗糙脱屑，眼睑和手部皮肤水肿，倦怠乏力，肢体困重，舌质暗淡瘀紫、苔白厚腻，脉沉涩。辨为心肾阳虚、寒瘀痰湿证，治当温补心肾、温阳化瘀、燥湿化痰。给予茯苓四逆汤、生化汤与二陈汤合方加味：茯苓 12g，人参 3g，生附子 5g，炙甘草 6g，干姜 5g，当归 24g，川芎 10g，桃仁 3g，半夏 15g，陈皮 15g，生姜 18g，乌梅 2g，乳香 10g，没药 10g。6 剂，水煎服，每剂药第一次煎 50min，第二次煎 25min，合并两次药液，每日 1 剂，每日三服。二诊：肌肉疼痛略有减轻，以前方 6 剂续服。三诊：心悸减轻，腰酸好转，疼痛基本解除，以前方减乳香为 5g，没药为 5g，6 剂。四诊：手足厥冷转温，以前方 6 剂续服。五诊：诸症均有好转，以前方 6 剂续服。六诊：病情稳定，以前方治疗 6 剂。之后，以前方因病症变化并酌情加减用药 70 余剂，诸症得到有效控制。为了巩固疗效，以前方变汤剂为散剂，每次 6g，每日三服，治疗 6 个月，诸症悉除。随访 1 年，一切尚好。

【用方提示】根据心悸、腰酸、手足厥冷辨为心肾阳虚，再根据易疲劳、倦怠乏力、因劳累加重辨为气虚，因疼痛如针刺辨为瘀血，又因肢体困重、苔白厚腻辨为寒痰，以此辨为心肾阳虚、寒瘀痰湿证。方以茯苓四逆汤温补心肾、通阳散寒；生化汤活血化瘀；二陈汤燥湿化痰；加乳香、没药活血行气止痛。方药相互为用，以奏其效。

甲状腺结节

甲状腺结节是临床上常见的病症，可由多种病因引起，属于良性甲状腺肿、甲状腺腺瘤，而分化型甲状腺癌则属于恶性肿瘤。

【导读】根据甲状腺结节的病变证机是阳虚，治以茯苓四逆汤温阳益气；又因病变证机有气郁，故与四逆散合方；更因病变证机有瘀血，故又与蛭虻归草汤合方治之。

尚某，女，67 岁。4 年前甲状腺部位出现结节，声音嘶哑，淋巴结肿大，经检查诊断为甲状腺结节，近由病友介绍前来诊治。刻诊：甲状腺结节，声音嘶哑，因情绪异常加重，淋巴结肿大，心悸，夜间心痛，耳枕部和肩部疼痛，腰酸，神疲乏力，手足不温，焦虑，口淡不渴，舌质暗淡瘀紫、苔薄白，脉沉涩。辨为心肾阳虚、气郁血瘀证，治当温补心肾、活血化瘀。给予茯苓四逆汤、四逆散与蛭虻归草汤合方：茯苓 12g，红参 3g，生附子 5g，炙甘草 6g，柴胡 12g，枳实 12g，白芍 12g，干姜 5g，水蛭 6g，虻虫 3g，当归 15g，牛膝 24g，琥珀（冲服）3g。6 剂（水煎服，每剂药第一次水煎 50min，第二次煎 25min，合并每次药液），每日 1 剂，每日三服。二诊：心悸好转，以前方 6 剂续服。三诊：夜间心痛减轻，以前方 6 剂续服。四诊：腰酸好转，以前方 6 剂续服。五诊：声音嘶哑略有好转，以前方 6 剂续服。六诊：情绪转佳，以前方 6 剂续服。之后，以前方因病症变化并酌情加减用药 80 余剂，除甲状腺仍有轻微结节外，其余症状均解除。为了巩固疗效，以前方变汤剂为散剂，每次 6g，每日三服，治疗 6 个月，病情稳定。随访 1 年，一切尚好。

【用方提示】根据手足不温、腰酸、苔薄白辨为肾阳虚，再根据心悸、心痛辨为心阳虚，因夜间心痛、舌质暗淡瘀紫、脉沉涩辨为瘀血，以此辨为心肾阳虚、气郁血瘀证。方以茯苓四逆汤补益心肾、温阳散寒；四逆散疏肝理气解郁；以蛀虻归草汤破血逐瘀；加牛膝益肾活血，琥珀重镇安神。方药相互为用，以奏其效。

失眠

失眠属于睡眠障碍，是多种原因引起的入睡困难、睡眠深度或频度过短、早醒及睡眠质量差的一种常见病。

【导读】根据失眠的病变证机是阳虚，治以茯苓四逆汤温阳益气；又因病变证机有夹热，故与栀子豉汤合方治之。

蒋某，女，47 岁。有 10 余年失眠病史，虽服用中西药，但未能达到远期治疗目的，近因失眠加重前来诊治。刻诊：失眠（每日睡眠不足 4 小时）多梦，心烦急躁，面色较暗，手足不温，倦怠乏力，心神恍惚，口干欲饮热水，舌质淡红、苔薄白，脉沉弱。辨为阳虚夹热、心神躁动证，治当温阳散寒、兼以益气。给予茯苓四逆汤与栀子豉汤合方加味：茯苓 24g，红参 6g，生川乌 10g，干姜 10g，栀子 15g，淡豆豉 10g，白术 10g，龙骨 15g，牡蛎 15g，炙甘草 12g。6 剂，水煎服，每日 1 剂，每日三服。二诊：手足较前温和，以前方 6 剂续服。三诊：睡眠达 4 小时，以前方 6 剂续服。四诊：多梦减少，以前方 6 剂续服。五诊：心烦急躁基本解除，以前方 6 剂续服。六诊：睡眠达 6 小时，以前方 6 剂续服。之后，为了巩固疗效，以前方变汤剂为散剂，每次 3g，每日三服，治疗 2 个月。随访 1 年，一切尚好。

【用方提示】根据失眠、苔薄白辨为阳虚不守、神明躁动；再根据倦怠乏力、心神恍惚辨为气虚；因口干欲饮水，舌质淡红辨为阳虚夹热，以此辨为阳虚夹热、心神躁动证。方以茯苓四逆汤益气壮阳、摄纳心神；以栀子豉汤清透郁热；加白术健脾益气，龙骨、牡蛎重镇潜阳安神。方药相互为用，以奏其效。

茯苓泽泻汤合方

◇◇◇◇◇◇◇◇◇◇◇◇◇◇◇◇◇◇◇◇

茯苓泽泻汤由『茯苓半斤（24g）、泽泻四两（12g）、甘草二两（6g）、桂枝二两（6g）、白术三两（9g）、生姜四两（12g）』所组成，方中茯苓既是益气药又是利水药；泽泻既是益气药又是利水药；白术既是清热药又是燥湿药；桂枝既是温通药又是宣降药；生姜既是醒脾药又是化饮药；甘草既是生津药又是益气药，方药相互为用，是益气温阳利饮的基本代表方，可辨治气虚寒饮证。

=== 耳源性眩晕、慢性胃炎 ===

【导读】根据耳源性眩晕的病变证机有气虚寒饮，治以茯苓泽泻汤益气温化利饮；又因病变证机有湿热气虚，故与半夏泻心汤合方用之。

谢某，男，55岁。有多年耳源性眩晕、慢性胃炎病史，近由病友介绍前来诊治。刻诊：头沉，眩晕，如坐舟车，天旋地转，恶心，呕吐涎水，胃脘痞满，不思饮食，怕冷，食凉加重，口苦口腻，舌质红、苔黄腻，脉沉弱。辨为气虚寒饮，寒热夹杂证，治当益气利饮、清热温阳。给予茯苓泽泻汤与半夏泻心汤合方：茯苓24g，泽泻12g，桂枝6g，白术10g，黄连3g，黄芩10g，生半夏12g，干姜10g，生姜12g，大枣12枚，炙甘草12g。6剂，第1次煎35min，第2次煎20min，合并药液，每日1剂，每次服150mL左右，每日分早、中、晚服。二诊：头沉减轻，仍眩晕如坐舟车，以前方变白术为24g，泽泻为60g，6剂。三诊：头沉较前又有减轻，眩晕如坐舟车较前好转，以前方6剂续服。四诊：头沉、眩晕如坐舟车较前又有明显减轻，仍口苦，以前方变黄连为6g，6剂。五诊：头沉、眩晕如坐舟车基本消除，未再出现恶心呕吐，以前方6剂续服。六诊：诸症基本好转，又以前方治疗50余剂，诸症悉除。随访1年，一切尚好。

【用方提示】根据头沉、眩晕、呕吐涎水辨为饮逆，再根据怕冷、不能食凉辨为寒，因口苦、苔黄腻辨为湿热，以此辨为气虚寒饮，寒热夹杂证。方以茯苓泽泻汤益气温化利饮；以半夏泻心汤清热燥湿，益气温阳。方药相互为用，以奏其效。

慢性支气管炎

【导读】根据慢性支气管炎的病变证机是肺脾虚弱、痰湿内盛；治以茯苓泽泻汤益气渗利痰湿；又因痰湿偏于寒，故与苓甘五味姜辛汤合方治之。

梁某，男，58 岁。有多年慢性支气管炎病史，虽服用中西药，但咳喘还是反复发作，近因症状加重前来诊治。刻诊：咳嗽，气喘，痰多清稀色白，胸闷，不思饮食，食则腹胀，倦怠乏力，手足不温，舌质淡、苔白腻，脉沉弱。辨为脾肺虚弱、痰湿蕴结证，治当健脾益肺、渗利痰湿。给予茯苓泽泻汤与苓甘五味姜辛汤合方加味：茯苓 24g，泽泻 12g，桂枝 6g，白术 10g，生姜 12g，干姜 10g，细辛 10g，五味子 12g，红参 10g，白芥子 10g，蛤蚧 1 对，炙甘草 10g。6 剂，水煎服，每日 1 剂，每日三服。二诊：气喘好转，痰量减少，以前方 6 剂续服。三诊：气喘明显缓解，咳嗽减轻，以前方 6 剂续服。四诊：痰多基本消除，饮食转佳，以前方 6 剂续服。五诊：咳嗽、气喘基本消除，以前方 6 剂续服。六诊：诸症趋于缓和，以前方 6 剂续服。之后，以前方变汤剂为散剂，每次 6g，每日三服，治疗 3 个月。随访 1 年，一切尚好。

【用方提示】根据气喘、倦怠乏力辨为肺气虚；再根据痰多清稀色白、苔白腻辨为痰湿；因不思饮食、食则腹胀辨为脾虚，以此辨为脾肺虚弱、痰湿蕴结证。方以茯苓泽泻汤健脾益肺、渗利痰湿；以苓甘五味姜辛汤温肺散寒、益肺化饮；加红参补益脾肺，蛤蚧纳气定喘，白芥子温肺化痰。方药相互为用，以奏其效。

附子粳米汤合方

附子粳米汤由『附子炮、一枚(5g)，半夏半升(12g)，甘草一两(3g)，大枣十枚，粳米半升(12g)』所组成，方中附子既是温阳药又是温化药；半夏既是降逆药又是化痰化饮药；粳米既是益气药又是益阴药；大枣既是益气药又是补血药；甘草既是益气药又是生津药，还是缓急止痛药，方药相互为用，是以治疗寒饮证为主的基本代表方，可辨治寒痰气虚夹瘀证。

冠心病、心绞痛

【导读】根据冠心病、心绞痛的病变证机有寒饮，治以附子粳米汤温阳化饮；因病变证机有湿热气虚，故与半夏泻心汤合方；又因病变证机有瘀血，故与失笑散合方用之。

孙某，男，66岁。有多年冠心病、心绞痛病史，服用中西药但未能有效控制症状表现，近由病友介绍前来诊治。刻诊：心痛如针刺，受凉加重，胸闷，自觉胸中水气逆行，怕冷，手足不温，倦怠乏力，口苦口腻，舌质暗红夹瘀紫、苔黄腻，脉沉弱涩。辨为寒饮湿热，气虚夹瘀证，治当温阳化饮、清热燥湿、活血化瘀，给予附子粳米汤、半夏泻心汤与失笑散合方：制附子5g，生半夏12g，粳米12g，大枣10枚，黄连3g，黄芩10g，红参10g，干姜10g，五灵脂10g，蒲黄10g，炙甘草12g。6剂，第1次煎35min，第2次煎20min，合并药液，每日1剂，每次服150mL左右，每日分早、中、晚服。二诊：心绞痛略有减轻，仍口苦，以前方变黄连为10g，6剂。三诊：心绞痛较前又有减轻，口苦较前好转，仍胸闷，以前方加陈皮24g，枳实10g，6剂。四诊：心绞痛基本消除，胸闷好转，以前方6剂续服。五诊：心绞痛未再发作，仍怕冷、手足不温，以前方变附子为生附子5g，6剂。六诊：心绞痛未再发作，怕冷消除，手足温和，以前方6剂续服。七诊：诸症基本消除，又以前方治疗100余剂，诸症悉除。随访1年，一切尚好。

【用方提示】根据心绞痛、受凉加重辨为寒，再根据心绞痛、胸中水气逆行辨为饮，因心绞痛、舌质夹瘀紫辨为瘀，又因倦怠乏力、脉弱辨为气虚，更因口苦、苔黄腻辨为湿热，以此辨为寒饮湿热、气虚夹瘀证。方以附子粳米汤益气温阳化饮；以半夏泻心汤清热燥湿，益气温阳；以失笑散活血化瘀止痛。方药相互为用，以奏其效。

===== 胃及十二指肠溃疡 =====

胃及十二指肠溃疡是指位于胃及十二指肠壁的局部性圆形或椭圆形的缺损性病变。

【导读】附子粳米汤是治疗脾胃寒饮证的基础代表方，又因疼痛比较重，故与芍药甘草汤合方，缓急止痛。又根据附子与乌头为同属，半夏反乌头（附子）。笔者结合多年临床诊治用药配伍体会，发现附子配半夏治疗脾胃寒饮证，具有良好的温阳降逆化饮作用。

杨某，男，46岁。有慢性胃炎病史，在2年前出现剧烈胃痛，经胃镜检查诊断为胃及十二指肠溃疡，经中西医治疗，疼痛明显缓解，但病情还是反复发作，近因胃痛发作频繁前来诊治。刻诊：胃痛剧烈，自觉腹中寒气走窜，食凉或因寒诱发，大便溏泄且胶结不爽，舌质淡、苔薄白滑，脉沉略紧。辨为脾胃寒饮证，治当温阳散寒、化饮降逆。以附子粳米汤与芍药甘草汤合方加味：附子5g，姜半夏12g，茯苓15g，大枣10枚，粳米12g，吴茱萸10g，花椒6g，白芍24g，炙甘草3g。6剂，水煎服，每日三服。二诊：胃痛减轻，以前方6剂续服。三诊：腹中寒气走窜消失，胃痛大减，以前方6剂续服。四诊：诸症基本解除，以前方6剂续服。之后，为了巩固疗效，以前方治疗12剂。随访1年，一切正常。

【用方提示】张仲景在《伤寒杂病论》中曰："腹中寒气，雷鸣切痛，胸胁逆满，呕吐，附子粳米汤主之。"再根据病症表现胃痛剧烈，自觉腹中寒气走窜，食凉或因寒诱发，颇似"腹中寒气，雷鸣切痛"，以此选用附子粳米汤。方中附子温阳散寒，姜半夏醒脾燥湿，茯苓健脾渗湿，吴茱萸温阳暖胃，花椒温中止痛，白芍缓急止痛；大枣、粳米补益中气，炙甘草益气和中，并调和诸药。方药相互为用，以奏其效。

干姜附子汤合方

干姜附子汤由『干姜一两（3g）、附子生用、去皮、切八片、一枚（5g）』所组成，方中附子既是温阳药又是益阳药；干姜既是温热药又是醒脾药，还是宣降药，方药相互为用，是以温阳散寒为主的基础方，可辨治阴寒瘀阻证，临证应用还必须重视随症加味用药，以此才能取得更好治疗效果。

═══════ 舌头冰凉、胸中烦热 ═══════

【导读】根据舌头冰凉、手足不温的病变证机有寒，治以干姜附子汤温阳散寒；又因病变证机有郁热，故与栀子豉汤合方用之。

李某，女，71岁。有4年舌头冰凉、胸中烦热病史，于郑州、北京、上海等多地检查未发现明显器质性病变，服用中西药但未能有效控制症状表现，近因病友介绍前来诊治。刻诊：舌头冰凉，胸中烦热，手足不温，口苦，舌质淡红，苔黄白夹杂，脉沉。辨为寒郁夹热证，治当温阳清热。给予干姜附子汤与栀子豉汤合方：生附子5g，干姜3g，栀子15g，淡豆豉10g。6剂，以水浸泡30min，大火烧开，小火煎15min，每次服100mL左右，每日早、中、晚三服。二诊：胸中烦热减轻，仍舌头冰凉，以前方变干姜为10g，6剂。三诊：胸中烦热较前又有减轻，舌头冰凉较前好转，以前方6剂续服。四诊：胸中烦热基本消除，舌头冰凉较前又有好转，以前方变生附子为6g，6剂。五诊：诸症基本消除，以前方6剂续服。六诊：诸证消除，又以前方12剂续服。随访1年，一切尚好。

【用方提示】根据舌头冰凉辨为寒，再根据胸中烦热辨为热，以此辨为寒郁夹热证。方以干姜附子汤温阳散寒；以栀子豉汤清宣郁热。方药相互为用，以奏其效。

乳腺炎

乳腺炎是指乳腺的化脓性感染，是哺乳期妇女比较常见的病症之一。根据其临床表现分为急性乳腺炎和慢性乳腺炎。

【导读】根据乳腺炎的病变证机是寒凝，治以干姜附子汤散寒；又因病变证机有瘀血，故与蛭虻归草汤合方；更因病变证机有热毒蕴结，故与五味消毒饮合方治之。

郜某，女，33岁。5年前在哺乳期出现急性乳腺炎，当时口服及静脉滴注西药，症状表现得到有效控制，但半个月后又复发，自此而演变为慢性乳腺炎，其间虽服用中西药，但均未取得预期治疗效果，近由病友介绍前来诊治。刻诊：乳房红肿灼热，夜间痛甚如针刺，触摸乳房有波动感，口渴喜饮热水，手足不温，畏寒怕冷，舌质淡红瘀紫、苔薄黄，脉沉涩。辨为寒瘀夹热毒证，治当清热解毒、活血化瘀，兼以散寒。可选用干姜附子汤、蛭虻归草汤与五味消毒饮合方：金银花30g，野菊花10g，蒲公英10g，紫花地丁10g，紫背天葵子10g，水蛭6g，虻虫3g，当归12g，干姜3g，生附子5g，牡丹皮12g，炙甘草6g。6剂，水煎服，每日1剂，每日三服。二诊：乳房红肿灼热明显减轻，以前方6剂续服。三诊：手足转温、畏寒怕冷消除，以前方6剂续服。四诊：诸症基本解除，以前方6剂续服。五诊：诸症悉除，以前方6剂续服。之后，为了巩固治疗效果，以前方治疗12剂。随访2年，一切正常。

【用方提示】根据乳房红肿灼热、苔薄黄辨为热毒；再根据疼痛如针刺、脉沉涩辨为瘀血；因舌质淡红夹瘀紫、手足不温辨为夹寒；又因口渴喜饮热水辨为热夹寒，以此辨为寒瘀夹热毒证。方以五味消毒饮清热解毒、消痛止痛；以蛭虻归草汤破血逐瘀、消肿止痛；以干姜附子汤温阳散寒、通经止痛，兼防寒药伤阳；加牡丹皮活血消肿止痛。方药相互为用，以奏其效。

干姜人参半夏丸合方

干姜人参半夏丸由『干姜、人参各一两（3g），半夏二两（6g）』所组成，方中干姜既是温阳药又是醒脾药；人参既是益气药又是安胎药，还是安神药；半夏既是醒脾药又是降逆药，还是化痰药，方药相互为用，是以醒脾益气、温中降逆为主的基础方，可辨治阳虚夹痰湿证。

小儿支气管炎、消化不良

【导读】根据小儿支气管炎、消化不良的病变证机有寒夹虚，治以干姜人参半夏丸温阳散寒益气；因病变证机有寒气上逆，故与麻黄汤合方；因病变证机有胃气不降，故与橘枳姜汤合方用之。

徐某，女，8岁。其母代诉，有6年支气管炎病史，2年前至今又有消化不良，近由病友介绍前来诊治。刻诊：咳嗽，吐痰色白，受凉加重，腹胀，不思饮食，时时呕吐，手足不温，舌质淡、苔白腻，脉沉。辨为肺寒气逆、胃寒不降证，治当温阳散寒、益气降逆。给予干姜人参半夏丸、麻黄汤与橘枳姜汤合方：干姜6g，红参6g，生半夏12g，麻黄10g，桂枝6g，杏仁15g，陈皮48g，枳实10g，生姜24g，炙甘草3g。6剂，第1次煎35min，第2次煎20min，合并药液，每日1剂，每次服100mL左右，每日分早、中、晚服。二诊：咳嗽减轻，吐痰减少，仍手足不温，以前方加制附子5g，6剂。三诊：咳嗽较前又有减轻，腹胀好转，手足较前温和，以前方6剂续服。四诊：腹胀基本消除，仍有轻微咳嗽，以前方加莱菔子24g，6剂。五诊：咳嗽基本消除，未再吐痰，以前方6剂续服。六诊：诸症基本消除，又以前方治疗20剂，诸症悉除。随访1年，一切尚好。

【用方提示】根据咳嗽、受凉加重辨为寒，再根据不思饮食、时时呕吐、舌质淡辨为胃寒气逆，又因腹胀、苔白腻辨为寒湿。以此辨为肺寒气逆、胃寒不降证。方以干姜人参半夏丸益气温阳降逆；以麻黄汤宣肺散寒，降逆止咳；以橘枳姜汤行气降气除胀。方药相互为用，以奏其效。

妊娠呕吐

妊娠呕吐是指孕妇在早孕时出现以呕吐为主的临床表现。

【导读】根据妊娠呕吐的病变证机是虚寒，治以干姜人参半夏丸温中益气降逆；又因寒饮上逆比较重，故与橘皮汤合方治之。

田某，女，30 岁。妊娠 46 日，近 10 日呕吐剧烈，经静脉用药及口服中药未能有效控制呕吐，近由病友介绍前来诊治。刻诊：呕吐痰涎，不能饮食，食则即吐，倦怠乏力，手足不温，舌质淡、苔白厚腻，脉沉弱。辨为脾胃虚寒饮逆证，治当健脾益气、温中降逆。给予干姜人参半夏丸与橘皮汤合方：干姜 15g，红参 15g，半夏 30g，陈皮 70g，生姜（绞取汁）140g。1 剂，将方药研为粉状，以生姜汁将药粉拌为糊状，每次 3g，每日六服。用药第 4 天，患者电话告知呕吐停止，嘱其余药停服。

【用方提示】根据呕吐涎沫、苔白厚腻辨为痰湿，再根据不能饮食，食则即吐辨为痰阻气逆，因倦怠乏力、脉沉弱辨为气虚，以此辨为脾胃虚寒饮逆证。方以干姜人参半夏丸益气温中降逆；以橘皮汤醒脾理气、和胃降逆。方药相互为用，以奏其效。通常认为半夏为妊娠慎用药，根据张仲景设干姜人参半夏丸治妊娠呕吐，再结合笔者多年临床应用治病体会，临证若能合理运用半夏不仅没有不良反应，反而还有良好治疗作用。

甘草附子汤合方

◇◇◇◇◇◇◇◇◇◇◇◇◇◇◇◇◇◇◇◇

甘草附子汤由「甘草炙、二两（6g），附子炮、去皮、破、二枚（10g），白术二两（6g），桂枝去皮，四两（12g）」所组成，方中甘草既是益气药又是缓急止痛药；附子既是温阳药又是通经药；白术既是燥湿药又是益气药，还是和利筋骨药；桂枝既是通经药又是益气药，方药相互为用，是以益气温阳、通经止痛为主的基本方，可辨治阳虚夹瘀夹湿证。

===== 产后关节冷痛 =====

【导读】根据产后关节冷痛的病变证机有阳虚，治以甘草附子汤益气温阳散寒；因病变证机有郁热夹虚，故与小柴胡汤合方；因病变证机有阳虚较甚，故与四逆汤合方用之。

马某，女，35岁。有5年产后关节冷痛病史，近由病友介绍前来诊治。刻诊：全身关节怕冷疼痛，夏天穿棉衣戴帽，遇凉即加重，心烦，倦怠乏力，手足不温，口苦，舌质红、苔薄黄白夹杂，脉沉弱。辨为阳虚寒痹、郁热夹虚证，治当温阳散寒、益气清热。给予甘草附子汤、小柴胡汤与四逆汤合方：制附子10g，白术6g，桂枝12g，柴胡24g，黄芩10g，生半夏12g，红参10g，生附子5g，干姜5g，大枣12枚，生姜10g，炙甘草10g。6剂，第1次煎45min左右，第2次煎20min，合并药液，每日1剂，每次服150mL左右，每日分早、中、晚服。二诊：关节冷痛减轻，倦怠乏力好转，以前方6剂续服。三诊：关节冷痛较前又有减轻，手足较前温和，仍心烦，以前方加黄连3g，6剂。四诊：关节冷痛较前又有减轻，心烦好转，以前方6剂续服。五诊：关节冷痛较前又有减轻，倦怠乏力基本消除，以前方变红参为6g，6剂。六诊：关节冷痛较前又有减轻，心烦消除，以前方6剂续服。七诊：诸症较前明显减轻，又以前方治疗80余剂，诸症悉除。随访1年，一切尚好。

【用方提示】根据关节冷痛辨为寒，再根据倦怠乏力辨为气虚，又因口苦、舌质红辨为郁热，以此辨为阳虚寒痹、郁热夹虚证。方以甘草附子汤益气温阳；以小柴胡汤益气清热温阳；以四逆汤温壮阳气。方药相互为用，以奏其效。

类风湿关节炎

类风湿关节炎是一种全身性自身免疫病，以慢性侵蚀性关节炎为特征。

【导读】根据类风湿关节炎的病变证机是阳虚骨痹证，治以甘草附子汤；又因寒湿病变证机比较重，故与乌头汤合方治之。

李某，女，52岁。有多年类风湿关节炎病史，3年来手指变形，近因疼痛加重、活动受限前来诊治。刻诊：手指关节变形，屈伸不利，疼痛不可触近，因劳累及遇凉加重，手指不温，舌质淡红、苔薄白，脉沉弱。辨为阳虚骨痹证，治当温阳散寒、通利关节。给予甘草附子汤与乌头汤合方加味：附子10g，白术6g，桂枝12g，麻黄10g，白芍10g，黄芪10g，生川乌10g，炙甘草10g。6剂，每日1剂，每剂药第一次水煎50min，第二次煎30min，合并两次药液，每日三服，服药时加入蜂蜜10mL。二诊：疼痛略有减轻，以前方6剂续服。三诊：疼痛又有减轻，以前方治疗60余剂，疼痛控制，关节变形略有恢复。之后，以前方变汤剂为散剂，每次3g，每日三服，治疗6个月。随访1年，一切尚好。

【用方提示】根据疼痛不可触近、遇凉加重辨为寒凝，再根据因劳累加重、脉沉弱辨为气虚，以此辨为阳虚骨痹证。方以甘草附子汤温阳散寒、通经止痛；以乌头汤益气逐寒、通络止痛。方药相互为用，以奏其效。

甘草泻心汤合方

甘草泻心汤由『炙甘草四两（12g）、黄芩三两（9g）、半夏洗，半升（12g）、大枣擘，十二枚、黄连一两（3g）、干姜三两（9g）、人参三两（9g）』所组成，方中甘草既是益气药又是缓急止痛药；黄连、黄芩既是清热药又是燥湿药，还是降泄药；半夏既是醒脾药又是燥湿药，还是降逆药；干姜既是醒脾药又是温阳药；人参既是补气药又是生津药；大枣既是益气药又是补血药，方药相互为用，是以清热益气为主的代表方，在临床中辨治气虚寒热夹湿证。若以热为主，可加大黄连、黄芩用量；若以寒为主，可加大干姜用量；若以气虚为主，可加大人参、甘草用量，以此才能使方药更好地切中病变证机。

——— 慢性胃炎、风湿性关节炎 ———

【导读】根据慢性胃炎、风湿性关节炎的病变证机有寒热夹虚，治以甘草泻心汤益气温阳清热；因病变证机有寒郁，故与乌头汤合方；因病变证机有瘀血，故与失笑散合方用之。

詹某，女，58岁。有多年风湿性关节炎病史，10年前至今又有慢性胃炎，服用中西药但未能有效控制症状表现，近由病友介绍前来诊治。刻诊：胃脘胀痛，不能食凉，全身肌肉关节疼痛，活动或遇凉加重疼痛，倦怠乏力，手足不温，口苦口腻，舌质淡红夹瘀紫、苔腻黄白夹杂，脉沉弱涩。辨为湿热寒郁、气虚夹瘀证，治当清热燥湿、温阳散寒、活血化瘀。给予甘草泻心汤、乌头汤与失笑散合方：黄芩10g，黄连3g，生半夏12g，红参10g，制川乌10g，干姜10g，麻黄10g，黄芪10g，白芍10g，五灵脂10g，蒲黄10g，大枣12枚，炙甘草12g。6剂，第1次煎45min左右，第2次煎20min，合并药液，每日1剂，每次服150mL左右，每日分早、中、晚服。二诊：肌肉关节疼痛略有减轻，胃脘胀痛明显好转，仍口腻，以前方变黄连为6g，6剂。三诊：肌肉关节疼痛较前又有减轻，仍不思饮食，以前方加山楂24g，6剂。四诊：肌肉关节疼痛较前又有减轻，饮食较前好转，以前方6剂续服。五诊：肌肉关节疼痛较前又有减轻，胃脘胀痛消除，口苦口腻明显好转，饮食正常，以前方变山楂为12g，6剂。六诊：肌肉关节疼痛基本消除，胃脘胀痛未再发作，以前方6剂续服。七诊：诸症基本趋于缓解，又以前方治疗120余剂，诸症悉除。随访2年，一切尚好。

【用方提示】根据胃脘胀痛、舌质淡红、苔黄白夹杂辨为寒热夹杂，再根据关节疼痛因活动加重、倦怠乏力、脉弱辨为气虚，又因口苦口腻辨为湿热，更因舌质夹瘀紫辨为瘀，以此辨为湿热寒郁、气虚夹瘀证。方以甘草泻心汤益气温阳，清热燥湿；以乌头汤益气温阳，散寒通络；以失笑散活血化瘀止痛。方药相互为用，以奏其效。

贝赫切特综合征

贝赫切特综合征（又称白塞病）是以复发性口腔溃疡、生殖器溃疡及眼炎为主的一种综合征，并可累及皮肤、关节、心血管、肠胃道、神经系统及泌尿系统。

【导读】甘草泻心汤既是辨治中虚寒热证的基本代表方，又是辨治湿热疫毒证的基础方，临证运用应重视因病症表现而酌情调整方药用量。根据贝赫切特综合征的病变证机是湿热，治以甘草泻心汤和附子泻心汤；又因病变证机有瘀血，故与失笑散合方治之。

任某，男，43岁。有10余年贝赫切特综合征病史，服用西药即能控制症状，停药后又复发，改用中药治疗，也未能取得预期治疗效果，近由病友介绍前来诊治。刻诊：口腔溃疡，阴茎龟头红肿，脘腹不适，膝关节疼痛，大便溏泄，肢体困重，口苦口腻，舌质暗红瘀紫、苔黄腻，脉沉涩。辨为脾胃瘀热证，治当清热燥湿、活血化瘀。给予甘草泻心汤、失笑散与附子泻心汤合方：姜半夏12g，黄芩10g，红参10g，干姜10g，黄连10g，大枣12枚，大黄6g，附子5g，五灵脂12g，蒲黄12g，炙甘草12g，薏苡仁30g。6剂，水煎服，每日1剂，每日三服。二诊：阴茎龟头红肿明显减轻，以前方6剂续服。三诊：脘腹不适消除，以前方6剂续服。四诊：口腔溃疡痊愈，以前方6剂续服。五诊：诸症悉除，以前方12剂续服。之后，为了巩固疗效，以前方变汤剂为散剂，每次6g，每日3次，治疗8个月。随访1年，未再复发。

【用方提示】根据肢体困重、大便溏泄辨为湿，再根据舌质暗红瘀紫、脉沉涩辨为瘀血，因口苦口腻、苔黄腻辨为湿热蕴结，以此辨为脾胃瘀热证。方以甘草泻心汤健脾益气、清热燥湿；以失笑散活血化瘀；以附子泻心汤清泻郁热，兼防寒药伤阳；加薏苡仁健脾益气、清热利湿。

方药相互为用，以奏其效。

口腔疱疹

口腔疱疹是指由肠道病毒引起的传染病。

【导读】根据口腔疱疹的病变证机是中虚湿热，治以甘草泻心汤益气清热；又因湿热病变证机比较重，故与苦参汤合方治之。

成某，女，52岁。有多年口腔疱疹病史，近1年来口腔疱疹加重，经朋友介绍前来诊治。刻诊：口腔两颊部及口唇有多处疱疹，疼痛剧烈，口中流苦黄水，因劳累加重，大便干结，舌质淡红、苔薄黄，脉沉弱。辨为气虚湿热证，治当补益中气、清热燥湿。给予甘草泻心汤与苦参汤合方加味：黄芩10g，姜半夏12g，大枣12枚，黄连10g，干姜9g，红参10g，苦参20g，大黄6g，芒硝3g，炙甘草12g。6剂，水煎服，每日1剂，每日三服。二诊：大便通畅，疼痛减轻，以前方6剂续服。三诊：疱疹减轻明显，以前方6剂续服。四诊：诸症基本解除，以前方6剂续服。五诊：诸症悉除，为了巩固疗效，又服用前方20余剂。随访1年，一切尚好。

【用方提示】根据疱疹疼痛剧烈、苔薄黄辨为热，再根据口中流苦黄水辨为湿热，因劳累加重、脉沉弱辨为气虚，以此辨为气虚湿热证。方以甘草泻心汤补益脾胃、清热燥湿，兼防寒药伤阳；以苦参汤清热燥湿；加大黄、芒硝清泻热结、软坚散结。方药相互为用，以奏其效。

甘麦大枣汤合方

甘麦大枣汤由『甘草三两（9g），大枣十枚』所组成，甘草既是益气药又是缓急安神药；小麦既是益气药又是缓急药；大枣既是益气药又是补血药，还是缓急药，是以益气缓急安神为主的基本方，辨治气虚伤血证。

抑郁症幻听

【导读】根据抑郁症幻听的病变证机有心脾虚，治以甘麦大枣汤补益心脾；又因病变证机有心肝不足，故与酸枣仁汤合方，又因病变证机有气郁，故与四逆散合方，更因病变证机有郁热，故与栀子豉汤合方用之。

田某，女，52岁。有多年抑郁症病史，3年前至今又有幻听，近由病友介绍前来诊治。刻诊：情绪低落，不欲言语，喜笑善哭，言行无常，失眠多梦，梦多险恶，心胸烦热，口苦，舌质淡红、苔黄白夹杂，脉沉弱。辨为心脾不足、气郁夹热证，治当补益气血、行气清热。给予甘麦大枣汤、酸枣仁汤、四逆散与栀子豉汤合方：酸枣仁45g，知母6g，茯苓6g，川芎6g，柴胡12g，枳实12g，白芍12g，栀子15g，淡豆豉10g，小麦24g，大枣10枚，炙甘草12g。6剂，第1次煎45min左右，第2次煎20min，合并药液，每日1剂，每次服150mL左右，每日分早、中、晚服。二诊：失眠多梦、梦多险恶略有好转，仍口苦，以前方加黄连10g，6剂。三诊：失眠多梦、梦多险恶较前又有好转，口苦明显减轻，心胸烦热消除，以前方变黄连为6g，6剂。四诊：失眠多梦、梦多险恶较前又有好转，情绪较前好转，以前方6剂续服。五诊：失眠多梦、梦多险恶基本消除，情绪较前又有好转，口苦消除，以前方6剂续服。六诊：幻听明显减轻，又有轻微心胸烦热，以前方变黄连为10g，6剂。七诊：情绪较前又有明显好转，又以前方治疗 150 余剂, 诸症悉除。随访 1 年, 一切尚好。

【用方提示】根据情绪低落、喜笑善哭、脉沉弱辨为心脾不足, 再根据不欲言语、情绪低落辨为气郁, 又因心胸烦热、口苦辨为郁热, 更因梦多险恶辨为心肝不足, 以此辨为心脾不足、气虚夹热证。方以甘麦大枣汤补益心脾; 以酸枣仁汤调补心肝; 以四逆散疏理气机; 以栀子豉汤清宣郁热。方药相互为用, 以奏其效。

癔症

癔症是以感觉障碍、运动障碍或意识改变状态等为主要表现, 而缺乏相应的器质性病变基础的一组临床综合征。根据临床表现分为癔症性精神症状和癔症性躯体症状。癔症性精神症状为部分或完全丧失对自我身份识别和对过去的记忆; 癔症性躯体症状为各种躯体症状。常见于青春期和更年期, 女性多于男性。

【导读】根据癔症的病变证机是心脾两虚, 治以甘麦大枣汤补益心脾; 又因病变证机有气郁, 与四逆散合方; 更因心神肝魂失守, 故又与酸枣仁汤合方治之。

孙某, 女, 48 岁。有多年癔症病史, 近因病情加重前来诊治。刻诊: 情绪不稳, 悲伤哭泣, 胸胁满闷, 喜叹息, 失眠, 多梦易醒, 身体发热, 头痛, 不思饮食, 舌质淡红、苔薄略黄, 脉沉弱。辨为心脾两虚夹郁证, 治当补益心脾、抚思安神。给予甘麦大枣汤、四逆散与酸枣仁汤合方加味: 小麦 24g, 大枣 10 枚, 酸枣仁 48g, 知母 6g, 茯苓 6g, 川芎 6g, 远志 12g, 石菖蒲 12g, 柴胡 10g, 枳实 10g, 白芍 10g, 炙甘草 10g。6 剂, 水煎服, 每日 1 剂, 每日三服。二诊: 自觉身体发热消退, 以前方 6 剂续服。三诊: 头痛基本解除, 以前方 6 剂续服。四诊: 失眠好转, 以前方 6 剂续服。五诊: 情绪转佳, 悲伤哭泣未发作, 以前方 6 剂续服。六诊: 诸症基本解除, 以前方治疗 60 余剂。之后, 为了巩固疗效, 以前方变汤剂为散剂, 每次 6g, 每日三服, 治疗半年。随访 1 年, 一切尚好。

【用方提示】根据失眠、多梦易醒辨为心气虚, 再根据不思饮食辨为脾气虚, 因情绪不稳、胸胁满闷辨为气郁, 又因喜叹息、头痛辨为气郁不通, 以此辨为心脾两虚夹郁证。方以甘麦大枣汤补益心脾、抚思安神; 以酸枣仁汤养心清热、舍魂安神; 以四逆散疏肝解郁、调理气机; 加远志、石菖蒲开窍安神。方药相互为用, 以奏其效。

甘姜苓术汤合方

甘姜苓术汤由『甘草、白术各二两（6g），干姜、茯苓各四两（12g）』所组成，方中甘草既是益气药又是缓急药；白术既是健脾药又是燥湿药；干姜既是温阳药又是醒脾药，还是宣降药；茯苓既是渗利药又是益气药，方药相互为用，是以益气温阳、散寒祛湿为主的基本方，可辨治气虚寒湿证。

男子性功能减退

【导读】根据男子性功能减退的病变证机有寒湿，治以甘姜苓术汤温化寒湿；又因病变证机有阳虚，故与天雄散合方，又因病变证机有气郁，故与四逆散合方用之。

罗某，男，42岁。有多年性功能减退病史，近由病友介绍前来诊治。刻诊：阳痿，举而不坚，坚而短暂，腰部怕冷沉重，倦怠乏力，手足不温，耳鸣，情绪急躁，易怒，舌质淡、苔薄白，脉沉弱。辨为寒湿阳虚夹郁证，治当温阳化湿、行气解郁。给予甘姜苓术汤、四逆散与天雄散合方加味：干姜 12g，茯苓 12g，白术 20g，制附子 10g，桂枝 20g，龙骨 12g，柴胡 12g，白芍 12g，枳实 12g，米壳 5g，炙甘草 12g。6 剂，第 1 次煎 45min 左右，第 2 次煎 20min，合并药液，每日 1 剂，每次服 150mL 左右，每日分早、中、晚服。二诊：性功能略有好转，仍倦怠乏力，以前方加红参 10g，6 剂。三诊：性功能较前又有好转，倦怠乏力明显好转，以前方 6 剂续服。四诊：性功能较前又有好转，易怒较前明显减轻，以前方 6 剂续服。五诊：性功能基本恢复正常，易怒较前又有明显减轻，以前方 6 剂续服。六诊：诸症基本趋于正常，又以前方治疗 50 余剂，诸症悉除。随访 1 年，一切尚好。

【用方提示】根据性功能减退、腰部沉重辨为寒湿，再根据性功能减退、怕冷辨为阳虚，又因易怒辨为气郁，以此辨为寒湿阳虚夹郁证。方以甘姜苓术汤温化寒湿；以天雄散温壮阳气，固涩精气；以四逆散疏理气机。方药相互为用，以奏其效。

慢性盆腔炎

【导读】根据慢性盆腔炎的病变证机是气虚寒湿，治以甘姜苓术汤温阳散寒除湿；又因寒湿病变证机比较重，故又与附子汤合方治之。

董某，女，37岁。有多年慢性盆腔炎病史，近由病友介绍前来诊治。刻诊：带下量多色白，腰沉重，小腹下坠，手足不温，大便溏泄，阴部潮湿，舌质淡、苔白腻，脉沉弱。辨为气虚寒湿证，治当益气温阳、散寒除湿。给予甘姜苓术汤与附子汤合方加味：白术 12g，干姜 12g，茯苓 12g，附子 10g，红参 6g，白芍 10g，山药 24g，苍术 24g，炙甘草 6g。6 剂，水煎服，每日 1 剂，每日三服。二诊：阴部潮湿基本消除，以前方 6 剂续服。三诊：带下减少，大便恢复正常，以前方 6 剂续服。四诊：腰部沉重基本消除，以前方 6 剂续服。五诊：诸症悉除，又以前方 12 剂巩固疗效。随访 1 年，一切尚好。

【用方提示】根据带下色白、阴部潮湿辨为寒湿，再根据腰沉重、小腹下坠辨为气虚不固，因手足不温、舌质淡辨为阳虚，以此辨为气虚寒湿证。方以甘姜苓术汤益气温阳、散寒除湿；以附子汤温阳散寒除湿；加山药益气固涩止带，苍术醒脾燥湿。方药相互为用，以奏其效。

甘遂半夏汤合方

甘遂半夏汤由『甘遂大者、三枚（5g）』半夏以水一升，煮取半升，去滓、十二枚（12g）』芍药五枚（15g）』甘草炙、如指大一枚（5g）』所组成，方中甘遂既是逐水药又是散结药；半夏既是醒脾药又是降逆药，还是燥湿药；芍药既是益血药又是利水药；甘草既是益气药又是化痰药，是以攻逐水饮、益气敛阴为主的基本方，可辨治寒热痰饮夹虚证。

肝硬化腹水

【导读】根据肝硬化腹水的病变证机有水饮，治以甘遂半夏汤攻逐水饮；又因病变证机有阳虚，故与茯苓四逆汤合方，又因病变证机有气郁，故与四逆散合方用之。

尚某，男，49岁。有多年肝硬化腹水病史，近由病友介绍前来诊治。刻诊：腹胀如鼓，青筋暴露，大便干结，小便不利，倦怠乏力，手足不温，怕冷，情绪低落，急躁易怒，舌质淡、苔白腻，脉沉弱。辨为水饮阳虚夹郁证，治当攻逐水饮、温阳行气。给予甘遂半夏汤、四逆散与茯苓四逆汤合方：甘遂5g，生半夏12g，白芍15g，茯苓12g，干姜5g，生附子5g，柴胡12g，枳实12g，红参3g，炙甘草12g。6剂，第1次煎45min左右，第2次煎20min，合并药液，每日1剂，每次服150mL左右，每日分早、中、晚服。二诊：腹胀如鼓略有好转，仍倦怠乏力，以前方加红参为10g，6剂。三诊：腹胀如鼓较前又有好转，倦怠乏力明显好转，仍手足不温，以前方变生附子为9g，6剂。四诊：腹胀如鼓较前又有减轻，手足不温好转，仍大便干结，以前方变甘遂为9g，6剂。五诊：腹胀如鼓较前又有好转，手足温和，大便较前通畅，以前方变生附子为6g，6剂。六诊：腹胀如鼓较前又有明显减轻，仍倦怠乏力，以前方变红参为12g，6剂。七诊：诸症较前又有减轻，又以前方治疗80余剂，腹胀如鼓基本恢复正常；之后，又以前方变汤剂为散剂，每次6g，每日分早、中、晚服。随访1年，一切尚好。

【用方提示】根据腹胀如鼓、小便不利辨为水饮，再根据手足不温、怕冷辨为阳虚，又因情绪易怒辨为气郁，以此辨为水饮阳虚夹郁证。方以甘遂半夏汤攻逐水饮；以茯苓四逆汤益气温阳利水；以四逆散疏理气机。方药相互为用，以奏其效。

慢性溃疡性结肠炎

【导读】根据慢性溃疡性结肠炎的病变证机是水饮蕴结，治以甘遂半夏汤荡涤痰饮；又因病变证机夹瘀血，故又与失笑散合方治之。

杨某，男，62岁。有10年慢性溃疡性结肠炎病史，服用中西药，但未能有效控制症状，近由病友介绍前来诊治。刻诊：大便溏泄且胶结不爽，每日3～5次，腹中夹水声，脘腹痞塞，腹痛如针刺，手足不温，口干不欲饮水，舌质暗夹瘀紫、苔白厚腻，脉沉涩。辨为水饮蕴结、瘀血阻滞证，治当攻逐水饮、益气敛阴、活血化瘀。给予甘遂半夏汤与失笑散合方加味：甘遂5g，生半夏12g，白芍15g，红参10g，五灵脂10g，蒲黄10g，官桂10g，赤石脂20g，炙甘草5g。6剂，水煎服，每日1剂，每日三服。二诊：大便仍溏泄，每日2次，胶结不爽解除，以前方6剂续服。三诊：腹痛止，脘腹痞塞减轻，以前方6剂续服。四诊：腹中水声消除，手足转温，以前方6剂续服。五诊：大便恢复正常，以前方6剂续服。之后，为了巩固疗效，以前方变汤剂为散剂，每次3g，每日三服，治疗3个月。随访1年，一切尚好。

【用方提示】根据大便溏泄、腹中水声辨为水饮，再根据脘腹痞塞辨为水饮阻结，因腹痛如针刺辨为瘀血，以此辨为水饮蕴结、瘀血阻滞证。方以甘遂半夏汤攻逐水饮，兼以益气；以失笑散活血化瘀止痛；加官桂温阳止泄，赤石脂温涩固脱，红参补益中气。方药相互为用，以奏其效。

葛根汤合方

葛根汤由『葛根四两（12g）』麻黄去节、三两（9g），桂枝去皮、二两（6g），生姜切、三两（9g），甘草炙、二两（6g），芍药二两（6g），大枣擘、十二枚』所组成，方中葛根既是行散药又是清热药，既是升散药又是降逆药，还是通筋柔筋药；麻黄既是温散药又是苦降药，还是通散药；桂枝既是通经药又是通阳药，还是益气药；生姜既是醒脾药又是宣降药；芍药既是柔筋药又是益气药，既是敛阴药又是缓急止痛药；甘草既是益气药，又是缓急药，是以辛散温通、益营柔筋为主的重要基础方，可辨治寒郁气血夹热证。

颈椎增生、神经性头痛

【导读】根据颈椎增生、神经性头痛的病变证机有寒郁筋脉，治以葛根汤疏通筋脉；又因病变证机有气血夹寒，故与乌头汤合方，又因病变证机有寒痰，故与赤丸合方用之。

郑某，女，57岁。有多年颈椎增生、神经性头痛病史，近由病友介绍前来诊治。刻诊：颈椎僵硬疼痛，活动受限，头痛头沉，受凉加重，倦怠乏力，心悸，手足不温，舌质淡、苔白厚腻，脉沉。辨为寒郁筋脉夹气血虚证，治当温通疏筋、化痰通络。给予葛根汤、乌头汤与赤丸合方：葛根24g，麻黄10g，桂枝6g，生姜10g，白芍20g，制川乌10g，黄芪10g，生半夏12g，茯苓12g，细辛3g，炙甘草10g。6剂，第1次煎45min左右，第2次煎20min，合并药液，每日1剂，每次服150mL左右，每日分早、中、晚服。二诊：颈椎僵硬疼痛略有好转，仍头痛，以前方加川芎为10g，6剂。三诊：颈椎僵硬疼痛较前又有好转，头痛减轻，仍心悸，以前方加红参6g，6剂。四诊：颈椎僵硬疼痛较前又有减轻，头痛基本消除，仍手足不温、怕冷，以前方加生附子3g，6剂。五诊：颈椎僵硬疼痛较前又有好转，手足较前温和，以前方6剂续服。六诊：颈椎僵硬疼痛较前又有明显减轻，头痛未再发作，以前方6剂续服。七诊：诸症较前基本趋于缓解，又以前方治疗 120 余剂，诸症悉除；之后，又以前方变汤剂为散剂，每次 6g，每日分早、中、晚服。随访 1 年，一切尚好。

【用方提示】根据颈椎僵硬疼痛、受凉加重辨为寒郁，再根据头痛头沉、舌苔腻辨为痰湿，因倦怠乏力、心悸辨为气血虚，又因手足不温、怕冷辨为阳虚，以此辨为寒郁筋脉夹气血虚证。方以葛根汤舒筋柔筋通脉；以乌头汤温通散寒，补益气血；以赤丸温阳散寒，利湿化痰。方药相互为用，以奏其效。

颞下颌关节功能紊乱综合征

颞下颌关节功能紊乱综合征（又称颞下颌关节综合征）是以关节区酸胀疼痛，运动时弹响，张口运动障碍等为主的一种口腔颌面疾病。

【导读】根据颞下颌关节功能紊乱综合征的病变证机是寒湿，治当葛根汤散寒除湿；又因寒湿病变证机比较重，故与麻黄加术汤合方治之。

冯某，男，48 岁。有多年颞下颌关节功能紊乱综合征病史，服用中西药，但病情仍然反复发作，近由病友介绍前来诊治。刻诊：颞下颌关节区酸困胀痛，张口活动不利，手足不温，口淡不渴，舌质淡、苔白腻，脉沉。辨为寒湿浸淫扰筋证，治当辛散温通、益营柔筋。给予葛根汤与麻黄加术汤合方：葛根 12g，麻黄 10g，桂枝 6g，生姜 10g，白芍 6g，大枣 12 枚，杏仁 12g，白术 12g，生川乌 6g，天南星 10g，炙甘草 6g。6 剂，水煎服，每日 1 剂，每日三服。二诊：酸困胀痛减轻，以前方 6 剂续服。三诊：张口较前流利，以前方 6 剂续服。四诊：酸困胀痛基本消失，以前方 6 剂续服。五诊：诸症基本解除，又以前方 12 剂续服。随访 1 年，一切尚好。

【用方提示】根据酸困胀痛、张口运动不利辨为筋脉不利，再根据手足不温、舌苔白腻辨为寒湿浸淫，以此辨为寒湿浸淫扰筋证。方以葛根汤辛散温通、益营柔筋；以麻黄加术汤散寒除湿；加生川乌温通逐寒，天南星散寒通络止痛。方药相互为用，以奏其效。

葛根芩连汤合方

葛根芩连汤由『葛根半斤（24g），炙甘草二两（6g），黄芩三两（9g），黄连三两（9g）』所组成，方中葛根既是升散药又是降逆药，既是清热药又是调中药；黄连、黄芩既是清热药又是燥湿药；甘草既是益气药又是缓急药，是以清热燥湿益气为主的重要基础方，可辨治湿热蕴结夹虚证，若病表证明显者，可酌情加辛散透表药，以增强治疗效果。

慢性盆腔炎、慢性胃炎

【导读】根据慢性盆腔炎、慢性胃炎的病变证机有湿热，治以葛根芩连汤清热燥湿；又因病变证机有阳虚，故与桂枝人参汤合方，又因病变证机有瘀血，故与失笑散合方用之。

孙某，女，65岁。有多年慢性盆腔炎、慢性胃炎病史，近由病友介绍前来诊治。刻诊：小腹少腹怕冷胀痛，带下色黄量多，阴部潮热，胃脘胀痛，不思饮食，食凉加重疼痛，倦怠乏力，手足不温，舌质淡红夹瘀紫、苔薄黄白夹杂，脉沉弱。辨为湿热阳虚夹瘀证，治当清热燥湿、温阳散寒、活血化瘀。给予葛根芩连汤、桂枝人参汤、薏苡附子败酱散与失笑散合方：葛根24g，黄连10g，黄芩10g，桂枝12g，干姜10g，红参10g，白术10g，五灵脂10g，蒲黄10g，败酱草15g，制附子5g，薏苡仁30g，炙甘草12g。6剂，第1次煎45min左右，第2次煎20min，合并药液，每日1剂，每次服150mL左右，每日分早、中、晚服。二诊：带下色黄量多略有减少，仍怕冷，以前方变制附子为生附子5g，6剂。三诊：带下量多较前又有减少，怕冷好转，仍阴部潮湿，以前方变白术为15g，6剂。四诊：带下色黄量多基本消除，怕冷好转，以前方6剂续服。五诊：胃脘胀痛基本消除，仍不思饮食，以前方加山楂24g，6剂。六诊：小腹少腹怕冷胀痛较前明显减轻，手足不温，以前方6剂续服。七诊：诸症基本消除，又以前方40余剂续服，诸症悉除。随访1年，一切尚好。

【用方提示】根据带下色黄量多、阴部潮热辨为湿热，再根据小腹少腹怕冷、带下色黄辨为寒热夹杂，因倦怠乏力、脉弱辨为气虚，又因手足不温辨为阳虚，更因舌质夹瘀紫辨为瘀，以此辨为湿热阳虚夹瘀证。方以葛根芩连汤清热燥湿；以桂枝人参汤益气温阳；以薏苡附子败酱散温阳利湿；以失笑散活血化瘀止痛。方药相互为用，以奏其效。

克罗恩病

克罗恩病是胃肠道慢性炎性肉芽肿性疾病。发病年龄多在 15～30 岁，男女之间没有明显差异。

【导读】根据克罗恩病的病变证机是热毒，治以葛根芩连汤清热解毒；又因病变证机有瘀血，故与桃红四物汤合方治之。

韩某，女，43 岁。6 年前因右下腹疼痛，在郑州、北京等地被诊断为克罗恩病，多次服用中西药，以及静脉用药，均未能有效控制症状，近因大便呈黏液血便、里急后重加重前来诊治。刻诊：右下腹疼痛如针刺，进餐后肠鸣加重，大便呈黏液血便、里急后重，腹部按压有包块，口渴，舌质暗红夹瘀斑、苔薄黄，脉沉涩。辨为热毒夹瘀证，治当清热解毒、活血化瘀。给予葛根芩连汤与桃红四物汤合方加味：葛根 24g，炙甘草 6g，黄芩 10g，黄连 10g，生地黄 12g，川芎 6g，白芍 12g，当归 12g，桃仁 12g，红花 12g，乳香 10g，没药 10g。6 剂，水煎服，每日 1 剂，每日三服。二诊：右下腹疼痛减轻，以前方 6 剂续服。三诊：肠鸣明显好转，以前方 6 剂续服。四诊：诸症均较前减轻，以前方并根据病情变化而适当加减治疗 30 余剂。随访 1 年，一切尚好。

【用方提示】根据腹痛如针刺、舌夹瘀斑辨为瘀血，再根据口渴、舌质暗红、苔黄辨为热毒，因大便呈黏液血便辨为热毒迫血，以此辨为热毒夹瘀证。方以葛根芩连汤清热解毒、透热于外；以桃红四物汤清热凉血、活血通络；加乳香、没药以活血行气止痛。方药相互为用，以奏其效。

病毒性肠胃炎

病毒性肠胃炎是由肠道病毒感染所致的传染病。病毒性肠胃炎分轮状病毒、诺沃克病毒、肠腺病毒等。本病可发生于各个年龄。

【导读】根据病毒性肠胃炎的病变证机是热毒，治以葛根芩连汤、栀子豉汤清热止利、清宣郁热；又因病变证机有气虚，故与四君子汤合方治之。

孙某，男，32岁。在5个月前突然出现腹泻，腹痛，恶心，呕吐，发热，恶寒。服用中西药及静脉用药，治疗虽有效果但不明显，在某医院经粪便检查检出诺沃克病毒，诊断为病毒性肠胃炎，住院治疗10余日，病情虽有缓解，但症状没有达到有效控制。刻诊：恶心，呕吐，腹泻，腹痛，神疲乏力，口渴，舌质红、苔黄腻，脉虚略数。辨为热毒气虚证，治当清热解毒、健脾益气。给予葛根芩连汤、栀子豉汤与四君子汤合方：葛根24g，炙甘草6g，黄芩9g，黄连9g，香豉10g，栀子14g，红参12g，白术12g，茯苓12g，白头翁30g，陈皮15g，竹茹24g。6剂，水煎服，每日1剂，每日三服。二诊：呕吐止，腹痛减轻，以前方6剂续服。三诊：腹泻止，腹痛除，以前方6剂续服。四诊：诸症悉除，又以前方6剂续服。经粪便复查未检出病毒。

【用方提示】根据口渴、苔黄腻辨为热，再根据神疲乏力、脉虚略数辨为气虚，以此辨为热毒气虚证。方以葛根芩连汤清热止利、透热于外；栀子豉汤清宣郁热；四君子汤健脾益气；加白头翁清热解毒止利，陈皮理气和胃，竹茹清热降逆和胃。方药相互为用，以奏其效。

子宫内膜炎

子宫内膜炎是女子子宫内膜因多种原因引起的子宫内膜炎性病变。

【导读】根据子宫内膜炎的病变证机是湿热下注，治以葛根芩连汤清热燥湿；又因湿热病变证机比较重，故与四妙丸合方治之。

牛某，女，46岁。有10年子宫内膜炎病史，服用中西药，但未能达到远期治疗目的，近由病友介绍前来诊治。刻诊：带下色黄量多臭秽，小腹坠痛，腰骶部疼痛，口苦口腻，舌质红、苔黄腻，脉滑数。辨为湿热下注证，治当清热解毒、利湿止带。给予葛根芩连汤与四妙丸合方加味：葛根24g，黄连10g，黄芩10g，黄柏24g，苍术24g，川牛膝30g，薏苡仁30g，车前子24g，茯苓24g，炙甘草6g。6剂，水煎服，每日1剂，每日三服。二诊：带下色黄减轻，以前方6剂续服。三诊：腰骶部疼痛好转，以前方6剂续服。四诊：带下止，以前方6剂续服。五诊：腰骶部疼痛基本消除，以前方6剂续服。六诊：诸症基本解除，以前方6剂续服。随访1年，一切尚好。

【用方提示】根据带下色黄、口苦口腻辨为湿热，再根据舌质红、苔黄腻辨为湿热蕴结，以此辨为湿热下注证。方以葛根芩连汤清热燥湿止带；以四妙丸清热燥湿、强筋止痛；加车前子清热利湿，茯苓益气渗利。方药相互为用，以奏其效。

桂枝汤合方

桂枝汤由『桂枝三两（9g）』，芍药三两（9g），炙甘草二两（6g），生姜三两（切，9g），大枣十二枚、擘』所组成，方中桂枝既是解表药又是治里药，既是通经药又是温阳药，既是化饮药又是益气药；芍药既是敛阴药又是补血药，还是缓急止痛药；生姜既是补血药，还是宣降药；大枣既是益气药又是补血药，还是缓急解毒药；甘草既是益气药又是生津药，还是缓急止痛解毒药，方药相互为用，是辨治气血虚夹寒证的基础方，临证若能因病症变化而酌情加减合方用药，则是辨治各科杂病最佳选择用方。

产后感冒反复不愈

【导读】根据产后感冒反复不愈的病变证机有营卫虚弱，治以桂枝汤调补营卫；又因病变证机有阳虚，故与桂枝人参汤合方，又因病变证机有气郁，故与四逆散合方用之。

谢某，女，37岁。有6年产后感冒反复不愈病史，近由病友介绍前来诊治。刻诊：低热，怕冷，周身汗出，头痛，不思饮食，倦怠乏力，手足不温，情绪低落、不欲言语，舌质淡、苔薄白，脉沉弱。辨为营卫不固，阳虚夹郁证，治当调补营卫、益气温阳，行气解郁，给予桂枝汤、桂枝人参汤与四逆散合方：桂枝12g，白芍20g，生姜10g，干姜10g，红参10g，白术10g，柴胡12g，枳实12g，大枣12枚，炙甘草12g。6剂，第1次煎45min左右，第2次煎20min，合并药液，每日1剂，每次服150mL左右，每日分早、中、晚服。二诊：低热消退，仍怕冷，以前方加附子5g，6剂。三诊：低热未再发作，怕冷基本消除，仍汗出，以前方变白芍为24g，6剂。四诊：低热、怕冷未再发作，仍不思饮食，以前方加山楂24g，6剂。五诊：情绪较前明显好转，以前方6剂续服。六诊：诸症基本消除，又以前方治疗12剂。随访1年，一切尚好。

【用方提示】根据低热、怕冷、汗出辨为营卫虚弱，再根据倦怠乏力、手足不温辨为阳虚，因情绪低落、不欲言语辨为气郁，以此辨为营卫不固、阳虚夹郁证。方以桂枝汤调补营卫；以桂枝人参汤益气温阳；以四逆散行气解郁。方药相互为用，以奏其效。

术后鼻咽癌

鼻咽癌是鼻咽部黏膜出现肿瘤病变的一种疾病。中医对鼻咽癌虽然没有特效方药治疗，但根据患者病症表现合理选用辨治方药还是可以完全控制症状表现及减轻患者痛苦。

【导读】术后鼻咽癌复发率比较高，尤其是术后诸多症状表现不易完全消除，若能以中医诊治则能明显改善症状表现。根据病变部位在鼻，鼻以通为顺，术后正气不足，治当选用桂枝汤开窍通鼻，兼益正气；又因病变证机有阴虚夹热，故与养阴清肺汤合方治之，以标本兼治。

詹某，女，57 岁。4 个月前手术治疗鼻咽癌，接着又用化疗药，药后鼻部及全身症状比较重，口服氨基酸类及静脉用药，均未能有效改善症状表现。刻诊：鼻塞，鼻腔干燥，五心烦热，盗汗，消瘦，头晕目眩，大便干结，舌红少苔，脉细数。辨为阴虚邪扰证，治当养阴生津、消肿溃坚。给予桂枝汤与养阴清肺汤合方加味：生地黄 18g，麦冬 12g，生甘草 6g，玄参 15g，贝母 9g，牡丹皮 8g，薄荷 6g，白芍 8g，桂枝 9g，生姜 9g，大黄 5g，大枣 12 枚。6 剂，水煎服，每日 1 剂，每日三服。二诊：五心烦热明显好转，鼻塞减轻，以前方 6 剂续服。三诊：五心烦热不明显，大便通畅，以前方 6 剂续服。四诊：诸症悉除，以前方继续治疗 40 余剂。随访半年，症状表现消除，身体状况良好。

【用方提示】根据五心烦热、鼻腔干燥、舌红少苔辨为阴虚，再根据鼻腔干燥、大便干结辨为邪热灼津，五心烦热、头晕目眩辨为虚热侵扰，以此辨为阴虚邪扰证。方以养阴清肺汤滋补阴津、润燥滋鼻；以桂枝汤温通阳气、辛散通窍、补益中气；加大黄通下邪结。方药相互为用，以奏其效。

妊娠瘙痒症

妊娠瘙痒症是指女子在妊娠期间出现皮肤发痒，甚则遍及全身的皮肤病。

【导读】辨治妊娠瘙痒症既要治瘙痒又要保胎，选用桂枝汤既能发散透疹，又能调理脾胃以保胎。运用桂枝汤辨治妊娠性瘙痒的病变证机是风寒郁滞，又因病变证机有肝郁，故与柴胡疏肝散合方治之。

邵某，女，31岁。从怀孕第4个月出现全身瘙痒，夜间更甚，隆起风团，反复发作，服用中西药已50余日，但瘙痒未能得到有效控制，近由他人介绍前来诊治。刻诊：全身皮肤瘙痒，因风寒及情绪异常加重，急躁易怒，叹息，皮肤干燥脱屑，胸闷乳胀，口淡不渴，舌质淡、苔薄白，脉浮弦。辨为风寒肝郁证，治当疏肝解郁、疏散风寒。给予桂枝汤与柴胡疏肝散合方加味：桂枝10g，生姜10g，大枣12枚，柴胡12g，陈皮12g，白芍10g，川芎10g，枳壳10g，香附10g，砂仁10g，紫苏12g，炙甘草6g。6剂，水煎服，每日1剂，每日三服。二诊：瘙痒减轻，以前方6剂续服。三诊：胸闷乳胀好转，以前方6剂续服。四诊：急躁易怒缓解，以前方6剂续服。五诊：诸症基本解除，以前方治疗15剂，至分娩未再有瘙痒。

【用方提示】根据遇风寒加重辨为风寒侵袭，再根据急躁易怒、因情绪异常加重、胸闷乳胀辨为肝气郁滞，因口淡不渴、苔薄白辨为寒，以此辨为风寒肝郁证。方以桂枝汤疏散风寒、调理脾胃、固护营卫；以柴胡疏肝散行气解郁、调理气机；加砂仁芳香醒脾安胎，紫苏疏散风寒、行气安胎。方药相互为用，以奏其效。

产后感染

产后感染是指女子分娩及产褥期生殖道受病原体感染，引起局部或全身炎症的临床表现。

【导读】根据产后感染的病变证机是卫虚，治以桂枝汤；又因病变证机有湿热，故与猪苓汤合方；更因病变证机有湿热下注，故又与导赤散合方治之。

童某，女，26岁。产后第10日感冒，并发阴道感染，住院1周，病情得到有效控制，出院至今已9个月，反复感冒，又因感冒诱发阴道灼热疼痛，近因感冒、阴道灼热疼痛前来诊治。刻诊：发热恶寒（体温37.6℃），口淡不渴，倦怠乏力，头痛，阴道灼热疼痛，带下色黄量多，小腹下坠，舌质淡、苔薄黄，脉浮数无力。辨为气虚热淋证，治当调和营卫、清热通淋。给予桂枝汤、猪苓汤与导赤散合方：桂枝10g，白芍10g，生姜10g，大枣12枚，茯苓12g，猪苓12g，泽泻12g，滑石12g，阿胶（烊化、冲服）12g，生地黄12g，木通12g，竹叶12g，生甘草12g，炙甘草12g。6剂，水煎服，每日1剂，每日三服。二诊：体温恢复正常，以前方 6 剂续服。三诊：阴道灼热疼痛减轻，以前方 6 剂续服。四诊：带下止，以前方 6 剂续服。五诊：诸症悉除，以前方 6 剂巩固疗效。随访 1 年，一切正常。

【用方提示】根据反复感冒、倦怠乏力、小腹下坠辨为气虚，再根据阴道灼热疼痛、带下色黄辨为湿热淋浊，因苔薄黄辨为热扰，以此辨为气虚热淋证。方以桂枝汤解肌发散、调和营卫；以猪苓汤清热育阴、利水通淋；以导赤散清热利水通淋。方药相互为用，以奏其效。

神经性头痛

神经性头痛是指多种原因引起的以头痛为主的表现，且无实质性病变。

【导读】根据神经性头痛的病变证机是卫强营弱，治以桂枝汤；又因寒气比较盛，故与四逆汤合方治之。

谢某，女，38 岁。有多年神经性头痛病史，服用中西药，但头痛仍然反复发作，近因头痛加重前来诊治。刻诊：头痛甚于中午，汗出较多，倦怠乏力，手足厥冷，舌质淡、苔薄白，脉浮弱。辨为太阳中风证（卫强营弱、阳虚不固证），治当辛温解肌、通经止痛。给予桂枝汤与四逆汤合方：桂枝 10g，白芍 10g，生姜 10g，大枣 12 枚，生川乌（因无生附子，以生川乌代）5g，干姜 5g，炙甘草 6g。6 剂，水煎服，每日 1 剂，每日三服。二诊：头痛减轻，以前方 6 剂续服。三诊：汗出减少，以前方 6 剂续服。四诊：头痛基本解除，以前方 6 剂续服。五诊：手足温和，以前方 6 剂续服。六诊：诸症悉除，以前方 6 剂巩固疗效。随访 1 年，一切尚好。

【用方提示】根据头痛甚于中午辨为太阳，再根据汗出、手足厥冷辨为阳虚不固，因倦怠乏力辨为气虚，以此辨为卫强营弱、阳虚不固证。方以桂枝汤辛温解肌、调和营卫；以四逆汤温壮阳气、固护肌表。方药相互为用，以奏其效。

桂枝茯苓丸合方

桂枝茯苓丸由『桂枝，茯苓，牡丹皮去心，芍药，桃仁去皮尖，熬，各等分（各12g）』所组成，方中桂枝既是通经药又是化瘀药，还是温化药；茯苓既是渗利药又是益气药，还是安神药；桃仁既是活血药又是滋润药；牡丹皮既是清热药又是化瘀药，既是清热药又是滋润药，是以化瘀方药相互为用，是辨治寒热湿瘀虚证的最佳基础方，若可辨治寒热湿瘀虚证，若用丸剂，每次服6～9g，每日三服；若用汤剂，可因病情轻重而酌情调整汤剂方药用量。

肝癌术后复发并转移

【导读】根据肝癌术后复发并转移的病变证机有瘀血，治以桂枝茯苓丸活血化瘀；又因病变证机有郁热，故与小柴胡汤合方，又因病变证机有风痰，故与藜芦甘草汤合方用之。

马某，男，60岁。有多年病毒性肝炎、肝硬化病史，2年前经检查诊断为肝癌，术后经中西药治疗但未能控制病情发展，近由病友介绍前来诊治。刻诊：胁下痛如针刺，时时胁胀，头痛，倦怠乏力，手足不温，情绪低落、不欲言语，肌肉骨节疼痛，手足颤抖，口苦口腻，舌质淡红夹瘀紫、苔白腻略黄，脉沉弱略涩。辨为瘀血郁热、阳虚风痰证，治当活血化瘀、清宣郁热、息风化痰。给予桂枝茯苓丸、小柴胡汤、头风摩散与藜芦甘草汤合方：桂枝12g，白芍12g，茯苓12g，桃仁12g，牡丹皮12g，柴胡24g，黄芩10g，红参10g，生半夏12g，生姜10g，大枣12枚，藜芦1.5g，制附子10g，炙甘草10g。6剂，第1次煎45min左右，第2次煎20min，合并药液，每日1剂，每次服150mL左右，每日分早、中、晚服。二诊：胁胀减轻，仍疼痛如针刺，以前方加五灵脂10g，6剂。三诊：胁下痛如针刺减轻，胁胀基本消除，以前方6剂续服。四诊：胁下痛如针刺明显减轻，仍手足不温，以前方加生附子3g，6剂。五诊：情绪低落较前明显好转，仍口苦，以前方变黄芩为15g，6剂。六诊：诸证基本趋于缓解，又以前方治疗180余剂；经复查，肝癌转移病灶及原发病灶较前明显缩小。之后，又以前方变汤剂为散剂，每次 6g，每日分早、中、晚服。随访 1 年，一切尚好。

【用方提示】根据胁下痛如针刺、舌质瘀紫辨为瘀，再根据倦怠乏力、手足不温辨为阳虚，因情绪低落、不欲言语辨为气郁，更因手足颤抖、苔腻辨为风痰，以此辨为瘀血郁热、阳虚风痰证。方以桂枝茯苓丸活血化瘀；以小柴胡汤益气温阳、清热行气；以藜芦甘草汤息风化痰。方药相互为用，以奏其效。

慢性扁桃体炎

【导读】根据慢性扁桃体炎的病变证机是瘀血阻滞，治以桂枝茯苓丸活血化瘀；又因病变证机有气虚，故与四君子汤合方治之；再则，辨治慢性扁桃体炎还要考虑针对病变部位而用药，故又与桔梗汤合方治之。

马某，女，11 岁。有 3 年扁桃体炎病史，病情反复发作，服用或静脉用药不仅没有治疗作用，反而还会上火，近因扁桃体肿大、疼痛前来诊治。刻诊：咽痛，咽肿色泽暗红，声音嘶哑，倦怠乏力，颌下肿大，口淡不渴，舌质暗淡、苔薄，脉沉涩。辨为气虚夹瘀证，治当益气化瘀、利咽止痛。给予桂枝茯苓丸、四君子汤与桔梗汤合方：红参 10g，白术 10g，桂枝 12g，茯苓 12g，牡丹皮 12g，芍药 12g，桃仁 12g，桔梗 10g，生甘草 18g。6 剂，水煎服，每日 1 剂，每日五服。二诊：咽痛好转，颌下肿大缩小，以前方 6 剂续服。三诊：诸症较前均有明显减轻，又以前方 6 剂续服。四诊：诸症悉除，又按前方治疗 30 余剂。随访 1 年，未再复发。

【用方提示】根据咽肿色泽暗红、倦怠乏力辨为气虚，再根据舌质暗淡、脉沉涩辨为瘀，以此辨为气虚夹瘀证。方以四君子汤补益中气、生化气血；以桂枝茯苓丸活血化瘀、消肿散结；以桔梗汤消肿利咽、缓急止痛。方药相互为用，以奏其效。

肾小管酸中毒

肾小管酸中毒是因远端肾小管管腔与管周液间氢离子梯度建立障碍，或（和）近端肾小管对碳酸氢盐离子重吸收障碍导致的酸中毒。肾小管酸中毒包括低血钾型远端肾小管酸中毒、近端肾小管酸中毒和高血钾型远端肾小管酸中毒等。

【导读】根据肾小管酸中毒的病变证机是瘀血，治当选用桂枝茯苓丸；又因病变证机有心肾阴津亏损，故又与百合地黄汤与增液汤合方治之。

周某，女，58岁。有2年低血钾型远端肾小管酸中毒病史，服用中西药虽有治疗效果，但病症常常因停药而发作，近由病友介绍前来诊治。化验尿常规：尿pH > 5.5。刻诊：尿频，尿急，肌肉无力，周期性肌肉麻痹，心悸，腰酸，手足心热，渴欲饮水，失眠，嗜睡，口干咽燥，舌质红夹瘀紫、少苔，脉沉涩。辨为心肾阴虚、瘀血阻滞证，治当滋补心肾、活血化瘀。给予桂枝茯苓丸、百合地黄汤与增液汤合方加味：百合15g，生地黄80g，麦冬24g，玄参30g，桂枝12g，桃仁12g，茯苓12g，牡丹皮12g，白芍12g，水蛭3g，虻虫3g，黄芪24g。6剂，水煎服，每日1剂，每日三服。二诊：尿频、尿急好转，以前方6剂续服。三诊：手足心热减轻，以前方6剂续服。四诊：心悸止，以前方6剂续服。五诊：肌肉无力、麻痹好转，以前方6剂续服。之后，以前方治疗60余剂，经尿常规复查，各项指标恢复正常，又以前方治疗30余剂，诸症悉除。之后，为了巩固疗效，以前方变汤剂为散剂，每次6g，每日三服，治疗半年。随访1年，一切尚好。

【用方提示】根据心悸、失眠辨为心阴虚，再根据尿频、尿急、腰酸辨为肾阴虚；因手足心热、舌红少苔辨为阴虚生热，又因周期性肌肉麻痹、舌质瘀紫辨为瘀阻脉络；更因嗜睡辨为气虚。以此辨为心肾阴虚、瘀血阻滞证。方以百合地黄汤、增液汤滋补阴津、清退虚热；以桂枝茯苓丸活血化瘀、通利脉络；加水蛭、虻虫破血逐瘀，黄芪补益中气。方药相互为用，以奏其效。

甲状腺肿

甲状腺肿是指良性甲状腺上皮细胞增生形成的甲状腺肿大。女性发病多于男性。

【导读】根据甲状腺肿的病变证机是瘀血，治以桂枝茯苓丸；又因病变证机有瘀热蕴肺，故与麻杏石甘汤合方治之。

邱某，女，37岁。3年前经检查诊断为甲状腺肿，经常服用中西药，但未能取得预期治疗目的，近由病友介绍前来诊治。刻诊：甲状腺肿大，咳嗽，咽中不利，喉中憋气，胸中烦热，口渴，声音嘶哑，大便干结，舌质暗红瘀紫、苔薄黄，脉沉涩。辨为瘀热蕴肺证，治当清热化瘀、宣降肺气。给予桂枝茯苓丸与麻杏石甘汤合方加味：桂枝12g，茯苓12g，桃仁12g，牡丹皮12g，白芍12g，炙甘草6g，麻黄12g，杏仁10g，石膏24g，牡蛎30g，浙贝母12g，桔梗15g。6剂，水煎服，每日1剂，每日三服。二诊：咳嗽减轻，以前方6剂续服。三诊：喉中憋气好转，咳嗽止，以前方去麻黄，加芒硝 3g，6 剂。四诊：大便正常，以前方去芒硝，加牛蒡子 15g，6 剂。五诊：声音嘶哑好转，以前方 6 剂续服。六诊：诸症较前均有明显减轻，以前方 6 剂续服。之后，以前方变汤剂为丸剂，每次 6g，每日三服，治疗半年，诸症悉除。随访 1 年，一切尚好。

【用方提示】根据甲状腺肿大、脉沉涩辨为瘀，再根据胸中烦热、口渴，舌苔薄黄辨为热，因咳嗽、咽中不利辨为热毒蕴结，以此辨为瘀热蕴肺证。方以桂枝茯苓丸活血化瘀、消肿通络；麻杏石甘汤清热宣降肺气；加牡蛎软坚散结，浙贝母、桔梗清热利咽、宣降肺气。方药相互为用，以奏其效。

银屑病

银屑病是指以红色丘疹或斑块上覆有多层银白色鳞屑为主的一种慢性复发性炎症性皮肤病。根据银屑病表现特点主要分为点状银屑病、毛囊性银屑病、轮状银屑病、钱币状银屑病、盘状银屑病、回状银屑病、图状银屑病、地图状银屑病、蛎壳样银屑病。

【导读】根据银屑病的病变证机是瘀结，治以桂枝茯苓丸活血化瘀；又因病变证机有血热，故与犀角地黄汤合方治之。

曹某，女，26 岁。有 8 年银屑病病史，在多地省市级医院诊治，服药期间症状趋于缓解，但停药后又复发。1 年来病情加重，用药治疗效果不明显，近由病友介绍前来诊治。刻诊：上肢、胸腹丘疹色红，诸多融合成斑片，瘙痒，表面覆盖糠皮样银白色鳞屑，大便干结，面赤，口渴，舌质暗红瘀紫、少苔，脉细涩。辨为血热瘀滞证，治当清热凉血、活血化瘀。给予桂枝茯苓丸与犀角地黄汤合方加味：水牛角 15g，生地黄 30g，桃仁 12g，桂枝 12g，白芍 12g，牡丹皮 12g，茯苓 12g，大黄 10g，牛蒡子 15g，薄荷 15g，生甘草 10g。6 剂，水煎服，每日 1 剂，每日三服。二诊：诸症略有改善，以前方 6 剂续服。三诊：瘙痒减轻，大便通畅，以前方 6 剂续服。四诊：银白色鳞屑脱落病变为红色，轻微瘙痒，以前方 6 剂续服。五诊：红斑丘疹较前色泽变淡，以前方 6 剂续服。六诊：诸症较前又有减轻，以前方治疗 60 余剂。之后，以前方变汤剂为散剂，每次 6g，每日三服，治疗 8 个月。随访 1 年，银屑病未复发。

【用方提示】根据丘疹色红、少苔辨为血热；再根据大便干结、面赤辨为血热上攻下结，因舌质暗红瘀紫、脉细涩辨为瘀血。以此辨为血热瘀滞证。方以犀角地黄汤清热凉血、散瘀消斑；以桂枝茯苓丸活血化瘀、消癥散结；加大黄泻热通便祛瘀，牛蒡子、薄荷辛凉透热，生甘草清热益气和中，并调和诸药。方药相互为用，以奏其效。

慢性疲劳综合征

慢性疲劳综合征是以肌肉酸痛，淋巴结痛，咽痛，头痛，关节疼痛，记忆力减退，注意力不集中，睡眠后精力不能恢复为主的一种慢性疲劳性疾病。

【导读】根据慢性疲劳综合征的病变证机是瘀血，治以桂枝茯苓丸；又因病变证机有精气亏虚，故与海蛤汤和龟鹿二仙胶合方治之。

邱某，女，43 岁。在 3 年前出现全身肌肉关节疼痛，伴有咽痛，头痛，淋巴结痛等，曾多次检查，未发现明显器质性病变，诊断为慢性疲劳综合征，服用西药 1 个月，症状表现明显减轻，继续服用西药不仅没有达到治疗效果，反而还加重病情，改用中药治疗，也未能取得预期治疗效果，近因病友介绍前来诊治。刻诊：肌肉关节疼痛，腰膝酸软，两目干涩，急躁易怒，口干咽燥，月经不调，耳鸣，舌质暗红夹瘀紫、苔薄白、脉沉弱细涩。辨为肝肾精亏、瘀阻脉络证，治当补益肝肾、活血化瘀。给予桂枝茯苓丸、海蛤汤与龟鹿二仙胶合方：枸杞子10g，鹿角胶（冲服）25g，龟板胶（冲服）25g，红参 15g，海马 10g，蛤蚧 1 对，白芍 12g，茯苓 12g，牡丹皮 12g，桂枝 12g，桃仁 12g，炙甘草 10g。6 剂，水煎服，每日 1 剂，每日三服。二诊：肌肉关节疼痛减轻，以前方 6 剂续服。三诊：口干咽燥止，两目干涩好转，以前方减鹿角胶为 15g，龟板胶为 15g，6 剂。四诊：两目干涩止，耳鸣减轻，以前方减海马为 5g，6 剂。五诊：急躁易怒止，以前方6 剂续服。六诊：肌肉关节疼痛基本消除，以前方 6 剂续服。之后，为了巩固疗效，以前方变汤剂为丸剂，每次 6g，每日 3 次，治疗 3 个月。随访 1 年，一切正常。

【用方提示】根据两目干涩、急躁易怒辨为肝血亏；再根据腰膝酸软、耳鸣辨为肾精亏，因舌质暗红瘀紫辨为瘀。以此辨为肝肾精亏、瘀阻脉络证。方以龟鹿二仙胶滋补阴阳、调补肝肾；以海蛤汤补益肝肾、摄纳精血；以桂枝茯苓丸活血化瘀；加炙甘草益气和中、缓急止痛。方药相互为用，以奏其效。

闭经

闭经是妇科疾病中常见症状，分为原发性闭经和继发性闭经。原发性闭经，即年过 16 岁，第二性征已经发育尚未来经者或者年龄超过 14 岁第二性征没有发育者；继发性闭经，即月经已来潮又停止 6 个月或 3 个周期者。引起闭经的原因有功能性及器质性两种。下丘脑 – 垂体 – 卵巢轴的功能失调所致的闭经为功能性闭经；引起器质性闭经的因素有生殖器官发育不全、肿瘤、创伤、慢性消耗性疾病（如结核）等。

【导读】根据闭经的病变证机是瘀血，治以桂枝茯苓丸；又因瘀血病变证机比较重，故与蛭虻归草汤合方治之。

夏某，女，36 岁。有 6 年闭经病史，月经因肌内注射西药而至，因停药而止，曾在郑州、北京、西安等地检查，均未发现器质性病变，确诊为子宫性闭经。刻诊：闭经，少腹轻微疼痛拒按，心胸烦热，失眠多梦，大便干结，手足心热，舌质暗红夹瘀紫、苔薄黄，脉沉涩。辨为瘀热阻滞证，治当清热活血、通达经脉。给予桂枝茯苓丸与蛭虻归草汤合方加味：桂枝 12g，茯苓 12g，桃仁 12g，牡丹皮 12g，白芍 12g，水蛭 6g，虻虫 3g，当归 12g，丹参 15g，赤芍 15g，大黄 5g，炙甘草 6g。6 剂，水煎服，每日 1 剂，每日三服。二诊：心胸烦热、手足心热略有好转，以前方 6 剂续服。三诊：大便通畅，减大黄为 3g，6 剂。四诊：失眠多梦基本正常，以前方 6 剂续服。五诊：月经仍未来至，以前方治疗 30 余剂。六诊：月经至且量少，可色泽偏暗，经中仍夹有血块。为了巩固疗效，以前方变汤剂为散剂，每次 6g，每日三服，治疗 4 个月。随访 1 年，月经正常。

【用方提示】根据少腹轻微疼痛拒按、舌质暗红夹瘀紫辨为瘀血，再根据手足心热、舌苔薄黄辨为郁热，以此辨为瘀热阻滞证。方以桂枝茯苓丸活血化瘀、通经止痛；以蛭虻归草汤破血逐瘀；加丹参清热活血安神，赤芍凉血散瘀，大黄通下瘀热。方药相互为用，以奏其效。

子宫肌瘤

子宫肌瘤（又称子宫平滑肌瘤）是因子宫平滑肌组织异常增生，且伴有少量纤维结缔组织的良性肿瘤。本病多见于 30 ~ 50 岁生育期妇女。

【导读】根据子宫肌瘤的病变证机是瘀血，治以桂枝茯苓丸；又因病变证机有寒瘀，故与当归四逆汤合方；更因病变证机有痰湿，故与二陈汤合方治之。

商某，女，41 岁。在 2004 年发现子宫肌瘤，因月经量多，漏下不止，于 2005 年住院手术治疗，在 2007 年初又出现月经量多，漏下不止，自此屡屡服用中西药，但出血未能达到有效控制，近由病友介绍前来诊治。刻诊：小腹疼痛如针刺且拒按（子宫肌瘤大的有2个，分别为2.3cm×1.9cm、1.6cm×1.4cm），月经量多夹血块，漏下不止，肢体困重，面色晦暗，舌质暗淡瘀紫、苔白腻，脉沉涩。辨为血瘀寒痰证，治当活血化瘀、温化寒痰。可选用桂枝茯苓丸、当归四逆汤与二陈汤合方：桂枝12g，桃仁12g，茯苓12g，白芍12g，牡丹皮12g，当归9g，细辛9g，通草6g，大枣25枚，陈皮15g，半夏15g，生姜18g，乌梅2g，炙甘草6g。6剂，水煎服，每日1剂，每日三服。二诊：小腹疼痛略有减轻，以前方6剂。三诊：月经漏下量及次数减少，以前方6剂续服。四诊：月经漏下基本停止，以前方6剂续服。五诊：小腹疼痛消除，以前方6剂续服。六诊：诸症均有好转，以前方治疗120余剂。经检查子宫肌瘤小的消失，现仅有1个（0.9cm×0.6cm）。之后，为了巩固治疗效果，以前方变汤剂为散剂，每次6g，每日三服，治疗5个月，经复查子宫肌瘤消失，用散剂治疗4个月。随访1年，一切正常。

【用方提示】根据疼痛如针刺且拒按、脉沉涩辨为瘀血；再根据肢体困重、苔白腻辨为寒痰；因瘀血阻滞、新血不得归经，故漏下不止，以此辨为血瘀寒痰证。方以桂枝茯苓丸活血化瘀、缓消癥块；以当归四逆汤温阳散寒、益血通脉，兼防化瘀药伤血；二陈汤燥湿化痰。方药相互为用，以奏其效。

输卵管粘连

输卵管粘连是指盆腔感染造成输卵管周围的粘连，将输卵管粘连在盆腔壁上，最终演变为输卵管粘连。

【导读】根据输卵管粘连的病变证机是瘀血，治以桂枝茯苓丸合方；又因病变证机有血虚夹湿，故与当归芍药散合方；更因病变证机有湿热，故与四妙丸合方治之。

曹某，女，29岁。在4年前因3次流产而引起小腹坠痛，后经检查诊断为输卵管粘连、不孕症，虽服用中西药，但治疗效果不明显，近因腹痛加重前来诊治。刻诊：小腹坠痛，腰痛如针刺甚于夜间，口苦，面色不荣，经行夹血块，不孕，性交后及月经后疼痛加重，舌质淡红夹瘀紫、苔黄腻厚，脉沉涩。辨为湿热瘀阻血虚证，治当清热燥湿、活血化瘀、补血养血。可选用桂枝茯苓丸、当归芍药散与四妙丸合方：黄柏24g，薏苡仁24g，苍术12g，怀牛膝12g，当归10g，白芍48g，川芎24g，茯苓12g，白术12g，泽泻24g，桂枝12g，桃仁12g，牡丹皮 12g。6 剂，水煎服，每日 1 剂，每日三服。二诊：诸症改善不明显，以前方 6 剂续服。三诊：小腹坠痛略有减轻，以前方 6 剂续服。四诊：腰痛明显好转，以前方 6 剂续服。五诊：夜间仅有轻微腰痛，以前方 6 剂续服。六诊：诸症明显好转，以前方 6 剂续服。之后，先以前方治疗 30 余剂，后以前方变汤剂为散剂，每次 6g，每日三服，治疗 4 个月。随访 2 年，一切正常，其男婴已出生。

【用方提示】根据小腹坠痛、苔黄腻厚辨为湿热，再根据腰痛如针刺甚于夜间辨为瘀血，因面色不荣辨为血虚，以此辨为湿热瘀阻血虚证。方以四妙丸清热燥湿、导热下行；以当归芍药散养血补血，兼清郁热；以桂枝茯苓丸活血化瘀、通络散结。方药相互为用，以奏其效。

===== 性厌恶 =====

性厌恶是指阴茎勃起功能与射精功能正常，而对正常性行为和性活动具有持续性憎恶反应或避免任何形式的性接触。

【导读】根据性厌恶的病变证机是瘀血，治以桂枝茯苓丸；又因病变证机有气虚，故与四君子汤合方治之。

邵某，男，39 岁。在 5 前因性生活睾丸刺痛而引起性厌恶，逐渐加重，服用中西药 2 个多月，睾丸疼痛缓解，可性厌恶加剧，在 2 年前又对异性产生厌恶感，但能自我克制，服用西药如镇静药、调养神经药，均未取得治疗效果，近由病友介绍前来诊治。刻诊：性厌恶，倦怠乏力，面色不荣，时有睾丸痛如针刺，舌质暗淡瘀紫、苔薄白，脉沉弱涩。辨为气虚瘀阻证，治当健脾益气、活血化瘀。给予桂枝茯苓丸与四君子汤合方加味：红参 15g，白术 15g，牡丹皮 12g，桂枝 12g，茯苓 12g，白芍 12g，桃仁 12g，山药 30g，黄芪 24g，三棱 10g，莪术 10g，炙甘草 12g。6 剂，水煎服，每日 1 剂，每日三服。二诊：倦怠乏力好转，以前方 6 剂续服。三诊：睾丸偶尔出现轻微隐痛，未再出现针刺样疼痛，以前方 6 剂续服。四诊：睾丸隐痛未再出现，以前方 6 剂续服。五诊：性厌恶好转，以前方 6 剂续服。六诊：性厌恶较前又有好转，以前方 6 剂续服。之后，以前方治疗 20 余剂，诸症悉除。随访 1 年，一切尚好。

【用方提示】根据倦怠乏力、面色不荣辨为气虚，再根据睾丸痛如针刺、舌质暗淡瘀紫辨为瘀血，以此辨为气虚瘀阻证。方以四君子汤健脾益气、生化气血；以桂枝茯苓丸活血化瘀；加山药、黄芪以补益中气，三棱、莪术以活血破瘀。方药相互为用，以奏其效。

前列腺结石

前列腺结石是指前列腺腺管或腺泡内形成结石。

【导读】根据前列腺结石的病变证机是瘀血，治以桂枝茯苓丸；又因病变证机有痰热，故与贝母栝楼散、失笑散合方治之。

郑某，男，33岁。在5年前出现腰骶部及射精疼痛，经B超等检查，诊断为前列腺结石，服用中西药，但治疗效果不明显，近由病友介绍前来诊治。刻诊：腰骶部及射精痛如针刺，尿频，偶尔出现血精，口苦口腻，舌质暗红瘀紫、苔黄腻厚，脉沉涩。辨为痰热瘀血证，治当清热化痰、活血化瘀。给予贝母栝楼散、失笑散与桂枝茯苓丸合方加味：贝母10g，栝楼6g，天花粉5g，陈皮5g，桔梗5g，五灵脂12g，蒲黄12g，桂枝12g，茯苓12g，白芍12g，桃仁12g，牡丹皮12g，鸡内金24g。6剂，水煎服，每日1剂，每日三服。二诊：腰骶部及射精疼痛如针刺减轻，以前方6剂续服。三诊：口苦解除，以前方6剂续服。四诊：尿频缓解，以前方6剂续服。五诊：疼痛解除，以前方6剂续服。六诊：诸症悉除，以前方6剂续服。之后，为了巩固疗效，以前方变汤剂为散剂，每次6g，每日三服，治疗半年，经B超复查，前列腺结石消失。随访2年，一切正常。

【用方提示】根据口苦口腻、舌苔黄腻厚辨为痰热，再根据疼痛如针刺、舌质暗红辨为瘀血，以此辨为痰热瘀血证。方以贝母栝楼散清热化痰，兼防化痰药伤阴；以失笑散活血化瘀止痛；以桂枝茯苓丸活血化瘀、消症散结；加鸡内金消石排石。方药相互为用，以奏其效。

前列腺增生

前列腺增生是指后尿道黏膜下的中叶或侧叶的腺组织、结缔组织及平滑肌组织，增大的腺囊、增生的腺管上皮呈乳头状向囊腔内突出，形成间质腺样组织的混合性结节的疾病。

【导读】根据前列腺增生的病变证机是瘀血，治以桂枝茯苓丸；又因病变证机有气郁，故与六磨饮子合方治之。

陈某，男，69岁。有10余年慢性前列腺炎病史，在5年前又被诊断为前列腺增生，B超提示增生大小为5.9cm×4.1cm×3.9cm，曾服用多种中西药，前列腺增生未有明显改善，近由病友介绍前来诊治。刻诊：尿频，排尿困难，欲小便不得，排尿如细线且分叉，排尿不尽，小腹胀痛难忍如针刺，因情绪异常加重，舌质暗淡瘀紫、苔黄白夹杂且略腻，脉沉涩。辨为气滞瘀血证，治当行气化滞、活血化瘀。给予桂枝茯苓丸与六磨饮子合方加味：沉香6g，槟榔6g，乌药6g，木香6g，枳实6g，大黄6g，桂枝12g，茯苓12g，白芍12g，桃仁12g，牡丹皮12g，蒲黄10g。6剂，水煎服，每日1剂，每日三服。二诊：诸症略有改善，以前方6剂续服。三诊：疼痛略有减轻，以前方6剂续服。四诊：尿频明显好转，以前方6剂续服。五诊：疼痛缓解，以前方6剂续服。六诊：排尿困难较前又有好转，以前方6剂续服。七诊：诸症减轻。之后，以前方治疗约100剂，经复查，前列腺增生为5.2cm×3.7cm×3.4cm。为了巩固疗效，以前方变汤剂为散剂，每次6g，每日三服，治疗约半年，经B超复查，前列腺增生为4.4cm×3.5cm×3.0cm。之后，为了防止病症复发，继续服用散剂，每次6g，每日二服。随访1年，一切基本正常，未再出现明显不适。

【用方提示】根据疼痛因情绪异常加重辨为气滞，再根据小腹胀痛难忍如针刺、脉沉涩辨为瘀血，因欲小便不得、排尿不尽辨为气郁不化水，又因舌苔黄白夹杂辨为寒夹热，以此辨为气滞瘀血证。方以六磨饮子行气导滞，兼泻郁热；以桂枝茯苓丸活血化瘀、消散瘀结；加蒲黄活血通络、化瘀止痛利水。方药相互为用，以奏其效。

生殖系结核病

生殖系结核病是由结核杆菌引起的继发性生殖器官的炎症病变。生殖系结核病包括阴茎结核、睾丸结核、附睾结核与前列腺—精囊结核等。

【导读】根据生殖器结核的病变证机是瘀血，治以桂枝茯苓丸；又因病变证机阴虚热扰，故与大补阴丸与增液汤合方治之。

梁某，男，51岁。在1年前发现附睾结核，服用抗结核类西药及中药汤剂等，但症状改善不明显，近因病症加重前来诊治（服用中药期间仍用抗结核类药）。刻诊：遗精频繁，早泄，性功能减退，血精，射精痛如针刺，小腹坠痛，潮热，盗汗，舌质暗红瘀紫、少苔，脉细涩。辨为阴虚热扰、瘀血阻滞证，治当滋补肾阴、清热通淋。给予桂枝茯苓丸、大补阴丸与增液汤合方：熟地黄16g，龟板16g，黄柏12g，知母12g，生地黄24g，玄参30g，麦冬24g，茯苓12g，桂枝12g，桃仁12g，白芍12g，牡丹皮12g，猪脊髓30g，蜂蜜30mL。6剂，水煎服，每日1剂，每日三服。二诊：盗汗减轻，以前方6剂续服。三诊：潮热好转，射精疼痛减轻，以前方6剂续服。四诊：遗精次数减少，潮热止，以前方6剂续服。五诊：早泄止，小腹坠胀解除，以前方6剂续服。六诊：血精止，其他诸症大减，以前方6剂续服。之后，为了巩固疗效，以前方因病情变化适当加减用药治疗150余剂，诸症悉除。为了巩固疗效，以前方汤剂变散剂，每次6g，每日3服。随访1年，一切正常。

【用方提示】根据盗汗、潮热、少苔辨为阴虚，再根据痛如针刺、舌质暗红瘀紫、脉细涩辨为瘀热，因遗精频繁、血精辨为热扰精室，以此辨为阴虚热扰、瘀血阻滞证。方以增液汤滋补阴津、清热凉血；以大补阴丸清热降火、补血滋阴；以桂枝茯苓丸活血化瘀、散结消癥。方药相互为用，以奏其效。

高血压

【导读】根据高血压的病变证机是瘀血，治以桂枝茯苓丸；又因病变证机心肝阴血不足，故与酸枣仁汤合方治之。

谢某，男，58岁。有10年高血压病史，近3年来服用西药，未能将血压（145/94mmHg）降至正常范围之内，又服用中药，也未能取得预期治疗效果，近因头晕目眩加重前来诊治。刻诊：头胀痛，头晕目眩，失眠多梦，心烦，舌质暗红夹瘀紫、苔薄黄，脉沉涩。辨为瘀血阻滞、热扰心神证，治当活血化瘀、养心安神。给予桂枝茯苓丸与酸枣仁汤合方：桂枝12g，茯苓12g，桃仁12g，牡丹皮12g，生白芍30g，酸枣仁50g，川芎6g，知母10g，龙骨24g，牡蛎24g，炙甘草6g。6剂，水煎服，每日1剂，每日三服。二诊：心烦减轻，以前方6剂续服。三诊：头胀痛好转，头晕目眩好转，以前方6剂续服。四诊：头胀痛基本解除，以前方6剂续服。五诊：失眠多梦好转，以前方6剂续服。六诊：头晕目眩解除，血压130/78mmHg，以前方治疗30余剂。之后，为了巩固疗效，以前方变汤剂为散剂，每次6g，每日三服，治疗3个月。随访1年，一切尚好。

【用方提示】根据头胀痛、舌质暗红夹瘀紫辨为瘀血，再根据失眠多梦、心烦、苔薄黄辨为心热，以此辨为瘀血阻滞、热扰心神证。方以桂枝茯苓丸活血化瘀；以酸枣仁汤养心安神、清热除烦；加龙骨、牡蛎重镇潜阳、育阴安神。方药相互为用，以奏其效。

桂枝人参汤合方

桂枝人参汤由『桂枝别切、四两（12g），炙甘草四两（12g），白术三两（9g），人参三两（9g），干姜三两（9g）』所组成，方中桂枝既是治表药又是治里药，既是温通药又是益气药；人参既是益气药又是生津药，还是安神药；白术既是益气药又是燥湿药；干姜既是温阳药又是醒脾药；甘草既是益气药又是生津药，方药相互为用，是以益气温阳为主的重要代表方，可辨治阳虚夹湿证。方中用桂枝针对表证即解表散寒，针对里证即温中散寒。再则，运用桂枝人参汤且不能局限于脾胃虚寒，凡是病变证机以虚寒为主者，均可以法选用。

=== 支气管哮喘、慢性鼻炎 ===

【导读】根据支气管哮喘、慢性鼻炎的病变证机有虚寒，治以桂枝人参汤温阳散寒；又因病变证机有肺寒夹热，故与小青龙加石膏汤合方，又因病变证机有夹阳虚，故与四逆汤合方用之。

李某，男，48岁。有多年支气管哮喘、慢性鼻炎病史，近由病友介绍前来诊治。刻诊：咳嗽、哮喘，鼻塞不通，频频喷嚏，受凉或劳累加重，倦怠乏力，手足不温，怕冷，口渴欲饮热水，舌质淡红、苔薄白夹黄，脉沉弱。辨为阳虚气逆夹热证，治当益气温阳、降逆兼清。给予桂枝人参汤、小青龙加石膏汤与四逆汤合方：桂枝12g，白术10g，红参10g，干姜10g，麻黄10g，细辛10g，白芍10g，五味子12g，生半夏12g，石膏6g，生附子5g，炙甘草12g。6剂，第1次煎45min左右，第2次煎20min，合并药液，每日1剂，每次服150mL左右，每日分早、中、晚服。二诊：咳嗽、哮喘略有减轻，仍口渴，以前方变石膏为24g，6剂。三诊：哮喘、鼻塞较前又有减轻，口渴好转，以前方6剂续服。四诊：咳嗽基本消除，仍有哮喘，仍手足不温，以前方变生附子为6g，6剂。五诊：咳嗽未再发作，鼻塞基本消除，哮喘明显减轻，仍轻微口渴，以前方变石膏为30g，6剂。六诊：诸症较前基本趋于缓解，又以前方治疗50余剂，诸症悉除；之后，又以前方变汤剂为散剂，每次6g，每日分早、中、晚服。随访1年，一切尚好。

【用方提示】根据咳喘、受凉或劳累加重辨为虚寒，再根据倦怠乏力、手足不温辨为阳虚，因鼻塞、怕冷辨为寒郁，更因口渴欲饮热水辨为寒夹热，以此辨为阳虚气逆夹热证。方以桂枝人参汤益气温阳散寒；以小青龙加石膏汤散寒，兼清郁热；以四逆汤温壮阳气散寒。方药相互为用，以奏其效。

食管癌术后

食管癌是发于食管的恶性肿瘤，以鳞状上皮癌多见。男性发病多于女性，中老年发病率较高。中医辨治食管癌的最大特点是改善症状，减轻痛苦，提高患者生存质量，以及减弱化疗、放疗等治疗的毒副作用。

【导读】桂枝人参汤既是治疗脾胃虚寒重证的基础方，又是治疗太阳中风证与脾胃虚寒证相兼的基本代表方。运用桂枝人参汤主治病变部位不能仅仅局限在中焦，必须考虑到食管部位属于中医脾胃范围，临证只要审明食管病变证机符合桂枝人参汤主治，即可选用桂枝人参汤。再则，运用桂枝人参汤治疗食管癌，则能从整体角度调节机体，改善病情，减轻痛苦，延长寿命，增强抗病能力，又因病变证机有浊气上逆，故又与丁香柿蒂汤合方治之。

李某，男，56岁。半年前在当地医院诊断为食管鳞状上皮癌，先进行手术治疗，后又化疗，手术虽然成功，但仍然吞咽不利，呕吐痰涎，曾多次服用中西药，但症状改善不明显，近因呕吐痰涎明显而前来诊治。刻诊：吞咽不利，食入呕吐，下肢轻度水肿，面色萎黄，形寒肢冷，呕吐痰涎，气短乏力，形体消瘦，舌质淡、苔白腻，脉虚弱。辨为阳虚痰结证，治当温补阳气、散寒降逆。给予桂枝人参汤与丁香柿蒂汤合方加味：桂枝12g，炙甘草12g，白术10g，红参10g，干姜10g，丁香6g，柿蒂12g，生姜24g，姜半夏12g，陈皮15g，茯苓15g，香豉12g。6剂，水煎服，每日1剂，每日三服。二诊：自觉吞咽好转，呕吐痰涎减轻，以前方6剂续服。三诊：下肢水肿，形寒肢冷消，以前方6剂续服。四诊：诸症较前明显减轻，又以前方治疗20剂。五诊：病情趋于稳定，以前方每2天一服，以巩固疗效。随访1年，一切尚好。

【用方提示】根据形寒肢冷、舌质淡、苔白腻辨为寒，再根据气短乏力、脉虚弱辨为气虚，因呕吐痰涎、下肢水肿辨为痰阻，以此辨为阳虚痰结证。方以桂枝人参汤温阳散寒、健脾益气；以丁香柿蒂汤降泄浊逆；加半夏、陈皮醒脾理气、燥湿化痰，茯苓渗利湿浊，香豉宣利胸膈。方药相互为用，以奏其效。

胃食管反流病

胃食管反流病是指胃、十二指肠内容物反流食管引起的一种疾病。40～60岁为发病高峰，男女发病无明显差异。

【导读】根据胃食管反流病的病变证机是虚寒，用桂枝人参汤既能补虚又能散寒；又因病变证机有瘀血，故与生化汤合方治之。

党某，女，63岁。有8年胃食管反流病病史，曾在数地各级医院诊治，服用中西药虽能减轻症状，但停药后又复发，近因症状加重前来诊治。刻诊：胸骨后烧心疼痛，夜间痛甚，反酸，吞咽不利，倦怠乏力，形体消瘦，饮食不佳，口干欲饮热水，舌暗红略紫、苔白腻中心略黄，脉虚弱。辨为中虚夹瘀证，治当健脾益气、活血化瘀。给予桂枝人参汤与生化汤合方加味：桂枝12g，炙甘草12g，白术10g，红参10g，干姜10g，当归24g，川芎9g，桃仁3g，五灵脂12g，蒲黄12g，黄连10g。6剂，水煎服，每日1剂，每日三服。二诊：胸骨后烧心疼痛减轻，以前方6剂续服。三诊：反酸明显减轻，以前方6剂续服。四诊：诸症均较前又有好转，以前方治疗40余剂。之后，以前方变汤剂为散剂，每次6g，每日三服，用药2个月，以巩固治疗效果。随访1年，一切尚好。

【用方提示】根据饮食不佳、倦怠乏力辨为中气虚弱，再根据夜间痛甚、舌暗红略紫辨为夹瘀，因口干欲饮热水、苔白腻中心略黄辨为夹郁热，以此辨为中虚夹瘀证。方以桂枝人参汤温阳散寒、健脾益气；以生化汤活血化瘀；加五灵脂、蒲黄活血化瘀止痛，黄连兼清泻郁热。方药相互为用，以奏其效。

胃及十二指肠球部溃疡

胃及十二指肠球部溃疡是指胃、十二指肠黏膜有缺损，患者有周期性上腹部疼痛、吞酸等症状。多发于秋冬或冬春之交，情绪异常诱发本病。

【导读】根据胃及十二指肠球部溃疡的病变证机是虚寒，治以桂枝人参汤；又因病变证机夹有瘀，故与失笑散合方治之。再则，方中人参与五灵脂配伍，虽属十九畏，但在临床若能针对病变证机而用之，常常能得到预期的治疗效果。

贾某，男，52岁。有多年胃及十二指肠球部溃疡病史，服用中西药治疗，但效果不明显，近由病友介绍前来诊治。刻诊：胃痛，胃胀，吞酸，夜间痛甚如针刺，饥饿疼痛明显，倦怠乏力，舌质暗紫、苔薄白，脉虚。辨为气虚夹瘀证，治当健脾益气、活血化瘀。给予桂枝人参汤与失笑散合方加味：桂枝12g，炙甘草12g，白术9g，红参9g，干姜9g，五灵脂12g，蒲黄12g，白芍24g，延胡索12g，山药15g。6剂，水煎服，每日1剂，每日三服。二诊：胃痛减轻，胃胀解除，以前方6剂续服。三诊：吞酸消除，胃痛止，以前方6剂续服。四诊：诸症较前明显好转，以前方6剂续服。之后，以前方治疗20余剂，病已痊愈。随访2年，一切尚好。

【用方提示】根据倦怠乏力、脉虚辨为气虚，再根据夜间痛甚如针刺、舌质暗紫辨为瘀，以此辨为气虚夹瘀证。方以桂枝人参汤补益中气，通达阳气，以失笑散活血化瘀止痛，加白芍益血缓急止痛，延胡索活血止痛，山药补益脾胃。方药相互为用，以奏其效。

大肠癌术后腹痛

大肠癌包括结肠癌和直肠癌，是指肠黏膜上皮细胞的增生和凋亡之间平衡失控，癌基因被激活，抑癌基因被抑制，以及生长因子参与等多种因素，使肠上皮细胞过度增殖又不能启动凋亡信号而渐渐发展为大肠癌。

【导读】肿瘤是临床危害性很大的疾病，西医治疗肿瘤常常采用手术及化疗、放疗等，从中医辨治术后肿瘤必须辨清病变证机。根据大肠癌的病变证机是寒，治以桂枝人参汤、吴茱萸汤温阳散寒；又因病变证机有湿热，故与半夏泻心汤合方既清热又兼顾阳气。

徐某，女，56岁，2006年4月29日初诊。1年前因身体消瘦、大便色黑、腹痛等，在某医院做多项检查，诊断为结肠癌，即行手术治疗，接着化疗，但术后仍然腹痛，脘腹拘急不适，复经B超等检查并未发现明显异常变化，近因腹痛加重前来诊治。刻诊：腹痛，食凉加重，时而腹泻，时而便秘，肛门灼热，里急后重，畏寒怕冷，手足不温，倦怠，舌质淡、苔黄厚腻，脉虚弱。辨为阳虚湿热证，治当温壮阳气、清热燥湿。给予桂枝人参汤、吴茱萸汤与半夏泻心汤合方：桂枝12g，炙甘草12g，白术10g，红参10g，干姜10g，吴茱萸10g，生姜18g，大枣12枚，姜半夏12g，黄芩12g，黄连10g，薤白24g。6剂，水煎服，每日1剂，每日三服。二诊：腹痛减轻，大便通畅，以前方6剂续服。三诊：肛门灼热好转，以前方 6 剂续服。四诊：手足转温，饮食增加，以前方 6 剂续服。五诊：诸症悉除，为了巩固疗效，以前方治疗 12 剂。随访半年，一切尚好。

【用方提示】根据腹痛、食凉加重、舌质淡辨为寒，再根据倦怠、脉虚弱辨为虚，因肛门灼热、苔黄厚腻辨为湿热，以此辨为阳虚湿热证。方以桂枝人参汤温阳散寒、补气健脾；以吴茱萸汤增强桂枝人参汤温补散寒；以半夏泻心汤清热燥湿、调理脾胃。方药相互为用，以奏其效。

房性传导阻滞

房性传导阻滞是指房室交界区传导异常延缓或中断。

【导读】桂枝人参汤既是主治中焦脾胃虚证的重要方，又是治疗心胸阳气虚弱证的常用方。根据房性传导阻滞的病变证机是阳虚，治以桂枝人参汤；因病变证机有风从内生，故与玉真散合方治之。

郑某，女，24 岁。在 3 年前因感冒引起病毒性心肌炎，又在 1 年前出现心悸、心绞痛、抽搐，曾在当地医院检查，诊断为房室传导阻滞，其间虽服用中西药，但未达到预期治疗效果，近由病友介绍前来诊治。刻诊：心悸，心绞痛，时而抽搐，时而肌肉蠕动，倦怠乏力，口淡不渴，舌质暗红、苔薄白，脉虚弱。辨为阳虚生风证，治当温补阳气、息风止痉。可选用桂枝人参汤与玉真散合方加味：人参 10g，白术 10g，干姜 10g，炙甘草 12g，桂枝 12g，天南星 10g，防风 10g，白芷 10g，天麻 10g，羌活 10g，白附子 10g，桃仁 12g，红花 12g。6 剂，水煎服，每日 1 剂，每日三服。二诊：心悸缓解，以前方 6 剂续服。三诊：用药后心绞痛未再发作，以前方 6 剂续服。四诊：未再出现抽搐及肌肉蠕动，为了巩固疗效，又以前方治疗 20 余剂。随访 1 年，一切正常。

【用方提示】根据乏力、脉虚弱辨为气虚，再根据口淡不渴，舌苔薄白辨为寒，因抽搐、肌肉蠕动辨为风从内生，又因舌质暗红辨为夹有瘀，以此辨为阳虚生风证。方以桂枝人参汤温阳散寒、健脾益气、补益阳气；以玉真散通络祛风止痉；加桃仁、红花以活血化瘀。方药相互为用，以奏其效。

甲状腺功能减退性心脏病

甲状腺功能减退性心脏病是内分泌代谢紊乱引起的心脏增大、心音低钝、心动过缓、心包积液、心力衰竭的心脏病，又称黏液水肿性心脏病。

【导读】根据甲状腺功能减退性心脏病的病变证机是虚寒，治以桂枝人参汤补虚散寒；又因寒凝病变证机比较重，故与乌头赤石脂丸合方治之。

赵某，男，38岁。5年前诊断为甲状腺功能减退症，2年前又诊断为甲状腺功能减退性心脏病，曾多次服用中西药，病情反反复复，未能达到有效治疗目的，近由病友介绍前来诊治。刻诊：心悸，心前区疼痛，气促，劳力性呼吸困难，腰酸，耳鸣，下肢水肿，畏寒怕冷，口淡不渴，舌质淡、苔薄白，脉虚弱。辨为心肾阳微证，治当温壮阳气、调补心肾。给予桂枝人参汤与乌头赤石脂丸合方：桂枝12g，炙甘草12g，人参10g，白术10g，干姜10g，蜀椒6g，生川乌3g，附子3g，赤石脂6g，杜仲12g，牛膝24g。6剂，水煎服，每日1剂，每日三服。二诊：心悸、心痛略有减轻，以前方6剂续服。三诊：畏寒怕冷好转，以前方6剂续服。四诊：腰酸止，耳鸣减轻，以前方6剂续服。五诊：诸症较前均有明显减轻，以前方治疗60余剂，病症悉除。为了巩固疗效，以前方变汤剂为散剂，每次5g，每日三服，治疗半年。随访半年，一切尚好。

【用方提示】根据心悸、心痛、腰酸辨病变部位在心肾，又根据气促、劳力性呼吸困难、脉虚弱辨为气虚，因畏寒怕冷、口淡不渴辨为寒，以此辨为心肾阳微证。方以桂枝人参汤健脾益气、生化气血、补益心肾；乌头赤石脂丸温阳散寒、通络止痛；加杜仲、牛膝补益肾气、强健筋骨。方药相互为用，以奏其效。

多发性肌炎

多发性肌炎是以四肢近端肌无力、肌肉压痛及血清肌酶增高的自身免疫性疾病。任何年龄均可发病，以青年、中年为多，女性发病多于男性。

【导读】根据多发性肌炎的病变证机是阳虚，治用桂枝人参汤温补阳气；又因病变证机有寒凝，故与四逆汤合方，更因病变证机有瘀血阻滞，故与活络效灵丹合方治之。

许某，女，36岁。在4年前发现多发性肌炎，曾在多家省市级医院诊治，均未取得明显治疗效果，近由病友介绍前来诊治。刻诊：四肢近端肌无力，肌肉压痛，夜间痛甚，腹胀，腰酸，倦怠乏力，畏寒怕冷，手足不温，气短，耳鸣，头晕目眩，舌质暗淡瘀紫、苔薄白，脉沉涩。辨为脾肾阳虚、瘀血阻滞证，治当健脾益气、活血化瘀。给予桂枝人参汤、四逆汤与活络效灵丹合方加味：桂枝12g，人参10g，白术10g，干姜10g，炙甘草12g，生川乌（因无生附子，故以生川乌代）6g，生草乌 6g，当归 15g，丹参 15g，乳香 15g，没药 15g，杜仲 12g，山楂 24g。6 剂，水煎服（每剂药第一次煎 50min，第二次煎 20min），每日 1 剂，每日三服。二诊：畏寒怕冷减轻，腰酸好转，以前方 6 剂续服。三诊：肌肉压痛略有减轻，以前方 6 剂续服。四诊：腹胀、腰酸基本解除，去山楂，6 剂。五诊：手足活动自觉有力，以前方 6 剂续服。之后，以前方治疗 70 余剂，病情趋于稳定。为了巩固疗效，将前方变汤剂为丸剂，每次 6g，每日三服，治疗半年。随访 1 年，一切正常。

【用方提示】根据腹胀、腰酸、畏寒怕冷辨为脾肾虚寒，再根据肌肉压痛、夜间痛甚、舌质暗淡瘀紫、脉沉涩辨为瘀血，因倦怠乏力、头晕目眩辨为气虚，以此辨为脾肾阳虚、瘀血阻滞证。方以桂枝人参汤温暖脾肾、生化气血；以四逆汤温壮阳气散寒；以活络效灵丹活血化瘀止痛；加杜仲强健筋骨治腰酸，山楂消食和胃。方药相互为用，以奏其效。

运动神经元病

运动神经元病是一种原因不明选择性侵犯脊髓前角细胞、脑干运动神经元的缓慢进行性变性疾病。

【导读】根据运动神经元病的病变证机是阳虚，治以桂枝人参汤温阳益气；又因病变证机有寒凝脉络，故与阳和汤合方治之。

魏某，女，45 岁。在 7 年前诊断为运动神经元病，曾在郑州、北京、上海、南京等多家医院诊治，经常服用中西药，但未能取得预期治疗效果，近由病友介绍前来诊治。刻诊：手指运动不灵活和无力，手掌及舌肌肉萎缩，下肢痉挛性瘫痪，走路呈剪刀样步态，自汗，畏寒怕冷，筋脉蠕动，腹胀，腹泻，腰背酸软，口淡，舌质淡、苔薄白，脉虚弱。辨为脾肾阳虚、寒凝脉络证，治当温补阳气、散寒通脉。给予桂枝人参汤与阳和汤合方加味：桂枝 12g，干姜 12g，白术 10g，人参 10g，炙甘草 12g，熟地黄 30g，肉桂 3g，麻黄 3g，鹿角胶 10g，白芥子 6g，生甘草 3g，附子 12g。6 剂，水煎服，每日 1 剂，每日三服。二诊：自汗、畏寒怕冷减轻，以前方 6 剂续服。三诊：腰背酸软有好转，以前方 6 剂续服。四诊：腹胀、腹泻止，以前方 6 剂续服。五诊：自觉手指运动较前灵活，以前方 6 剂续服。六诊：未再出现下肢痉挛性瘫痪，以前方 6 剂续服。之后，以前方治疗 120 余剂，病情基本稳定。为了巩固疗效，将前方变汤剂为丸剂，每次 6g，每日三服，继续巩固治疗。随访 1 年，病情控制，未再加重。

【用方提示】根据畏寒怕冷、口淡、苔白辨为寒，再根据腰背酸软辨为肾虚，因腹胀、腹泻辨为脾虚，又因手指运动不灵活和无力辨为气虚，以此辨为脾肾阳虚、寒凝脉络证。方以桂枝人参汤温暖脾肾、生化气血、强壮阳气；以阳和汤温阳补血、散寒通滞；加附子温壮阳气、驱散阴寒。方药相互为用，以奏其效。

结核性脑膜炎

结核性脑膜炎是由结核杆菌感染所致的脑膜非化脓性炎症。

【导读】治疗结核性脑膜炎的最佳方法是中西药结合，若仅用中药或西药都有一定的局限性。根据结核性脑膜炎的病变证机是心脾气虚，治以桂枝人参汤健脾益气；又因心神不安比较重，故与安神定志丸合方治之。

夏某，男，63 岁。5 年前诊断为结核性脑膜炎，3 年前又诊断为轻度弥漫性肝损伤，在半年前出现低热、头痛、烦躁，经检查诊断为结核性脑膜炎，住院治疗 50 余日，病情得到控制，出院后仍继续服用抗结核药，并配合中药治疗，可症状改善不明显，近因低热、头痛头沉而前来诊治。刻诊：低热，头痛头沉，烦躁，食欲不振，倦怠乏力，四肢困重无力，心悸失眠，形体消瘦，舌质淡、苔白厚腻，脉虚弱。辨为心脾气虚、痰湿气逆证，治当益心健脾、降逆和胃、安神抚思。给予桂枝人参汤与安神定志丸合方加味：桂枝 12g，白术 9g，干姜 9g，炙甘草 12g，红参 15g，茯苓 15g，茯神 15g，远志 15g，石菖蒲 10g，龙齿 10g，朱砂（冲服）1g，白芍 12g，赤芍 12g。6 剂，水煎服，用黄酒 3mL 送服汤药，每日 1 剂，每日三服。二诊：低热好转，以前方 6 剂续服。三诊：头痛头沉减轻，以前方 6 剂续服。四诊：失眠好转，以前方 6 剂续服。五诊：四肢困重明显减轻，以前方 6 剂续服。六诊：头痛、烦躁基本解除，以前方 6 剂续服。之后，以前方因病症变化酌情加减用药治疗 120 余剂，诸症悉除。为了巩固疗效，以前方变汤剂为散剂，每次 6g，每日三服，治疗 6 个月。随访 1 年，一切尚好。

【用方提示】根据心悸失眠辨为心气虚，再根据食欲不振辨为脾气虚，因肢体困重、苔白厚腻辨为痰湿，又因头痛头沉、烦躁辨为痰湿内扰，以此辨为心脾气虚、痰湿气逆证。方以桂枝人参汤温补心脾、生化气血；以安神定志丸益心安神定志；加白芍、赤芍益血敛阴、退散低热。方药相互为用，以奏其效。

间质性肾炎

间质性肾炎（又称肾小管—间质肾炎）是由多种原因引起的以肾间质炎细胞浸润和肾小管变性为主的一种疾病。根据间质性肾炎的发病分为急性间质性肾炎和慢性间质性肾炎。

【导读】根据间质性肾炎的病变证机是脾肾阳虚，治以桂枝人参汤健脾温肾益阳；又因病变证机有湿热下注，故与四妙丸合方治之。

杨某，男，58 岁。在 5 年前出现多饮、多尿（尤其是夜间尿多）、倦怠乏力，疑为糖尿病，经查血糖正常，当时未引起重视，约 3 个月后又出现尿血、腰痛、头晕目眩，在某医院检查诊断为慢性间质性肾炎，曾多次服用中西药，但未能达到预期治疗目的，近由病友介绍前来诊治。刻诊：尿频，尿急，尿血，腰痛，腹胀，四肢无力，手足不温，畏寒怕冷，头晕目眩，大便溏泄，自汗，口苦口干，舌质红、苔黄厚腻，脉沉弱。辨为脾肾阳虚、湿热下注证，治当温补肾阳、清热化湿。给予桂枝人参汤与四妙丸合方加味：桂枝 12g，红参 10g，白术 12g，干姜 10g，黄柏 12g，薏苡仁 12g，苍术 6g，怀牛膝 6g，炙甘草 12g，茜草 15g，海螵蛸 15g，瞿麦 15g。6 剂，水煎服，每日 1 剂，每日三服。二诊：尿频、尿急略有好转，以前方 6 剂续服。三诊：手足转温、畏寒怕冷减轻，以前方 6 剂续服。四诊：尿血止，口苦除，以前方 6 剂续服。五诊：诸症较前又有减轻，以前方 6 剂续服。之后，以前方治疗 40 余剂，经复查，尿常规各项指标均恢复正常，以前方又治疗 20 余剂。为了巩固疗效，以前方变汤剂为散剂，每次 6g，每日三服，治疗 3 个月。随访半年，一切尚好。

【用方提示】根据尿频、尿血、腰痛辨为肾虚，再根据腹胀、大便溏泄辨为脾虚，因手足不温、畏寒辨为阳虚，又因口苦口干、苔黄腻辨为湿热，以此辨为脾肾阳虚、湿热下注证。方以桂枝人参汤补益脾肾、生化气血，以四妙丸清热燥湿利湿；加茜草、海螵蛸固涩止血，瞿麦活血利水通淋。方药相互为用，以奏其效。

再生障碍性贫血

再生障碍性贫血是由于骨髓造血功能低下，造血干细胞损伤，造血微循环障碍，导致外周血全血细胞减少的一种疾病。青壮年及老年人发病率较高。

【导读】根据再生障碍性贫血的病变证机是阳虚；又因病变证机有肾气不固，故以桂枝人参汤与海蛤汤合方；因病变证机有痰湿，故又与二陈汤合方治之。

牛某，男，26岁。在1年前出现面色苍白、倦怠乏力、头昏、心悸、气短，自认为工作劳累所致，当时未采取任何治疗措施，约半年后自觉症状加重，在某省级医院检查，诊断为再生障碍性贫血，即住院治疗6个月，血小板因输血而升高，停止输血即下降，欲结合中医治疗。刻诊：面色苍白，畏寒怕冷，肢体沉重，倦怠乏力，气喘，心悸，腰酸，牙龈出血，舌质淡、苔白厚腻，脉沉弱。辨为脾肾阳虚、痰湿阻滞证，治当温补脾肾、燥湿化痰。给予桂枝人参汤、海蛤汤与二陈汤合方：人参12g，白术12g，茯苓12g，桂枝12g，海马10g，炙甘草12g，蛤蚧1对，姜半夏15g，陈皮15g，干姜9g，棕榈15g，海螵蛸12g，阿胶（烊化、冲服）10g，生姜18g，乌梅2g。6剂，水煎服，每日1剂，每日三服。二诊：畏寒怕冷减轻，以前方6剂续服。三诊：心悸好转，以前方6剂续服。四诊：气喘明显缓解，以前方6剂续服。五诊：牙龈出血减轻，以前方6剂续服。六诊：面色略有红润，以前方6剂续服。之后，以前方治疗50余剂，自觉体力精力恢复正常，其后，患者家属建议到北京做骨髓移植手术，术后继续服用中药半年。随访2年，一切尚好。

【用方提示】根据畏寒怕冷辨为寒，再根据倦怠、气喘、心悸辨为气虚，因苔白厚腻辨为痰阻，以此辨为脾肾阳虚、痰湿阻滞证。方以桂枝人参汤健脾益气、温阳散寒；以海蛤汤温补脾肾、摄纳宗气；以二陈汤醒脾燥湿化痰；加棕榈、海螵蛸以固涩止血，阿胶补血止血。方药相互为用，以奏其效。

白血病

白血病是细胞自我更新增强、增殖失控、分化障碍、凋亡受阻，而停滞在细胞发育的一类造血干细胞的恶性克隆性疾病。临床中分急性白血病、慢性髓细胞白血病和慢性淋巴细胞白血病。

【导读】根据白血病的病变证机是脾肾阳虚，治以桂枝人参汤温补阳气；又因病变证机有瘀血，故与失笑散合方治之。中医诊治白血病的最大优势是能够明显改善症状，减轻痛苦，延长寿命。

柴某，男，27岁。有2年慢性髓细胞白血病病史，在1年前做异基因造血干细胞移植手术，手术虽成功，但症状改善不明显，多次服用中西药，但效果不佳，近因病友介绍前来诊治。刻诊：骨节痛如针刺，腹胀，呕吐，不思饮食，耳鸣，腰膝酸软，头痛，面色苍白，手足不温，畏寒，睾丸肿大，口淡不渴，舌质暗淡瘀紫、苔薄白，脉沉涩。辨为脾肾阳虚、瘀血阻滞证，治当温补脾肾、活血化瘀。给予桂枝人参汤与失笑散合方加味：桂枝12g，人参10g，白术10g，干姜10g，炙甘草12g，五灵脂12g，蒲黄12g，附子10g，黄芪25g，水蛭3g，虻虫3g，砂仁10g。6剂，水煎服，每日1剂，每日三服。二诊：饮食好转，腹胀减轻，以前方6剂续服。三诊：手足温和，畏寒大减，以前方6剂续服。四诊：头痛止，以前方6剂续服。五诊：腰膝酸软好转，以前方6剂续服。六诊：诸症大除，以前方6剂续服。之后，为了巩固疗效，以前方变汤剂为丸剂，每次6g，每日三服，治疗半年。随访1年，一切尚好。

【用方提示】根据腹胀、不思饮食辨为脾虚不运，再根据耳鸣、腰膝酸软辨为肾虚不荣，因骨节痛如针刺、舌质暗淡瘀紫、脉沉涩辨为瘀血，以此辨为脾肾阳虚、瘀血阻滞证。方以桂枝人参汤健脾益气、温补肾气；以失笑散活血化瘀止痛；加附子温壮阳气，黄芪补益中气，水蛭、虻虫破血逐瘀，砂仁醒脾和胃消食。方药相互为用，以奏其效。

腺垂体功能减退症

腺垂体功能减退症是指腺垂体激素分泌减少，或单种激素减少如生长素缺乏，或多种促激素同时缺乏。根据发病情况分为原发于垂体病变和继发于下丘脑病变。

【导读】根据脑垂体功能减退症的病变证机是阳虚，治以桂枝人参汤温阳益气；又因病变证机有精血亏损，故与龟鹿二仙胶合方治之。

蒋某，女，34岁。在2006年7月经检查诊断为腺垂体功能减退症，多次服用中西药，可治疗效果不明显，近由病友介绍前来诊治。刻诊：乳房萎缩，闭经（近8个月月经未至），阴毛、腋毛脱落，腰背酸痛，肢体轻微水肿，不思饮食，头晕目眩，性功能缺乏，手足不温，面色萎黄，舌质淡、苔薄白，脉沉弱。辨为脾肾阳虚、精血亏虚证，治当温补脾肾、化生精血。给予桂枝人参汤与龟鹿二仙胶合方加味：桂枝12g，白术10g，干姜10g，炙甘草12g，枸杞子10g，鹿角20g，龟板25g，人参15g，何首乌24g，附子10g，巴戟天15g，瞿麦15g，牛膝24g。6剂，水煎服，每日1剂，每日三服。二诊：腰背酸痛略有减轻，以前方6剂续服。三诊：手足转温，头晕目眩止，以前方6剂续服。四诊：肢体水肿消退，以前方 6 剂续服。五诊：诸症较前均有好转，以前方 6 剂续服。之后，以前方治疗 70 余剂，乳房萎缩好转，月经能按期而至。为了巩固疗效，以前方变汤剂为散剂，每次 6g，每日三服，治疗半年余。随访 1 年，一切尚好。

【用方提示】根据不思饮食辨为脾虚；再根据腰背酸痛、性功能缺乏辨为肾虚；因阴毛、腋毛脱落，头晕目眩辨为精血亏虚；又因脉沉弱辨为气虚，以此辨为脾肾阳虚、精血亏虚证。方以桂枝人参汤温补脾肾阳气；以龟鹿二仙胶滋补精血；加何首乌滋补阴血，附子温壮阳气散寒，巴戟天温补阳气，瞿麦利水消肿、牛膝补肾强健筋骨。方药相互为用，以奏其效。

抗利尿激素分泌失调综合征

抗利尿激素分泌失调综合征是指内源性抗利尿激素分泌异常增多或其活性作用超常，从而导致水潴留、尿排钠增多，以及稀释性低钠血症等为主的一组临床综合征。

【导读】根据抗利尿激素分泌失调综合征的病变证机是脾肾阳虚，治以桂枝人参汤温补脾肾；又因病变证机有瘀血，故与蛭虻归草汤合方治之。

李某，男，39 岁。在 1 年前出现恶心、呕吐、不思饮食、身体软弱无力、肌力减退、嗜睡，曾在多家省市级医院诊治，但治疗效果不明显，近因病症加重前来诊治，经检查，血清钠 120mmol/L，尿钠 36mmol/L，血清尿素氮、肌酐、尿酸等浓度降低，血浆渗透压降低，诊断为抗利尿激素分泌失调综合征。刻诊：恶心，不思饮食，胃脘烦闷，肌肉无力，肌肉疼痛如针刺，因活动加重，口淡不渴，手足不温，舌质暗淡瘀紫、苔薄白，脉沉涩。辨为脾胃阳虚、瘀血阻滞证，治当温阳益气、活血化瘀。给予桂枝人参汤与蛭虻归草汤合方加味：桂枝 12g，白术 10g，干姜 10g，水蛭 6g，虻虫 3g，当归 15g，红参 10g，炙甘草 12g，生姜 15g，半夏 15g，陈皮 15g。6 剂，水煎服，每日 1 剂，每日三服。二诊：恶心减轻，以前方 6 剂续服。三诊：胃脘烦闷好转，以前方 6 剂续服。四诊：肌肉疼痛消除，以前方 6 剂续服。五诊：恶心止，饮食基本趋于正常，以前方 6 剂续服。之后，以前方治疗 20 余剂，诸症悉除。随访 1 年，一切尚好。

【用方提示】根据口淡不渴、手足不温辨为阳虚，再根据恶心、不思饮食辨为胃气上逆，因肌肉疼痛如针刺辨为瘀血，又因肌肉无力辨为气虚，以此辨为脾胃阳虚、瘀血阻滞证。方以桂枝人参汤温补脾胃、化生阳气；以蛭虻归草汤破血逐瘀；加生姜、半夏降逆和胃，陈皮理气和胃。方药相互为用，以奏其效。

骨质疏松症

骨质疏松症是一种以骨量降低和骨组织微结构破坏为特征的骨脆性增加和易于骨折的代谢性骨病。根据致病原因分为原发性骨质疏松症和继发性骨质疏松症。多见于老年人。

【导读】根据骨质疏松症的病变证机是阳虚；又因病变证机有瘀血，故以桂枝人参汤与桂枝茯苓丸合方；因病变证机有风从内生，故又与牵正散合方治之。

尚某，男，64 岁。在 5 年前因腰背疼痛、肌无力、全身骨痛、活动后加重，经检查诊断为骨质疏松症，服用西药钙制剂、中成药、汤剂及保健品等，症状未得到有效控制，近由病友介绍前来诊治。刻诊：腰背疼痛如针刺、夜间痛甚，肌肉酸痛，手足不温、抽搐，畏寒怕冷，倦怠乏力，舌质暗淡瘀紫、苔薄白，脉细涩。辨为阳虚瘀血夹风证，治当温阳散寒、活血化瘀、息风止痉。给予桂枝人参汤、桂枝茯苓丸与牵正散合方：红参 10g，白术 10g，炙甘草 12g，干姜 10g，茯苓 12g，桂枝 12g，桃仁 12g，白芍 12g，牡丹皮 12g，全蝎 6g，白附子 6g，白僵蚕 6g，巴戟天 24g，黄芪 30g。6 剂，水煎服，每日 1 剂，每日三服。二诊：手足抽搐减轻，以前方 6 剂续服。三诊：肌肉酸痛略有减轻，以前方 6 剂续服。四诊：倦怠乏力好转，以前方 6 剂续服。五诊：未再出现肌肉酸痛，以前方 6 剂续服。六诊：诸症大减，以前方 6 剂续服。之后，以前方治疗 100 余剂，诸症悉除。为了巩固治疗，以前方变汤剂为散剂，每次 10g，每日三服，治疗 3 个月。随访 1 年，一切尚好。

【用方提示】根据手足不温、畏寒怕冷辨为阳虚，再根据疼痛如针刺辨为瘀血，因手足抽搐辨为夹风，以此辨为阳虚瘀血夹风证。方以桂枝人参汤健脾益气、化生阳气；以桂枝茯苓丸活血化瘀；以牵正散息风止痉。方药相互为用，以奏其效。

慢性水过多和水中毒

慢性水过多和水中毒是指人体摄取了过量水分而产生低钠症的中毒症状。

【导读】根据慢性水过多和水中毒的病变证机是阳虚，治以桂枝人参汤温阳益气；又因病变证机有水气，故与真武汤合方；因病变证机有心神不安，故又与安神定志丸合方治之。

孙某，女，49岁。在1年前出现倦怠乏力、表情淡漠、恶心、不思饮食、皮下组织肿胀、头痛、嗜睡等，经检查未发现明显器质性病变，诊断不明确，不同医院诊断不同，有的疑为功能性消化不良，有的疑为内分泌失调，有的疑为抑郁症等，多次服用中西药，但治疗效果不理想，近由病友介绍前来诊治。检查尿钠24mmol/L，诊断为慢性水过多和水中毒。刻诊：嗜睡，恶心，不思饮食，因活动加重肌肉肿胀，倦怠乏力，表情淡漠，头痛，口淡不渴，手足不温，舌质淡、苔白厚腻，脉沉弱。辨为心脾阳虚、水气浸淫证，治当健脾益心、温补阳气、利水消肿。给予桂枝人参汤、真武汤与安神定志丸合方：桂枝12g，白术10g，干姜10g，炙甘草12g，生姜10g，附子5g，红参15g，茯苓15g，山楂24g，远志15g，石菖蒲8g，龙骨8g，朱砂（冲服）1g。6剂，水煎服，每日1剂，每日三服。二诊：肌肉肿胀减轻，以前方6剂续服。三诊：倦怠乏力好转，以前方6剂续服。四诊：恶心止，以前方6剂续服。五诊：头痛解除，以前方6剂续服。六诊：诸症悉除，以前方6剂续服。为了巩固治疗，又以前方治疗6剂。随访半年，一切尚好。

【用方提示】根据嗜睡、表情淡漠辨为心气虚，再根据不思饮食、恶心辨为脾胃气虚，因口淡不渴、手足不温辨为阳虚，又因肌肉肿胀辨为水气浸淫，以此辨为心脾阳虚、水气浸淫证。方以桂枝人参汤健脾益气、温补阳气；以真武汤温阳利水消肿；以安神定志丸养心安神定志；加山楂消食和胃。方药相互为用，以奏其效。

烟酸缺乏病

烟酸缺乏病是指以皮肤、胃肠道、神经系统为主的营养障碍性疾病。

【导读】根据烟酸缺乏病的病变证机是心肾阳虚，治以桂枝人参汤；又因病变证机有瘀血，故与温经汤合方治之。

黄某，女，41岁。在3年前发现四肢、胸腹部皮肤厚粗、色素加深，经检查，诊断为烟酸缺乏病，服用补充烟酸类药物，没有取得明显治疗效果，又服用维生素类及中药等，也未取得预期治疗目的，近因症状加重前来诊治。刻诊：皮肤粗厚、色素沉着、裂纹，记忆力减退，口腔溃烂，腰酸，手足不温，舌质暗淡瘀紫、苔薄白，脉沉弱涩。辨为心肾阳虚、瘀血阻滞证，治当温补心肾、活血化瘀。

给予桂枝人参汤与温经汤合方：红参 10g，白术 10g，干姜 10g，桂枝 12g，吴茱萸 10g，当归 10g，川芎 6g，阿胶珠 6g，生姜 6g，牡丹皮 6g。麦冬 24g，姜半夏 12g，炙甘草 12g。6 剂，水煎服，每日 1 剂，每日三服。二诊：手足温和，以前方 6 剂续服。三诊：口腔溃烂痊愈，以前方 6 剂续服。四诊：腰酸减轻，以前方 6 剂续服。五诊：自觉皮肤粗厚有改善，以前方 6 剂续服。六诊：色素沉着淡化，以前方 6 剂续服。之后，又以前方治疗 40 余剂，诸症有明显好转，为了巩固疗效，以前方变汤剂为散剂，每次 6g，每日三服，治疗 3 个月，四肢、胸腹部皮肤色泽恢复正常。随访 1 年，一切正常。

【用方提示】根据记忆力减退辨为心，再根据腰酸辨为肾，因手足不温、脉沉弱辨为阳虚，又因舌质暗淡瘀紫、脉沉涩辨为瘀血，以此辨为心肾阳虚、瘀血阻滞证。方以桂枝人参汤健脾益气，温补心肾；以温经汤温阳散寒，活血化瘀。方药相互为用，以奏其效。

鱼鳞病

鱼鳞病是一种遗传性皮肤角化障碍性皮肤病，中医称为蛇皮癣。

【导读】根据鱼鳞病的病变证机是阳虚，治以桂枝人参汤；又因病变证机有痰湿，故与导痰汤合方，更因病变证机有瘀血，故又与蛭虻归草汤合方治之。

牛某，女，7 岁。在 3 岁时因感冒高热，之后发现小腿肚皮肤粗糙，渐渐蔓延至大腿、胸腹部，轻度瘙痒，经某省级医院皮肤科检查，诊断为鱼鳞病，无论是外用药，还是内服药治疗，都未能取得治疗效果，近因皮肤瘙痒前来诊治。刻诊：皮肤粗糙如鱼鳞、瘙痒，手足不温，舌质暗淡边有轻微瘀紫、苔白略腻，脉沉弱涩。辨为阳虚痰瘀证，治当温补阳气、燥湿化痰、活血化瘀。给予桂枝人参汤、导痰汤与蛭虻归草汤合方：红参 10g，白术 10g，干姜 10g，桂枝 12g，茯苓 12g，姜半夏 12g，陈皮 12g，生天南星 3g，枳实 3g，水蛭 6g，虻虫 3g，当归 12g，炙甘草 12g。6 剂，水煎服，每日 1 剂，每日六服。二诊：瘙痒减轻，以前方 6 剂续服。三诊：手足温和，以前方 6 剂续服。四诊：瘙痒较前又有减轻，以前方 6 剂续服。五诊：瘙痒止，以前方 6 剂续服。六诊：皮肤粗糙略有好转，以前方 6 剂续服。之后，以前方治疗 60 余剂，皮肤较前有光滑感，为了巩固疗效，以前方变汤剂为散剂，每次 6g，每日三服，治疗 1 年余，下肢皮肤粗糙基本消退，胸腹部仍有轻微粗糙。随访 1 年，一切尚好。

【用方提示】根据手足不温、舌苔白辨为阳虚，再根据舌苔白略腻辨为痰，因舌质暗淡边有轻微瘀紫、脉涩辨为瘀，以此辨为阳虚痰瘀证。方以桂枝人参汤温阳益气；以导痰汤温阳燥湿化痰；以蛭虻归草汤活血破瘀。方药相互为用，以奏其效。

肌肉萎缩

肌肉萎缩是指横纹肌营养障碍，肌肉纤维变细，甚至消失等导致肌肉体积缩小的一种疾病。根据致病原因分为神经源性肌肉萎缩、肌源性肌肉萎缩和失用性肌肉萎缩。

【导读】运用桂枝人参辨治肌肉萎缩的病变证机是脾肾阳虚；又因阳虚病变证机比较重，故与右归丸合方治之。

杨某，男，42岁。有6年肌营养不良病史，曾在郑州、石家庄、北京等地治疗，均因治疗效果不明显而更医，近因下肢无力、行走困难前来诊治。刻诊：肌肉萎缩松弛，行走困难，腰膝酸软，腹胀，面色萎黄，耳鸣，头晕目眩，大便溏泄，手足不温，舌质淡、苔薄白，脉虚弱。辨为脾肾阳虚、精气亏损证，治当补益脾肾、化生阳气。给予桂枝人参汤与右归丸合方：桂枝12g，干姜10g，红参10g，白术10g，炙甘草12g，熟地黄24g，山药12g，山茱萸10g，枸杞子10g，菟丝子12g，鹿角胶（冲服）12g，杜仲12g，肉桂6g，当归10g，附子6g。6剂，水煎服，每日1剂，每日三服。二诊：大便成形，以前方6剂续服。三诊：头晕目眩减轻，以前方6剂续服。四诊：腹胀止，以前方6剂续服。五诊：腰膝酸软基本消除，以前方6剂续服。六诊：诸症较前均有好转，以前方60余剂续服，肌肉萎缩明显恢复。之后，为了巩固疗效，以前方变汤剂为散剂，每次10g，每日三服。随访2年，症状控制，病情稳定，行走尚可。

【用方提示】根据肌肉萎缩松弛、腹胀辨为脾气虚，再根据腰膝酸软、耳鸣辨为肾气虚，因手足不温、舌质淡辨为阳虚，又因头晕目眩、脉虚弱辨为精气亏损，以此辨为脾肾阳虚、精气亏损证。方以桂枝人参汤健脾益肾、温补阳气、化生精血，以右归丸补益肾精、温壮阳气。方药相互为用，以奏其效。

强直性脊柱炎

强直性脊柱炎是以骶髂关节、脊柱骨突（滑膜关节）、脊柱旁软组织及外周关节的强直、疼痛为主的一种慢性进行性多发性疾病。青年男性发病多于女性。

【导读】桂枝人参汤既是辨治脏腑气虚寒证的基本代表方，又是辨治筋脉关节寒证的重要基本方。根据强直性脊柱炎的病变证机是阳虚，治以桂枝人参汤；又因病变证机有寒湿，故与乌头汤合方，更因病变证机有瘀热，故又与桃核承气汤合方治之。

闫某，男，29岁。3年前出现腰背及骶髂僵硬，且夜间痛甚，经检查，诊断为强直性脊柱炎，服用中西药，未能有效控制症状，近因疼痛加重前来诊治。刻诊：腰背及骶髂僵硬，夜间痛甚如针刺，畏寒怕冷，疼痛因受凉加重，倦怠乏力，肢体活动不利，口干欲饮热水，舌质淡红瘀紫、苔薄黄，脉沉细涩。辨为阳虚瘀热证，治当温补阳气、凉血化瘀。给予桂枝人参汤、乌头汤与桃核承气汤合方：桂枝12g，干姜10g，红参10g，白术10g，麻黄10g，白芍10g，黄芪10g，生川乌10g，大黄12g，芒硝8g，桃仁9g，炙甘草12g。6剂，水煎服，每日1剂，每日三服。二诊：口干解除，大便溏泄，以前方减大黄为6g，芒硝5g，6剂。三诊：夜间疼痛较前减轻，大便仍溏泄，以前方减大黄为4g，芒硝为3g，6剂。四诊：舌苔基本恢复正常，大便趋于成形，以前方6剂续服。五诊：畏寒怕冷解除，以前方6剂续服。六诊：腰背及骶髂僵硬明显好转，以前方治疗60余剂。之后，为了巩固疗效，以前方变汤剂为散剂，每次6g，每日三服，治疗6个月。随访1年，一切正常。

【用方提示】根据疼痛因受凉加重、倦怠乏力辨为阳虚，再根据舌质淡红、苔薄黄辨为热，因口干欲饮热水辨为阳虚夹热，又因舌质瘀紫、脉沉细涩辨为瘀，以此辨为阳虚瘀热证。方以桂枝人参汤温补阳气、化生气血；以乌头汤温阳散寒、益气缓急；以桃核承气汤泻热祛瘀。方药相互为用，以奏其效。

银屑病关节炎

银屑病关节炎是一种与银屑病相关的关节和周围软组织疼痛、肿胀、压痛、僵硬和运动障碍的炎性关节病。

【导读】辨治银屑病关节炎既要权衡关节疼痛，又要兼顾银屑病。根据关节炎的病变证机是阳虚，治以桂枝人参汤；又因病变证机有寒郁，故与大乌头煎合方；因病变证机夹湿热，故又与四妙丸合方治之。

樊某，女，27岁。有7年银屑病病史，又有2年关节炎病史，近因关节疼痛加重前来诊治。刻诊：足趾关节疼痛，不能行走，因寒加重，胸腹背腰及四肢银屑瘙痒，口苦，肢体烦重，手足不温，舌质淡红、苔黄腻，脉沉弱。辨为阳虚湿热证，治当温补阳气、清热燥湿。给予桂枝人参汤、大乌头煎与四妙丸合方：桂枝12g，干姜10g，红参10g，白术10g，生川乌15g，黄柏24g，薏苡仁24g，苍术12g，怀牛膝12g，炙甘草12g。6剂，煎药时加入蜂蜜50mL，每日1剂，每日三服。二诊：足趾关节疼痛略有减轻，以前方6剂续服。三诊：手足转温，以前方6剂续服。四诊：胸腹背腰及四肢银屑瘙痒减轻，以前方6剂续服。五诊：足趾关节疼痛明显好转，以前方6剂续服。六诊：足趾关节仍有疼痛，但较前则能行走，以前方15剂续服，足趾关节疼痛基本解除。随访1年，未再出现关节疼痛。

【用方提示】根据遇寒加重、手足不温辨为阳虚，再根据肢体沉重、苔黄腻辨为湿热，因口苦、脉沉弱辨为阳虚夹热，以此辨为阳虚湿热证。方以桂枝人参汤健脾益气、化生阳气；以大乌头煎温阳逐寒止痛；以四妙丸清热燥湿、利湿行血。方药相互为用，以奏其效。

痛经

痛经是指女子在月经前后或经期出现小腹部疼痛，伴腰骶部疼痛为主的临床综合征。根据痛经特点分为原发性痛经与继发性痛经，该病好发于15～25岁。本节主要介绍原发性痛经。

【导读】根据痛经的病变证机是阳虚，治以桂枝人参汤温阳益气；又因病变证机有瘀热，治以下瘀血汤合方治之。

谢某，女，24岁。自14岁月经初潮即有痛经，每次月经期必须服用西药，才能缓解疼痛，也多次服用中成药及汤剂，仍未取得预期治疗目的，近由其妹介绍前来诊治。刻诊：经痛如针刺，口渴喜热饮，心胸烦热，倦怠乏力，手足不温，小腹怕冷，疼痛因受寒加重，带下色白量多，经常大便溏泄，舌质暗红夹瘀紫、苔薄白，脉沉涩。辨为阳虚瘀热证，治当益气温阳，兼清瘀热。给予桂枝人参汤与下瘀血汤合方加味：桂枝12g，人参10g，白术10g，干姜10g，大黄（不后下）6g，桃仁5g，䗪虫10g，吴茱萸10g，牡丹皮15g，乳香10g，没药10g，炙甘草12g。6剂，水煎服，每日1剂，每日三服。二诊：心胸烦热止，手足转温，以前方6剂续服。三诊：带下量多止，以前方6剂续服。四诊：月经来潮仅有轻微腹痛，以前方6剂续服。五诊：诸症基本解除。之后，为了巩固疗效，嘱其在每次月经来潮前1周以前方治疗6剂，连续用药4个疗程。随访1年，一切正常。

【用方提示】根据手足不温、带下色白辨为寒，再根据倦怠乏力辨为气虚，因经痛如针刺、脉沉涩辨为瘀血，又因心胸烦热、舌质暗红辨为寒夹瘀热，以此辨为阳虚瘀热证。方以桂枝人参汤益气健脾、温阳散寒；以下瘀血汤活血化瘀、兼泻瘀热；加吴茱萸温经散寒，牡丹皮凉血散瘀，兼清积热，乳香、没药以活血行气止痛。方药相互为用，以奏其效。

遗精

遗精是指在无性行为的情况下而发生的一种射精活动。根据其表现特点分为生理性遗精与病理性遗精。

【导读】根据遗精的病变证机是阳虚，治以桂枝人参汤；又因病变证机有肾精不固，故与金锁固精丸合方；因病变证机有瘀血，故与蛭虻归草汤合方治之。

刘某，男，35岁。有多年遗精病史，曾在石家庄、北京、郑州等地多家医院诊治，经常服用中西药，但没有达到预期治疗效果，还采用多种自我保健疗法，也没有取得明显治疗效果，近因遗精加重前来诊治。刻诊：每周至少遗精3次（有时同房后仍遗精），阴茎时痛如针刺，手足不温，畏寒怕冷，倦怠乏力，腰酸，大便溏泄，口淡不渴，舌质淡瘀紫、苔薄白，脉沉弱涩。辨为阳虚瘀阻证，治当温补阳气、活血化瘀。给予桂枝人参汤、金锁固精丸与蛭虻归草汤合方：桂枝12g，干姜10g，红参10g，白术10g，沙苑蒺藜30g，芡实30g，莲须30g，莲肉30g，龙骨15g，牡蛎15g，当归12g，水蛭6g，虻虫3g，炙甘草12g。6剂，水煎服，每日1剂，每日三服。二诊：手足转温，腰酸减轻，以前方6剂续服。三诊：畏寒怕冷解除，以前方6剂续服。四诊：遗精减少为1次，以前方6剂续服。五诊：未再出现遗精，以前方6剂续服。六诊：诸症悉除，以前方治疗6剂。随访1年，一切尚好。

【用方提示】根据遗精、倦怠乏力、脉沉弱辨为气虚，再根据腰酸、手足不温辨为阳虚，因舌质淡瘀紫、脉沉弱涩辨为瘀，以此辨为阳虚瘀阻证。方以桂枝人参汤温阳散寒、健脾益气；以金锁固精丸固肾涩精；以蛭虻归草汤破血逐瘀、补血益气。方药相互为用，以奏其效。

精子减少症

精子减少症是指精子数目少于正常值。正常精子数为0.6亿～1.5亿/mL，有时可达 2 亿 /mL；精子数目低于 0.2 亿 /mL，则称为精子过少症。

【导读】根据精子减少症的病变证机是阳虚，治以桂枝人参汤；又因病变证机有元气亏损，故与海蛤汤合方治之。

夏某，男，31 岁。结婚 4 年，在 2 年前经男科检查，精子计数 0.18 亿 /mL，诊断为精子减少症，服用中西药已 1 年多，精子数量未能有效改善，近由他人介绍前来诊治。刻诊：婚久不育（精子计数低于 0.18 亿 /mL），面色萎黄，倦怠乏力，失眠多梦，不思饮食，性欲淡漠，射精无力，时有腹胀，大便溏泄，手足不温，口淡不渴，舌质淡、苔薄白，脉沉弱。辨为心脾阳微证，治当健脾养心、温补阳气。给予桂枝人参汤与海蛤汤合方加味：桂枝 12g，干姜 12g，人参 10g，白术 10g，海马 10g，蛤蚧 1 对，巴戟天 20g，细辛 10g，黄芪 15g，山楂 24g，炙甘草 12g。6 剂，水煎服，每日 1 剂，每日三服。二诊：手足转温，以前方减细辛为 6g，6 剂。三诊：手足温和，饮食转佳，以前方减细辛为 3g，山楂为 15g，6 剂。四诊：性欲淡漠好转，腹胀消除，以前方 6 剂续服。五诊：诸症明显好转，以前方 6 剂续服。六诊：经检查，精子计数为 0.4 亿 /mL，以前方 6 剂续服。之后，为了巩固治疗效果，以前方变汤剂为散剂，每次 6g，每日三服，治疗 4 个月。随访 2 年，其男婴已出生。

【用方提示】根据面色萎黄、倦怠乏力辨为气虚，再根据手足不温、口淡不渴、舌质淡辨为阳虚，以此辨为心脾阳微证。方以桂枝人参汤温补心脾、生化阳气；以海蛤汤温阳补阳、摄纳元阳；加巴戟天温补阳气，细辛通络兴阳，黄芪补益中气，山楂消食和胃。方药相互为用，以奏其效。

特发性青春期延迟

特发性青春期延迟是指青春期发育明显延迟于同龄同性青少年，即平均年龄加 2 个标准差年龄以后还未出现青春发育者，亦即 14 岁男孩的睾丸容积 < 4mL。

【导读】根据特发性青春期延迟的病变证机是阳虚，治以桂枝人参汤；又因病变证机有元气亏损，故与海蛤汤合方；因病变证机有痰湿，故与二陈汤合方治之。

贾某，男，14 岁。其母代诉，其子身材矮小，第二性征延迟，恐西药治疗伴有不良反应，欲从中医诊治，服用中药 1 年余，但疗效不明显，近由其亲戚介绍前来诊治。刻诊：身材矮小，第二性征延迟，注意力不集中，头发稀少，健忘，口淡不渴，肢体沉重，舌质淡、苔白腻，脉沉弱。辨为心肾阳虚、痰湿阻滞证，治当温补肾阳、燥湿化痰。给予桂枝人参汤、海蛤汤与二陈汤合方：桂枝 12g，干姜 10g，红参 10g，白术 10g，海马 10g，蛤蚧 1 对，半夏 15g，陈皮 15g，茯苓 12g，生姜 18g，乌梅 2g，炙甘草 12g。6 剂，水煎服，每日 1 剂，每日三服。二诊：苔腻减轻，以前方 6 剂续服。三诊：肢体沉重减轻，以前方 6 剂续服。四诊：舌苔基本恢复正常，以前方 6 剂续服。五诊：肢体困重消除，以前方 6 剂续服。六诊：注意力较前明显改善，以前方 6 剂续服。七诊：肢体沉重解除。之后，为了巩固疗效，又以前方治疗 60 余剂后，将前方变汤剂为散剂，每次 6g，每日三服，治疗约 6 个月，身体较前增高 1.5cm，第二性征发育正常。随访 3 年，身高如正常同龄人。

【用方提示】根据头发稀少、脉沉弱辨为肾阳虚，再根据注意力不集中、健忘辨为心阳虚，因口淡不渴、舌质淡辨为阳虚，又因肢体沉重、苔白腻辨为痰湿，以此辨为心肾阳虚、痰湿阻滞证。方以桂枝人参汤温阳散寒、健脾益气、生化阳气；以海蛤汤温补肾阳、化生肾精、摄纳肾气；以二陈汤醒脾燥湿、行气和胃。方药相互为用，以奏其效。

冠心病、心肌缺血

心肌缺血是指心脏的血液灌注减少，导致心脏的供氧减少，心肌能量代谢不正常，不能支持心脏正常工作的一种病理状态。冠状动脉粥样硬化导致的冠脉狭窄式闭塞是引起心肌缺血的最主要原因，进而导致心肌缺血缺氧，由此引起的心脏病即为"冠心病"。

【导读】根据冠心病、心肌缺血的病变证机是阳虚，治以桂枝人参汤温阳益气；又因病变证机痰湿，故与小半夏汤合方；因阳虚病变证机比较重，故与四逆汤合方治之。

郑某，女，65 岁。有 10 年冠心病、心肌缺血病史，近因心痛加重前来诊治。刻诊：心痛，心中痞硬，因劳累加重，汗出，倦怠乏力，手足不温，咽中似痰阻，舌质淡、苔白腻，脉沉弱。辨为阳虚寒痰证，治当温阳散寒、燥湿化痰。给予桂枝人参汤、小半夏汤与四逆汤合方加味：桂枝 12g，白术 10g，红参 10g，干姜 10g，生川乌（因无生附子，故以生川乌代之）5g，薤白 24g，姜半夏 24g，生姜 24g，炙甘草 6g。6 剂，水煎服，每日 1 剂，每日三服。二诊：心痛发作次数减少、程度减轻，以前方 6 剂续服。三诊：汗出止，以前方 6 剂续服。四诊：心痛缓解，中心痞硬解除，以前方6剂续服。五诊：手足温和，咽中似痰阻基本解除，以前方6剂续服。六诊：诸症悉除，以前方变汤剂为散剂，每次6g，每日三服，治疗6个月。随访1年，一切尚好。

【用方提示】根据心痛、因劳累加重、脉沉弱辨为心气虚，再根据汗出、手足不温辨为阳虚不固，因咽中似痰阻、苔白腻辨为痰湿，以此辨为阳虚寒痰证。方以桂枝人参汤健脾益气、温阳养心；以小半夏汤醒脾燥湿、化痰利咽；以四逆汤温阳通脉散寒；加薤白通阳宽胸。方药相互为用，以奏其效。

桂枝甘草龙骨牡蛎汤合方

桂枝甘草龙骨牡蛎汤由「桂枝去皮、一两（3g）」、甘草炙、二两（6g）」、牡蛎熬、二两（6g）」、龙骨二两（6g）」所组成，方中桂枝既是温通脏腑经脉药，药又是通达脏腑经脉药；龙骨既是潜阳药又是安神药；牡蛎既是潜阳药又是益肾定志药；甘草既是补益诸脏腑之气药又是缓急药，方药相互为用，是以温阳潜阳安神为主的基础代表方，可辨治阳虚阳亢证。

斑秃

【导读】根据斑秃的病变证机有心肾不交，治以桂枝甘草龙骨牡蛎汤交通心肾；又因病变证机有心阴阳俱虚，故与炙甘草汤合方；因病变证机有瘀血，故与失笑散合方用之。

许某，女，28 岁。有 3 年斑秃病史，近由病友介绍前来诊治。刻诊：斑秃呈圆形，大的比 1 元硬币还大，小的如 1 角硬币，轻微耳鸣，轻微心悸，手足不温，怕冷，口渴，舌质红夹瘀紫、少苔，脉沉细弱。辨为心肾不交、阴阳俱虚夹瘀证，治当交通心肾、滋补阴阳、活血化瘀。给予桂枝甘草龙骨牡蛎汤、炙甘草汤与失笑散合方：桂枝 10g，龙骨 6g，牡蛎 6g，红参 6g，阿胶珠 6g，生地黄 50g，麻仁 12g，麦冬 12g，生姜 10g，大枣 30 枚，五灵脂 10g，蒲黄 10g，白酒 10mL，炙甘草 12g。6 剂，第 1 次煎 45min 左右，第 2 次煎 20min，合并药液，每日 1 剂，每次服 150mL 左右，每日分早、中、晚服。二诊：心悸减轻，仍耳鸣，以前方变龙骨、牡蛎为各 24g，6 剂。三诊：心悸较前又有减轻，仍耳鸣，以前方变龙骨、牡蛎为各 30g，6 剂。四诊：心悸基本消除，耳鸣较前明显好转，以前方 6 剂续服。五诊：斑秃略有白色绒毛生长，仍怕冷，以前方加生附子 3g，6 剂。六诊：怕冷明显好转，耳鸣基本消除，以前方 6 剂续服。七诊：斑秃生长白色绒毛略有变黑，又以前方治疗 120 余剂，斑秃痊愈。随访 1 年，一切尚好。

【用方提示】根据斑秃、耳鸣、心悸辨为心肾不交，再根据怕冷、手足不温辨为阳虚，因舌红少苔、口渴辨为阴虚，更因舌质夹瘀紫辨为瘀，以此辨为阴阳俱虚夹瘀证。方以桂枝甘草龙骨牡蛎汤交通心肾，固涩生发；以炙甘草汤滋补阴阳生发；以失笑散活血化瘀生发。方药相互为用，以奏其效。

神经衰弱

神经衰弱（又称精神疲劳综合征）属于神经症，是以脑和躯体功能衰弱为主的神经症。

【导读】根据神经衰弱的病变证机是心阳虚，治当选用桂枝甘草龙骨牡蛎汤；又因病变证机有气郁，故与四逆散合方疏肝解郁。

许某，女，52岁。有多年神经衰弱病史，服用中西药即改善症状表现，但停药则诸症复发，近因失眠（每日睡眠不足 4 小时）加重前来诊治。刻诊：失眠多梦，头晕目眩，心烦急躁，情绪低落，汗出，倦怠乏力，手足不温，舌质淡红、苔薄白夹黄，脉沉弱。辨为心阳虚弱、肝气郁滞证，治当温补心阳、疏肝解郁。给予桂枝甘草龙骨牡蛎汤与四逆散合方：桂枝 6g，龙骨 12g，牡蛎 12g，柴胡 12g，枳实 12g，白芍 12g，红参 10g，附子 10g，干姜 10g，炙甘草 12g。6 剂，水煎服，每日 1 剂，每日三服。二诊：汗出减少，以前方 6 剂续服。三诊：手足温和，失眠多梦好转，以前方 6 剂续服。四诊：头晕目眩基本解除，以前方 6 剂续服。五诊：每日睡眠约 6 小时，以前方 6 剂续服。之后，为了巩固疗效，以前方变汤剂为散剂，每次 6g，每日三服，治疗 3 个月。随访 1 年，一切尚好。

【用方提示】根据失眠多梦、手足不温辨为心阳虚，再根据汗出、倦怠乏力辨为心气虚，因情绪低落、心烦急躁辨为肝郁，以此辨为心阳虚弱、肝气郁滞证。方以桂枝甘草龙骨牡蛎汤益气温阳、潜阳安神；以四逆散疏肝解郁、调理气机；加红参补益心气，附子、干姜温阳益心。方药相互为用，以奏其效。

桂枝附子汤合方

桂枝附子汤由『桂枝去皮、四两（12g）、附子炮、去皮、破、三枚（15g）、生姜切、三两（9g）、大枣擘、十二枚、甘草炙、二两（6g）』所组成，方中桂枝既是通经药又是止痛药；附子既是温阳药又是温通药，还是止痛药；生姜既是行散药又是解毒药；大枣既是益气药又是补血药，既是缓急止痛药又是解毒药；甘草既是益气药又是缓急药，还是解毒药，是以温阳益气、散寒通痹为主的基本代表方，可辨治阳虚寒瘀阻证。

=== 类风湿关节炎、慢性胃炎 ===

【导读】根据类风湿关节炎、慢性胃炎的病变证机有阳虚，治以桂枝附子汤温阳散寒；又因病变证机有寒热夹虚，故与半夏泻心汤合方，又因病变证机有风痰，故与藜芦甘草汤合方用之。

孙某，女，47岁。有多年类风湿关节炎、慢性胃炎病史，近由病友介绍前来诊治。刻诊：手指关节肿大变形疼痛，遇凉加重，两手颤抖，不思饮食，胃脘疼痛，食凉加重，手足不温，怕冷，口苦口臭，舌质淡红、苔腻黄白夹杂，脉沉弱。辨为阳虚风痰、寒热夹杂证，治当温阳散寒、清热益气、息风化痰。给予桂枝附子汤、半夏泻心汤与藜芦甘草汤合方：桂枝12g，制附子15g，红参10g，黄连3g，黄芩10g，生半夏12g，干姜10g，生姜10g，大枣12枚，藜芦3g，炙甘草12g。6剂，第1次煎45min左右，第2次煎20min，合并药液，每日1剂，每次服150mL左右，每日分早、中、晚服。二诊：胃痛减轻，怕冷好转，以前方6剂续服。三诊：胃痛较前又有减轻，仍不思饮食，以前方加山楂24g，6剂。四诊：胃痛消除，饮食较前好转，仍关节疼痛，以前方加米壳5g，6剂。五诊：手指关节疼痛较前减轻，仍口苦，以前方变黄连为6g，6剂。六诊：手指疼痛较前又有减轻，口苦基本消除，以前方变米壳为3g，6剂。七诊：诸症较前均有好转，又以前方治疗100余剂，诸症悉除；手指肿大变形较前明显好转。随访1年，一切尚好。

【用方提示】根据手指关节疼痛、遇凉加重辨为寒，再根据两手颤抖、苔腻辨为风痰，因胃痛、食凉加重辨为胃寒，更因口苦口臭辨为湿热，以此辨为阳虚风痰、寒热夹杂证。方以桂枝附子汤温阳散寒止痛；以半夏泻心汤调理寒热，益气温阳；以藜芦甘草汤息风化痰，方药相互为用，以奏其效。

风湿性心脏病

【导读】根据风湿性心脏病的病变证机是心阳虚，治当选用桂枝附子汤；又因病变证机有寒瘀，故与当归四逆汤合方活血补血、通经散寒。

党某，男，47岁。有多年风湿性心脏病病史，服用中西药，但未能有效改善病情，近因心悸、心痛加重前来诊治。刻诊：心悸，心痛如针刺，动则气喘，畏寒怕冷，手足不温，大便溏泄，舌质暗淡夹瘀紫、苔薄白，脉沉弱涩。辨为心阳虚弱、瘀血内阻证，治当温补心阳、活血化瘀。给予桂枝附子汤与当归四逆汤合方：桂枝12g，附子15g，生姜10g，大枣25枚，当归10g，白芍10g，细辛10g，通草6g，红参10g，五灵脂10g，蒲黄10g，炙甘草6g。6剂，水煎服，每日1剂，每日三服。二诊：心悸、心痛减轻，以前方6剂续服。三诊：大便恢复正常，以前方6剂续服。四诊：动则气喘好转，以前方6剂续服。五诊：心悸、心痛止，以前方6剂续服。六诊：诸症明显缓解，以前方治疗50余剂。之后，为了巩固疗效，以前方变汤剂为散剂，每次6g，每日三服。随访1年，一切尚好。

【用方提示】根据心悸、动则气喘辨为心气虚，再根据心痛如针刺、舌质暗淡夹瘀紫辨为瘀血，因畏寒怕冷、手足不温辨为阳虚，以此辨为心阳虚弱、瘀血内阻证。方以桂枝附子汤温壮阳气散寒通脉；以当归四逆汤温经散寒、活血通经；加红参补益心气，五灵脂、蒲黄活血化瘀止痛。方药相互为用，以奏其效。

桂苓五味甘草汤合方

桂苓五味甘草汤由『桂枝去皮、四两（12g），茯苓四两（12g），甘草炙、三两（9g），五味子半升（12g）』所组成，方中桂枝既是温通药又是降冲药；茯苓既是益气药又是通利药；五味子既是收敛药又是益气药；甘草既是益气药又是缓急药，方药相互为用，是以温阳益气、平冲敛肺为主的基本代表方，可辨治寒水伤气证。

室性心动过速

【导读】根据室性心动过速的病变证机有气逆上冲，治以桂苓五味甘草汤温阳敛降；又因病变证机有心肾不交，故与桂枝加龙骨牡蛎汤合方，又因病变证机有夹风痰，故与藜芦甘草汤合方，更因病变证机有阳虚，故与四逆加人参汤合方用之。

郑某，女，52岁。有多年室性心动过速病史，近由病友介绍前来诊治。刻诊：心悸（心率108次／分），自觉心中气逆上冲咽喉，怕冷，手足不温，两手颤抖，失眠多梦，耳鸣，口淡不渴，舌质淡、苔白腻，脉沉弱。辨为气逆夹风、心肾不交证，治当温阳敛降、交通心肾、息风化痰。给予桂苓五味甘草汤、桂枝加龙骨牡蛎汤、四逆加人参汤与藜芦甘草汤合方：桂枝12g，茯苓15g，红参3g，五味子12g，生附子5g，白芍10g，干姜5g，生姜10g，大枣12枚，龙骨12g，牡蛎12g，藜芦1.5g，炙甘草12g。6剂，第1次煎45min左右，第2次煎20min，合并药液，每日1剂，每次服150mL左右，每日分早、中、晚服。二诊：心悸减轻，怕冷好转，以前方变生附子为6g，干姜10g，6剂。三诊：心悸较前又有减轻，气上冲咽喉好转，仍两手颤抖，以前方变藜芦为3g，6剂。四诊：心悸较前又有减轻，两手颤抖较前好转，仍失眠多梦，以前方变龙骨、牡蛎各为30g，6剂。五诊：心悸基本消除，手足温和，气上冲咽喉消除，以前方6剂续服。六诊：心悸未再发作，两手颤抖较前又有减轻，原有口苦症状基本消除，以前方6剂续服。七诊：

诸症基本消除，又以前方治疗 60 余剂，诸症悉除，心率 82 次 / 分。随访 1 年，一切尚好。

【用方提示】根据心悸、气上冲咽喉辨为气逆，再根据两手颤抖、苔腻辨为风痰，因手足不温、怕冷辨为阳虚，更因耳鸣、失眠多梦辨为心肾不交，以此辨为气逆夹风、心肾不交证。方以桂苓五味甘草汤温阳散寒降逆；以桂枝加龙骨牡蛎汤交通心肾，潜阳止悸；以藜芦甘草汤息风化痰。方药相互为用，以奏其效。

慢性支气管炎

【导读】根据慢性支气管炎的病变证机是寒饮郁肺，治当桂苓五味甘草汤；因病变证机有郁热，故与大黄甘草汤合方清泻郁热。

杨某，男，7 岁。有 4 年支气管炎病史，近因咳喘加重前来诊治。刻诊：咳喘，痰多色白，受凉加重，口燥多涎，鼻塞不通，面色红赤，大便干结，舌质淡、苔薄白，脉浮弱。辨为寒饮郁肺、郁热夹杂证，治当温肺化饮、宣利鼻窍。给予桂苓五味甘草汤与大黄甘草汤合方：桂枝 12g，茯苓 12g，五味子 12g，大黄 6g，麻黄 10g，杏仁 15g，生甘草 10g。6 剂，水煎服，每日 1 剂，每日三服。二诊：大便通畅，以前方 6 剂续服。三诊：咳喘减轻，以前方 6 剂续服。四诊：鼻塞减轻，以前方 6 剂续服。五诊：口中唾液减少，以前方 6 剂续服。六诊：诸症基本解除，为了巩固疗效，又以前方治疗 12 剂。随访 1 年，一切尚好。

【用方提示】根据咳喘、受凉加重辨为寒，再根据痰多色白辨为寒饮，因面色红赤、大便干结辨为寒夹热，以此辨为寒饮郁肺、郁热夹杂证。方以桂苓五味甘草汤温肺降逆；以大黄甘草汤清泻郁热；加麻黄宣肺利窍，杏仁肃降肺气。方药相互为用，以奏其效。

桂枝加大黄汤合方

桂枝加大黄汤由『桂枝去皮、三两（9g）、芍药六两（18g）、大黄二两（6g）、甘草炙，二两（6g）、生姜切、三两（9g）、大枣擘、十二枚』所组成，方中桂枝既是治表药又是治里药；芍药既是温通药又是止痛药；大黄既是泻热药又是泻瘀药；大枣、甘草既是益气药又是缓急止痛药，方药相互为用，是以益气温阳、补血通络，兼以泻实为主的重要代表方，可辨治热结血虚伤阳证。

慢性胰腺炎

【导读】根据慢性胰腺炎的病变证机有寒热内结，治以桂枝加大黄汤益气温阳泻热；又因病变证机有寒热夹虚，故与半夏泻心汤合方，又因病变证机有气郁，故与四逆散合方用之。

马某，男，43岁。有多年慢性胰腺炎病史，近由病友介绍前来诊治。刻诊：脘腹胀满不通，大便干结，不思饮食，不能食凉，情绪低落，急躁易怒，手足不温，倦怠乏力，口苦，舌质淡红、苔腻黄白夹杂，脉沉弱。辨为寒热内结、气虚夹郁证，治当温阳泻热、益气行气。给予桂枝加大黄汤、半夏泻心汤与四逆散合方：桂枝10g，白芍12g，大黄6g，生姜10g，大枣12枚，干姜10g，黄连3g，黄芩10g，生半夏12g，红参10g，柴胡12g，枳实12g，炙甘草12g。6剂，第1次煎45min左右，第2次煎20min，合并药液，每日1剂，每次服150mL左右，每日分早、中、晚服。二诊：仍大便不通，以前方变大黄为10g，6剂。三诊：大便较前通畅，仍口苦，以前方变黄连为6g，6剂。四诊：脘腹胀满基本消除，大便正常，仍手足不温，以前方加生附子3g，6剂。五诊：手足较前温和，仍不思饮食，以前方加山楂24g，6剂。六诊：诸症基本消除，又以前方治疗60余剂，诸症悉除。随访1年，一切尚好。

【用方提示】根据脘腹胀满不通、大便干结、舌质淡红辨为寒热内结，再根据不能食凉辨为寒，因口苦辨为热，又因倦怠乏力辨为虚，更因情绪低落、急躁易怒辨为气郁，以此辨为寒热内结、气虚夹郁证。方以桂枝加大黄汤益气温阳泻热；以半夏泻心汤益气调理寒热；以四逆散疏理气机，方药相互为用，以奏其效。

慢性肠胃炎

慢性肠胃炎是指由不同病因所致的胃、肠黏膜慢性炎症。

【导读】根据慢性肠胃炎的病变证机是脾胃虚弱夹热，治以桂枝加大黄汤；又因脾胃虚寒比较重，与桂枝人参汤合方；因病变证机有瘀血，故与失笑散合方治之。

邱某，女，49岁。有多年慢性肠胃炎病史，服用温热药即大便干结不通，服用寒下药即加重胃痛，近由病友介绍前来诊治。刻诊：脘腹疼痛，因食凉或受凉加重，手足不温，口渴欲饮热水，大便干结，舌质暗淡夹瘀紫、苔薄黄，脉沉弱涩。辨为脾胃虚寒、络瘀夹热证，治当温阳益气、通络清热。给予桂枝加大黄汤、桂枝人参汤与失笑散合方加味：桂枝12g，白芍18g，生姜10g，大枣12枚，白术10g，红参10g，干姜10g，大黄6g，五灵脂10g，蒲黄10g，炙甘草6g。嘱其忌食辛辣，不食生冷，不饱食。6剂，水煎服，每日1剂，每日三服。二诊：大便通畅，以前方6剂续服。三诊：脘腹疼痛减轻，以前方6剂续服。四诊：手足温和，以前方6剂续服。五诊：诸症基本解除，为了巩固疗效，以前方治疗30余剂。随访1年，一切尚好。

【用方提示】根据脘腹疼痛、手足不温辨为脾虚夹寒，再根据口渴欲饮热水、苔薄黄辨为寒夹热，因舌质暗淡瘀紫、脉沉弱涩辨为瘀，以此辨为脾胃虚寒、络瘀夹热证。方以桂枝加大黄汤温阳益气，兼清夹热；以桂枝人参汤温阳散寒、健脾益气；以失笑散活血通络止痛。方药相互为用，以奏其效。

桂枝加附子汤合方

桂枝加附子汤由『桂枝去皮、三两（9g）、芍药三两（9g）、炙甘草二两（6g）、生姜切三两（9g）、大枣擘、十二枚、附子炮、去皮、破八片、一枚（5g）』所组成，方中桂枝既是治表发散药又是治里温通药；芍药既是敛阴止汗药又是补血药；附子既是温里阳药又是温卫气药；生姜既是发散药又是降逆药；大枣、甘草既是益气药又是缓急药，还是解毒药，方药相互为用，可辨治寒痹夹气血虚证，尤其是对心阳虚证等有良好的治疗作用。

易感冒、低热

【导读】根据易感冒、低热的病变证机有营卫不和夹阳虚，治以桂枝加附子汤温阳益卫和营；又因病变证机有寒热夹虚，故与小柴胡汤合方，更因病变证机有痰热，故与蜀漆散合方用之。

梁某，男，35岁。有4年易感冒、低热病史，近由病友介绍前来诊治。刻诊：每个月感冒20余天，感冒消退，可低热不除，冷汗不止，心烦，情绪低落，不欲言语，倦怠乏力，口苦，咽干，舌质淡红、苔腻黄白夹杂，脉沉弱。辨为营卫阳虚、寒热夹郁证，治当益营和卫、温阳清热、调理气机。给予桂枝加附子汤、蜀漆散与小柴胡汤合方：桂枝10g，白芍12g，制附子5g，生姜10g，大枣12枚，柴胡24g，黄芩10g，生半夏12g，红参10g，蜀漆3g，云母10g，龙骨10g，炙甘草10g。6剂，第1次煎45min左右，第2次煎20min，合并药液，每日1剂，每次服150mL左右，每日分早、中、晚服。二诊：低热消退，未再感冒，仍冷汗出，以前方变白芍为24g，制附子为9g，6剂。三诊：又有轻微感冒，冷汗出明显减少，以前方6剂续服。四诊：感冒消除，未再出现低热，仍咽干，以前方加生地黄15g，6剂。五诊：未再感冒和低热，咽干基本消除，以前方6剂续服。六诊：又有轻微低热，较前明显减轻，又以前方治疗30余剂，以巩固疗效。随访1年，一切尚好。

【用方提示】根据反复感冒、冷汗辨为营卫不和夹阳虚，再根据情绪低落、不欲言语辨为气郁，因口苦、咽干、苔腻辨为痰热，又因倦怠乏力、脉沉弱辨为虚，更因舌质淡红、苔黄白夹杂辨为寒热夹杂，以此辨为营卫阳虚、寒热夹郁证。方以桂枝加附子汤益卫和营温阳；以小柴胡汤益气和中，调理寒热；以蜀漆散清热涤痰。方药相互为用，以奏其效。

心肌炎

心肌炎是指心肌本身的炎症病变。根据心肌炎临床表现分为感染性心肌炎与非感染性心肌炎。

【导读】根据心肌炎的病变证机是心阳虚，治当选用桂枝加附子汤；又因病变证机有瘀血阻心，故与失笑散合方，既温阳又化瘀。

杨某，女，28岁。在2年前因感冒引起病毒性心肌炎，曾多次在当地及郑州治疗，虽服用中西药，但没有达到预期治疗目的，近因心悸、胸闷加重前来诊治。刻诊：心悸，胸闷，胸痛如针刺，手足不温，倦怠乏力，口淡不渴，舌质暗紫夹瘀斑、苔薄白，脉沉涩。辨为阳虚络瘀证，治当温补阳气、活血化瘀。给予桂枝加附子汤与失笑散合方加味：桂枝9g，白芍9g，生姜9g，大枣12枚，炙甘草6g，生川乌6g，生草乌6g，五灵脂12g，蒲黄12g，人参10g，白术15g。6剂，水煎服，每剂第一次煎50min，第二次煎25min，合并两次药液，每日1剂，每日三服。二诊：心悸、胸闷大减，以前方6剂续服。三诊：手足转温，胸痛止，以前方6剂续服。四诊：诸症基本解除，以前方20余剂续服。之后，为了巩固疗效，以前方变汤剂为散剂，每次3g，每日三服，用药约3个月。随访1年，一切正常。

【用方提示】根据手足不温、口淡不渴、苔薄白辨为寒，又根据心悸、倦怠乏力辨为气虚，因胸痛如针刺、舌质暗紫、脉沉涩辨为络瘀，以此辨为阳虚络瘀证。方以桂枝加附子汤温阳益气、散寒通脉；以失笑散活血化瘀止痛；加人参、白术以健脾益气。方药相互为用，以奏其效。

内分泌失调

内分泌失调是指人体的内分泌腺等分泌的激素或多或少而引起的表现。

【导读】根据内分泌失调的病变证机是阳虚，治以桂枝加附子汤温阳；又因虚寒病变证机比较重，故与四逆加人参汤合方温补阳气。

夏某，女，50岁。有10年内分泌失调病史，经省市级多家医院检查，均未发现明显器质性病变，但服用中西药，未能有效控制症状表现，近因汗出加重前来诊治。刻诊：自觉身体发热，触摸肌肤则冰冷，动则周身大汗，口渴欲饮热水，舌质淡、苔薄白，脉沉弱。辨为卫阳虚弱、营不敛卫、卫气浮越证，治当益卫敛营、温阳固卫。给予桂枝加附子汤与四逆加人参汤合方加味：桂枝10g，白芍10g，生姜10g，生川乌（因无生附子，故以生川乌代）5g，附子5g，大枣12枚，干姜5g，红参6g，炙甘草6g。6剂，水煎服，每日1剂，每日三服。二诊：汗出减少，以前方6剂续服。三诊：自觉发热缓解，以前方6剂续服。四诊：肌肤冰冷基本解除，以前方6剂续服。五诊：汗出止，口渴消除，以前方6剂续服。六诊：诸症悉除，为了巩固疗效，又以前方治疗30余剂。随访1年，一切尚好。

【用方提示】根据汗出、肌肤冰冷辨为卫虚，再根据口渴欲饮热水辨为阳虚不化阴津，因脉沉弱辨为卫虚，又因自觉身体发热辨为卫虚浮越，以此辨为卫阳虚弱、营不敛卫、卫气浮越证。方以桂枝加附子汤温阳益气、散寒固表；以四逆加人参汤温阳益气生津。方药相互为用，以奏其效。

桂枝加桂汤合方

桂枝加桂汤由『桂枝去皮、五两（15g）』芍药三两（9g）、甘草炙、二两（6g）』生姜切、三两（9g）』大枣擘、十二枚』所组成，方中桂枝既是行散药又是平冲药，既是经药又是益气药；芍药既是敛阴药又是缓急药；生姜既是降逆药又是行散药；大枣、甘草既是益气药又是缓急药，方药相互为用，是以益气温阳、平冲敛降为主的重要代表方，可辨治寒逆夹气血虚证。

男子更年期综合征

【导读】根据男子更年期综合征的病变证机有寒气上逆，治以桂枝加桂汤温阳降逆；又因病变证机有阳虚，故与四逆汤合方，更因病变证机有寒热夹郁，故与小柴胡汤合方，复因病变证机有风痰，故与藜芦甘草汤合方用之。

许某，男，59岁。有5年男子更年期综合征病史，经多地检查未发现明显器质性病变，服用中西药但未能取得治疗效果，近由病友介绍前来诊治。刻诊：小腹冰凉，自觉小腹寒气上冲胃脘，继则上冲两胁，然后两胁寒气上冲至头，最后出现手足颤抖，每日数次发作，痛苦不堪，时时冷汗出，心烦，情绪低落，不欲言语，倦怠乏力，口苦，咽干，舌质淡红、苔腻黄白夹杂，脉沉弱。辨为阳虚气冲、郁热夹风证，治当温阳平冲、行气清热、息风化痰。给予桂枝加桂汤、四逆汤、小柴胡汤与藜芦甘草汤合方：桂枝15g，白芍10g，生附子5g，干姜5g，生姜10g，大枣12枚，柴胡24g，黄芩10g，生半夏12g，红参10g，藜芦1.5g，炙甘草10g。6剂，第1次煎45min左右，第2次煎20min，合并药液，每日1剂，每次服150mL左右，每日分早、中、晚服。二诊：情绪低落略有好转，仍冷汗出，以前方变生附子、干姜各为6g，13剂。三诊：情绪低落较前又有好转，冷汗出减少，气上冲略有减少，仍手足颤抖，以前方变藜芦为2.5g，13剂。四诊：气上冲较前又有减少，冷汗出止，仍心烦，以前方加黄连6g，13剂。五诊：气上冲较前又有好转，其余诸症基本消除，以前方 6 剂续服。六诊：气上冲较前又有明显减轻，又以前方治疗 60 余剂，诸症悉除。随访 1 年，一切尚好。

【用方提示】根据小腹冰凉、气上冲辨为阳虚寒气上冲，再根据情绪低落、不欲言语辨为气郁，因口苦、咽干、苔腻辨为痰热，又因倦怠乏力、脉沉弱辨为虚，更因手足颤抖辨为风痰，以此辨为阳虚气冲、郁热夹风证。方以桂枝加桂汤温阳平冲降逆；以小柴胡汤益气和中，调理寒热；以四逆汤温壮阳气；以藜芦甘草汤息风化痰。方药相互为用，以奏其效。

围绝经期综合征

围绝经期综合征是指女子在绝经期出现内分泌性腺激素减少所引起的一系列表现。

【导读】根据围绝经期综合征的病变证机是阳虚气逆，治以桂枝加桂汤温阳降逆；又因寒逆病变证机比较重，故与吴茱萸汤合方治之。

谢某，女，50 岁。有 4 年围绝经期综合征病史，近因症状加重前来诊治。刻诊：腹胀，少腹浊气冲咽喉逆胸胁至头部达四肢，烦躁，倦怠乏力，手足不温，食后欲呕，口淡不渴，舌质淡红、苔白中心夹黄，脉沉弱。辨为阳虚寒盛气逆证，治当温阳散寒、益气降逆。给予桂枝加桂汤与吴茱萸汤合方加味：桂枝 15g，白芍 10g，生姜 15g，大枣 12 枚，吴茱萸 24g，红参 10g，厚朴 24g，黄连 6g，炙甘草 6g。6 剂，水煎服，每日 1 剂，每日三服。二诊：腹胀减轻，以前方 6 剂续服。三诊：未再出现气冲咽喉，以前方 6 剂续服。四诊：气上冲头减轻，以前方 6 剂续服。五诊：食后欲呕消除，以前方 6 剂续服。六诊：大便略有干结，以前方减吴茱萸为 20g，6 剂。七诊：诸症基本解除，以前方 6 剂。之后，为了巩固疗效，以前方变汤剂为散剂，每次 6g，每日三服，治疗 2 个月。随访 1 年，一切尚好。

【用方提示】根据少腹浊气冲咽喉逆胸胁至头部达四肢辨为奔豚，再根据手足不温、口淡不渴辨为寒，因倦怠乏力辨为气虚，因烦躁、食后欲呕辨为阳虚寒扰，以此辨为阳虚寒盛气逆证。方以桂枝加桂汤温阳益气、平冲降逆；以吴茱萸汤温阳散寒、益气降逆；加厚朴下气降逆，黄连兼清郁热。方药相互为用，以奏其效。

桂枝加厚朴杏仁汤合方

桂枝加厚朴杏仁汤由『桂枝去皮、三两（9g），甘草炙、二两（6g），生姜切、三两（9g），芍药三两（9g），大枣擘、十二枚，厚朴炙，去皮、二两（6g），杏仁去皮尖、五十枚（8.5g）』所组成，方中桂枝既是治表药又是降逆药，还是益气药；芍药既是收敛药又是补血药，杏仁既是降肺药又是化湿药；厚朴既是降逆药又是化痰药；杏仁既是降肺药又是润肺药；生姜既是温散药又是理肺降逆药；大枣、甘草既是益气药又是缓急药，方药相互为用，是以益气解肌、降肺平喘为主的重要代表方，可辨治寒郁痰滞夹虚证。

小儿支原体肺炎

【导读】根据小儿支原体肺炎的病变证机有肺寒夹虚，治以桂枝加厚朴杏仁汤益气散寒降逆；又因病变证机有痰湿，故与小半夏加茯苓汤合方，更因病变证机有阳虚，故与四逆汤、理中丸合方用之。

蒋某，女，9岁。其母代诉：5个月前经检查诊断为支原体肺炎，先住院治疗，后中西医门诊治疗，但症状未能得到有效控制，近由病友介绍前来诊治。刻诊：发热（38.5℃），怕冷，咳嗽，咳痰，头痛，汗多，不思饮食，恶心，呕吐，咽喉不利，倦怠乏力，手足不温，舌质淡、苔薄白，脉沉弱。辨为肺虚寒痰气逆证，治当益气温阳、降逆化痰。给予桂枝加厚朴杏仁汤、小半夏加茯苓汤、四逆汤与理中丸合方：桂枝10g，白芍10g，生姜24g，大枣12枚，生半夏24g，茯苓12g，厚朴6g，杏仁10g，红参10g，白术10g，生附子5g，干姜10g，炙甘草10g。6剂，第1次煎45min左右，第2次煎20min，合并药液，每日1剂，每次服150mL左右，每日分早、中、晚服。二诊：发热、怕冷明显减轻，咳嗽好转，以前方6剂续服。三诊：发热、怕冷基本消除，咳嗽止，仍有轻微恶心、呕吐，以前方加陈皮25g，6剂。四诊：诸症基本消除，以前方6剂续服。五诊：诸症消除，又以前方治疗6剂。随访6个月，一切尚好。

【用方提示】根据发热、怕冷、汗出辨为卫气不固，再根据咳嗽、咳痰辨为肺气不降，因恶心、呕吐辨为胃气上逆，又因倦怠乏力、手足不温、脉沉弱辨为阳虚，以此辨为肺虚寒痰气逆证。方以桂枝加厚朴杏仁汤益气温肺，降逆止咳；以小半夏加茯苓汤降肺止逆；以四逆汤温壮阳气；以理中丸益气散寒。方药相互为用，以奏其效。

慢性支气管炎

【导读】根据慢性支气管炎的病变证机是肺虚寒饮，治以桂枝加厚朴杏仁汤温肺益气降逆；又因阴寒病变证机比较重，故与四逆加人参汤合方治之。

杨某，男，56岁。有多年慢性支气管炎病史，经常服用中西药，但未能有效控制咳喘，近因咳喘加重前来诊治。刻诊：咳嗽，气喘，痰多清稀色白，汗多，畏寒怕冷，舌质淡、苔薄白，脉沉弱。辨为肺虚寒饮气逆证，治当温宣肺气、益气降逆，给予桂枝加厚朴杏仁汤与四逆加人参汤合方加味：桂枝10g，白芍10g，生姜10g，生川乌（因无生附子，故以生川乌代之）5g，厚朴6g，杏仁10g，蛤蚧1对，大枣12枚，干姜5g，红参6g，炙甘草6g。6剂，水煎服，每日1剂，每日三服。二诊：气喘好转，以前方6剂续服。三诊：痰多减少，以前方6剂续服。四诊：咳喘得到有效控制，以前方6剂续服。五诊：汗出减少，以前方6剂续服。六诊：诸症悉除，以前方6剂续服。之后，为了巩固疗效，以前方变汤剂为丸剂，每次6g，每日三服，治疗3个月。随访1年，一切尚好。

【用方提示】根据咳喘、汗出辨为肺气虚，再根据痰多清稀辨为寒饮，因畏寒怕冷、脉沉弱辨为阳虚，以此辨为肺虚寒饮气逆证。方以桂枝加厚朴杏仁汤温肺益气、下气降逆；以四逆加人参汤温阳散寒、益气固肺；加蛤蚧摄纳肺气，以治咳喘。方药相互为用，以奏其效。

桂枝加龙骨牡蛎汤合方

桂枝加龙骨牡蛎汤由『桂枝、芍药、生姜各三两（各9g）、甘草二两（6g）、大枣十二枚、龙骨、牡蛎各三两（9g）』所组成，方中桂枝既是温阳药又是益气药；芍药既是敛阴药又是潜阳药；龙骨、牡蛎既是潜阳药又是固涩药，还是安神药；生姜既是行散药又是醒脾药；大枣、甘草既是益气药又是缓急药，方药相互为用，是以辛温通阳、益气固涩为主的重要代表方，可辨治心肾寒热夹虚证。

遗精、阳痿

【导读】根据遗精、阳痿的病变证机有心肾不交，治以桂枝加龙骨牡蛎汤交通心肾；又因病变证机有寒痰，故与赤丸合方，更因病变证机有阳虚，故与桂枝人参汤合方用之。

程某，男，36岁。有3年遗精、阳痿病史，近由病友介绍前来诊治。刻诊：遗精频繁（至少3次/周），阳痿，失眠，多梦，汗多，肢体沉重，腰腿酸困，倦怠乏力，手足不温，怕冷，舌质淡、苔白腻，脉沉弱。辨为心肾不交、寒痰阳虚证，治当交通心肾、益气温阳、燥湿化痰。给予桂枝加龙骨牡蛎汤、赤丸与桂枝人参汤合方：桂枝12g，白芍10g，龙骨10g，牡蛎10g，生半夏12g，茯苓12g，制川乌6g，细辛3g，红参10g，白术10g，干姜10g，生姜10g，大枣12枚，炙甘草10g。6剂，第1次煎45min左右，第2次煎20min，合并药液，每日1剂，每次服150mL左右，每日分早、中、晚服。二诊：阳痿略有好转，仍遗精，以前方变龙骨、牡蛎各为35g，6剂。三诊：阳痿较前又有好转，遗精1次/周，仍倦怠乏力，以前方变红参、白术各为12g，6剂。四诊：阳痿较前又有好转，未出现遗精，失眠、多梦较前好转，以前方6剂续服。五诊：阳痿较前又有好转，遗精1次/周，以前方6剂续服。六诊：阳痿较前又有好转，未出现遗精，以前方变红参、白术各为15g，6剂。七诊：阳痿较前又有明显好转，未再出现遗精，又以前方治疗 50 余剂，诸症悉除。随访 1 年，一切尚好。

【用方提示】根据阳痿、遗精辨为阳虚不摄，再根据倦怠乏力、脉沉弱辨为气虚，因腰腿酸困、苔白腻辨为寒痰，又因手足不温、怕冷、脉沉弱辨为阳虚，复因失眠、腰酸辨为心肾不交，以此辨为心肾不交、寒痰阳虚证。方以桂枝加龙骨牡蛎汤益气固摄止遗；以赤丸温化寒痰；以桂枝人参汤益气温阳。方药相互为用，以奏其效。

失眠

【导读】根据失眠的病变证机是心肾虚寒，治当选用桂枝加龙骨牡蛎汤；又因心肾气虚比较明显，故与安神定志丸合方治之。

夏某，男，47 岁。有多年失眠病史，近因失眠加重前来诊治。刻诊：失眠多梦，健忘，心烦，自汗，夜间小便 4～5 次，手足不温，口渴欲饮热水，舌质淡、苔薄白，脉弱。辨为心肾虚寒证，治当温肾益心、安神定志。给予桂枝加龙骨牡蛎汤与安神定志丸合方加味：桂枝 10g，白芍 10g，生姜 10g，龙骨 10g，牡蛎 10g，大枣 12 枚，人参 10g，茯苓 20g，远志 10g，石菖蒲 8g，酸枣仁 30g，炙甘草 6g。6 剂，水煎服，每日 1 剂，每日三服。二诊：失眠多梦好转，以前方 6 剂续服。三诊：心烦减轻，以前方 6 剂续服。四诊：失眠多梦较前减轻，以前方 6 剂续服。五诊：夜间小便 2 次，以前方 6 剂续服。六诊：诸症基本缓解，以前方 6 剂续服。之后，以前方变汤剂为散剂，每次 6g，每日三服，治疗 2 个月。随访 1 年，一切尚好。

【用方提示】根据失眠多梦、自汗辨为心气虚，再根据夜间小便多辨为肾虚，因口渴欲饮热水辨为气虚不化，以此辨为心肾虚寒证。方以桂枝加龙骨牡蛎汤温阳益气、交通心肾；以安神定志丸益气安神、开窍定志；加酸枣仁养心安神。方药相互为用，以奏其效。

桂枝加黄芪汤合方

桂枝加黄芪汤由『桂枝三两
（9g）、芍药三两（9g）、甘
草二两（6g）、生姜三两（9g）、
大枣十二枚，黄芪二两（6g）』
所组成，方中桂枝既是温阳药
又是益气药；芍药既是敛阴药
又是固卫守营药；黄芪既是益
脏腑药又是固营卫药；生姜既
是行散药又是降逆药；大枣、
甘草既是益气药又是缓急药，
方药相互为用，是辨治寒郁气
血虚证的重要代表方。临证若
能因病症表现而酌情调整方药
用量，则是用方最佳选择。

手及头多汗症

【导读】根据手及头多汗症的病变证机有卫虚不固，治以桂枝加黄芪汤益气固卫；又因病变证机有阳虚，故与四逆加人参汤合方，更因病变证机有痰热，故与小陷胸汤合方用之。

许某，女，33岁。有多年手及头多汗症病史，近由病友介绍前来诊治。刻诊：手及头汗出如流水，手及头冰凉，怕冷，倦怠乏力，口腻，舌质红、苔黄腻，脉沉弱。辨为卫虚不固、痰热内扰证，治当益气固卫、温阳散寒、清热化痰。给予桂枝加黄芪汤、四逆加人参汤与小陷胸汤合方：桂枝10g，白芍10g，黄芪6g，生附子5g，生半夏12g，干姜5g，全瓜蒌30g，红参3g，黄连3g，生姜10g，大枣12枚，炙甘草12g。6剂，第1次煎45min左右，第2次煎20min，合并药液，每日1剂，每次服150mL左右，每日分早、中、晚服。二诊：手汗较前略有减少，仍头汗较多，以前方变黄芪为15g，6剂。三诊：手汗较前又有减少，仍倦怠乏力，以前方变红参为10g，6剂。四诊：手及头汗出较前又有减少，倦怠乏力好转，仍怕冷，以前方变生附子、干姜各为6g，6剂。五诊：手及头汗出较前又有减少，怕冷好转，以前方6剂续服。六诊：手及头汗出基本消除，手及头冰凉较前明显好转，又以前方治疗30余剂，诸症悉除。随访1年，一切尚好。

【用方提示】根据手及汗出、倦怠乏力辨为气虚不摄，再根据手及头冰凉、脉沉弱辨为阳虚，因口腻、苔黄腻辨为痰热，又因倦怠乏力、手足不温、脉沉弱辨为阳虚，以此辨为卫虚不固、痰热内扰证。方以桂枝加黄芪汤益气固卫止汗；以四逆加人参汤益气温阳散寒；以小陷胸汤清热燥湿化痰。方药相互为用，以奏其效。

流行性感冒

流行性感冒（简称流感）是由流感病毒引起的急性呼吸道传染病。本病有明显季节性，以冬春季为多，好发于各个年龄及人群，且以 1 ~ 5 岁小儿发病率为最高。

【导读】根据流感病症表现及病变证机是风寒夹虚，治当选用桂枝加黄芪汤益气解表；又因病变证机有夹热，故与白虎汤合方，兼治郁热。

童某，女，55 岁。半年前因患流感，经诊治后流感症状仍未完全解除，每日时轻时重，曾肌内注射丙种球蛋白，也未取得治疗效果。刻诊：低热，微恶寒，头微痛，打喷嚏，全身酸痛，神疲乏力，汗出，口淡不渴，舌红、苔薄黄，脉浮或弱。辨为风寒夹热虚证，治当解肌散寒，兼清里热。给予桂枝加黄芪汤与白虎汤合方加味：桂枝 9g，白芍 9g，炙甘草 6g，生姜 9g，大枣（擘）12 枚，黄芪 6g，知母 18g，石膏 48g，粳米 18g，细辛 10g，白芷 12g，红参 18g。6 剂，水煎服，每日 1 剂，每日三服。二诊：诸症明显减轻，以前方 6 剂续服。三诊：诸症悉除，又以前方治疗 3 剂，隔日 1 剂。四诊：要求巩固治疗效果，又以前方治疗 3 剂，仍隔日 1 剂。

【用方提示】根据低热、微恶寒、口淡不渴辨为风寒表证，再根据神疲乏力、汗出辨为气虚，因舌红、苔薄黄辨为夹热，以此辨为风寒夹热虚证。方以桂枝加黄芪汤解肌发汗、调和营卫、补益正气；以白虎汤清泻郁热；加红参益气健脾，白芷、细辛辛散温通、透邪外散。

内分泌失调

【导读】根据内分泌失调的病变证机是卫虚不固，治以桂枝加黄芪汤益气固表；又因卫气虚弱比较明显，故与玉屏风散合方治之。

徐某，女，42 岁。有多年内分泌失调病史，近由病友介绍前来诊治。刻诊：自汗，月经来潮前 1 周汗出如珠，动则汗出更甚，畏寒怕冷，手足不温，口渴欲饮水，舌质淡红、苔薄白，脉沉弱。辨为卫虚夹热证，治当益卫固表。给予桂枝加黄芪汤与玉屏风散合方加味：桂枝 10g，白芍 10g，生姜 10g，黄芪 30g，白术 30g，防风 15g，大枣 12 枚，红参 6g，生地黄 15g，炙甘草 6g。6 剂，水煎服，每日 1 剂，每日三服。二诊：汗出减少，以前方 6 剂续服。三诊：口渴好转，以前方 6 剂续服。四诊：经前经后汗出减少，以前方 6 剂续服。五诊：活动后汗出减少，以前方 6 剂续服。六诊：嘱其在每次月经来潮前 1 周服药，连续用药 5 次，每次 6 剂。随访 1 年，一切尚好。

【用方提示】根据自汗、动则汗出辨为气虚，再根据手足不温辨为阳虚，因口渴欲饮水、舌质淡红辨为气虚夹热，以此辨为卫虚夹热证。方以桂枝加黄芪汤温阳散寒、补益卫气；以玉屏风散益气固卫；加人参大补元气，生地黄清热生津。方药相互为用，以奏其效。

桂枝新加汤合方

桂枝新加汤由『桂枝三两（9g）』、芍药四两（12g）甘草二两（6g）、生姜四两（12g）、大枣十二枚、人参三两（9g）』所组成，方中桂枝既是解肌药又是通经药，还是益气药；芍药既是敛阴药又是补血药，还是缓急止痛药；人参既是益脏腑之气药又是益营卫之气药；生姜既是通利药又是降逆药；大枣、甘草既是益气药又是缓急止痛药，方药相互为用，是辨治气虚郁伤血证的重要基础方。临证若能因病症表现而酌情调整方药用量，则是用方最佳选择。

左半身汗出、右半身麻木

【导读】根据左半身汗出、右半身麻木的病变证机有卫气虚弱，治以桂枝新加汤补益营卫；又因病变证机有寒痰，故与赤丸合方，更因病变证机有气郁，故与四逆散合方用之。

郑某,女,73岁。有多年左半身汗出、右半身麻木病史,近因病友介绍前来诊治。刻诊：左半身汗出、右半身麻木，因活动或劳累加重，下肢沉重，倦怠乏力，手足不温，急躁易怒，舌质淡、苔白厚腻，脉沉弱。辨为营卫虚弱、寒痰夹郁证，治当补益营卫、行气解郁、温化寒痰。给予桂枝新加汤、赤丸与四逆散合方：桂枝 10g，白芍 12g，红参 10g，制川乌 6g，生半夏 12g，细辛 3g，茯苓 12g，柴胡 12g，枳实 12g，生姜 12g，大枣 12 枚，炙甘草 12g。6 剂，第 1 次煎 45min 左右，第 2 次煎 20min，合并药液，每日 1 剂，每次服 150mL 左右，每日分早、中、晚服。二诊：左半身汗出、右半身麻木较前略有减轻，仍手足不温，以前方变制川乌为 10g，6 剂。三诊：左半身汗出、右半身麻木较前又有减轻，手足不温好转，以前方 6 剂续服。四诊：左半身汗出、右半身麻木较前又有减轻，仍倦怠乏力，以前方变红参为 12g，6 剂。五诊：左半身汗出、右半身麻木较前又有明显减轻，倦怠乏力好转，以前方 6 剂续服。六诊：左半身汗出、右半身麻木较前又有明显减轻，又以前方治疗 40 余剂，诸症悉除。随访 1 年，一切尚好。

【用方提示】根据左半身汗出、右半身麻木、倦怠乏力辨为营卫气血虚，再根据下肢沉重、苔白厚腻辨为寒痰，因急躁易怒辨为气郁，又因倦怠乏力、手足不温、脉沉弱辨为阳虚，以此辨为营卫虚弱、寒痰夹郁证。方以桂枝新加汤补益营卫；以赤丸温化寒痰；以四逆散疏肝理气。方药相互为用，以奏其效。

产后身疼痛

产后身疼痛是指女子分娩后因多种原因引起的身体疼痛。

【导读】根据产后身疼痛的病变证机是营卫气血虚，治以桂枝新加汤益气补血；又因气血虚病变证机比较明显，故与当归补血汤合方治之。

谢某，女，50岁。在26岁时，因产后引起全身肌肉疼痛，至今已20余年，虽经治疗，但全身肌肉疼痛未能有效控制，近由病友介绍前来诊治。刻诊：全身肌肉疼痛，因活动后加重，汗多，畏寒怕冷，手足不温，肌肉麻木，面色不荣，舌质淡、苔薄白，脉沉弱。辨为营卫气血虚证，治当益卫和营、补益气血。给予桂枝新加汤与当归补血汤合方加味：桂枝10g，白芍12g，生姜12g，生川乌8g，红参10g，大枣12枚，当归6g，黄芪30g，炙甘草6g。6剂，水煎服，每日1剂，每日三服。二诊：汗出减少，以前方6剂续服。三诊：全身肌肉疼痛缓解，仍畏寒怕冷，以前方改生川乌为10g，6剂。四诊：全身肌肉疼痛基本解除，畏寒怕冷减轻，以前方6剂续服。五诊：汗出止，肌肉麻木基本消除，以前方6剂续服。六诊：诸症悉除，为了巩固疗效，又以前方治疗20余剂。随访1年，一切尚好。

【用方提示】根据汗多辨为卫虚，再根据肌肉麻木辨为营虚，因全身肌肉疼痛、因活动加重辨为气虚，又因面色不荣辨为血虚，以此辨为营卫气血虚证。方以桂枝新加汤温阳益气、生化气血；以当归补血汤益气生血；生川乌温阳散寒、通络止痛。方药相互为用，以奏其效。

桂枝去桂加茯苓白术汤合方

桂枝去桂加茯苓白术汤由『芍药三两（9g），甘草炙、二两（9g），生姜切、三两（9g），白术、茯苓各三两（9g），大枣擘、十二枚』所组成，方中芍药既是敛阴药又是补血药，还是利水药；茯苓既是益气药又是利水药；白术既是健脾药又是燥湿药；生姜既是醒脾药又是散水药；大枣、甘草既是益气药又是缓急药，方药相互为用，是以辛温解肌、健脾利水为主的重要代表方，可辨治寒湿气血虚证。

慢性膀胱炎、慢性盆腔炎

【导读】根据慢性膀胱炎、慢性盆腔炎的病变证机有气虚不摄，治以桂枝去桂加茯苓白术汤益气固摄；又因病变证机有气不化水，故与五苓散合方，更因病变证机有湿热，故与牡蛎泽泻散合方用之。

段某,女,38岁。有多年慢性膀胱炎、慢性盆腔炎病史,近由病友介绍前来诊治。刻诊:小腹拘急胀满,小便不利,因劳累加重,带下量多色黄,异味较大,手足烦热,倦怠乏力、舌质淡红、苔腻黄白夹杂,脉沉弱。辨为气虚不化、湿热蕴结证,治当益气温化、清化湿热。给予桂枝去桂加茯苓白术汤、五苓散与牡蛎泽泻散合方:桂枝 10g, 白芍 12g, 白术 10g, 茯苓 10g, 猪苓 5g, 泽泻 15g, 牡蛎 15g, 商陆 15g, 海藻 15g, 蜀漆 15g, 葶苈子 15g, 天花粉 15g, 生姜 12g, 大枣 12 枚, 炙甘草 10g。6 剂, 第 1 次煎 45min 左右, 第 2 次煎 20min, 合并药液, 每日 1 剂, 每次服 150mL 左右, 每日分早、中、晚服。二诊:小便不利较前略有通畅,仍手足烦热,以前方变天花粉为 20g, 6 剂。三诊:小便不利较前又有通畅,仍带下量多,以前方变泽泻为 30g, 6 剂。四诊:小便通畅,带下较前又有减少,仍倦怠乏力,以前方变白术为 24g, 6 剂。五诊:带下量多明显减轻,倦怠乏力明显好转,以前方 6 剂续服。六诊:诸症较前明显好转,又以前方治疗 60 余剂,诸症悉除。随访 1 年,一切尚好。

【用方提示】根据小腹拘急胀满、因劳累加重辨为气虚，再根据小便不利、倦怠乏力辨为气虚不化，因手足烦热辨为郁热，以此辨为气虚不化、湿热蕴结证。方以桂枝去桂加茯苓白术汤益气制水利水；以五苓散温化利水；以牡蛎泽泻散清利湿热。方药相互为用，以奏其效。

慢性胃炎

【导读】根据慢性胃炎的病变证机是脾虚水气，治以桂枝去桂加茯苓白术汤健脾制水；又因脾胃虚弱偏于寒，故与桂枝人参汤合方治之。

李某，女，62岁。有多年慢性胃炎病史，近由病友介绍前来诊治。刻诊：脘腹胀满痞硬，头晕目眩，倦怠乏力，不思饮食，脘腹水鸣，时有汗出，大便溏泄，小便少，舌质淡、苔薄白略腻，脉沉弱。辨为脾虚水气证，治当健脾益气、渗利湿浊。给予桂枝去桂加茯苓白术汤与桂枝人参汤合方加味：白芍10g，炙甘草12g，生姜10g，白术10g，茯苓10g，大枣12枚，桂枝12g，红参10g，干姜10g，泽泻15。6剂，水煎服，每日1剂，每日三服。二诊：大便溏泄恢复正常，以前方6剂续服。三诊：脘腹水鸣基本消除，以前方6剂续服。四诊：饮食好转，以前方6剂续服。五诊：仍有轻微汗出，以前方6剂续服。六诊：诸症悉除，为了巩固疗效，又以前方治疗30剂。随访1年，一切尚好。

【用方提示】根据脘腹胀满痞硬、小便少辨为水气内停，再根据不思饮食、倦怠乏力辨为脾胃虚弱，因大便溏泄辨为脾虚水气，以此辨为脾虚水气证。方以桂枝去桂加茯苓白术汤健脾益气、渗利湿浊；桂枝人参汤温阳益气、气化水饮；加泽泻渗利湿浊。方药相互为用，以奏其效。

桂枝去桂加白术汤合方

桂枝去桂加白术汤由『附子炮、去皮、破、三枚（15g）』白术四两（12g）、生姜切、三两（9g）、大枣擘、十二枚、甘草二两（炙，6g）』所组成，方中附子既是温阳药又是温通药；白术既是益气药又是燥湿药，还是治痹药；生姜既是行散药又是温通药；大枣、甘草既是益气药又是缓急止痛药，方药相互为用，是以温阳通经、散寒燥湿为主的重要代表方，可辨治寒瘀湿气虚证。

=== 风湿性关节炎、慢性胃炎 ===

【导读】根据风湿性关节炎、慢性胃炎的病变证机有阳虚寒湿，治以桂枝去桂加白术汤温阳散寒除湿；又因病变证机有阳虚寒痹，故与桂枝附子汤合方，更因病变证机有寒热夹虚，故与半夏泻心汤合方用之。

赵某，男，54岁。有多年风湿性关节炎、慢性胃炎病史，近由病友介绍前来诊治。刻诊：全身肌肉关节疼痛，手足不温，怕冷，多汗，时时发热，胃脘疼痛，食凉加重，倦怠乏力、口苦口腻，舌质淡红、苔腻黄白夹杂，脉沉弱。辨为阳虚寒痹、寒热夹虚证，治当益气温阳、调补营卫、清热燥湿。给予桂枝去桂加白术汤、桂枝附子汤与半夏泻心汤合方：制附子15g，桂枝12g，白芍10g，白术10g，茯苓10g，黄连3g，黄芩10g，生半夏12g，红参10g，干姜10g，生姜12g，大枣12枚，炙甘草10g。6剂，第1次煎45min左右，第2次煎20min，合并药液，每日1剂，每次服150mL左右，每日分早、中、晚服。二诊：胃脘疼痛较前减轻，仍口苦口腻，以前方变黄连为10g，6剂。三诊：胃痛较前又有减轻，口苦口腻好转，以前方6剂续服。四诊：胃痛基本消除，全身肌肉关节疼痛减轻，仍汗出，以前方变白芍为24g，6剂。五诊：全身肌肉关节疼痛较前又有减轻，倦怠乏力好转，汗出明显减少，以前方6剂续服。六诊：诸症基本趋于缓解，又以前方治疗120余剂，诸症悉除。随访1年，一切尚好。

【用方提示】根据肌肉关节疼痛、手足不温辨为阳虚，再根据倦怠乏力、脉沉弱辨为气虚，因胃痛食凉加重辨为胃寒，又因口苦口腻辨为湿热，以此辨为阳虚寒痹、寒热夹虚证。方以桂枝去桂加白术汤益气温阳散寒；以桂枝附子汤温阳散寒，固护肌表；以半夏泻心汤益气温阳，清热燥湿，方药相互为用，以奏其效。

冠心病、心肌缺血

【导读】根据冠心病、心肌缺血的病变证机是阳虚寒湿；又因阳虚病变证机比较重，以桂枝去桂加白术汤与桂枝甘草汤合方；因病变证机夹有瘀，故与蛭虻归草汤合方治之。

黎某，男，71岁。有20年冠心病病史，5年来又有心肌缺血，近因心悸、心痛加重前来诊治。刻诊：心痛，心悸，头沉，倦怠乏力，手足不温，肌肉关节困痛，舌质暗淡夹瘀紫、苔白腻，脉沉涩。辨为阳虚寒湿夹瘀证，治当温阳散寒、益气除湿，兼以化瘀。给予桂枝附子去桂加白术汤、桂枝甘草汤与蛭虻归草汤合方加味：附子15g，白术12g，生姜10g，大枣12枚，水蛭6g，虻虫3g，当归15g，姜半夏12g，薤白24g，桂枝12g，炙甘草6g。6剂，水煎服，每日1剂，每日三服。二诊：心痛减轻，心悸基本解除，以前方6剂续服。三诊：心悸止，心痛较前减轻，手足温和，以前方6剂续服。四诊：胸闷好转，以前方6剂续服。五诊：肌肉关节困痛解除，以前方6剂续服。六诊：心痛、心悸止，以前方6剂续服。七诊：诸症得以有效控制，以前方6剂续服。之后，为了巩固疗效，以前方变汤剂为散剂，每次6g，每日三服。随访2年，一切尚好。

【用方提示】根据心痛、手足不温辨为寒，再根据肌肉关节困痛、苔白腻辨为寒湿，因倦怠乏力辨为气虚，因舌质暗淡夹瘀紫辨为瘀，以此辨为阳虚寒湿夹瘀证。方以桂枝去桂加白术汤温阳益气、散寒除湿；以桂枝甘草汤温心阳、益心气，以蛭虻归草汤活血化瘀、调经止痛；加姜半夏燥湿化痰，薤白通阳宽胸。方药相互为用，以奏其效。

桂枝去芍药加蜀漆牡蛎龙骨救逆汤合方

桂枝去芍药加蜀漆牡蛎龙骨救逆汤由『桂枝去皮，三两（9g）』，炙甘草二两（6g）』，生姜切、三两（9g）』，大枣擘、十二枚，牡蛎熬、五两（15g）』，龙骨四两（12g）』，蜀漆洗去腥、三两（9g）』所组成，方中桂枝既是治表药又是温阳药，生姜既是行散药又是醒脾药；蜀漆既是化痰药又是益气药；龙骨既是潜阳药又是安神药，还是化痰药；牡蛎既是潜阳药又是安神药，还是敛阴药；大枣、甘草既是益气药又是化痰药，还是生津药，方药相互为用，是辨治寒热痰虚阳元证的基本代表方。临证运用应重视方中牡蛎、龙骨、蜀漆之间用量比例关系。

幻听症

【导读】根据幻听症的病变证机有阳虚痰饮，治以桂枝去芍药加蜀漆牡蛎龙骨汤温阳安神化痰；又因病变证机有寒痰，故与赤丸合方，更因病变证机有风痰，故与藜芦甘草汤合方，复因病变证机有营卫虚不固，故与桂枝新加汤合方用之。

谢某，男，41岁。有多年幻听症病史，近由病友介绍前来诊治。刻诊：只要见到人张口，就听到人在骂，心中知道没有骂，可总是听到骂声，随即手指颤抖，手足不温、怕冷，手汗如流水，倦怠乏力、身体沉重，舌质淡、苔白腻，脉沉弱。辨为阳虚躁动、寒痰夹风证，治当温阳安神、化痰息风。给予桂枝去芍药加蜀漆牡蛎龙骨汤、桂枝新加汤、赤丸与藜芦甘草汤合方：桂枝10g，白芍12g，蜀漆10g，龙骨12g，牡蛎15g，制川乌6g，生半夏12g，红参10g，细辛3g，茯苓12g，藜芦1.5g，生姜12g，大枣12枚，炙甘草12g。6剂，第1次煎45min左右，第2次煎20min，合并药液，每日1剂，每次服150mL左右，每日分早、中、晚服。二诊：幻听略有减轻，仍汗多，以前方变白芍、龙骨、牡蛎各为30g，6剂。三诊：幻听较前又有减轻，汗出略有减少，以前方变龙骨、牡蛎各为40g，6剂。四诊：幻听较前又有减轻，汗出减少，仍手指颤抖，以前方变藜芦为3g，6剂。五诊：

幻听较前又有减轻，手指颤抖较前好转，仍怕冷，以前方变制川乌为10g，6剂。
六诊：幻听较前又有减轻，其余诸症基本消除，以前方6剂续服。七诊：幻听较前又有明显减轻，又以前方治疗100余剂，诸症悉除。随访1年，一切尚好。

【用方提示】根据幻听、手足不温辨为阳虚，再根据倦怠乏力、脉沉弱辨为气虚，因手指颤抖辨为风，又因肢体沉重、苔腻辨为痰，复因手汗如流水辨为卫虚不固，以此辨为阳虚躁动、寒痰夹风证。方以桂枝去芍药加蜀漆牡蛎龙骨汤益气温阳，潜阳安神；以桂枝新加汤调补营卫，补益气血；以赤丸温化寒痰；以藜芦甘草汤息风化痰。方药相互为用，以奏其效。

恐惧症

恐惧症属于神经症，是指因某种客观事物或情境而产生异乎寻常的恐惧和紧张，并伴有明显的自主神经症状。女性发病多于男性。

【导读】根据恐惧症的病变证机是心阳虚，治以桂枝去芍药加蜀漆牡蛎龙骨救逆汤温阳化痰；又因痰湿壅滞比较重，故与二陈汤合方治之。

樊某，女，52岁。有18年恐惧症病史，近因症状加重前来诊治。刻诊：心悸，恐惧不宁，烦躁，自汗，四肢困重无力，手足不温，口腻不爽，口淡不渴，头沉重，舌质淡、苔白厚腻，脉沉滑。辨为阳虚痰扰证，治当温补阳气、醒脾化痰。给予桂枝去芍药加蜀漆牡蛎龙骨救逆汤与二陈汤合方加味：桂枝10g，炙甘草6g，生姜10g，大枣12枚，牡蛎15g，龙骨12g，常山（因药房无蜀漆，以常山代替）3g，姜半夏15g，陈皮15g，茯苓10g，乌梅2g，人参10g，远志10g。6剂，水煎服，每日1剂，每日三服。二诊：烦躁略有减轻，自汗止，以前方6剂续服。三诊：头沉重减轻，手足转温，以前方6剂续服。四诊：恐惧不安有好转，烦躁止。五诊：口腻、苔腻基本消除，以前方6剂续服。之后，以前方治疗50余剂，诸症得到有效控制。为了巩固疗效，以前方变汤剂为散剂，每次6g，每日三服，服用半年。随访半年，一切尚好。

【用方提示】根据手足不温、口淡不渴辨为阳虚，再根据四肢困重、口腻、苔腻辨为痰，因自汗辨为阳虚不固，又因心悸、恐惧不宁、烦躁辨为痰扰心神，以此辨为阳虚痰扰证。方以桂枝去芍药加蜀漆牡蛎龙骨救逆汤温阳益气、涤痰安神；以二陈汤温阳醒脾、行气化痰；加人参益气补虚，远志开窍醒神化痰。方药相互为用，以奏其效。

桂枝去芍药加麻黄附子细辛汤合方

桂枝去芍药加麻黄附子细辛汤由『桂枝三两（9g）、生姜三两（9g）、甘草二两（6g）、大枣十二枚、麻黄二两（6g）、细辛二两（6g）、附子炮、一枚（5g）』所组成，方中桂枝既是温阳药又是通阳药，还是益气药；生姜既是醒脾药又是降逆药；麻黄既是宣散药又是通阳药，还是化饮药；附子既是温阳药又是通阳药，还是化饮药；细辛既是行散药又是通阳药，还是化饮药；大枣既是益气药又是补血药；甘草既是益气药又是化痰药，方药相互为用，是以温阳逐寒、通阳化饮为主的重要代表方，可辨治寒凝瘀阻气虚证。

慢性胃炎、慢性胆囊炎

【导读】根据慢性胃炎、慢性胆囊炎的病变证机有阳虚寒饮，治以桂枝去芍药加麻黄附子细辛汤温宣化饮；又因病变证机有湿热夹虚，故与半夏泻心汤合方，更因病变证机有瘀血，故与失笑散合方用之。

夏某，男，68岁。有多年慢性胃炎、慢性胆囊炎病史，近由病友介绍前来诊治。刻诊：胃脘及胁胀痛，按压胃脘坚硬如石，按之痛胀，口涎比较多，食凉加重，倦怠乏力，怕冷，口苦，舌质淡红夹瘀紫、苔腻黄白夹杂，脉沉弱。辨为阳虚寒饮、寒热夹瘀证，治当温阳化饮、清热燥湿、活血化瘀。给予桂枝去芍药加麻黄附子细辛汤、半夏泻心汤与失笑散合方：桂枝10g，麻黄6g，细辛6g，制附子5g，黄连3g，生半夏12g，红参10g，黄芩10g，干姜10g，五灵脂10g，蒲黄10g，生姜12g，大枣12枚，炙甘草12g。6剂，第1次煎45min左右，第2次煎20min，合并药液，每日1剂，每次服150mL左右，每日分早、中、晚服。二诊：胃脘及胁胀痛减轻，仍口苦，以前方变黄连为10g，6剂。三诊：胃脘及胁胀痛较前又有减轻，口苦好转，仍怕冷，以前方变制附子为生附子5g，6剂。四诊：胃脘及胁胀痛基本消除，怕冷好转，仍胃脘坚硬，前方继服6剂。五诊：怕冷基本消除，胃脘坚硬明显好转，以前方6剂续服。六诊：诸症基本消除，唯有口涎仍多，以前方变半夏为24g，6剂。七诊：口涎明显减少，又以前方治疗60余剂，诸症悉除，经复查，慢性胃炎及慢性胆囊炎基本痊愈。随访1年，一切尚好。

【用方提示】根据胃脘及胁胀痛、口涎多辨为寒饮，再根据倦怠乏力、脉沉弱辨为气虚，因口苦辨为湿热，又因食凉加重辨为寒，复因舌质淡红夹瘀紫辨为瘀，以此辨为阳虚寒饮、寒热夹瘀证。方以桂枝去芍药加麻黄附子细辛汤益气温阳，宣化寒饮；以半夏泻心汤益气温阳，清热燥湿；以失笑散活血化瘀止痛。方药相互为用，以奏其效。

风湿性心脏病、二尖瓣关闭不全

【导读】根据风湿性心脏病、二尖瓣关闭不全的病变证机是阳虚寒饮，治以桂枝去芍药加麻黄附子细辛汤温阳散寒化饮；又因病变证机夹瘀血，故与失笑散合方治之。

许某，男，43岁。有多年风湿性心脏病、二尖瓣关闭不全病史，近因心悸、心中痞硬加重前来诊治。刻诊：心悸，胸闷，呼吸困难，倦怠乏力，面色无泽，手足不温，口淡不渴，舌质暗淡夹瘀紫，苔白腻厚，脉弱涩。辨为阳虚寒饮夹瘀证，治当温阳化饮、益气化瘀。给予桂枝去芍药加麻黄附子细辛汤与失笑散合方加味：桂枝10g，生姜10g，大枣12枚，麻黄6g，细辛6g，附子5g，五灵脂12g，蒲黄12g，红参10g，白术10g，茯苓10g，炙甘草6g。6剂，水煎服，每日1剂，每日三服。二诊：心悸减轻，以前方6剂续服。三诊：呼吸困难减轻，以前方6剂续服。四诊：手足转温，以前方6剂续服。五诊：心悸、胸闷基本消除，以前方6剂续服。六诊：诸症明显减轻，又以前方治疗50余剂。之后，为了巩固疗效，又以前方变汤剂为丸剂，每次6g，每日三服，治疗半年。随访半年，一切尚好。

【用方提示】根据心悸、手足不温辨为寒，再根据苔白腻厚辨为寒饮，因舌质暗淡夹瘀紫辨为瘀血，以此辨为阳虚寒饮夹瘀证。方以桂枝去芍药加麻黄附子细辛汤温阳散寒、益气化饮；失笑散活血化瘀；加红参补益心气，白术健脾益气、生化气血，茯苓益气渗浊、宁心安神。方药相互为用，以奏其效。

桂枝芍药知母汤合方

桂枝芍药知母汤由『桂枝四两（12g）、芍药三两（9g）、甘草二两（6g）、麻黄二两（6g）、生姜五两（15g）、白术五两（15g）、知母四两（12g）、防风四两（12g）、附子炮、二枚（10g）』所组成，方中桂枝既是温阳药又是壮阳通经药；附子既是散寒药又是宣散药，还是温通药；麻黄既是宣散药又是化痰药；防风既是辛散药又是润燥药；生姜既是行散药又是醒脾药；白术既是益气药又是燥湿药；芍药既是益血药又是缓急止痛药，还是清热药；知母既是清热药又是益阴药；甘草既是益气药又是缓急止痛药，方药相互为用，是辨治寒痹湿虚夹热证的重要治病方，临证运用应根据寒热病变证机主次不同，酌情调整方药用量。

膝关节滑膜炎、关节腔积液

【导读】根据膝关节滑膜炎、关节腔积液的病变证机有阳虚夹热，治以桂枝芍药知母汤温阳清热；又因病变证机有湿热蕴结，故与泻心汤合方用之。

刘某，女，40岁。有多年膝关节滑膜炎病史，2年前至今又有关节腔积液，服用中西药但未能有效控制症状，近由病友介绍前来诊治。刻诊：膝关节肿胀，活动加重疼痛，行走不便，膝关节发热，受凉加重疼痛，肛门灼热，大便干结，舌质淡红、苔腻黄白夹杂，口苦，脉沉弱。辨为阳虚夹郁热证，治当温阳散寒、清泻郁热。给予桂枝芍药知母汤与泻心汤合方：桂枝12g，麻黄6g，白芍10g，制附子10g，知母12g，防风12g，大黄6g，黄芩3g，黄连3g，生姜15g，炙甘草6g。6剂，第1次煎45min左右，第2次煎20min，合并药液，每日1剂，每次服150mL左右，每日分早、中、晚服。二诊：关节疼痛减轻，仍口苦，以前方变黄连、黄芩各为6g，6剂。三诊：关节疼痛较前又有减轻，口苦好转，仍大便不畅，以前方变大黄为10g，6剂。四诊：关节疼痛基本缓解，口苦消除，大便较前通畅，以前方6剂续服。五诊：关节肿胀减轻，大便略溏泄，以前方变大黄为9g，6剂。六诊：关节肿胀较前又有减轻，关节未再出现疼痛，肛门灼热消除，以前方变大黄为6g，6剂。七诊：关节肿胀较前又有减轻，又以前方治疗80余剂，诸症悉除，经复查，膝关节滑膜炎、关节腔积液基本痊愈。随访1年，一切尚好。

【用方提示】根据膝关节疼痛、受凉加重辨为阳虚，再根据膝关节发热、肛门灼热辨为郁热内结，因舌质淡红、苔腻黄白夹杂辨为寒热夹杂，以此辨为阳虚夹郁热证。方以桂枝芍药知母汤温阳散寒，清泻郁热；以泻心汤清泻湿热郁结。方药相互为用，以奏其效。

类风湿关节炎

类风湿关节炎是以关节（手指、腕、踝、足）多发性对称性肿胀、变形、疼痛为主的慢性进行性自身免疫性疾病。女性发病多于男性。

【导读】根据类风湿关节炎的病变证机是寒夹热，治以桂枝芍药知母汤；又因病变证机有痰湿，故与二陈汤合方治之。

谢某，男，39岁。有多年类风湿关节炎病史，服用中西药，但未能有效控制症状，近因疼痛加重前来诊治。刻诊：手指不温，呈多发性对称性关节变形，疼痛，因受凉加重，肢体沉重，口干不欲饮水，舌质红、苔薄黄略腻，脉沉滑。辨为寒痰夹热证，治当温阳化痰、兼清郁热。给予桂枝芍药知母汤与二陈汤合方：桂枝12g，生白芍10g，麻黄6g，生姜18g，白术15g，知母12g，防风12g，附子10g，姜半夏15g，陈皮15g，茯苓12g，乌梅2g，生甘草6g。6剂，水煎服，每日1剂，每日三服。二诊：关节疼痛略有减轻，变附子为生川乌6g，以前方6剂续服。三诊：疼痛较前减轻，以前方6剂续服。四诊：口干消除，以前方6剂续服。五诊：诸症较前均有明显好转，以前方治疗80余剂，疼痛得到明显控制。之后，为了巩固疗效，以前方变汤剂为散剂，每次6g，每日三服，治疗5个月，关节变形较前也有改善。随访1年，病情稳定，未有明显不适。

【用方提示】根据疼痛因受凉加重辨为寒，再根据舌质红、苔薄黄略腻辨为湿热，因口干不欲饮水辨为寒夹热，又因脉沉滑辨为寒痰，以此辨为寒痰夹热证。方以桂枝芍药知母汤温阳散寒，兼清郁热；以二陈汤醒脾燥湿、理气化痰。方药相互为用，以奏其效。

未分化结缔组织病

未分化结缔组织病是指具有某些结缔组织病的临床表现，但又不符合任何一种特定疾病的诊断标准，未发现有特征性的临床表现和特异性的实验室指标。发病年龄多在 18 ~ 67 岁，育龄期女性多见；发病男女比例为 1：4 ~ 1：6。

【导读】根据未分化结缔组织病的病变证机是阳虚夹热，治以桂枝芍药知母汤温阳清热；又因郁热病变证机比较重，故与白虎汤合方治之。

邵某，男，64 岁。有多年未分化结缔组织病病史，近因症状加重前来诊治。刻诊：皮肤盘状红斑，双手弥漫肿胀，皮下结节，关节疼痛晨僵，因寒加重，皮肤暗红，口渴欲饮热水，舌质淡红、苔薄白，脉沉弱。辨为阳虚寒凝、郁热浸淫证，治当温阳散寒、清泻郁热。给予桂枝芍药知母汤与白虎汤合方：桂枝 12g，白芍 10g，麻黄 6g，生姜 15g，白术 15g，知母 18g，防风 12g，附子 10g，石膏 50g，粳米 15g，炙甘草 6g。6 剂，水煎服，每日 1 剂，每日三服。二诊：皮肤红斑略有减轻，以前方 6 剂续服。三诊：关节疼痛缓解，以前方 6 剂续服。四诊：关节僵硬减轻，以前方 6 剂续服。五诊：肿胀好转，以前方 6 剂续服。六诊：关节疼痛基本解除，以前方 6 剂续服。六诊：皮肤暗红好转，以前方 6 剂续服。之后，为了巩固疗效，以前方变汤剂为散剂，每次 6g，每日三服，治疗半年。随访 1 年，一切尚好。

【用方提示】根据肿胀、僵硬、因寒加重辨为寒凝，再根据皮肤暗红、口渴欲饮热水辨为热夹寒，因苔薄白、脉沉弱辨为阳虚，以此辨为阳虚寒凝、郁热浸淫证。方以桂枝芍药知母汤温阳通经，兼清郁热；以白虎汤清泻郁热，兼益脾胃。方药相互为用，以奏其效。

栝楼薤白半夏汤合方

栝楼薤白半夏汤由『栝楼实捣、一枚（15g），薤白三两（9g），半夏半升（12g），白酒一斗（50mL）』所组成，方中栝楼既是行气药又是化痰药，还是润燥药；薤白既是通阳药，还是化痰药；半夏既是醒脾药又是燥湿药，还是降逆药，方药相互为用，是以通阳化痰为主的基本代表方，可辨治痰热郁瘀夹寒证，临证运用必须重视加味用药，以使方药更好地切中病变证机。

========= 慢性支气管炎、心动过缓 =========

【导读】根据慢性支气管炎、心动过缓的病变证机有寒热夹痰，治以栝楼薤白半夏汤行气温清化痰；又因病变证机有寒郁夹热，故与小青龙加石膏汤合方，更因病变证机有风痰，故与藜芦甘草汤合方，复因病变证机有阳虚，故与桂枝人参汤合方用之。

魏某，女，65岁。有多年慢性支气管炎、心动过缓病史，近由病友介绍前来诊治。刻诊：咳嗽、胸闷，早上咯黏稠白痰，下午咳黄痰，受凉加重咳嗽，心悸（心率48次/分）、气短，倦怠乏力，手指颤动，口干，舌质淡红、苔腻黄白夹杂，脉沉弱。辨为寒热夹痰、气虚夹郁证，治当温阳散寒、清泻郁热、行气化痰。给予栝楼薤白半夏汤、小青龙加石膏汤、藜芦甘草汤与桂枝人参汤合方：栝楼15g，薤白10g，生半夏12g，桂枝12g，麻黄10g，白芍10g，细辛10g，五味子12g，红参10g，白术10g，干姜10g，石膏6g，藜芦1.5g，白酒50mL，炙甘草6g。6剂，第1次煎45min左右，第2次煎20min，合并药液，每日1剂，每次服150mL左右，每日分早、中、晚服。二诊：咳嗽减轻，胸闷好转，仍口干，以前方变石膏为24g，6剂。三诊：咳嗽较前又有减轻，胸闷较前又有好转，仍口干，以前方变石膏为45g，6剂。四诊：咳嗽、口干基本消除，心悸、气短、倦怠乏力好转，仍手指颤动，以前方变藜芦为2g，6剂。五诊：咳痰基本消除，心悸消除（心率61次/分），以前方6剂续服。六诊：诸症较前均有明显好转，又以前方治疗70余剂，诸症悉除。随访1年，一切尚好。

【用方提示】根据咳嗽、咳痰时白时黄辨为寒热夹痰，再根据胸闷、苔腻辨为痰郁，因心悸、倦怠乏力辨为气虚，又因口干、舌质淡红辨为寒夹热，以此辨为寒热夹痰、气虚夹郁证。方以栝楼薤白半夏汤通阳清热化痰；以小青龙加石膏汤温宣寒痰，降逆兼清；以藜芦甘草汤息风化痰；以桂枝人参汤益气温阳。方药相互为用，以奏其效。

心内膜弹力纤维增生症

心内膜弹力纤维增生症是心内膜弹力纤维增生、弥漫性增厚，弹力纤维侵入心肌，导致心肌发生萎缩的疾病。本病好发于儿童，男女之间没有明显差异。

【导读】根据心内膜弹力纤维增生症的病变证机是痰湿阻滞，故选用栝楼薤白半夏汤；又因病变证机有寒湿，故与薏苡附子散合方；因病变证机有瘀血，故又与失笑散合方治之。

孙某，男，26岁。在4年前出现呼吸困难，喉中哮鸣音，四肢发凉，下肢水肿，在郑州、北京、上海等地多次检查，诊断为心内膜弹力纤维增生症，近由病友介绍前来诊治。刻诊：呼吸困难，喉中痰鸣，胸痛，因寒加重，动则气喘，四肢末端及口唇青紫，手足不温，下肢水肿，舌质暗紫、苔白厚腻，脉沉涩。辨为寒痰瘀阻证，治当温阳化痰、活血化瘀。给予栝楼薤白半夏汤、薏苡附子散与失笑散合方加味：全栝楼15g，薤白9g，姜半夏12g，白酒50mL，薏苡仁9g，附子16g，五灵脂12g，蒲黄12g，蛤蚧1对，陈皮15g，猪苓15g，泽泻15g。6剂，水煎服，每日1剂，每日三服。二诊：呼吸困难略有减轻，复以前方6剂续服。三诊：手足转温，下肢水肿减轻，以前方6剂续服。四诊：四肢末端及口唇青紫好转，以前方6剂续服。五诊：呼吸困难基本消除，又以前方治疗30余剂，诸症得到有效控制。之后，为了巩固疗效，以前方变汤剂为散剂，每次6g，每日三服，用药约半年。随访半年，一切正常。

【用方提示】根据喉中痰鸣、苔白厚腻，遇寒加重辨为寒痰，又根据四肢末端及口唇青紫，舌质暗紫辨为瘀血，因动则气喘辨为气虚，以此辨为寒痰瘀阻证。方以栝楼薤白半夏汤通阳化痰、行气散结；以薏苡附子散温阳散寒、利湿祛痰；失笑散活血化瘀止痛；加蛤蚧益气补虚、摄纳心肺，陈皮理气化痰，猪苓、泽泻渗利痰湿、利水消肿。方药相互为用，以奏其效。

栝楼瞿麦丸合方

栝楼瞿麦丸由『栝楼根（天花粉）二两（6g），茯苓三两（9g），薯蓣（山药）三两（9g），附子炮、一枚（5g）瞿麦一两（3g）』所组成，方中栝楼根既是滋阴药又是化痰药，还是清热药；瞿麦既是利水药又是化瘀药；附子既是温阳药又是化阴药；山药既是益气药又是利水药，茯苓既是益气药又是化水药，方药相互为用，是以益阴利湿、益气温阳为主的基本代表方，可辨治阳虚水气伤阴证，临证运用应重视天花粉与附子之间的用量比例关系。

膀胱腺癌术后复发

【导读】根据膀胱腺癌术后复发的病变证机有阳虚不化，治以栝楼瞿麦丸温阳化水；又因病变证机有寒热夹虚，故与小柴胡汤合方，又因病变证机有风痰，故与藜芦甘草汤合方用之。

孙某，男，61岁。2年前膀胱腺癌手术，术后1年复发又手术，7个月前又复发，近由病友介绍前来诊治。刻诊：尿频，尿急，小便疼痛，小腹怕冷拘急不舒，手足不温，心烦急躁，倦怠乏力，小腹肌肉抽动，口渴，口苦，舌质淡红、苔薄黄白夹杂，脉沉弱。辨为阳虚不化、寒热夹郁证，治当温阳化水、益气清热。给予栝楼瞿麦丸、小柴胡汤与藜芦甘草汤合方加味：天花粉6g，瞿麦3g，山药10g，茯苓10g，制附子5g，柴胡24g，黄芩10g，生半夏12g，红参10g，大枣12枚，生姜10g，藜芦1.5g，海藻24g，炙甘草10g。6剂，第1次煎45min左右，第2次煎20min，合并药液，每日1剂，每次服150mL左右，每日分早、中、晚服。
二诊：心烦急躁略有减轻，仍尿频、尿急，以前方变茯苓、瞿麦各为24g，6剂。
三诊：尿频、尿急略有减轻，仍口渴，以前方变天花粉为15g，6剂。四诊：尿频、尿急较前又有减轻，仍小便疼痛，以前方变炙甘草为生甘草20g，6剂。五诊：尿频、尿急较前又有减轻，小便疼痛好转，仍小腹肌肉抽动，以前方变藜芦为2.5g，6剂。
六诊：尿频、尿急基本消除，小便疼痛明显好转，以前方6剂续服。七诊：诸症较前均有缓解，又以前方治疗120余剂，诸症悉除，经复查，肿瘤病灶较前缩小；

之后，仍以前方因病变证机而酌情加减治疗。随访 3 年，一切尚好。

【用方提示】根据尿频、小腹怕冷辨为阳虚，再根据倦怠乏力、脉沉弱辨为气虚，因口渴、口苦辨为郁热，又因小腹肌肉抽动辨为风痰，复因舌质淡红、苔黄白夹杂辨为寒热，以此辨为阳虚不化、寒热夹郁证。方以栝楼瞿麦丸益气温阳化水；小柴胡汤调理寒热，益气和中；藜芦甘草汤益气息风化痰。方药相互为用，以奏其效。

肾下垂

肾下垂是指站立时肾下降超过正常范围 2cm。正常肾位置是肾门对着第一、第二腰椎横突，右侧略低于左侧。

【导读】根据肾下垂的病变证机是阳虚水气，治以栝楼瞿麦丸温阳利水；又因病变证机有气虚，故与四君子汤合方；因病变证机有瘀血，故又与桂枝茯苓丸合方治之。

成某，男，62 岁。在 3 年前出现站立时腰部牵扯痛，当时未引起重视，半年后疼痛渐渐加重，经 X 线及 B 超检查，诊断为肾下垂，经中西药治疗，症状改善不明显，曾住院治疗 20 余日，也未能取得预期治疗效果，近因腰痛加重前来诊治。刻诊：腰痛如针刺，站立加重，尿急，尿频，倦怠乏力，口淡，舌质暗淡瘀紫、苔薄白，脉沉涩。辨为肾虚瘀血证，治当补益肾精、活血化瘀。给予栝楼瞿麦丸、四君子汤与桂枝茯苓丸合方加味：天花粉 6g，茯苓 12g，山药 10g，附子 5g，瞿麦 3g，桂枝 12g，桃仁 12g，牡丹皮 12g，白芍 12g，红参 12g，白术 12g，巴戟天 15g。6 剂，水煎服，每日 1 剂，每日三服。二诊：诸症改善不明显，以前方加红参为 15g，6 剂。三诊：腰痛略有减轻，以前方加杜仲 15g，乳香 12g，没药 12g，6 剂。四诊：尿频、尿急好转，以三诊方 6 剂续服。五诊：腰痛基本解除，以前方去乳香、没药，6 剂。六诊：诸症均有明显减轻，6 剂。之后，以前方治疗 40 余剂，诸症悉除。随访半年，一切尚好。

【用方提示】根据腰痛如针刺、舌质瘀紫辨为瘀，再根据倦怠乏力、站立加重辨为气虚，因尿频、尿急辨为肾虚不化，又因口淡、舌苔薄白辨为寒，以此辨为肾虚瘀血证。方以栝楼瞿麦丸温补肾气、渗利水气；以四君子汤补益中气、填补肾气；以桂枝茯苓丸活血化瘀、渗利瘀浊；加巴戟天温补肾阳。方药相互为用，以奏其效。

慢性肾小球肾炎

慢性肾小球肾炎是以蛋白尿、血尿、高血压、水肿为主要临床表现的一种疾病。

【导读】根据肾小球肾炎的病变证机是肾虚不化，治以栝楼瞿麦丸；又因水气病变证机比较重，故与防己黄芪汤合方治之。

朱某，女，56岁。有多年慢性肾小球肾炎病史，近由病友介绍前来诊治。刻诊：下肢水肿，小便不利，腰酸困痛，口渴，倦怠乏力，舌质淡红、苔薄白，脉沉弱。检查显示，尿蛋白（+++）。辨为肾虚不化证，治当益气温阳、渗利水气。给予栝楼瞿麦丸与防己黄芪汤合方加味：天花粉12g，茯苓20g，山药20g，附子10g，瞿麦6g，防己3g，白术12g，黄芪15g，生姜12g，大枣1枚，炙甘草2g。6剂，水煎服，每日1剂，每日三服。二诊：腰酸困痛减轻，以前方6剂。三诊：下肢水肿减轻，以前方6剂续服。四诊：小便通利，以前方6剂续服。五诊：倦怠乏力好转，以前方6剂续服。六诊：下肢水肿消退，检查尿蛋白（+），以前方6剂续服。之后，为了巩固疗效，以前方治疗60余剂，经复查尿蛋白（-），又以前方变汤剂为散剂，每次6g，每日三服。随访1年，一切尚好。

【用方提示】根据腰酸困痛、小便不利辨为肾虚不化，再根据下肢水肿辨为水气内停，因倦怠乏力辨为气虚，以此辨为肾虚不化证。方以栝楼瞿麦丸益气温肾、利水消肿；以防己黄芪汤健脾制水、发散水气；加大黄芪用量以益气利水化水。方药相互为用，以奏其效。

栝楼牡蛎散合方

栝楼牡蛎散由『栝楼根（天花粉）、牡蛎熬，各等分』所组成，方中栝楼根既是清热药又是益阴药，还是化痰药；牡蛎既是益阴药又是敛阴药，既是潜阳药又是安神药，方药相互为用，是以清热养阴敛阴为主的基本代表方，可辨治郁热伤阴证。

口眼干燥症

【导读】根据口眼干燥症的病变证机有阴津不足，治以栝楼牡蛎散清热益阴；又因病变证机有血热，故与百合地黄汤合方，复因病变证机有心肾不交，故与桂枝加龙骨牡蛎汤合方，更因病变证机有风痰，故与藜芦甘草汤合方用之。

许某，男，37岁。有多年口眼干燥症病史，经多次检查未发现明显器质性病变，近由病友介绍前来诊治。刻诊：口眼干燥，手足心热，盗汗，耳鸣，眼肌抽动，失眠多梦，倦怠乏力，头沉，口渴，口苦，舌红少苔，脉沉弱。辨为阴虚血热、心肾不交、风痰内扰证，治当滋阴凉血、息风止痉。给予栝楼牡蛎散、百合地黄汤、桂枝加龙骨牡蛎汤与藜芦甘草汤合方：天花粉15g，牡蛎15g，百合15g，生地黄50g，桂枝10g，白芍10g，生姜10g，大枣12枚，龙骨10g，牡蛎10g，藜芦1.5g，炙甘草6g。6剂，第1次煎45min左右，第2次煎20min，合并药液，每日1剂，每次服150mL左右，每日分早、中、晚服。二诊：口眼干燥略有减轻，仍眼肌抽动，以前方变藜芦为3g，6剂。三诊：口眼干燥较前又有减轻，眼肌抽动略有好转，以前方6剂续服。四诊：口眼干燥较前又有减轻，仍失眠多梦，以前方变龙骨、牡蛎各为24g，6剂。五诊：口眼干燥较前又有减轻，仍口苦，以前方加黄连10g，6剂。六诊：口眼干燥基本消除，眼肌抽动未再发作，以前方6剂续服。七诊：口眼干燥未再发作，又以前方治疗 40 余剂，诸症悉除。随访 1 年，一切尚好。

【用方提示】根据口眼干燥、盗汗辨为阴虚，再根据手足心热、舌红少苔辨为血热，因头沉、眼肌抽动辨为风痰，又因耳鸣、多梦辨为心肾不交，以此辨为阴虚血热、心肾不交、风痰内扰证。方以栝楼牡蛎散滋阴生津，敛阴潜阳；以百合地黄汤清热凉血滋阴；以桂枝加龙骨牡蛎汤交通心肾，潜阳息风；以藜芦甘草汤息风化痰。方药相互为用，以奏其效。

围绝经期综合征

【导读】根据围绝经期综合征的病变证机是阴虚，治以栝楼牡蛎散；又因血热病变证机比较重，故与百合地黄汤合方治之。

尚某，女，49 岁。有 2 年围绝经期综合征病史，服用中西药，每因疗效不佳而更医，近因病情加重前来诊治。刻诊：失眠多梦，口渴甚于夜间，盗汗，五心烦热，皮肤干燥，月经不调，舌质红、少苔，脉细数。辨为阴虚内热证，治当滋阴敛阴、生津润燥。给予栝楼牡蛎散与百合地黄汤合方加味：天花粉 12g，牡蛎 12g，百合 15g，生地黄 70g，酸枣仁 50g，知母 10g，生甘草 6g。6 剂，水煎服，每日 1 剂，每日三服。二诊：失眠多梦好转，以前方 6 剂续服。三诊：五心烦热减轻，以前方 6 剂续服。四诊：口渴基本缓解，以前方 6 剂续服。五诊：失眠多梦又有好转，盗汗止，以前方 6 剂续服。六诊：诸症基本解除，又以前方治疗 12 剂。随访 1 年，一切尚好。

【用方提示】根据失眠多梦、盗汗辨为阴虚，再根据五心烦热辨为虚热内生，以此辨为阴虚内热证。方以栝楼牡蛎散清热养阴生津；以百合地黄汤清热凉血、生津润燥；加酸枣仁养心安神，知母清热除烦。方药相互为用，以奏其效。

厚朴七物汤合方

厚朴七物汤由『厚朴半斤（24g）、甘草三两（9g）、大黄三两（9g）、大枣十枚、枳实五枚（5g）、桂枝二两（6g）、生姜五两（15g）』所组成，方中桂枝既是治表药又是温里药；生姜既是治表药又是醒脾药；大黄既是泻热药又是泻瘀药；厚朴既是行气药又是化湿药；枳实既是行气药又是清热药，还是化饮药；大枣、甘草既是益气药又是缓急药，方药相互为用，是以泻热行气、辛温解肌为主的基本代表方，可辨治寒热气滞夹虚证。

风疹

【导读】根据风疹的病变证机有里热夹风寒，治以厚朴七物汤泻里热散表寒；又因病变证机有阳虚，故与四逆加人参汤合方，又因病变证机有瘀血，故与失笑散合方，复因病变证机有风痰，故与藜芦甘草汤合方用之。

马某，男，26岁。有多年风疹病史，服用中西药但未能有效控制症状，近由病友介绍前来诊治。刻诊：面部、颈部及全身出现红色丘疹，皮肤瘙痒走窜，全身关节疼痛，受凉加重，手足不温，怕冷，大便干结，腹中发热，倦怠乏力，口渴喜饮热水，舌质淡红夹瘀紫、苔腻黄白夹杂，脉沉涩。辨为寒热夹风、阳虚夹瘀证，治当疏散风寒、清泻里热、温壮阳气、活血化瘀。给予厚朴七物汤、四逆加人参汤、藜芦甘草汤与失笑散合方：厚朴24g，大黄10g，枳实5g，桂枝10g，生姜10g，生附子5g，干姜5g，五灵脂10g，蒲黄10g，大枣12枚，藜芦1.5g，炙甘草6g。6剂，第1次煎45min左右，第2次煎20min，合并药液，每日1剂，每次服150mL左右，每日分早、中、晚服。二诊：风疹瘙痒略有减轻，仍走窜瘙痒，以前方变藜芦为2.5g，6剂。三诊：风疹瘙痒较前又有减轻，瘙痒走窜好转，仍大便干结，以前方变大黄为12g，6剂。四诊：风疹瘙痒较前又有减轻，大便通畅，以前方6剂续服。五诊：风疹瘙痒基本消除，仍怕冷，以前方变干姜为10g，6剂。六诊：风疹瘙痒未再发作，怕冷明显好转，以前方6剂续服。七诊：风疹瘙痒未发作,又以前方治疗40余剂,诸症悉除。随访1年,一切尚好。

【用方提示】根据风疹受凉加重辨为风寒,再根据大便干结、腹中发热辨为里热内结,因皮肤瘙痒走窜、苔腻辨为风痰,又因舌质淡红夹瘀紫辨为瘀,辨为寒热夹风、阳虚夹瘀证。方以厚朴七物汤疏散风寒,清泻里热;以四逆加人参汤温壮阳气;以失笑散活血化瘀;以藜芦甘草汤息风化痰。方药相互为用,以奏其效。

产后大便难

辨治产后大便难的病变证机有热证、有寒证、有虚证、有实证,临证必须全面分析,才能避免辨治失误。

【导读】根据产后大便难的病变证机是热结与营卫不调,治以厚朴七物汤清里治外;又因内热病变证机比较重,故加黄连、黄芩以治之。

洪某,女,40岁。25岁时,因产后引起大便困难,3～4日1次,近因大便干结加重前来诊治。刻诊:大便干结,汗出,恶风,口渴口臭,舌质淡红、苔薄黄,脉沉略弱。辨为阳明热结、营卫不固证,治当清泻阳明、调理营卫。给予厚朴七物汤加味:厚朴24g,大黄10g,大枣10枚,枳实5g,桂枝6g,生姜15g,黄芪15g,黄连10g,黄芩10g,炙甘草10g。6剂,水煎服,每日1剂,每日三服。二诊:大便较前通畅,以前方6剂续服。三诊:大便每日1次,以前方6剂续服。四诊:口臭好转,以前方6剂续服。五诊:诸症悉除,以前方变汤剂为散剂,每次6g,每日三服,治疗2个月。随访1年,一切尚好。

【用方提示】根据大便干结、口臭辨为热结,再根据汗出、恶风辨为营卫不固,因舌质淡红、脉沉略弱辨为热结伤气,以此辨为阳明热结、营卫不固证。方以厚朴七物汤解肌固表、清泻阳明;加黄连、黄芩清泻郁热,黄芪益气固表。方药相互为用,以奏其效。

厚朴麻黄汤合方

厚朴麻黄汤由『厚朴五两（15g）、麻黄四两（12g）、石膏如鸡子大（48g）、杏仁半升（12g）、半夏半升（12g）、干姜二两（6g）、细辛二两（6g）、小麦一升（24g）、五味子半升（12g）』所组成，方中厚朴既是行气药又是平喘药，还是化湿药；麻黄既是宣肺药又是化痰药，还是润燥药；杏仁既是降逆药又是化痰药，更是降逆药；半夏既是醒脾药又是降逆药；干姜既是温中药又是化饮药；细辛既是散寒药又是化饮药；小麦既是益气药又是生津药；五味子既是敛阴药又是益气药；石膏既是清热药又是生津药，方药相互为用，是以温肺降逆、宣肺散寒，兼清郁热为主的基本代表方，可辨治肺寒热气郁夹虚证。

间质性肺疾病

【导读】根据间质性肺疾病的病变证机有肺寒夹热，治以厚朴麻黄汤宣泻散寒，兼清郁热；又因病变证机有湿热，故与栀子柏皮汤合方，又因病变证机有瘀血，故与失笑散合方用之。

詹某，女，60岁。有多年间质性肺疾病病史，服用中西药但未能控制症状表现，近由病友介绍前来诊治。刻诊：气喘，咳嗽，受凉加重，早上痰稀色白，下午痰少色黄，倦怠乏力，心胸闷热，口渴喜饮热水，舌质淡红夹瘀紫、苔腻黄白夹杂，脉沉略涩。辨为寒热夹瘀证，治当疏散风寒、清泻肺热、活血化瘀。给予厚朴麻黄汤、栀子柏皮汤与失笑散合方：厚朴15g，麻黄12g，石膏50g，杏仁12g，生半夏12g，干姜10g，细辛6g，小麦24g，五味子12g，栀子15g，黄柏6g，五灵脂10g，蒲黄10g，炙甘草6g。6剂，第1次煎45min左右，第2次煎20min，合并药液，每日1剂，每次服150mL左右，每日分早、中、晚服。二诊：咳嗽略有减轻，仍心胸烦热，以前方变黄柏为24g，6剂。三诊：咳嗽较前又有减轻，心胸烦热好转，以前方6剂续服。四诊：咳嗽较前又有减轻，仍气喘，以前方变麻黄为15g，6剂。五诊：咳嗽较前又有减轻，气喘好转，以前方变麻黄为12g，6剂。六诊：咳嗽基本消除，咳痰止，以前方6剂续服。七诊：诸症基本消除，又以前方治疗 100 余剂，诸症悉除。随访 1 年，一切尚好。

【用方提示】根据咳嗽受凉加重辨为风寒，再根据咳嗽、咳痰色黄辨为肺热，因心胸闷热、苔腻辨为湿热，又因舌质淡红夹瘀紫辨为瘀，以此辨为寒热夹瘀证。方以厚朴麻黄汤疏散风寒，宣肺泻热；以栀子柏皮汤清热燥湿；以失笑散活血化瘀。方药相互为用，以奏其效。

慢性支气管炎

【导读】根据慢性支气管炎的病变证机是寒饮夹热，治以厚朴麻黄汤温肺化饮，兼以清热；又因肺气上逆比较明显，故与葶苈大枣泻肺汤合方治之。

周某，女，55 岁。有多年慢性支气管炎病史，近因咳喘加重前来诊治。刻诊：咳嗽，气喘，因寒加重，痰多色白，时而黄痰，胸满，胸闷，口渴欲饮热水，舌质淡红、苔薄黄，脉浮。辨为寒饮郁肺夹热证，治当温肺散寒、下气止逆，兼清郁热。给予厚朴麻黄汤与葶苈大枣泻肺汤合方：厚朴 15g，麻黄 12g，石膏 48g，杏仁 12g，姜半夏 12g，干姜 6g，细辛 6g，小麦 24g，五味子 12g，葶苈子 10g，大枣 10 枚，黄芩 10g，炙甘草 10g。6 剂，水煎服，每日 1 剂，每日三服。二诊：咳嗽减轻，以前方 6 剂续服。三诊：咳痰减少，以前方 6 剂续服。四诊：胸满，胸闷基本解除，以前方 6 剂续服。五诊：气喘止，以前方 6 剂续服。六诊：诸症基本解除，以前方变汤剂为散剂，每次 6g，每日三服，治疗 4 个月。随访 1 年，一切尚好。

【用方提示】根据咳嗽、气喘、因寒加重辨为寒，再根据口渴欲饮热水、苔薄黄辨为寒夹热，因胸满、胸闷辨为气郁，以此辨为寒饮郁肺夹热证。方以厚朴麻黄汤温肺止逆，兼清郁热；以葶苈大枣泻肺汤清热降肺止逆；加黄芩清泻郁热，炙甘草兼益肺气。方药相互为用，以奏其效。

侯氏黑散合方

侯氏黑散由『菊花四十分（120g）』，白术十分（30g），细辛三分（9g），茯苓三分（9g），牡蛎三分（9g），桔梗八分（24g）防风十分（30g），人参三分（9g），矾石三分（9g），黄芩五分（15g），当归三分（9g），干姜三分（9g），川芎三分（9g），桂枝三分（9g）』所组成，方中菊花既是清热药又是疏风药；白术既是益气药又是燥湿药；细辛既是温化药又是通达药；防风既是散风药又是润燥药；茯苓既是益气药又是利湿药；牡蛎既是潜阳药又是息风药；桔梗既是宣利药又是化痰药；人参既是益气药又是生津药，还是安神药；矾石既是化湿药又是制风药；黄芩既是清热药又是燥湿药；当归既是补血药又是活血药；川芎既是行气药又是活血药；干姜既是温阳药又是醒脾药；桂枝既是通经药又是温化药，是以补养心脾、化痰祛风，兼清郁热为主的基本代表方，可辨治寒热虚瘀痰风证。

冠心病、高血压

【导读】根据冠心病、高血压的病变证机有心脾虚夹痰，治以侯氏黑散补益心脾，兼以化痰；又因病变证机有气郁，故与四逆散合方用之。

郑某，女，71岁。有多年冠心病、高血压病史，3年来心绞痛反复发作，服用西药但血压仍在160/115mmHg左右，近由病友介绍前来诊治。刻诊：心痛，胸闷，头痛，头晕，头蒙，肢体沉重，因劳累或情绪异常加重，情绪低落，倦怠乏力，大便溏泄，怕冷，口腻，舌质淡红、苔腻黄白夹杂，脉沉弱。辨为心脾不足、气郁夹痰证，治当补益心脾、行气化痰。给予侯氏黑散与四逆散合方：菊花120g，白术30g，细辛10g，茯苓10g，牡蛎10g，桔梗24g，防风30g，红参10g，白矾10g，黄芩15g，当归10g，干姜10g，川芎10g，桂枝10g，柴胡12g，枳实12g，白芍12g，炙甘草12g。6剂，第1次煎45min左右，第2次煎20min，合并药液，每日1剂，每次服150mL左右，每日分早、中、晚服。二诊：

心痛减轻，仍头痛，以前方变川芎为 24g，6 剂。三诊：心痛较前又有减轻，头痛好转，血压 140/102mmHg，以前方变菊花为 100g，6 剂。四诊：心痛基本消除，仍怕冷，以前方变干姜为 15g，6 剂。五诊：胸闷较前减轻，怕冷明显好转，以前方 6 剂续服。六诊：胸闷较前又有明显减轻，头蒙明显好转，以前方变菊花为 60g，6 剂。七诊：诸症较前均有好转，血压 130/95mmHg，又以前方治疗 60 余剂，血压 120/85mmHg。随访 1 年，一切尚好。

【用方提示】根据心痛、胸闷辨为痰，再根据倦怠乏力、脉沉弱辨为虚，因怕冷辨为寒，又因情绪低落辨为郁，以此辨为心脾不足、气郁夹痰证。方以侯氏黑散补益心脾，清热温中，息风化痰；以四逆散疏理气机。方药相互为用，以奏其效。

抑郁症

【导读】根据抑郁症的病变证机是心脾不足、痰风内生，治以侯氏黑散；又因痰蕴比较明显，故加生半夏治之。

周某，女，43 岁。有多年抑郁症病史，近由病友介绍前来诊治。刻诊：失眠多梦，焦虑不安，忧心忡忡，心烦意乱，心悸，咽中似痰阻，不思饮食，腹胀，口淡不渴，舌质淡红、苔白腻中心略黄，脉沉弱。辨为心脾不足、痰风内生，治当温补阳气、化痰息风。给予侯氏黑散加味：菊花 120g，白术 30g，细辛 10g，茯苓 10g，牡蛎 10g，桔梗 24g，防风 30g，红参 10g，白矾 10g，黄芩 15g，当归 10g，干姜 10g，川芎 10g，桂枝 10g，生半夏 12g。6 剂，水煎服，每日 1 剂，每日三服。二诊：咽中似痰阻减轻，以前方 6 剂续服。三诊：失眠多梦好转，以前方 6 剂续服。四诊：苔腻减少，以前方 6 剂续服。五诊：饮食转佳，腹胀基本解除，以前方 6 剂续服。六诊：忧心忡忡、心烦意乱好转，以前方 6 剂续服。七诊：诸症又有好转，以前方变汤剂为散剂，每次 6g，每日三服，治疗 6 个月。随访 1 年，一切尚好。

【用方提示】根据失眠多梦、苔腻辨为痰扰于心，再根据不思饮食、苔腻辨为痰阻于脾，因焦虑不安、忧心忡忡辨为心脾不足，又因口淡不渴辨为寒，舌质淡红、苔白腻中心略黄辨为寒夹热，以此辨为心脾不足、痰风内生证。方以侯氏黑散补养心脾、化痰祛风，兼清郁热；加生半夏醒脾降逆、燥湿化痰。方药相互为用，以奏其效。

黄连汤合方

黄连汤由『黄连三两（9g）、炙甘草三两（9g）、干姜三两（9g）、桂枝去皮、三两（9g）、人参二两（6g）、半夏洗、半升（12g）、大枣擘十二枚』所组成，方中黄连既是清热药又是燥湿药；桂枝既是温通药又是益气药；半夏既是降逆药又是醒脾药；生姜既是醒脾药又是降逆药；人参、大枣、甘草既是益气药又是生津药。方药相互为用，方名虽以黄连命名，但治疗作用以温中为主，突出病虽以寒为主，但不能忽视病变证机中有热，在用方时应根据寒热病变酌情加味用药及调整用量。

慢性红斑性胃炎、十二指肠球部溃疡

【导读】根据慢性红斑性胃炎、十二指肠球部溃疡的病变证机有寒有虚夹热，治以黄连汤益气温中清热；又因病变证机有气滞，故与橘枳姜汤合方，复因病变证机有瘀血，故与失笑散合方，更因病变证机有郁热，故与栀子豉汤合方用之。

许某，女，39岁。有多年慢性红斑性胃炎、十二指肠球部溃疡病史，1年来症状加重，服用中西药但未能取得预期治疗效果，近由病友介绍前来诊治。刻诊：脘腹疼痛如针刺，饥饿或劳累或受凉加重疼痛，脘腹胀满，不能饮食，食则更甚，心胸烦热，倦怠乏力，大便溏泄，怕冷，口苦，舌质淡红夹瘀紫、苔腻黄白夹杂，脉沉弱。辨为寒热夹虚、气滞夹瘀证，治当益气温阳、清宣郁热、行气活血。给予黄连汤、橘枳姜汤、栀子豉汤与失笑散合方：黄连10g，桂枝10g，干姜10g，红参10g，生半夏12g，陈皮48g，枳实10g，生姜24g，栀子15g，淡豆豉10g，五灵脂10g，蒲黄10g，大枣12枚，炙甘草10g。6剂，第1次煎45min左右，第2次煎20min，合并药液，每日1剂，每次服150mL左右，每日分早、中、晚服。二诊：脘腹疼痛略有减轻，仍心胸烦热，以前方变黄连为12g，6剂。三诊：脘腹疼痛较前又有减轻，心胸烦热明显好转，以前方6剂续服。四诊：脘腹疼痛、食则腹胀基本消除，仍大便溏泄，以前方变干姜为12g，6剂。五诊：诸症较前均有明显好转，又以前方治疗60余剂，诸症悉除，经复查：慢性红斑性胃炎、十二指肠球部溃疡基本痊愈。随访1年，一切尚好。

【用方提示】根据疼痛、受凉加重辨为寒，再根据心胸烦热、口苦辨为热，因腹胀不能饮食、食则更甚辨为气滞，又因痛如针刺、舌质淡红夹瘀紫辨为瘀，以此辨为寒热夹虚，气滞夹瘀证，方以黄连汤益气温阳散寒；以橘枳姜汤行气除胀；以栀子豉汤清宣郁热；以失笑散活血化瘀止痛。方药相互为用，以奏其效。

食管炎

食管炎是指食道黏膜浅层或深层组织发生水肿、充血的炎症病变。根据临床表现又分为原发性食管炎与继发性食管炎。

【导读】辨治食管炎的病变部位虽在胸中，但其病症表现常常可影响到脾胃。根据张仲景设黄连汤主治"胸中有热，胃中有邪气"，权衡食管炎的病变证机符合黄连汤主治；又因寒热夹杂的病变证机比较重，故又与栀子干姜汤和竹叶石膏汤合方治之。

夏某，女，62岁。有多年慢性食管炎病史，多次服用中西药，均未能有效控制症状，曾在北京、西安等地诊治，也未能取得明显治疗效果，近由病友介绍前来诊治。刻诊：胸骨后疼痛，伴烧灼感、反酸，喜饮热食，食凉则吐，口渴欲饮，倦怠乏力，手足不温，舌质红、苔黄厚腻，脉沉弱。辨为胃寒胸热证，治当温胃散寒、清宣郁热。给予黄连汤、栀子干姜汤与竹叶石膏汤合方：半夏12g，黄芩9g，红参9g，干姜9g，炙甘草9g，黄连10g，大枣12枚（擘），栀子14g，竹叶20g，石膏48g，麦冬24g，粳米12g。6剂，水煎服，每日1剂，每日三服。二诊：胸骨后疼痛有好转，以前方6剂续服。三诊：胸中烧灼感减轻，以前方6剂续服。四诊：诸症均较前减轻，以前方根据病情变化而适当加减治疗40余剂。随访1年，一切尚好。

【用方提示】根据喜饮热食、食凉则吐辨为胃寒，再根据胸骨后疼痛伴烧灼感、舌红苔黄辨为郁热，因倦怠乏力、脉沉弱辨为气虚，以此辨为胃寒胸热证。方以黄连汤既温胃又清热；以栀子干姜汤增强黄连汤温阳散寒、清热泻火；以竹叶石膏汤清热益气、降逆和胃。方药相互为用，以奏其效。

慢性细菌性痢疾

细菌性痢疾是痢疾杆菌引起的肠道传染性疾病。根据临床表现分为急性细菌性痢疾和慢性细菌性痢疾。

【导读】根据慢性细菌性痢疾的病变证机是寒热夹杂，治以黄连汤清热温中；又因病变证机有气滞，故与枳术汤合方治之。

洪某，女，47岁。有多年慢性细菌性痢疾病史，下利时轻时重，曾服用中西药，均未能取得预期治疗效果，近因腹痛、便脓血加重前来诊治。刻诊：腹痛，腹胀，便脓血，因食凉或劳累加重，口苦不渴，手足不温，倦怠乏力，舌质红、苔薄黄腻，脉虚弱。辨为虚寒夹热证，治当温阳散寒，兼以清热。给予黄连汤与枳术汤合方加味：红参10g，炙甘草10g，干姜10g，黄连10g，黄芩10g，枳实10g，白术10g，桂枝10g，姜半夏12g，大枣12枚。6剂，水煎服，每日1剂，每日三服。二诊：下利次数减少，腹痛好转，以前方6剂续服。三诊：手足转温，便脓血止，以前方6剂续服。四诊：诸症悉除，以前方治疗12剂，巩固治疗效果。随访1年半，一切尚好。

【用方提示】根据腹痛、因食凉或劳累加重、手足不温辨为寒，再根据口苦、舌质红、苔薄黄辨为夹热，因倦怠乏力、脉沉弱辨为虚，以此辨为虚寒夹热证。方以枳术汤行气除胀、健脾和胃；以黄连汤既清热又散寒；加黄芩清泻郁热。方药相互为用，以奏其效。

胃食管反流病

【导读】根据胃食管反流病的病变证机是胃寒胸热，治以黄连汤清热温中散寒；又因胸中郁热比较明显，与栀子豉汤合方；因胃酸比较重，故与戊己丸合方治之。

许某，男，59岁。有多年胃食管反流病病史，近由病友介绍前来诊治。刻诊：胸骨后烧心，泛酸，胸膈烦热，胃胀，恶心，食凉加重，手足不温，畏寒怕冷，口苦，口渴欲饮热水，舌质淡红、苔薄黄，脉略浮。辨为胃寒胸热证，治当清宣郁热、温中降逆、和胃制酸。给予黄连汤、栀子豉汤与戊己丸合方：黄连10g，干姜10g，桂枝10g，红参6g，姜半夏12g，大枣12枚，生白芍12g，吴茱萸12g，香豉10g，栀子15g，黄芩15g，炙甘草10g。6剂，水煎服，每日1剂，每日三服。二诊：胸骨后烧心减轻，以前方6剂续服。三诊：泛酸减轻，以前方6剂续服。四诊：口苦、口渴基本解除，以前方6剂续服。五诊：胸骨后烧心、胸膈烦热基本解除，以前方6剂续服。六诊：诸症基本解除，以前方变汤剂为散剂，每次6g，每日三服，治疗3个月。随访1年，一切尚好。

【用方提示】根据胸骨后烧心、胸膈烦热辨为热扰，再根据胃胀、食凉加重辨为寒扰，因舌质淡红、口渴欲饮热水辨为寒夹热，以此辨为胃寒胸热证。方以黄连汤温胃降逆、清热除烦；以栀子豉汤清透郁热；以戊己丸制酸缓急；加黄芩清泻郁热。方药相互为用，以奏其效。

黄连阿胶汤合方

黄连阿胶汤由『黄连四两（12g）、黄芩二两（6g）、芍药二两（6g）、阿胶三两（9g）、鸡子黄二枚』所组成，方中黄连、黄芩既是清热药又是燥湿药；芍药既是补血药又是敛阴药，还是缓急药；阿胶既是补血药又是化阴药；鸡子黄既是清热药又是益阴药，方药相互为用，是以清热育阴为主的重要基础方，可辨治湿热阴血虚证，用方时应重视黄连与黄芩之间的用量比例关系。

=== 月经先期量少 ===

【导读】根据月经先期量少的病变证机有血虚夹热，治以黄连阿胶汤清热育阴补血；又因病变证机有气郁，故与四逆散合方，复因病变证机有瘀血，故与桂枝茯苓丸合方用之。

卢某，女，36岁。有多年月经先期量少病史，服用中西药但未能有效改善，近由病友介绍前来诊治。刻诊：月经先期量少，色泽鲜红夹血块，心悸，头晕，心胸烦热，急躁易怒，经期小腹刺痛，口苦，舌红夹瘀紫、少苔，脉沉细弱。辨为血虚夹热、气郁夹瘀证，治当清热补血、行气解郁、活血化瘀。给予黄连阿胶汤、桂枝茯苓丸与四逆散合方：黄连12g，黄芩6g，白芍12g，鸡子黄（烊化冲服）2枚，阿胶珠6g，柴胡12g，枳实12g，桂枝12g，茯苓12g，桃仁12g，牡丹皮12g，炙甘草10g。6剂，第1次煎45min左右，第2次煎20min，合并药液，每日1剂，每次服150mL左右，每日分早、中、晚服。二诊：心胸烦热减轻，仍心悸、头晕，以前方变白芍为24g，阿胶珠为10g，6剂。三诊：心胸烦热基本消除，心悸、头晕较前好转，仍口苦，以前方变黄芩为12g，6剂。四诊：月经来临疼痛减轻，经量较前略有增多，经夹血块减少，以前方6剂续服。五诊：诸症基本趋于缓解，又以前方治疗70余剂，诸症悉除，月经恢复正常。随访1年，一切尚好。

【用方提示】根据月经先期量少、色泽鲜红辨为血虚夹热，再根据心胸烦热、急躁易怒辨为气郁内热，因小腹刺痛、舌红夹瘀紫辨为瘀，又因口苦辨为湿热，以此辨为血虚夹热、气郁夹瘀证。方以黄连阿胶汤清热补血育阴；以四逆散疏理气机；以桂枝茯苓丸活血化瘀。方药相互为用，以奏其效。

酒精依赖性精神障碍

酒精依赖性精神障碍是指因长期饮酒而引起的脑功能损害和各种精神障碍。

【导读】根据酒精依赖性精神障碍的病变证机是心肾虚热，治当选用黄连阿胶汤清心育肾；又因病变证机有阳亢生风，故与桂枝甘草龙骨牡蛎汤合方治之。

李某，男，58岁。有嗜酒史30年余，10年前出现酒精依赖性精神障碍，曾多次服用中西药，治疗效果不明显，近半年来病情逐渐加重。刻诊：记忆障碍，腰酸腿软，手指震颤，心悸怔忡，盗汗，遗精频繁，口干咽燥，舌红少苔，脉细弱。辨为心肾虚热、阳亢生风证，治当清心益肾、潜阳安神。给予黄连阿胶汤与桂枝甘草龙骨牡蛎汤合方加味：黄连12g，黄芩6g，白芍6g，鸡子黄（待药液稍凉时兑入）2枚，阿胶（烊化、冲服）10g，桂枝6g，炙甘草12g，牡蛎12g，龙骨12g，栀子15g，淡豆豉10g，枸杞子24g，女贞子24g。6剂，水煎服，每日1剂，每日三服。二诊：心悸怔忡好转，口干咽燥消除，以前方6剂续服。三诊：手指震颤略有减轻，盗汗止，以前方6剂续服。四诊：遗精止，腰酸腿软好转，以前方6剂续服。五诊：手指震颤止，以前方6剂续服。之后，以前方治疗50余剂，诸症悉除。为了巩固疗效，以前方变汤剂为丸剂，每次6g，每日三服，治疗1年。随访1年，一切尚好。

【用方提示】根据腰酸腿软、盗汗辨为肾虚，再根据记忆力障碍、心悸怔忡、舌红少苔辨为虚热扰心，因手指震颤辨为阳亢生风，以此辨为心肾虚热、阳亢生风证。方以黄连阿胶汤清热育阴、养心安神；以桂枝甘草龙骨牡蛎汤温通心阳、重镇安神；加栀子、淡豆豉清透郁热，枸杞子、女贞子滋补阴津。方药相互为用，以奏其效。

溶血性贫血

溶血性贫血是红细胞遭到破坏，寿命缩短，超过骨髓造血代偿能力而产生的贫血。根据临床发病机制分为红细胞自身异常所致的溶血性贫血和红细胞外部异常所致的溶血性贫血。

【导读】根据溶血性贫血的病变证机是心肾虚热，治以黄连阿胶汤清热育阴；又因病变证机有阴虚，故与百合地黄汤合方；因病变证机夹痰热，故又与贝母栝楼散合方治之。

秦某，男，38岁。在1年前出现腰背及四肢酸痛、头痛、呕吐、寒战、高热，自认为是感冒，约治疗20日，又出现黄疸，即在某医院检查，诊断为溶血性贫血，住院治疗40余日，症状得到改善，可出院后症状又复发，虽服用中西药，但没有达到预期治疗目的，近由病友介绍前来诊治。刻诊：腰背酸痛，黄疸，心悸，口干咽燥，肢体困重，失眠多梦，盗汗，五心烦热，头沉头昏，舌质红、苔黄腻，脉沉细。辨为心肾阴虚、痰热内扰证，治当滋补心肾、清热化痰。给予黄连阿胶汤、百合地黄汤与贝母栝楼散合方：百合15g，生地黄50g，黄连12g，黄芩6g，白芍6g，鸡子黄（待药液稍凉时兑入）2枚，阿胶（烊化、冲服）10g，贝母10g，栝楼6g，天花粉5g，茯苓5g，陈皮5g，桔梗5g，茵陈24g，栀子15g。6剂，水煎服，每日1剂，每日三服。二诊：心悸减轻，以前方6剂续服。三诊：失眠好转，以前方6剂续服。四诊：诸症较前好转，以前方6剂续服。五诊：黄疸明显消退，以前方6剂续服。六诊：诸症大减，以前方6剂续服。之后，以前方治疗40余剂，诸症悉除，为了巩固疗效，以前方变汤剂为丸剂，每次6g，每日三服，治疗3个月，病情稳定。随访1年，一切尚好。

【用方提示】根据心悸、失眠多梦辨为心阴虚，再根据腰背酸痛辨为肾阴虚，因盗汗、五心烦热辨为阴虚，又因肢体沉重、苔黄腻辨为痰热，以此辨为心肾阴虚、痰热内扰证。方以百合地黄汤滋补阴血；以黄连阿胶汤清热育阴、交通心肾；以贝母栝楼散清热化痰。方药相互为用，以奏其效。

高脂血症

高脂血症是指血脂水平过高，并危害人体健康的疾病。

【导读】根据高脂血症的病变证机是心肾虚热，治以黄连阿胶汤清心益肾；又因病变证机有瘀血，故与蛭虻归草汤合方治之。

程某，男，54岁。在5年前出现失眠健忘、肢体麻木，经检查，诊断为冠心病、高脂血症，服用中西药症状有所减轻，但停药后诸症又复发，近因肢体麻木加重前来诊治。刻诊：头晕目眩，健忘，失眠多梦，腰酸，胸闷，胸痛如针刺，五心烦热，盗汗，遗精早泄，口干咽燥，舌质暗红瘀紫、少苔，脉细涩。

辨为心肾虚热瘀血证，治当清心育肾、活血化瘀。给予黄连阿胶汤与蛭虻归草汤合方加味：黄连12g，黄芩6g，白芍12g，鸡子黄（待药液稍凉时兑入）3枚，阿胶（烊化、冲服）10g，水蛭6g，虻虫3g，当归15g，炙甘草6g，大黄3g，菊花24g，山楂24g。6剂，水煎服，每日1剂，每日三服。二诊：诸症略有减轻，以前方6剂。三诊：盗汗解除，以前方6剂续服。四诊：未再出现遗精，以前方6剂续服。五诊：胸痛止，以前方6剂续服。六诊：头晕目眩止，五心烦热除，以前方6剂续服。七诊：诸症较前明显减轻，以前方6剂续服。之后，以前方治疗30余剂，诸症悉除，为了巩固治疗，以前方变汤剂为散剂，每次6g，每日二服，坚持服用。随访1年，一切正常。

【用方提示】根据失眠多梦、五心烦热辨为心热，再根据腰酸、遗精辨为肾虚，因胸痛如针刺、舌质瘀紫、脉细涩辨为瘀血，以此辨为心肾虚热瘀血证。方以黄连阿胶汤清心热、育肾阴；以蛭虻归草汤破血逐瘀；加大黄导热祛瘀，菊花清利头目，山楂消食化滞。方药相互为用，以奏其效。

多形红斑

多形红斑是一种以多形性皮疹和虹膜样红斑为特征的自限性炎症性皮肤病。

【导读】根据多形红斑的病变证机是虚热，治以黄连阿胶汤清热育阴；又因病变证机有阴虚，故与增液汤合方；因病变证机有瘀血，故又与蛭虻归草汤合方治之。

夏某，女，22岁。在5个月年前发现下肢小腿有多处红斑，经检查，诊断为多形红斑，经中西药治疗，未能达到预期治疗目的，近因病友介绍前来诊治。刻诊：红斑，丘疱疹，盗汗，大便干结，口干咽燥，舌质暗红瘀紫、少苔，脉沉细涩。辨为虚热瘀结证，治当滋补阴津、活血化瘀。给予黄连阿胶汤、增液汤与蛭虻归草汤合方：黄连12g，黄芩6g，白芍6g，鸡子黄（待药液稍凉时兑入）3枚，阿胶（烊化、冲服）10g，生地黄24g，玄参30g，麦冬24g，水蛭6g，虻虫3g，当归12g，炙甘草6g。6剂，水煎服，每日1剂，每日三服。二诊：大便通畅，以前方6剂续服。三诊：丘疱疹减退，以前方6剂续服。四诊：盗汗止，丘疱疹消退，以前方6剂续服。五诊：红斑消退，以前方6剂续服。六诊：诸症悉除，以前方6剂续服。随访半年，一切尚好。

【用方提示】根据盗汗、少苔辨为阴虚，再根据大便干结、口干咽燥辨为虚热灼阴，因舌质暗红瘀紫辨为瘀血，以此辨为虚热瘀结证。方以黄连阿胶汤清热育阴；增液汤清热凉血、滋补阴津；蛭虻归草汤破血逐瘀，兼益气补血。方药相互为用，以奏其效。

血汗症

血汗症是指以汗中夹有红色液体且未有皮肤表面损伤的汗腺异常性疾病。

【导读】根据血汗症的病变证机是阴虚热扰，治以黄连阿胶汤；又因病变证机有热伏胶结，故与青蒿鳖甲汤合方治之。

詹某，女，46岁。在2年前发现胸部及腹部汗出色泽淡红，随即在某省级医院检查，未发现明显异常，疑为内分泌失调，从内分泌治疗至今，汗出仍淡红，近因汗出淡红加重前来诊治。刻诊：汗出色泽淡红染衣，五心烦热，口干咽燥，大便干结，舌红少苔，脉沉细数。辨为阴虚热扰证，治当滋补阴津、清退虚热。给予黄连阿胶汤与青蒿鳖甲汤合方：阿胶珠10g，黄连12g，黄芩6g，白芍6g，鸡子黄（待药液稍凉时兑入）3枚，青蒿6g，鳖甲15g，生地黄12g，牡丹皮10g，知母6g，牡蛎30g，五味子12g。6剂，水煎服，每日1剂，每日三服。二诊：大便通畅，以前方6剂续服。三诊：五心烦热减轻，以前方6剂续服。四诊：汗出色泽淡红好转，以前方6剂续服。五诊：诸症较前又有好转，以前方6剂续服。六诊：活动后，汗出色泽基本恢复正常，以前方6剂续服。随访1年，一切正常。

【用方提示】根据五心烦热、口干咽燥辨为阴虚，再根据汗出色淡红辨为虚热迫血外溢，以此辨为阴虚热扰证。方以黄连阿胶汤清热泻火、滋补阴血；以青蒿鳖甲汤清热透热、凉血滋阴，加牡蛎、五味子，敛阴止汗。方药相互为用，以奏其效。

性功能亢进

性功能异常包括性功能减退和性功能亢进。性功能减退包括性欲低下和性厌恶，而性功能亢进是指性欲反常或行为放荡或失去理智。

【导读】根据性功能亢进的病变证机是阴虚热扰，治以黄连阿胶汤；又因虚热病变证机比较重，故与知柏地黄丸合方治之。

闫某，女，38岁。近3年来性欲亢进，不能自我克制，但又羞于言语表达，近因病情加重前来诊治。刻诊：性欲亢盛，难以自我克制，面色潮红，失眠多梦，五心烦热，腰膝酸软，舌红少苔，脉细数。辨为阴虚阳亢证，治当滋补阴津、清退虚热。给予黄连阿胶汤与知柏地黄丸合方：黄连18g，黄芩6g，白芍6g，鸡子黄（待药液稍凉时兑入）2枚，阿胶（烊化、冲服）10g，熟地黄24g，山药12g，山茱萸12g，茯苓10g，牡丹皮10g，泽泻10g，黄柏6g，知母6g。6剂，水煎服，每日1剂，每日三服。二诊：性欲亢进略有减轻，失眠多梦好转，以前方6剂续服。三诊：性欲亢进较前又有好转，面色潮红消除，以前方6剂续服。四诊：诸症较前又有明显减轻，以前方6剂续服。五诊：诸症悉除，以前方6剂续服。为了巩固疗效，以前方变汤剂为丸剂，每次6g，每日三服，治疗2个月。随访1年，一切正常。

【用方提示】根据面色潮红、五心烦热辨为阴虚内热，再根据性欲亢进，难以自我克制辨为阳亢，以此辨为阴虚阳亢证。方以黄连阿胶汤清热育阴、交通心肾、滋补阴血；以知柏地黄丸滋补阴津、清热制阳。方药相互为用，以奏其效。

抑郁症

【导读】根据抑郁症的病变证机是虚热，治以黄连阿胶汤清热育阴；又因病变证机夹有郁，与四逆散合方；因心肝阴血不足，故与酸枣仁汤合方治之。

贾某，女，39岁。有10余年抑郁症病史，经常服用中西药，但未能有效控制病情，近由病友介绍前来诊治。刻诊：心烦急躁，失眠多梦，健忘，心神不定，苦思冥想，表情沉默，少言寡语，舌质红、苔薄黄，脉细略数。辨为虚热夹郁证，治当清热育阴、行气解郁。给予黄连阿胶汤、四逆散与酸枣仁汤合方：黄连12g，黄芩6g，白芍12g，鸡子黄（待药液稍凉时兑入）2枚，阿胶（烊化、冲服）9g，柴胡12g，枳实12g，酸枣仁45g，知母6g，茯苓6g，川芎6g，炙甘草12g。6剂，水煎服，每日1剂，每日三服。二诊：心烦急躁好转，以前方6剂续服。三诊：心神不定减轻，以前方6剂续服。四诊：失眠多梦好转，以前方6剂续服。五诊：心情好转，以前方6剂续服。六诊：心烦急躁、失眠多梦基本解除，以前方6剂续服。七诊：诸症明显减轻，以前方治疗150余剂，身心状况良好。随访1年，一切尚好。

【用方提示】根据心烦急躁、健忘辨为虚热内扰，再根据表情沉默辨为气郁，因苦思冥想、少言寡语辨为心神郁滞，以此辨为虚热夹郁证。方以黄连阿胶汤清心除烦、补血育阴；以四逆散疏肝解郁、调理气机；以酸枣仁汤养心安神、清热除烦。方药相互为用，以奏其效。

黄芪建中汤合方

黄芪建中汤由『桂枝去皮、三两（9g）、炙甘草二两（6g）、芍药六两（18g）、生姜切、三两（9g）、大枣擘、十二枚、胶饴一升（70mL）、黄芪一两半（4.5g）』所组成，是温阳益气补血的基础代表方，可治疗气虚伤阴血夹寒证且以气虚为主者，治病用方应重视黄芪与芍药之间的用量比例关系。

长期低热

【导读】根据长期低热的病变证机有气虚不固，治以黄芪建中汤补益中气；又因病变证机有心肾不交，故与桂枝加龙骨牡蛎汤合方，更因病变证机有痰郁，故与蜀漆散合方，复因病变证机有郁热，故与栀子豉汤合方用之。

许某，男，46岁，有3年低热病史，近由病友介绍前来诊治，刻诊：身体发热（37.3℃左右），活动加重，倦怠乏力，出汗比较多，时时怕冷，手足不温，失眠，多梦，头沉，口苦，口干，舌质淡红，苔白腻夹黄，脉沉弱。辨为气虚不固，心肾不交，郁热夹痰证，治当补益中气，交通心肾，清热化痰，给予黄芪建中汤、桂枝加龙骨牡蛎汤、蜀漆散与栀子豉汤合方：桂枝10g，白芍10g，黄芪5g，胶饴30g，生姜20g，大枣12枚，龙骨12g，牡蛎12g，栀子15g，淡豆豉10g，蜀漆1.5g，云母12g，炙甘草10g。6剂，第1次煎40分钟左右，第2次煎20分钟，合并药液，每日1剂，每次服150mL左右，每日分早中晚服。二诊：低热减轻，仍出汗比较多，以前方变龙骨、牡蛎为24g，6剂。三诊：低热减轻（37.1℃），汗出较前减少，仍口苦，以前方加黄连为6g，6剂。四诊：低热较前又有减轻（37.0℃），口苦减轻，仍失眠多梦，以前方变龙骨、牡蛎各为40g，6剂。五诊：低热基本消除，汗出较前又有减轻，仍手足不温，以前方加生附子3g，6剂。

六诊:体温正常,其余诸证基本消除,又以前方治疗20余剂,诸证悉除。随访1年,一切尚好。

【用方提示】根据低热、活动加重辨为气虚,再根据汗出、手足不温辨为阳虚不固,因失眠、多梦辨为心肾不交,又因口苦、口干辨为郁热,以此辨为气虚不固、心肾不交,郁热夹痰证,方以黄芪建中汤补益中气,顾护营卫;以桂枝加龙骨牡蛎汤交通心肾,潜阳安神;以栀子豉汤清泻郁热;以蜀漆散清热化痰,方药相互为用,以奏其效。

胃下垂

胃下垂是指肝胃、膈胃韧带功能减退而松弛所引起的以站立时胃的下缘达盆腔,胃小弯弧线最低点降至髂嵴连线以下,称为胃下垂。

【导读】根据胃下垂的病变证机是气虚,治以黄芪建中汤;又因病变证机有脾胃积热,故与半夏泻心汤合方治之,达到既清热又益气,并能兼防寒药伤气。

单某,女,23岁。4年前发现胃下垂,经X线检查,胃下垂7cm,服用中西药,症状表现虽有改善,但经X线复查,胃下垂没有达到明显改善,近由病友介绍前来诊治。刻诊:脘腹坠胀,食后沉闷,嗳气,气短乏力,身体困重,口苦口臭,脘腹灼热,舌质红、苔黄厚腻,脉虚弱。辨为气虚积热证,治当补中益气、清泻积热。给予黄芪建中汤与半夏泻心汤合方:桂枝9g,炙甘草6g,白芍18g,生姜9g,大枣12枚,胶饴70mL、黄芪15g,姜半夏12g,黄芩9g,红参9g,干姜9g,黄连3g。6剂,水煎服,每日1剂,每日三服。二诊:胃脘坠胀好转,饮食较前增加,以前方6剂续服。三诊:脘腹灼热,口苦口臭消除,以前方6剂续服。四诊:精神转佳,苔黄腻消,诸症悉除。之后,以前方治疗50余剂。复经X线检查,胃下垂3cm。随访1年,一切尚好。

【用方提示】根据脘腹坠胀、食后沉闷辨为气虚下陷,再根据口苦口臭、脘腹灼热辨为积热,因身体困重、苔黄腻辨为湿热,以此辨为气虚积热证。方以黄芪建中汤补益中气、升举阳气;以半夏泻心汤清热燥湿。方药相互为用,以奏其效。

黄芪桂枝五物汤合方

黄芪桂枝五物汤由『黄芪三两（9g）』，桂枝三两（9g），芍药三两（9g），生姜六两（18g），大枣十二枚』所组成，方中黄芪既是益脏腑之气药又是益营卫之气药；桂枝既是益营卫之气药，又是益营药；芍药既是补血药又是补营血药；阴药又是补营血药；生姜既是行散药又是温阳药；大枣既是益气药又是补益药，还是缓急药，方药相互为用，是以益气补血、调和营卫为主的重要基础方，可辨治气虚伤血夹寒证。

=============== 室性早搏（室性期前收缩） ===============

【导读】根据室性早搏的病变证机有气虚不摄，治以黄芪桂枝五物汤益气固摄；又因病变证机有心肾不交，故与桂枝加龙骨牡蛎汤合方，更因病变证机有风痰，故与藜芦甘草汤合方，复因病变证机有寒痰，故与赤丸合方用之。

谢某，男，41岁。有多年室性早搏病史，近由病友介绍前来诊治。刻诊：心悸，气短，多汗，怕冷，手指麻木颤抖，头沉，头昏，焦虑烦躁，失眠，多梦，口腻，舌质淡、苔白腻，脉沉细弱。辨为气虚不摄、心肾不交、寒痰夹风证，治当益气固摄、交通心肾、化痰息风。给予黄芪桂枝五物汤、桂枝加龙骨牡蛎汤、藜芦甘草汤与赤丸合方：黄芪10g，白芍10g，桂枝10g，生姜20g，大枣12枚，龙骨12g，牡蛎12g，茯苓12g，制川乌6g，生半夏12g，细辛3g，藜芦1.5g，炙甘草10g。6剂，第1次煎45min左右，第2次煎20min，合并药液，每日1剂，每次服150mL左右，每日分早、中、晚服。二诊：心悸减轻，仍多汗，以前方变白芍为30g，6剂。三诊：心悸较前又有减轻，仍口腻，以前方变茯苓为24g，6剂。四诊：心悸较前又有减轻，口腻好转，仍焦虑烦躁，以前方变龙骨、牡蛎各为30g，6剂。五诊：心悸基本趋于缓解，焦虑烦躁较前减轻，仍手指麻木颤抖，以前方变藜芦为3g，6剂。六诊：诸症较前均有好转，又以前方治疗60余剂，诸症悉除，经复查室性早搏基本恢复正常。随访1年，一切尚好。

【用方提示】根据心悸、多汗辨为气虚不固，再根据手指麻木颤抖、口腻辨为风痰，因焦虑、失眠、多梦辨为心肾不交，又因头沉、头昏、苔白腻辨为湿热，以此辨为气虚不摄、心肾不交、寒痰夹风证。方以黄芪桂枝五物汤益气固摄；以桂枝加龙骨牡蛎汤交通心肾，潜阳安神；以赤丸温化寒痰；以藜芦甘草汤息风化痰。方药相互为用，以奏其效。

特发性肺动脉高压

特发性肺动脉高压是一种原因不明的肺动脉高压。本病可发生于任何年龄，多见于孕育妇女。

【导读】根据特发性肺动脉高压的病变证机是肺气虚弱，治以黄芪桂枝五物汤补益肺气；又因病变证机有水气，故与五苓散、真武汤合方治之。

杨某，男，38岁。3年前因呼吸困难，晕厥而诊断为特发性肺动脉高压，在某市级医院住院40余日，病情好转，出院后病症又反复发作，近由病友介绍前来诊治。刻诊：呼吸困难，气喘，手足不温，下肢水肿，胸痛，头晕目眩，口淡不渴，舌质淡、苔滑略腻，脉沉弱。辨为肺虚水气证，治当补益肺气、温阳化水。可选用黄芪桂枝五物汤、五苓散与真武汤合方加味：黄芪9g，白芍9g，桂枝9g，生姜18g，大枣12枚，茯苓9g，白术6g，猪苓9g，泽泻15g，附子5g，车前子24g，牛膝30g。6剂，水煎服，每日1剂，每日三服。二诊：呼吸困难减轻，气喘好转，以前方6剂续服。三诊：下肢水肿减轻，以前方6剂续服。四诊：胸痛消除，又以前方治疗30剂，病情稳定。之后，将前方变汤剂为散剂，每次6g，每日三服，巩固治疗半年。随访1年，一切尚好。

【用方提示】根据呼吸困难、气喘、手足不温辨为阳气虚弱，再根据下肢水肿、苔滑略腻辨为水气内停，以此辨为肺虚水气证。方以黄芪桂枝五物汤温阳益气、补益肺气、温化水气；以五苓散渗利水气、气化水气；以真武汤通阳利水、气化水津；加车前子以利水消肿，牛膝补益肾气，导水下行。方药相互为用，以奏其效。

特发性面神经麻痹

特发性面神经麻痹是因茎乳孔内面神经非特异性炎症所致周围性面瘫的一种疾病，简称面神经炎。

【导读】根据面神经麻痹的病变证机是卫气虚弱，治当选用黄芪桂枝五物汤；又因病变证机有郁热，故与白虎汤合方；因病变证机有筋脉挛急，故又与牵正散合方治之。

赵某，女，63岁。在3个月前发现左侧口眼㖞斜，即住院治疗2周，先用西药又用针灸，继之服用中药等，但口眼㖞斜没有明显恢复，出院至今仍未见好转，近1个月来又有左侧面肌至耳根处疼痛，故前来诊治。刻诊：口眼㖞斜，闭口鼓气漏气，额纹消失，口角流水，面肌抽搐，恶风汗出，口渴，面部发热，面肌至耳根处疼痛，因寒疼痛加重，舌质红、苔黄腻，脉浮弱。辨为卫气虚弱、痰热生风证，治当益气固表、清热化痰、息风止痉。给予黄芪桂枝五物汤、白虎汤与牵正散合方：黄芪10g，白芍10g，桂枝10g，生姜18g，大枣12枚，知母18g，石膏48g，炙甘草6g，粳米18g，全蝎6g，白附子6g，白僵蚕6g。6剂，水煎服，每日1剂，每日三服。二诊：闭口鼓气漏气略有减轻，以前方6剂续服。三诊：恶风汗出止，面肌至耳根处疼痛基本消除，以前方6剂续服。四诊：口眼㖞斜基本消除，以前方6剂续服。五诊：诸症解除，为了巩固疗效，以前方治疗12剂，口眼㖞斜痊愈。随访半年，一切尚好。

【用方提示】根据汗出恶风、面肌至耳根处疼痛因寒加重辨为寒，再根据闭口鼓气漏气辨为气虚，因面肌抽搐辨为风动，又因口渴、面部发热辨为热，更因苔黄腻辨为痰热，以此辨为卫气虚弱、痰热生风证。方以黄芪桂枝五物汤益气固表、发汗祛风；以白虎汤清泻积热；以牵正散祛风化痰止痉。方药相互为用，以奏其效。

偏侧面肌痉挛

偏侧面肌痉挛是以一侧面部肌肉不自主阵挛性抽搐的一种疾病。女性发病多于男性。

【导读】根据偏侧面肌痉挛的病变证机是卫气虚，治可选用黄芪桂枝五物汤；因气虚病变证机比较明显，故与四君子汤合方；因筋脉挛急比较甚，故又与牵正散合方治之。

韩某，男，47岁。有多年偏侧面肌痉挛病史，曾两次住院治疗，但没有达到预期治疗目的，近由病友介绍前来诊治。刻诊：左侧面肌抽搐，不能自行控制，因劳加剧，倦怠乏力，面色萎黄，汗出恶风，头痛，舌质淡、苔薄白，脉虚弱。辨为气虚生风证，治当健脾益气、息风止痉。给予黄芪桂枝五物汤、四君子汤与牵正散合方：黄芪 10g，白芍 10g，桂枝 10g，生姜 18g，大枣 12 枚，人参 12g，白术 12g，茯苓 12g，炙甘草 12g，全蝎 6g，白附子 6g，白僵蚕 6g。6 剂，水煎服，每日 1 剂，每日三服。二诊：面肌抽搐略有好转，以前方 6 剂续服。三诊：汗出恶风及头痛基本解除，以前方 6 剂续服。四诊：诸症明显减轻，以前方 6 剂续服。五诊：诸症基本解除，为了巩固疗效，以前方治疗 15 剂。随访半年，一切尚好。

【用方提示】根据汗出恶风、因劳加剧、脉虚弱辨为气虚，再根据面肌抽搐、不能自行控制辨为风，以此辨为气虚生风证。方以黄芪桂枝五物汤温阳益气、固表祛风；以四君子汤益气健脾、生化气血；以牵正散祛风化痰止痉。方药相互为用，以奏其效。

多发性神经病

多发性神经病（末梢神经炎）是指各种原因引起肢体远端末梢神经损害，对称性感觉、运动及自主神经障碍的临床综合征。

【导读】根据多发性神经炎的病变证机是卫气虚弱，治以黄芪桂枝五物汤补益卫气；又因病变证机有湿热，故与四妙丸合方治之。

梁某，男，54 岁。有 7 年多末梢神经炎病史，虽多次服用中西药，但没有取得预期治疗效果，近由病友介绍前来诊治。刻诊：下肢疼痛，麻木不仁，对称性肌无力，肌肉轻微萎缩，时如蚁行感觉，因劳加重，口苦，心胸烦热，汗出，舌质红、苔黄腻，脉虚弱。辨为气虚湿热证，治当益气通脉、清热燥湿。给予黄芪桂枝五物汤与四妙丸合方加味：黄芪 24g，白芍 10g，桂枝 10g，生姜 18g，大枣 12 枚，黄柏 24g，薏苡仁 24g，苍术 12g，怀牛膝 12g，秦艽 12g。6 剂，水煎服，每日 1 剂，每日三服。二诊：下肢疼痛略有减轻，以前方 6 剂续服。三诊：麻木较前好转，以前方 6 剂续服。四诊：口苦、心胸烦热除，下肢疼痛明显减轻，以前方 6 剂续服。五诊：疼痛基本得到控制，以前方 6 剂续服。为了巩固疗效，以前方治疗 20 余剂，之后将前方变汤剂为丸剂，每次 6g，每日三服，治疗 3 个月。随访 1 年，一切尚好。

【用方提示】根据疼痛、麻木因劳加剧、脉虚弱辨为气虚，再根据口苦、心胸烦热辨为气虚夹热，因舌质红、苔黄腻辨为湿热，以此辨为气虚湿热证。方以黄芪桂枝五物汤温阳益气、通经止痛；以四妙丸清热燥湿、强健筋脉、活血通脉；加秦艽清热通络止痛。方药相互为用，以奏其效。

肾动脉狭窄

肾动脉狭窄是由动脉粥样硬化、大动脉炎及纤维肌性发育不全引起的一种肾脏疾病。而肾动脉硬化症又包括肾血管性高血压和缺血性肾脏病。动脉粥样硬化发病多见于老年人；大动脉炎与纤维肌性发育不全发病多见于青年人，女性发病多于男性。

【导读】根据肾动脉狭窄的病变证机是气虚，治以黄芪桂枝五物汤温补阳气；又因病变证机有瘀血，故与补阳还五汤合方治之。

孙某，男，69岁。在6年前出现夜间尿多，经检查，尿相对密度及渗透压降低，血清肌酐增高，又经多家医院检查，诊断为肾动脉狭窄（缺血性肾病），其治疗以西药为主，有时亦服用中药汤剂及丸剂等，但未能有效控制症状，近由病友介绍前来诊治。刻诊：头痛，头晕，腰痛如针刺，夜间痛甚，倦怠乏力，动则气喘，舌质暗红瘀紫，脉沉涩。辨为气虚血瘀证，治当益气活血、通络化瘀。给予黄芪桂枝五物汤与补阳还五汤合方加味：白芍10g，桂枝10g，生姜18g，大枣12枚，生黄芪100g，当归6g，赤芍5g，地龙3g，川芎3g，红花3g，桃仁3g，水蛭3g，虻虫3g。6剂，水煎服，每日1剂，每日三服。二诊：倦怠乏力好转，以前方减黄芪为60g，6剂。三诊：腰痛减轻，头晕好转，以前方6剂续服。四诊：头痛止，以前方6剂续服。五诊：腰部仍有隐隐作痛，以前方6剂续服。之后，以前方治疗60余剂，诸症得到有效控制。为了巩固疗效，以前方变汤剂为散剂，每次6g，每日三服，嘱其长期坚持服用。随访1年，一切尚好。

【用方提示】根据倦怠乏力、动则气喘辨为气虚，再根据腰痛如针刺、舌质瘀紫、脉沉涩辨为瘀血，以此辨为气虚血瘀证。方以黄芪桂枝五物汤补益气血、温养经脉；以补阳还五汤补血活血、通络化瘀；加水蛭、虻虫破血逐瘀。方药相互为用，以奏其效。

颈椎骨质增生

颈椎骨质增生（又称增生性骨关节炎、退变性关节病、老年性关节炎、肥大性关节炎）是指构成关节的软骨、椎间盘、韧带等软组织变性、退化，关节边缘形成骨刺，滑膜肥厚，骨破坏，进而演变为骨质增生、关节变形的一种疾病。根据发病特征分为原发性和继发性两种。

【导读】根据颈椎骨质增生的病变证机是气虚，治以黄芪桂枝五物汤；又因病变证机有寒湿，治以乌头汤合方；因病变证机有瘀血，故又与生化汤合方治之。

霍某，女，62岁。有5年颈椎骨质增生病史，近由病友介绍前来诊治。刻诊：颈项僵硬，颈部活动受限、有响声，疼痛放射至肩部和上肢，手指麻木若触电样感觉，因活动及受凉加重，肢体沉重，舌质暗淡瘀紫、苔白腻，脉沉弱涩。辨为气虚寒痰瘀阻证，治当健脾益气、温阳化痰、活血化瘀。给予黄芪桂枝五物汤、乌头汤与生化汤合方：黄芪10g，白芍10g，桂枝10g，生姜18g，大枣12枚，麻黄10g，生川乌10g，当归24g，川芎10g，桃仁3g，干姜2g，炙甘草6g。6剂，煎药时加入黄酒10mL，服药时加入蜂蜜30mL，每日1剂，每日三服。二诊：疼痛略有减轻，以前方6剂续服。三诊：手指麻木减轻，以前方6剂续服。四诊：颈项僵硬好转，以前方6剂续服。五诊：疼痛较前又有减轻，以前方6剂续服。六诊：手指麻木改善明显，以前方治疗40余剂。之后，为了巩固疗效，以前方变汤剂为散剂，每次6g，每日三服，治疗4个月。随访1年，一切尚好。

【用方提示】根据因活动加重、脉沉弱辨为气虚，再根据受凉加重、苔白辨为寒，因肢体沉重、苔白腻辨为痰湿，又因舌质暗淡瘀紫、脉沉弱涩辨为瘀，以此辨为气虚寒痰瘀阻证。方以黄芪桂枝五物汤益气温阳、缓急止痛；以乌头汤温阳散寒、通络止痛；以生化汤活血化瘀止痛。方药相互为用，以奏其效。

慢性胃炎

【导读】根据慢性胃炎的病变证机是脾胃气血虚，治以黄芪桂枝五物汤益气补血；又因病变证机夹有热，治与黄芩汤合方；因气虚病变证机比较重，故又与四君子汤合方治之。

牛某，女，48岁。有多年慢性胃炎病史，近由病友介绍前来诊治。刻诊：胃痛，劳累加重或诱发，上肢麻木，时有肌肉颤动，倦怠乏力，大便溏泄，手足不温，心烦，舌质淡红、苔薄黄，脉沉弱。辨为脾胃气虚夹热证，治当益气补血，兼清郁热。给予黄芪桂枝五物汤、黄芩汤与四君子汤合方加味：黄芪10g，白芍10g，桂枝10g，生姜18g，大枣12枚，人参10g，白术10g，茯苓10g，黄连10g，黄芩10g，炙甘草10g。6剂，水煎服，每日1剂，每日三服。二诊：胃痛减轻，以前方6剂续服。三诊：胃痛止，上肢麻木减轻，以前方6剂续服。四诊：大便正常，未再出现肌肉颤动，以前方6剂续服。五诊：诸症悉除，又以前方治疗12剂。随访1年，一切尚好。

【用方提示】根据胃痛因劳累加重辨为气虚，再根据上肢麻木、肌肉颤动辨为血虚，因心烦、苔薄黄辨为夹郁热，以此辨为脾胃气虚夹热证。方以黄芪桂枝五物汤益气补血缓急；以黄芩汤清热益气补血；以四君子汤健脾益气；加黄连清泻郁热。方药相互为用，以奏其效。

黄土汤合方

◇◇◇◇◇◇◇◇◇◇◇◇◇◇◇◇◇

黄土汤由『甘草三两（9g）、干地黄三两（9g）、白术三两（9g）、附子炮、三两（9g）、阿胶三两（9g）、黄芩三两（9g）、灶心黄土半斤（24g）』所组成，方中灶心黄土既是止血药又是温中药；附子既是温阳药又是通阳药；白术既是健脾药又是益气药，还是燥湿药；干地黄既是止血药又是滋阴药，还是凉血药；阿胶既是补血药又是止血药，还是化阴药；黄芩既是清热药又是燥湿药，还是止血药，方中诸药相互为用，是以温阳止血为主的重要代表方，可治疗阳虚夹热伤血证，治病用方应重视附子与干地黄之间的用量比例关系。

溶血性贫血

【导读】根据溶血性贫血的病变证机有阳虚出血，治以黄土汤益气温阳止血；又因病变证机有湿热，故与茵陈蒿汤合方，复因病变证机有痰气上逆，故与小半夏汤合方用之。

焦某，男，34岁。在3年前出现腰背及四肢酸痛、头痛、呕吐、寒战、高热，从感冒治疗无效，之后又出现黄疸，在某省级医院住院检查，诊断为溶血性贫血，住院治疗30余日，症状得到改善，出院后症状又复发，虽服用中西药但未能达到预期治疗目的，近由病友介绍前来诊治。刻诊：全身酸痛，身目发黄，心悸，倦怠乏力，肢体困重，多汗，恶心，呕吐痰涎清稀，头沉头昏，手足不温，怕冷，大便干结，腹部烦热，口苦，舌质红、苔腻黄白夹杂，脉沉弱。辨为阳虚不摄、湿热夹痰证，治当温阳固摄、清热燥湿、降逆化痰。给予黄土汤、茵陈蒿汤与小半夏汤合方：灶心黄土24g，附子10g，阿胶珠10g，生姜24g，生半夏24g，红参10g，白术10g，干姜10g，生地黄10g，黄芩10g，茵陈20g，大黄6g，栀子15g，炙甘草10g。6剂，第1次煎45min左右，第2次煎20min，合并药液，每日1剂，每次服150mL左右，每日分早、中、晚服。二诊：全身酸困减轻，仍大便干结，以前方变大黄为9g，6剂。三诊：全身酸困较前又有明显减轻，大便较前通畅，仍恶心、呕吐痰涎，以前方加陈皮30g，6剂。四诊：心悸、倦怠乏力较前又有好转，大便略溏，恶心、呕吐痰涎减少，以前方变大黄为6g，6剂。五诊：心悸、倦怠乏力较前又有好转，身目发黄虽减轻但仍有，以前方变茵陈为30g，6剂。六诊：心悸、倦怠乏力较前又有好转，身目发黄较前又有减轻，以前方6剂续服。七诊：诸症较前趋于缓解，又以前方治疗200余剂，诸症悉除，经复查各项指标数据基本恢复正常；之后，仍以前方因病症表现变化酌情加减治疗。随访2年，一切尚好。

【用方提示】根据全身酸痛、手足不温辨为阳虚，再根据身目发黄、大便干结、腹中烦热辨为湿热，因恶心、呕吐痰涎清稀辨为寒痰气逆，又因心悸、倦怠乏力辨为气虚，以此辨为阳虚不摄、湿热夹痰证。方以黄土汤益气温阳固摄；以茵陈蒿汤泻热利湿燥湿；以小半夏汤降逆燥湿化痰。方药相互为用，以奏其效。

过敏性紫癜

过敏性紫癜是一种小血管炎性病变，以皮肤紫斑、关节炎、腹痛、血尿为主要表现。

【导读】根据过敏性紫癜的病变证机是阳虚，治以黄土汤健脾温阳；又因病变证机有瘀血，故与失笑散合方；因病变证机有痰湿，故又与二陈汤合方治之。

汤某，女，26岁。有3年过敏性紫癜病史，病情反反复复，服用中西药，但未能达到预期治疗目的，近由病友介绍前来诊治。刻诊：紫斑，关节肿胀疼痛如针刺，倦怠乏力，头沉，畏寒怕冷，动则自汗，月经量多夹血块，淋漓不止，口淡，舌质淡，苔白厚腻，脉沉涩。辨为阳虚痰瘀证，治当温阳散寒、燥湿化痰、活血化瘀。给予黄土汤、失笑散与二陈汤合方加味：生地黄10g，附子10g，阿胶（烊化、冲服）10g，黄芩10g，灶心黄土24g，姜半夏15g，陈皮15g，茯苓12g，炙甘草9g，五灵脂12g，蒲黄12g，生姜18g，乌梅2g，棕榈15g。6剂，水煎服，每日1剂，每日三服。二诊：紫斑略有减轻，以前方6剂续服。三诊：关节疼痛好转，以前方6剂续服。四诊：苔腻基本消退，以前方6剂续服。五诊：诸症均有减轻，以前方6剂续服。六诊：经检查，血细胞化验指标恢复正常，以前方6剂续服。之后，以前方治疗50余剂。随访半年，一切尚好。

【用方提示】根据畏寒怕冷、动则自汗辨为阳虚，再根据关节疼痛如针刺辨为瘀血，因苔白厚腻辨为痰湿，以此辨为阳虚痰瘀证。方以黄土汤温阳益气、固摄脉络；以失笑散活血化瘀；以二陈汤醒脾燥湿化痰；加棕榈固涩止血。方药相互为用，以奏其效。

功能性子宫出血

功能性子宫出血是指神经及内分泌失调引起的子宫异常出血。

【导读】根据功能性子宫出血的病变证机是阳虚，治以黄土汤健脾温阳；又因虚寒病变证机比较重，故与理中丸合方治之。

郑某，女，36岁。有多年功能性子宫出血病史，近1年来月经淋漓不断，服用中西药则血止，可停药又出血。多次检查且未发现明显器质性病变，因出血加重前来诊治。刻诊：月经淋漓不断，量时多时少，面色不荣，手足不温，畏寒怕冷，舌质淡红、苔薄略黄，脉沉弱。辨为阳虚出血证，治当温阳止血。给予黄土汤与理中丸合方加味：生地黄10g，白术10g，附子10g，阿胶（烊化、冲服）10g，黄芩10g，灶心黄土24g，人参10g，干姜10g，棕榈15g，艾叶10g，炙甘草10g。6剂，每日1剂，先煎灶心黄土30min，取灶心黄土药液再煎其余药物，每日三服。二诊：月经漏下减少，以前方6剂续服。三诊：漏下又有减少，以前方6剂续服。四诊：漏下淋漓不断止，以前方12剂续服。五诊：未再出现淋漓不断，以前方12剂续服。六诊：诸症基本解除，又以前方治疗20剂。随访1年，一切尚好。

【用方提示】根据月经淋漓不断、手足不温辨为阳虚，再根据面色不荣、脉沉弱辨为气血虚，以此辨为阳虚出血证。方以黄土汤温阳健脾、益气固摄、补血止血，兼清郁热；以理中丸温中健脾益气摄血；加棕榈、艾叶温中止血。方药相互为用，以奏其效。

己椒苈黄丸合方

◇◇◇◇◇◇◇◇◇◇◇◇◇◇◇◇◇◇◇◇

己椒苈黄丸由『防己、椒目、苈苈（熬）、大黄各一两（3g）』所组成，方药防己既是降泄药又是利水药；椒目既是通经药又是利水药；苈苈子既是降泄药又是行水药；大黄既是泻热药又是泻瘀药，方药相互为用，是以泻热利水为主的重要治病方，可辨治水热郁结证。

=== 肝癌术后复发转移、腹水 ===

【导读】根据肝癌术后复发转移、腹水的病变证机有水热郁结，治以己椒苈黄丸泻热利水；又因病变证机有寒热夹虚，故与小柴胡汤合方，复因病变证机有阳虚，故与四逆汤合方，更因病变证机有风痰，故与藜芦甘草汤合方用之。

马某，男，64岁。2年前经检查诊断为原发性肝癌，手术后13个月复发转移，6个月前至今腹胀如鼓，经检查又有腹水，近由病友介绍前来诊治。刻诊：腹胀如鼓，青筋暴露，大便不通，小便不利，腹中烦热，倦怠乏力，急躁易怒，身目发黄，头沉头昏，四肢肌肉蠕动，手足不温，怕冷，口苦，舌质红、苔腻黄白夹杂，脉沉弱。辨为水热郁结、阳虚夹风证，治当泻热利水、调理寒热、温阳息风。给予己椒苈黄丸、小柴胡汤、四逆汤与藜芦甘草汤合方：防己10g，椒目10g，大黄10g，苈苈子10g，生半夏12g，红参10g，柴胡24g，生姜10g，大枣12枚，生附子5g，干姜5g，黄芩10g，藜芦1.5g，炙甘草10g。6剂，第1次煎45min左右，第2次煎20min，合并药液，每日1剂，每次服150mL左右，每日分早、中、晚服。二诊：小便较前通利，仍大便干结，以前方变大黄为15g，6剂。三诊：腹中烦热减轻，大便略溏，以前方变大黄为9g，6剂。四诊：腹胀如鼓较前减轻，仍身目发黄，以前方加茵陈30g，6剂。五诊：腹胀如鼓较前又有减轻，身目发黄好转，仍四肢肌肉蠕动，以前方变藜芦为2g，6剂。六诊：腹胀如鼓较前又有减轻，身目发黄较前又有好转，仍怕冷，以前方变生附子、干姜各为 6g，6 剂。七诊：诸症较前均有减轻，又以前方治疗 60 余剂，腹水基本消除；之后，仍以前方因病证表现变化而酌情加减治疗，6 个月后经复查肝癌转移病灶较前缩小，病情稳定，继续以前方因病变证机酌情加减变化以巩固治疗。随访 1 年，一切尚好。

【用方提示】根据腹胀如鼓、大便不通、腹中烦热辨为水热郁结，再根据身目发黄、急躁易怒辨为气郁，因手足不温、怕冷辨为阳虚，又因倦怠乏力、脉沉弱辨为气虚，更因四肢肌肉蠕动、苔腻辨为风痰，以此辨为水热郁结、阳虚夹风证。方以己椒苈黄丸泻热通利；以小柴胡汤益气调理寒热；以四逆汤温壮阳气；以藜芦甘草汤益气息风化痰。方药相互为用，以奏其效。

慢性结肠炎

慢性结肠炎是指因各种致病原因导致结肠的炎性水肿、溃疡、出血等病变。

【导读】根据慢性结肠炎的病变证机是水热郁结，治以己椒苈黄丸泻利水气；又因病变证机有气虚，故与苓桂术甘汤合方治之。

梁某，男，62 岁。有多年慢性结肠炎病史，近由病友介绍前来诊治。刻诊：腹满肠鸣，大便时溏时硬（溏则每日 4～5 次，硬则 3～4 日 1 次），倦怠乏力，舌质红、苔薄黄滑，脉沉弱。辨为水热郁结夹气虚证，治当泻热利水，兼益正气。给予己椒苈黄丸与苓桂术甘汤合方：防己 6g，椒目 6g，葶苈子 6g，大黄 6g，茯苓 24g，桂枝 18g，白术 12g，炙甘草 12g。6 剂，水煎服，每日 1 剂，每日三服。二诊：腹满肠鸣减轻，大便基本趋于正常，以前方 6 剂续服。三诊：诸症基本解除，以前方调整药量为：防己 60g，椒目 60g，葶苈子 60g，大黄 60g，茯苓 120g，桂枝 90g，白术 60g，炙甘草 60g，共为细粉，每次服 5g，每日三服。随访 1 年，一切尚好。

【用方提示】根据腹满肠鸣、舌质红辨为水热，再根据倦怠乏力、脉沉弱辨为气虚，因大便时溏时硬辨为水热郁滞、气虚不化，以此辨为水热郁结夹气虚证。以己椒苈黄丸泻热利水；以苓桂术甘汤健脾利水化湿。方药相互为用，以奏其效。

胶艾汤合方

胶艾汤由『川芎、阿胶、甘草各二两（6g）』艾叶、当归各三两（9g）』芍药四两（12g）』干地黄六两（18g）』所组成，方中阿胶既是补血药又是止血药；艾叶既是止血药又是温经药；当归既是活血药又是补血药；芍药既是补血药又是敛阴药；川芎既是行气药又是理血药，还是止痛药；干地黄既是补血药又是清热药，方药互为用，是以补血止血为主的重要治病方，可辨治血虚不固夹瘀证。

═══════ **不孕症** ═══════

【导读】根据不孕症的病变证机有血虚，治以胶艾汤补血养血；又因病变证机有气郁，故与四逆散合方，更因病变证机有阳虚，以四逆加人参汤合方，复因病变证机有瘀血，故与失笑散合方用之。

詹某，女，34岁。结婚4年未孕，经多方检查未发现明显器质性病变，近由病友介绍前来诊治。刻诊：月经量少，血色暗淡夹血块，情绪低落，急躁易怒，不欲言语，手足不温，怕冷，倦怠乏力，舌质淡红、苔薄黄白夹杂，脉沉弱。辨为血虚不养、气郁血瘀证，治当补血养血、行气活血。给予胶艾汤、四逆散、四逆加人参汤与失笑散合方：阿胶珠6g，艾叶10g，川芎6g，当归10g，白芍12g，生地黄20g，柴胡12g，枳实12g，五灵脂10g，蒲黄10g，红参3g，生附子5g，干姜5g，炙甘草12g。6剂，第1次煎45min左右，第2次煎20min，合并药液，每日1剂，每次服150mL左右，每日分早、中、晚服。二诊：情绪低落略有减轻，仍手足不温，以前方变干姜为10g，6剂。三诊：情绪低落较前又有减轻，手足温和，以前方6剂续服。四诊：情绪明显好转，仍倦怠乏力，以前方变红参为10g，6剂。五诊：月经来临较前量多，血块明显减少，以前方6剂续服。六诊：诸症较前明显减轻，未有明显不适，以前方6剂续服。七诊：诸症较前趋于好转，又以前方治疗60余剂，月经正常。随访1年半，男婴已出生，一切尚好。

【用方提示】根据月经量少、血色暗淡辨为血虚，再根据情绪低落、急躁易怒辨为气郁，因手足不温、怕冷辨为阳虚，又因经血夹血块辨为瘀，以此辨为血虚不养、气郁血瘀证。方以胶艾汤补血养血；以四逆散疏理气机；以四逆加人参汤益气温阳；以失笑散活血化瘀。方药相互为用，以奏其效。

紫癜性肾炎

紫癜性肾炎是指过敏性紫癜引起的肾脏损害。

【导读】根据紫癜性肾炎的病变证机是血虚出血，治以胶艾汤补血止血；又因病变证机有血寒，故与柏叶汤合方治之。

赵某，男，16 岁。有 4 年紫癜性肾小球肾炎病史，曾数次住院治疗，但尿中红细胞与尿蛋白均未能得到有效控制，由亲属介绍前来诊治。经检查：红细胞为 6 ~ 10 个，尿蛋白（+++）。刻诊：下肢皮肤紫斑，尿血，蛋白尿，面色略有苍白，轻微头晕目眩，气短懒言，腰酸，活动后加重，不思饮食，口干不欲饮水，舌质淡红、苔薄白且中心略黄，脉沉弱。辨为血虚脉络不固证，治当补血养血、固摄脉络。给予胶艾汤与柏叶汤合方加味：川芎 6g，阿胶（烊化、冲服）6g，艾叶 15g，当归 10g，白芍 12g，生地黄 18g，侧柏叶 10g，干姜 10g，黄芩 10g，牡丹皮 12g，甘草 6g。12 剂，水煎服，每日 1 剂，每日三服。二诊：头晕目眩好转，以前方 6 剂续服。三诊：头晕目眩解除，以前方 12 剂续服。四诊：腰酸减轻，以前方 12 剂续服。五诊：经复查，红细胞正常，尿蛋白（+），以前方 12 剂续服。之后，以前方治疗 60 余剂，复查红细胞及尿蛋白均为阴性。为了巩固疗效，以前方变汤剂为散剂，每次 6g，每日三服，治疗 1 年余。随访 1 年，一切尚好。

【用方提示】根据面色苍白、头晕目眩辨为血虚，再根据下肢瘀紫辨为血虚滞涩为瘀，因腰酸辨为肾虚，又因尿血辨为脉络不固，更因口渴且不欲饮水、苔薄白且中心略黄辨为虚中夹热，以此辨为血虚脉络不固证。方以胶艾汤补血养血，兼以凉血；以柏叶汤温阳补血；加黄芩清解郁热，牡丹皮清热凉血、止血散瘀。方药相互为用，以奏其效。

流产

流产是指在妊娠不足 28 周，胎儿体重不足 1kg 而终止者。根据流产发生时间分为早期流产与晚期流产。发生在 12 周之前者称为早期流产，12 周以后者称为晚期流产。

【导读】根据流产的病变证机是血虚，治以胶艾汤；又因病变证机有瘀血，故与桂枝茯苓丸合方治之。

邱某，女，31岁。近4年来数次流产，经多家省市级医院检查，均未发现器质性病变，服用中西药未能取得预期治疗效果，近由朋友介绍前来诊治。刻诊：怀孕50余日，阴道轻微出血，腰酸，心悸，失眠多梦，肢体沉重，舌质暗淡瘀紫、苔薄黄，脉沉弱涩。辨为血虚瘀热证，治当养血补血、活血化瘀。给予胶艾汤与桂枝茯苓丸合方：白芍12g，川芎（烊化、冲服）6g，阿胶6g，艾叶10g，当归10g，生地黄18g，桂枝12g，茯苓12g，桃仁12g，牡丹皮12g，黄芩12g，炙甘草6g。6剂，水煎服，每日1剂，每日三服。二诊：腰酸略有减轻，以前方6剂续服。三诊：阴道出血停止，以前方6剂续服。四诊：心悸除，以前方6剂续服。五诊：诸症基本解除，以前方6剂续服。之后，为了巩固治疗效果，以前方变汤剂为散剂，每次6g，每日二服，治疗5个月。随访结果，胎儿已足月顺产。

【用方提示】根据心悸、失眠多梦辨为血虚，再根据舌质暗淡瘀紫、脉沉弱涩辨为瘀血，因苔薄黄辨为夹热，以此辨为血虚瘀热证。方以胶艾汤养血补血、止血安胎；以桂枝茯苓丸活血化瘀，使新血归经，兼清郁热；加黄芩清热安胎。方药相互为用，以奏其效。

功能性子宫出血

【导读】根据功能性子宫出血的病变证机是血虚，治以胶艾汤补血止血；又因病变证机有气虚，故与四君子汤合方治之。

朱某，女，36岁。有多年功能性子宫出血病史，近由病友介绍前来诊治。刻诊：月经量多，色泽淡红质稀，淋漓不断，头晕目眩，面色不荣，舌质淡红、苔薄白，脉沉弱。辨为血虚出血证，治当补血养血止血。给予胶艾汤与四君子汤合方加味：阿胶（烊化、冲服）6g，川芎6g，艾叶10g，当归10g，白芍12g，生地黄18g，红参12g，白术12g，茯苓12g，棕榈15g，炙甘草6g。6剂，水煎服，每日1剂，每日三服。二诊：经血减少，以前方6剂续服。三诊：月经淋漓不断止。四诊：头晕目眩基本解除，以前方6剂续服。五诊：诸症悉除，以前方6剂续服。之后，为了巩固疗效，以前方变汤剂为散剂，每次10g，每日三服，治疗4个月。随访1年，一切尚好。

【用方提示】根据月经量多、色泽淡红质稀辨为血虚，再根据头晕目眩、面色不荣辨为气血虚，以此辨为血虚出血证。以胶艾汤补血止血；以四君子汤益气摄血；加棕榈固涩止血。方药相互为用，以奏其效。

桔梗汤合方

桔梗汤由『桔梗一两（3g），甘草二两（6g）』所组成，方中桔梗既是利咽药又是宣肺药；甘草既是清热药，还是清热药，方药相互为用，既是利咽清热的重要基础方，又是清宣肺热的重要基础方，可辨治气虚痰热证。

小儿咽气管炎

【导读】根据小儿咽气管炎的病变证机有郁热，治以桔梗汤宣利肺咽；又因病变证机有肺热，故与麻杏石甘汤合方，更因病变证机有阴虚血热，以猪肤汤、百合地黄汤合方用之。

刘某，女，8岁。其母代诉，1年来反复咽痒咳嗽，近由病友介绍前来诊治。刻诊：咽痒，咳嗽，痰少色黄，身热，大便干结，盗汗，五心烦热，口渴，舌质红、苔薄黄，脉沉细弱。辨为热郁肺咽夹阴虚证，治当清宣肺咽、滋阴和咽。给予桔梗汤、麻杏石甘汤、百合地黄汤与猪肤汤合方：桔梗10g，生甘草20g，麻黄12g，杏仁10g，石膏24g，猪皮50g，百合15g，生地黄50g，炙甘草6g。6剂，第1次煎45min左右，第2次煎20min，合并药液，每日1剂，每次服100mL左右，每日分早、中、晚服。二诊：咽痒减轻，大便通畅，以前方6剂续服。三诊：咽痒、咳嗽较前减轻，大便略溏，以前方变生地黄为30g，6剂。四诊：咽痒、咳嗽基本消除，盗汗、五心烦热止，以前方6剂续服。五诊：诸症较前趋于好转，又以前方治疗20余剂，诸症悉除。随访1年，一切尚好。

【用方提示】根据咽痒、咳嗽、苔薄黄辨为郁热，再根据盗汗、五心烦热辨为阴虚血热，因大便干结辨为郁热内结，以此辨为热郁肺咽夹阴虚证。方以桔梗汤宣肺利咽；以麻杏石甘汤宣肺降逆止咳；以百合地黄汤滋阴凉血；以猪肤汤滋阴润咽。方药相互为用，以奏其效。

肺脓肿

肺脓肿是由多种病原菌引起的肺组织化脓性坏死性炎症形成的脓腔，早期为肺组织化脓性感染，继而坏死、液化，由肉芽组织包裹形成脓肿。本病多见于青壮年，男性发病多于女性。

【导读】张仲景论桔梗汤，既能利咽喉，又能清肺治痈。根据肺脓肿的病变证机是痰热，治以桔梗汤清肺化痰；又因病变证机有气虚，故与人参蛤蚧散合方治之，既益肺又清热化痰。

任某，男，46岁。3个月前出现高热、寒战、咳嗽、气喘、咳痰夹脓血，在某市级医院诊断为肺脓肿，经静脉用药治疗半个月，症状虽有改善但未恢复正常，又到某省级医院门诊经中西药治疗，症状表现仍未解除。刻诊：咳嗽，咯吐少量脓血痰，胸中隐隐痛，神疲乏力，口干咽燥，自汗，舌红、苔薄黄，脉浮无力。辨为肺痈气虚、热痰蕴结证，治当清肺消痈、补益肺气。给予桔梗汤与人参蛤蚧散合方加味：桔梗10g，生甘草18g，蛤蚧1对，杏仁15g，红参6g，茯苓6g，贝母6g，桑白皮6g，知母6g，山药15g，葶苈子15g，桃仁12g。6剂，水煎服，每日1剂，每日三服。二诊：咯吐少量脓血痰未再出现，咳喘减轻，以前方6剂续服。三诊：胸痛已除，精神好转，以前方6剂续服。四诊：诸症得到有效控制，以前方治疗6剂。五诊：诸症悉除，欲巩固治疗效果，又以前方治疗3剂，病症痊愈。

【用方提示】根据咳嗽、咯吐少量脓血痰辨为肺痈，再根据神疲乏力、自汗辨为气虚，因口干咽燥、舌红苔黄辨为热，以此辨为肺痈气虚、热痰蕴结证。方以桔梗汤清热宣肺、益肺排脓、止咳化痰；以人参蛤蚧散补益肺气、清热化痰、止咳平喘、消痈祛脓；加山药补益肺气，葶苈子泻肺止逆，桃仁活血祛瘀。方药相互为用，以奏其效。

橘皮汤合方

橘皮汤由『橘皮四两（12g）、生姜半斤（24g）』所组成，方中橘皮既是降逆药又是行气药，还是化痰药；生姜既是醒脾药又是降逆药，还是温散药，方药相互为用，是以温中理气、化湿降逆为主的重要基础方，可辨治寒气壅滞证。

═══════════ 小儿消化不良、腹胀 ═══════════

【导读】根据小儿消化不良、腹胀的病变证机有气滞，治以橘皮汤行气和胃；又因病变证机有寒热夹虚，故与半夏泻心汤合方用之。

孙某，男，11岁。其母代诉，消化不良、腹胀有4年余，近由病友介绍前来诊治。刻诊：不思饮食，食则腹胀，不喜凉食，食凉胃痛，口苦，舌质淡红、苔薄黄白夹杂，脉沉弱。辨为脾胃气滞、寒热夹虚证，治当行气除胀、调理寒热、补益中气。给予橘皮汤与半夏泻心汤合方：陈皮12g，生姜24g，黄连3g，黄芩10g，生半夏12g，干姜10g，红参10g，大枣12枚，炙甘草10g。6剂，第1次煎45min左右，第2次煎20min，合并药液，每日1剂，每次服100mL左右，每日分早、中、晚服。二诊：腹胀减轻，仍不思饮食，以前方加山楂24g，6剂。三诊：腹胀较前虽有减轻，仍腹胀，饮食转佳，仍口苦，以前方变陈皮为30g，黄连为6g，6剂。四诊：诸症基本消除，又以前方治疗12剂，诸症悉除。随访1年，一切尚好。

【用方提示】根据腹胀、食凉加重辨为寒滞，再根据口苦辨为湿热，因脉沉弱辨为气虚，以此辨为脾胃气滞、寒热夹虚证。方以橘皮汤行气除胀；以半夏泻心汤调理寒热，益气和中。方药相互为用，以奏其效。

═══════════ 神经性呕吐 ═══════════

神经性呕吐是指因心理障碍引起的以呕吐为主的临床病证。

【导读】根据神经性呕吐的病变证机是脾胃寒湿，治以橘皮汤温化寒湿；又因寒湿气逆比较重，故与小半夏加茯苓汤合方治之。

吴某，男，51岁。有多年神经性呕吐病史，近因呕吐加重前来诊治。刻诊：恶心呕吐，甚则吐痰涎，胃脘痞满，手足不温，舌质淡、苔白腻，脉沉。辨为脾胃寒湿气逆证，治当温中理气、化湿降逆。给予橘皮汤与小半夏加茯苓汤合方加味：陈皮12g，生姜24g，姜半夏24g，茯苓10g，炙甘草6g。6剂，水煎服，每日1剂，每日三服。二诊：恶心呕吐减轻，以前方6剂续服。三诊：胃脘痞满基本解除，以前方6剂续服。四诊：诸症基本解除，以前方12剂续服。之后，以前方变汤剂为丸剂，每次10g，每日三服，治疗2个月。随访1年，一切尚好。

【用方提示】根据恶心呕吐辨为胃气上逆，再根据手足不温、苔白腻辨为寒湿，因胃脘痞满辨为气滞，以此辨为脾胃寒湿气逆证。方以橘皮汤温中行气降逆；以小半夏加茯苓汤醒脾燥湿、利湿降逆；加炙甘草益气缓急。方药相互为用，以奏其效。

橘枳姜汤合方

橘枳姜汤由『橘皮一斤（48g）、枳实三两（9g）、生姜半斤（24g）』所组成，方中橘皮既是行气药又是降逆药，还是温化药；枳实既是行气药又是降逆药，还是清化药；生姜既是醒脾药又是降逆药，还是温化药，方药相互为用，是以行气宽胸降逆为主的重要基础方，可辨治寒气壅滞夹热证。

冠心病、完全性右束支传导阻滞

【导读】根据冠心病、完全性右束支传导阻滞的病变证机有气滞，治以橘枳姜汤行气宽胸；又因病变证机有阳虚，故与四逆汤、桂枝人参汤合方，复因病变证机有瘀血，故与失笑散合方用之。

马某，男，43岁。有多年冠心病、完全性右束支传导阻滞病史，近由病友介绍前来诊治。刻诊：心痛，胸闷，气憋胸中阻塞不通，手足不温，怕冷，舌质暗淡夹瘀紫、苔白厚腻，脉沉弱略涩。辨为气滞夹痰、阳虚夹瘀证，治当行气活血、益气温阳、燥湿化痰。给予橘枳姜汤、桂枝人参汤、四逆汤、小半夏汤与失笑散合方：陈皮45g，枳实10g，生姜24g，桂枝12g，生半夏24g，干姜10g，生附子5g，红参10g，白术10g，五灵脂10g，蒲黄10g，炙甘草12g。6剂，第1次煎45min左右，第2次煎20min，合并药液，每日1剂，每次服150mL左右，每日分早、中、晚服。二诊：心痛减轻，仍胸闷，以前方变枳实为24g，6剂。三诊：心痛较前减轻，胸闷转佳，仍怕冷，以前方变生附子为6g，6剂。四诊：心痛较前又有减轻，胸闷较前明显好转，以前方6剂续服。五诊：心痛基本消除，手足温和，以前方6剂续服。六诊：诸症较前均有明显好转，又以前方治疗70余剂，诸症悉除。随访1年，一切尚好。

【用方提示】根据心痛、胸闷辨为气滞，再根据手足不温辨为阳虚，因苔白厚腻辨为痰湿，又因舌质暗淡夹瘀紫辨为瘀，以此辨为气滞夹痰、阳虚夹瘀证。方以橘枳姜汤行气宽胸；以四逆汤、桂枝人参汤益气温阳散寒；以失笑散活血化瘀止痛。方药相互为用，以奏其效。

慢性支气管炎

【导读】根据慢性支气管炎的病变证机是寒湿气郁，治以橘枳姜汤行气、温化寒湿；又因病变证机夹气伤，故与桂枝人参汤合方治之。

文某，男，67岁。有多年慢性支气管炎病史，在3年前又出现心悸、胸闷，虽多次治疗，但未能有效控制病情，近由病友介绍前来诊治。刻诊：咳嗽，气喘，痰多色白，心悸，胸闷，动则加重，舌质淡、苔白腻，脉沉弱。辨为气郁伤气胸痹证，治当行气宽胸、兼以益气。给予橘枳姜汤与桂枝人参汤合方加味：陈皮48g，生姜24g，枳实10g，桂枝12g，红参10g，白术10g，干姜10g，薤白24g，全栝楼24g，炙甘草12g。6剂，水煎服，每日1剂，每日三服。二诊：咳喘、胸闷减轻，以前方6剂续服。三诊：心悸减轻，痰量减少，以前方6剂续服。四诊：咳喘、心悸基本解除，以前方6剂续服。五诊：诸症悉除，以前方变汤剂为散剂，每次10g，每日三服，治疗半年。随访1年，一切尚好。

【用方提示】根据咳喘、痰多辨为痰阻气逆，再根据胸闷、苔腻辨为痰阻气郁，因心悸辨为痰扰心神，又因动则加重辨为气虚，以此辨为气郁伤气胸痹证。方以橘枳姜汤行气宽胸化痰；以桂枝人参健脾益气、温阳燥湿；加薤白行气通阳，全栝楼宽胸化痰。方药相互为用，以奏其效。

橘皮竹茹汤合方

橘皮竹茹汤由『橘皮二升（48g），竹茹二升（48g），大枣三十枚，人参一两（3g），生姜半斤（24g），甘草五两（15g）』所组成，方中橘皮既是行气药又是降逆药，还是化湿药；竹茹既是清热药又是降逆药；生姜既是醒脾药又是宣降药；人参既是益气药又是生津药；大枣、甘草既是益气药又是缓急药，方药相互为用，是以益气清热、和胃降逆为主的重要基础方，可辨治气虚气逆寒热证。

慢性胃炎、慢性胆囊炎

【导读】根据慢性胃炎、慢性胆囊炎的病变证机有气逆，治以橘皮竹茹汤行气降逆；又因病变证机有痰湿，故与小半夏加茯苓汤合方，复因病变证机有阳虚，故与四逆汤合方用之。

谢某，男，55岁。有多年慢性胃炎、慢性胆囊炎病史，近因病友介绍前来诊治。刻诊：脘腹胀痛，频频嗳气，气憋咽喉不得出，手足不温，怕冷，倦怠乏力，口渴，舌质淡红、苔白厚腻，脉沉弱。辨为气虚气逆、阳虚夹痰证，治当益气降逆、温阳化痰。给予橘皮竹茹汤、四逆汤与小半夏加茯苓汤合方：陈皮48g，竹茹48g，生姜24g，红参3g，生半夏24g，茯苓12g，生附子5g，干姜5g，炙甘草15g。6剂，第1次煎45min左右，第2次煎20min，合并药液，每日1剂，每次服150mL左右，每日分早、中、晚服。二诊：频频嗳气减轻，仍手足不温，以前方变干姜为10g，6剂。三诊：频频嗳气较前减轻，气憋咽喉不得出基本消除，仍倦怠乏力，以前方变红参为10g，6剂。四诊：频频嗳气较前又有减轻，倦怠乏力较前明显好转，以前方6剂续服。五诊：频频嗳气基本消除，怕冷消除，以前方6剂续服。六诊：诸症基本趋于缓解，又以前方治疗30余剂，诸症悉除。随访1年，一切尚好。

【用方提示】根据频频嗳气、气憋咽喉不得出辨为气逆，再根据手足不温、怕冷辨为阳虚，因苔白厚腻辨为痰湿，又因倦怠乏力、脉沉弱辨为气虚，以此辨为气虚气逆、阳虚夹痰证。方以橘皮竹茹汤行气降逆，益气和胃；以四逆汤益气温阳散寒；以小半夏加茯苓汤燥湿化痰降逆。方药相互为用，以奏其效。

支气管哮喘

支气管哮喘（简称哮喘）是由多种细胞（如嗜酸性粒细胞、肥大细胞、T淋巴细胞、中性粒细胞、气道上皮细胞等）参与的气道慢性炎症性疾病。病以冬季，或寒冷地区、高原地区、潮湿地区为多发。

【导读】根据支气管哮喘的病变证机是虚热气逆，治以橘皮竹茹汤清热益气降逆；又因病变证机有痰热，故与小陷胸汤合方治之。

许某，男，47岁。有多年支气管哮喘病史，近因咳喘加重前来诊治。刻诊：咳嗽，气喘，痰多色黄，胃脘痞闷，恶心，不思饮食，倦怠乏力，口苦口渴，舌质淡红、苔黄腻，脉沉弱。辨为虚热痰扰伤气证，治当清热降逆、益气化痰。给予橘皮竹茹汤与小陷胸汤合方加味：陈皮48g，竹茹48g，大枣30枚，红参3g，生姜24g，黄芩12g，胆南星12g，姜半夏12g，黄连3g，全栝楼30g，生甘草15g。6剂，水煎服，每日1剂，每日三服。二诊：胃脘痞闷减轻，以前方6剂续服。三诊：咳嗽、气喘减轻，痰减少，以前方6剂续服。四诊：咳嗽、气喘、痰多基本解除，以前方6剂续服。五诊：饮食转佳，以前方6剂续服。六诊：诸症缓解，未有不适，以前方6剂续服。之后，以前方变汤剂为散剂，每次10g，每日三服，治疗3个月。随访半年，一切尚好。

【用方提示】根据咳嗽、气喘、痰多色黄、苔黄腻辨为痰热，再根据恶心、不思饮食辨为胃气上逆，因倦怠乏力辨为气虚，以此辨为虚热痰扰伤气证。方以橘皮竹茹汤清热益气、降逆化痰；以小陷胸汤清热化痰降逆；加黄芩清热燥湿，胆南星清热涤痰。方药相互为用，以奏其效。

苦酒汤合方

苦酒汤由『半夏洗、碎如枣核、十四枚（24g），鸡子去黄，内上苦酒，着鸡子壳中、一枚』所组成，方中苦酒（醋）既是清热药又是滋阴药，还是利咽消肿药；半夏既是降逆药又是燥湿化痰药，还是利咽药；鸡子黄既是滋阴药又是清热药；鸡子壳既是收敛药又是消肿药，是以清热涤痰利咽为主的重要基础方，可辨治寒热痰伤阴证。

抑郁症

【导读】根据抑郁症的病变证机有气逆痰阻，治以苦酒汤燥湿降逆；又因病变证机有心肾不交，故与桂枝加龙骨牡蛎汤合方，复因病变证机有气郁，故与四逆散合方，更因病变证机有痰气阻滞，故与瓜蒂散合方用之。

许某，男，57岁。有多年抑郁症病史，近由病友介绍前来诊治。刻诊：胸中憋闷，痰阻咽喉，失眠多梦，耳鸣，咽干不欲饮水，情绪低落，急躁易怒，舌质淡红、苔薄白，脉沉弱。辨为痰逆伤阴、心肾不交、气机郁滞证，治当降逆助阴、交通心肾、行气解郁。给予苦酒汤、桂枝加龙骨牡蛎汤与四逆散、瓜蒂散合方：生半夏24g，鸡子清（冲服）1枚，鸡蛋壳1个，桂枝10g，白芍12g，龙骨12g，牡蛎12g，柴胡12g，枳实12g，瓜蒂3g，赤小豆3g，淡豆豉5g，生姜10g，大枣12枚，炙甘草12g。6剂，第1次煎45min左右，第2次煎20min，合并药液，每日1剂，每次服150mL左右，每日分早、中、晚服。二诊：胸中憋闷略有减轻，仍失眠多梦，以前方变龙骨、牡蛎各为30g，6剂。三诊：胸中憋闷较前又有减轻，仍耳鸣，以前方加磁石40g，6剂。四诊：胸中憋闷较前又有减轻，耳鸣较前略有好转，以前方6剂续服。五诊：胸中憋闷较前又有减轻，咽干消除，以前方6剂续服。六诊：胸中憋闷基本消除，急躁易怒明显缓解，以前方6剂续服。七诊：诸症基本趋于缓解，又以前方治疗120余剂，诸症悉除。随访1年，一切尚好。

【用方提示】根据胸中憋闷、痰阻咽喉辨为痰阻气逆，再根据失眠、耳鸣辨为心肾不交，因情绪低落、急躁易怒辨为气郁，又因咽干不欲饮水辨为痰阻伤阴，以此辨为痰逆伤阴、心肾不交、气机郁滞证。方以苦酒汤燥湿涤痰益阴；以桂枝加龙骨牡蛎汤交通心肾；以四逆散疏理气机；以瓜蒂散涌涤顽痰。方药相互为用，以奏其效。

慢性扁桃体炎

【导读】根据慢性扁桃体炎的病变证机是痰热，治以苦酒汤清热涤痰降逆；又因咽肿病症比较重，故与桔梗汤合方利咽消肿。

李某，男，7岁。有3年慢性扁桃体炎病史，咽肿咽痛反复不愈，曾多次静脉用药，但未能取得预期治疗目的，近因咽痛加重前来诊治。刻诊：咽肿（扁桃体肿大），咽痛，声音嘶哑，舌质红、苔黄腻，脉略数。辨为痰热伤咽证，治当清热涤痰利咽。给予苦酒汤与桔梗汤合方：半夏5g，鸡蛋清（入药液冲服）1枚，醋（苦酒）50mL，鸡子壳1个，桔梗10g，生甘草20g。6剂，每日1剂，水醋合煎，少少含咽，每日六服。二诊：声音嘶哑减轻，以前方6剂续服。三诊：咽肿、咽痛好转，以前方6剂续服。四诊：诸症缓解，以前方6剂续服。之后，又以前方20余剂续服。随访1年，一切尚好。

【用方提示】根据咽肿、舌质红辨为热壅，再根据声音嘶哑、苔黄腻辨为痰热，以此辨为痰热伤咽证。方以苦酒汤清热涤痰利咽；以桔梗汤宣利咽喉。方药相互为用，以奏其效。

苦参汤合方

苦参汤由『苦参（30g）』所组成，方中苦参既是清热药又是燥湿药，还是止痒药，是以清热燥湿为主的重要基础方，可辨治湿热痈肿证。

=== 肛门湿疹 ===

【导读】根据肛门湿疹的病变证机有湿热，治以苦参汤、狼牙汤、矾石汤燥湿清热；又因病变证机有阳虚，故与四逆汤合方用之。

郑某，女，27岁。有多年肛门湿疹病史，近由病友介绍前来诊治。刻诊：肛门丘疹溃烂，流黄水，潮湿，瘙痒，手足不温，怕冷，舌质淡红、苔腻黄白夹杂，脉沉。辨为湿热夹阳虚证，治当清热燥湿、温阳散寒。给予苦参汤、狼牙汤、矾石汤与四逆汤合方：苦参24g，狼牙24g，白矾6g，生附子5g，干姜5g，炙甘草6g。6剂，第1次煎45min左右，第2次煎20min，合并药液，每日1剂，每次服150mL左右，每日分早、中、晚服。二诊：肛门湿疹略有减轻，仍流黄水，以前方加黄连10g，6剂。三诊：肛门湿疹较前又有减轻，流黄水减少，以前方6剂续服。四诊：肛门湿疹较前又有减轻，仍怕冷，以前方变干姜为10g，6剂。五诊：肛门湿疹基本消除，怕冷明显好转，以前方6剂续服。六诊：肛门湿疹未再发作，又以前方治疗40余剂，诸症悉除。随访1年，一切尚好。

【用方提示】根据肛门湿疹、流黄水辨为湿热，再根据手足不温、怕冷辨为阳虚，以此辨为湿热夹阳虚证。方以苦参汤、狼牙汤、矾石汤清热燥湿止痒；以四逆汤温阳散寒。方药相互为用，以奏其效。

外阴湿疹

外阴湿疹是指由多种原因引起的变态反应性皮肤病，临床特征为多形性病损、炎性渗出伴剧烈瘙痒。

【导读】根据外阴湿疹的病变证机是湿热，治以苦参汤清热燥湿；又因湿浊比较重，故与矾石汤合方治之。

李某，女，23岁。有多年外阴湿疹病史，曾外用内服治疗，但未能达到预期治疗目的，近因瘙痒加重前来诊治。刻诊：外阴瘙痒，抓破流黄水，潮湿，时而阴肿，舌质红、苔黄腻，脉略数。辨为湿热浸淫证，治当清热燥湿止痒。给予苦参汤与矾石汤合方加味：苦参20g，白矾10g，鸦胆子（打碎）3g，花椒10g。6剂，水煎外洗，每日1剂，每日2次。二诊：外阴瘙痒减轻，以前方6剂外洗。三诊：潮湿好转，以前方6剂外洗。四诊：瘙痒基本解除，以前方6剂外洗。五诊：诸症基本得到控制，以前方6剂外洗。之后，为了巩固疗效，又以前方治疗12剂。随访半年，一切尚好。

【用方提示】根据瘙痒、潮湿辨为湿热，再根据阴肿、舌质红辨为热壅，以此辨为湿热浸淫证。方以苦参汤清热燥湿解毒；以矾石汤燥湿止痒。加鸦胆子解毒消肿，花椒温化燥湿止痒。方药相互为用，以奏其效。

葵子茯苓丸合方

辨治水气夹气虚证。水为主的重要基础方，可药相互为用，是以通阳利药又是利水药又是益气药，方是利水药又是益气药；茯苓既阳药又是利水药；茯苓既所组成，方中葵子既是通（48g），茯苓三两（9g）』葵子茯苓丸由『葵子一斤

妊娠小便难

【导读】根据妊娠小便难的病变证机有水气郁滞，治以葵子茯苓丸合方；又因病变证机有肾虚，故与肾气丸合方用之。

梁某，女，33 岁。妊娠 4 个月出现小便困难，经 2 个月中西药治疗但未有明显效果，近由病友介绍前来诊治。刻诊：妊娠小便不利，点点滴滴，淋漓不断，小腹拘急发热，手足不温，怕冷，舌红少苔，脉沉弱。辨为阳郁水气夹肾虚证，治当通利利水、滋阴补阳。给予葵子茯苓丸与肾气丸合方：冬葵子 48g，茯苓 20g，生地黄 24g，山药 12g，山茱萸 12g，泽泻 10g，牡丹皮 10g，制附子 3g，桂枝 3g。6 剂，第 1 次煎 45min 左右，第 2 次煎 20min，合并药液，每日 1 剂，每次服 150mL 左右，每日分早、中、晚服。二诊：小便较前通利，仍怕冷，以前方变附子、桂枝各为 5g，6 剂。三诊：小便较前又有通利，怕冷基本消除，以前方 6 剂续服。四诊：小便基本正常，又以前方治疗 12 剂，诸症悉除。随访 5 个月，一切尚好。

【用方提示】根据小便不利、点点滴滴辨为水气不利，再根据手足不温、怕冷辨为阳虚，因舌红少苔辨为阴虚，以此辨为水气阳郁、阴阳俱虚证。方以葵子茯苓丸通阳利水；以肾气丸滋补肾阴，温补肾阳，渗利水气。方药相互为用，以奏其效。

膀胱术后尿潴留

膀胱术后尿潴留是一种多见的不适反应，由于全身麻醉或蛛网膜下腔麻醉后，排尿反射受抑制；切口疼痛引起膀胱和后尿道括约肌反射性痉挛等都是常见原因。

【导读】根据膀胱术后尿潴留的病变证机是阳郁水气，治以葵子茯苓丸通阳利水；又因水气内盛，故与十枣汤合方攻逐水气。

杨某，男，58岁。有2年膀胱术后尿潴留病史，近经朋友介绍前来诊治。刻诊：小腹拘急，小便不尽（尿后留100mL残尿），轻度头晕目眩，畏寒怕冷，手足温和，口中和，舌质淡红、苔滑薄黄，脉沉。辨为阳郁水气证，治当通阳利水。给予葵子茯苓丸与十枣汤合方加味：葵子50g，茯苓10g，大戟1g，芫花1g，甘遂1g，大枣10枚，炙甘草10g。6剂，水煎服，每日1剂，每日3次。二诊：小便较前通畅，以前方6剂续服。三诊：小腹拘急减轻，以前方6剂续服。四诊：畏寒怕冷基本消除，以前方6剂续服。五诊：诸症基本解除，以前方变汤剂为散剂，每次3g，每日三服，治疗2个月。随访1年，一切尚好。

【用方提示】根据小便不尽辨为膀胱气化不利，再根据畏寒怕冷、手足温和辨为阳郁不通，因头晕目眩辨为阳郁水遏，以此辨为阳郁水气证。方以葵子茯苓丸通阳利水；以十枣汤攻逐水气；加炙甘草益气缓急。方药相互为用，以奏其效。

理中丸合方

理中丸由『人参、干姜、炙甘草、白术各三两（9g）』所组成，方中人参既是益气药又是生津药；白术既是益气药又是燥湿药；干姜既是温阳药又是益气药；甘草既是益气药又是缓急药，方药相互为用，是以益气散寒为主的重要基础方，可辨治气虚寒证，不可将理中丸主治病证局限于脾胃。

冠心病、慢性胃炎

【导读】根据冠心病、慢性胃炎的病变证机有虚寒，治以理中丸益气散寒；又因病变证机有气郁，故与枳实薤白桂枝汤合方，更因病变证机有阳虚，故与四逆汤合方，更因病变证机有痰热，故与小陷胸汤合方用之。

马某，男，72 岁。有多年冠心病、慢性胃炎病史，近由病友介绍前来诊治。刻诊：心痛，胃痛，胸闷，胃脘胀满，劳累或受凉加重，情绪急躁，手足不温，怕冷，口苦，舌质淡红、苔黄腻，脉沉弱。辨为阳虚气郁夹痰热证，治当益气温阳、行气解郁、清热化痰。给予理中丸、枳实薤白桂枝汤、四逆汤与小陷胸汤合方：红参 10g，白术 10g，干姜 10g，桂枝 3g，薤白 24g，全栝楼 30g，枳实 5g，厚朴 12g，黄连 3g，生半夏 12g，生附子 5g，炙甘草 10g。6 剂，第 1 次煎 45min 左右，第 2 次煎 20min，合并药液，每日 1 剂，每次服 150mL 左右，每日分早、中、晚服。二诊：心痛、胃痛减轻，仍口苦，以前方变黄连为 6g，6 剂。三诊：心痛、胃痛较前又有减轻，仍胸闷，以前方变枳实为 15g，6 剂。四诊：心痛、胃痛较前又有减轻，胸闷明显好转，以前方 6 剂续服。五诊：心痛、胃痛基本消除，仍手足不温，以前方变生附子为 6g，6 剂。六诊：心痛、胃痛未再发作，手足温和，以前方 6 剂续服。七诊：诸症基本趋于缓解，又以前方治疗 70 余剂，诸症悉除。随访 1 年，一切尚好。

【用方提示】根据心痛、胃痛、受凉或劳累加重辨为虚寒，再根据手足不温、怕冷辨为阳虚，因胸闷、苔黄腻辨为痰热，以此辨为阳虚气郁夹痰热证。方以理中丸益气温中散寒；枳实薤白桂枝汤行气通阳化痰；以四逆汤温壮阳气；以小陷胸汤清热燥湿化痰。方药相互为用，以奏其效。

支气管扩张

支气管扩张是支气管及其周围组织的慢性化脓性疾病导致支气管壁结构破坏，使其呈现不可逆的扩张与变形。该病以冬季或寒冷地区、高原地区、潮湿地区多发，以儿童及青少年较多见，发病常常有明显外因。

【导读】理中丸是辨治中焦脾胃虚寒证的重要基本代表方，可根据理中丸方药组成，得出理中丸主治并不局限于脾胃虚寒或阳虚，临证只要审明病变证机是气虚夹寒，均可依法选用；又因支气管扩张出现阳虚出血，故与黄土汤合方治之。

邱某，男，41岁。有多年支气管扩张病史，多次服用中西药，但治疗效果不明显，在2个月前因咳嗽、咯血量多住院治疗，出院后仍有轻微咯血，虽服用中西药但未能有效控制出血。刻诊：咯血少许，咳嗽，痰多清稀，烦躁，倦怠乏力，手足不温，舌淡、苔薄白，脉沉弱。辨为阳虚咯血证，治当健脾益气、温阳摄血。给予理中丸与黄土汤合方加味：红参9g，干姜9g，炙甘草9g，白术9g，生地黄9g，附子9g，阿胶（烊化、冲服）9g，黄芩9g，灶心黄土30g，棕榈12g，侧柏叶12g。6剂，水煎服，先以水煮黄土，然后取药液去黄土，再煎其余方药，每日1剂，每日三服。二诊：手足转温，烦躁已除，未再出现咯血，复以前方6剂续服。三诊：诸症较前均有好转，未再出现咯血，又以前方6剂续服。四诊：诸症悉除，将前方变汤剂为散剂，每次6g，每日三服，巩固治疗2个月。随访2年，一切尚好。

【用方提示】根据咯血、手足不温辨为阳虚，再根据咳嗽、痰多清稀辨为肺虚不降，因倦怠乏力、脉沉弱辨为气虚，以此辨为阳虚出血证。方以理中丸温暖阳气、固摄止血；以黄土汤温阳健脾、益气摄血；加棕榈、侧柏叶以收敛固涩止血。方药相互为用，以奏其效。

矽肺

矽肺又称硅肺，是尘肺中最为常见的一种类型，是由于长期吸入大量含有游离二氧化硅（SiO_2）粉尘所引起，以肺部广泛的结节性纤维化为主的疾病。

【导读】矽肺是难治性疾病，若能从中医诊治，则能明显改善症状表现，减轻痛苦，延长寿命。根据矽肺的病变证机是阳虚，治当选用理中丸和海蛤汤合方温补阳气；又因病变证机有痰湿阻滞，故又与枳实薤白桂枝汤合方治之。

夏某，男，29 岁。3 年前在当地市级医院诊断为二级矽肺，肺泡破裂引起气胸。曾在南阳、北京、郑州等地多次住院治疗，但病情未见明显好转，近 8 个月来在某省级医院住院治疗，但气胸未能达到有效控制（医者建议其到外地做肺移植手术），因病情加重而专程前来诊治。刻诊：气喘，轻微咳嗽，痰多咯之不爽，语声低微，汗多，恶寒，胸闷，烦躁，气短乏力，不能行走，动则喘甚（稍动即引起肺泡破裂，右胸有 3 个排气管，左胸有 2 个排气管），面色萎白，大便溏泄，舌暗淡、苔薄白略腻，脉细弱。辨为阳虚痰阻胸肺证，治当温肺化痰、补益肺肾。给予理中丸、海蛤汤与枳实薤白桂枝汤加味：红参 12g，白术 12g，干姜 12g，枳实 6g，厚朴 6g，薤白 24g，栝楼 12g，桂枝 10g，蛤蚧 1 对，海马 10g，茯苓 30g，炙甘草 10g。6 剂，水煎服，每日 1 剂，每日三服。二诊：自觉症状有改善，胸中气体减少，海马用量增为 16g，7 剂。三诊：自觉症状又较前好转，以前方 7 剂续服。四诊：肺泡未再破裂，胸部排气管拔除，又按前方治疗 2 个月，诸症得到有效控制。为了巩固疗效，继续服用前方，病情稳定。随访半年，一切尚好。

【用方提示】根据气喘、汗多辨为气虚，再根据恶寒、舌暗淡、苔薄白辨为寒，因痰多咯之不爽、苔略腻辨为痰，又因胸闷、烦躁辨为气郁痰阻，再如动则喘甚、气短乏力辨为肾虚，以此辨为阳虚痰阻胸肺证。以理中丸温补脾气，补益肺气；以海蛤汤补益肾气、纳气定喘；以枳实薤白桂枝汤行气宽胸、通阳化痰；加茯苓健脾益气渗湿。方药相互为用，以奏其效。

膀胱肿瘤术后综合征

膀胱肿瘤是泌尿系统中最常见的肿瘤，多为移行上皮细胞癌。其术后可见多种症状。

【导读】根据膀胱肿瘤术后综合征的病变证机是阳虚，治以理中丸温补阳气；又因病变证机有瘀血，故与桂枝茯苓丸合方；因病变证机有痰，故又与二陈汤合方治之。

段某，男，61 岁。1 年前因间歇性尿血、尿痛、排尿不利，检查诊断为膀胱肿瘤。后手术治疗，术后自觉症状表现较术前还复杂（经多次检查，证明手术成功），多次服用中西药，但症状改善不明显，近由病友介绍前来诊治。刻诊：尿血（尿中有红细胞），腰部沉重，面色晦暗，下肢水肿，头晕目眩，畏寒怕冷，手足不温，倦怠乏力，舌质暗瘀紫、苔白厚腻，脉沉涩。辨为阳虚痰瘀证，治当温补阳气、活血化痰。给予理中丸、桂枝茯苓丸与二陈汤合方加味：红参10g，白术10g，干姜10g，桂枝12g，茯苓12g，白芍12g，牡丹皮12g，桃仁12g，姜半夏15g，陈皮15g，阿胶（烊化、冲服）10g，生姜18g，乌梅2g，甘草10g。6剂，水煎服，每日1剂，每日三服。二诊：畏寒怕冷减轻，以前方6剂续服。三诊：手足温和、腰部沉重减轻，下肢水肿基本消退，以前方6剂续服。四诊：经复查，尿中红细胞为阴性，以前方6剂续服。五诊：诸症基本解除，以前方6剂续服。之后，为了巩固疗效，以前方治疗20余剂。随访1年，一切尚好。

【用方提示】根据畏寒怕冷、手足不温辨为阳虚，再根据倦怠乏力、头晕目眩辨为气虚，因舌质暗瘀紫辨为瘀，又因苔白厚腻辨为寒痰，以此辨为阳虚痰瘀证。方以理中丸健脾益气、温阳散寒；以桂枝茯苓丸活血化瘀、缓消癥积；以二陈汤燥湿化痰；加阿胶补血止血。方药相互为用，以奏其效。

皮肤结核病

皮肤结核病是指结核杆菌侵犯皮肤引起的慢性皮肤病。

【导读】根据皮肤结核的病变证机是阳虚，治以理中丸；又因病变证机有痰热，故与小陷胸汤合方，更因病变证机有瘀血，故又与蛭虻归草汤合方治之。

马某，女，18岁。在1年前颈部出现皮下结节、质硬、无明显压痛，经结核菌素检测，诊断为颈部皮下结核，服用西药已年余，但结节仍未消除，近由同学介绍前来诊治。刻诊：颈部皮下结节、质硬，倦怠乏力，口苦，畏寒怕冷，手足不温，舌质暗淡瘀紫、苔黄腻且厚，脉沉弱涩。辨为阳气亏虚、瘀结痰热证，治当温补阳气、活血化瘀、清热化痰。给予理中丸、小陷胸汤与蛭虻归草汤合方加味：红参10g，干姜10g，白术10g，黄连6g，姜半夏12g，全栝楼30g，甘遂（研末冲服）0.5g，水蛭6g，虻虫3g，当归12g，炙甘草10g。6剂，水煎服，每日1剂，每日三服。二诊：口苦好转，以前方6剂续服。三诊：畏寒怕冷减轻，以前方6剂续服。四诊：口苦止，手足温和，以前方6剂续服。五诊：苔黄腻基本消除，以前方减全栝楼为15g，6剂。之后，以前方治疗60余剂，皮下结节消失，为了巩固治疗效果，以前方变汤剂为散剂，每次6g，每日三服，治疗4个月，经复查结核菌素试验阴性。随访1年，一切正常。

【用方提示】根据手足不温、畏寒怕冷辨为阳气虚弱，再根据舌质暗淡瘀紫、脉沉涩辨为瘀血，因口苦、苔黄腻且厚辨为痰热，以此辨为阳气亏虚、瘀结痰热证。方以理中丸温补阳气、生化气血；以小陷胸汤清热化痰散结；以蛭虻归草汤破血逐瘀；加甘遂软坚散结消肿。方药相互为用，以奏其效。

带状疱疹

带状疱疹是由水痘带状疱疹病毒引起的急性炎症性疱疹皮肤病。

【导读】根据带状疱疹的病变证机是阳虚，治以理中丸温补；又因病变证机有热毒，故与泻心汤和竹叶石膏汤合方治之。再则，辨治带状疱疹的病变证机虽以热毒为多见，但不能忽视带状疱疹的病变证机也有阳虚。

朱某，男，61岁。在5年前腰部出现带状疱疹，经治疗后痊愈，自此每年多次复发，其间无论服用西药还是中药，都未能有效控制病情复发，近因病症复发前来诊治。刻诊：右侧腰部皮肤红斑，水疱呈簇状分布，灼热疼痛，大便溏泄，手足不温，口淡不渴，舌质红、苔薄黄，脉虚数。辨为阳虚热毒证，治当温阳化气、清热解毒。给予理中丸、泻心汤与竹叶石膏汤合方：红参10g，白术10g，干姜10g，大黄6g，黄连10g，黄芩10g，竹叶20g，石膏50g，姜半夏12g，麦冬24g，粳米12g，炙甘草9g。6剂，水煎服，每日1剂，每日三服。二诊：灼热疼痛减轻，以前方6剂续服。三诊：红斑明显消退，以前方6剂续服。四诊：大便正常，手足温和，以前方6剂续服。五诊：诸症悉除，为了巩固疗效，又以前方治疗12剂。随访2年，一切正常。

【用方提示】根据手足不温、口淡不渴辨为阳虚，再根据灼热疼痛、苔薄黄辨为热，因脉虚数辨为虚中夹热，以此辨为阳虚热毒证。方以理中丸温阳健脾、生化气血；以泻心汤清泻热毒；以竹叶石膏汤清热泻火，兼益正气。方药相互为用，以奏其效。

慢性胰腺炎伴假性囊肿

慢性胰腺炎伴假性囊肿是由血液、胰液外渗及胰腺自身消化导致局部组织坏死崩解产物聚积，不能吸收而形成的病变。

【导读】根据慢性胰腺炎伴假性囊肿的病变证机是脾胃虚弱，治以理中丸；又因病变证机有瘀血，故与桂枝茯苓丸和失笑散合方治之。

夏某，女，37岁。有多年慢性胰腺炎伴假性囊肿病史，左腹隐痛，反复发作，曾住院及门诊治疗，均未能有效控制症状表现，近由其表弟介绍前来诊治。刻诊：左腹隐痛，因劳累加重或诱发，不思饮食，大便不爽，手足不温，口渴欲饮热水，舌质暗淡夹瘀紫、苔薄略黄，脉沉涩。辨为脾胃虚寒、瘀血阻滞证，治当温阳健脾、活血化瘀。给予理中丸、桂枝茯苓丸与失笑散合方加味：红参12g，白术12g，干姜12g，桂枝15g，茯苓15g，桃仁15g，牡丹皮15g，白芍15g，五灵脂12g，蒲黄12g，黄连10g，炙甘草12g。12剂，水煎服，每日1剂，每日三服。二诊：左腹隐痛止，以前方12剂续服。三诊：饮食转佳、大便通畅，以前方12剂续服。四诊：诸症基本解除，以前方30剂续服。五诊：病情稳定，未有明显不适，以前方30剂续服。六诊：经CT检查，假性囊肿消失，又以前方治疗30剂。随访1年，一切尚好。

【用方提示】根据左腹隐痛、因劳累加重辨为气虚，再根据手足不温、舌质淡辨为寒，因舌质暗淡夹瘀紫、脉沉涩辨为瘀，又因口渴欲饮热水、苔薄黄辨为寒夹热，以此辨为脾胃虚寒、瘀血阻滞证。方以理中丸温阳散寒、健脾益气；以桂枝茯苓丸化瘀消癥；以失笑散活血止痛；加黄连兼清郁热。方药相互为用，以奏其效。

藜芦甘草汤合方

藜芦甘草汤由『藜芦一两（3g）、甘草二两（6g）』所组成，方中藜芦既是化痰药又是息风药，还是解痉药；甘草既是益气药又是缓急药，方药相互为用，是以涤痰息风为主的重要基础方，可辨治风痰气虚证。

=== 面神经炎（面瘫）===

【导读】根据面神经炎的病变证机有风痰，治以藜芦甘草汤息风化痰；又因病变证机有气血虚夹寒，故与芍药甘草附子汤合方，复因病变证机有寒痰，以赤丸合方，更因病变证机有营卫虚，故与桂枝汤合方用之。

詹某，女，32岁。3个月前突然出现面神经炎，经中西药、针灸、按摩等治疗但未能取得治疗效果，近由病友介绍前来诊治。刻诊：口眼歪斜，面肌抽搐，眼肌跳动，口涎多，面色不荣，头沉头晕，多汗，手足不温，怕冷，舌质淡、苔白腻，脉沉弱。辨为风痰夹寒、气血营卫虚弱证，治当息风化痰、温阳散寒、补益气血、调补营卫。给予藜芦甘草汤、芍药甘草附子汤、赤丸与桂枝汤合方：藜芦1.5g，白芍30g，制川乌6g，生半夏12g，茯苓12g，细辛3g，桂枝10g，生姜10g，大枣12枚，制附子5g，炙甘草20g。6剂，第1次煎45min左右，第2次煎20min，合并药液，每日1剂，每次服150mL左右，每日分早、中、晚服。二诊：口眼歪斜减轻，仍口涎多，以前方变茯苓为24g，6剂。三诊：口眼歪斜较前又有减轻，口涎减少，以前方6剂续服。四诊：口眼歪斜较前又有明显减轻，头沉头晕基本消除，以前方6剂续服。五诊：口眼歪斜基本消除，仍手足不温，以前方变制附子为生附子5g，6剂。六诊：诸症基本消除，又以前方治疗20剂，诸症悉除。随访1年，一切尚好。

【用方提示】根据口眼歪斜、面肌抽搐、舌苔腻辨为风痰，再根据手足不温、怕冷辨为阳虚，因面色不荣、头晕辨为气血虚，又因多汗、怕冷辨为营卫虚，以此辨为风痰夹寒、气血营卫虚弱证。方以藜芦甘草汤益气化痰息风；以芍药甘草附子汤益气补血温阳；以赤丸温化寒痰；以桂枝汤调补营卫。方药相互为用，以奏其效。

帕金森病

帕金森病是一种常见的神经系统变性疾病。

【导读】根据帕金森病的病变证机是风痰，治以藜芦甘草汤祛痰息风；又因病变证机有中气虚弱，治当与四逆加人参汤合方治之。

谢某，男，65岁。有6年帕金森病病史，近因手颤加重前来诊治。刻诊：手指颤动，肌张力增高，倦怠乏力，肢体活动迟缓，姿势步态异常，精神抑郁，时有幻觉，舌质淡红、苔白厚腻，脉沉弱。辨为风痰夹气虚证，治当涤痰息风、补益中气。给予藜芦甘草汤与四逆加人参汤合方加味：藜芦6g，红参10g，生川乌（因无生附子，故以生川乌代）5g，干姜5g，白芍30g，茯苓10g，细辛10g，赤芍30g，炙甘草12g。6剂，水煎服，每日1剂，每日三服。二诊：未再出现幻觉，以前方6剂续服。三诊：手指颤动略有好转，以前方6剂续服。四诊：肌张力增高略有缓和，以前方6剂续服。五诊：手指颤动又有好转，以前方6剂续服。六诊：肢体活动较前灵活，以前方6剂续服。七诊：诸症基本缓解，又以前方治疗70余剂，病情稳定。之后，以前方变汤剂为散剂，每次5g，每日三服，坚持治疗。随访1年，一切尚好。

【用方提示】根据手指颤动辨为风，再根据肌张力增高辨为痰扰，因肢体活动迟缓辨为风痰扰筋，又因倦怠乏力辨为气虚，以此辨为风痰夹气虚证。方以藜芦甘草汤涤痰息风；以四逆加人参汤温阳益气；加白芍、赤芍敛阴活血缓急，细辛温阳通经。方药相互为用，以奏其效。

苓甘五味加姜辛半夏杏仁汤合方

苓甘五味加姜辛半夏杏仁汤由『茯苓四两（12g）、甘草三两（9g）、细辛三两（9g）、干姜三两（9g）、五味子半升（12g）、半夏半升（12g）、杏仁去皮尖、半升（12g）』所组成，方中茯苓既是益气药又是利水化痰药；五味子既是益气药又是收敛药；干姜既是醒脾药又是温化痰药；半夏既是醒脾药又是降逆药，还是化痰药；杏仁既是降逆药，还是化痰药，还是润燥药；细辛既是行散药又是宣肺药；甘草既是益气药又是化痰药，还是生津药，是以温肺降逆化饮为主的重要基础方，可辨治寒痰气阴两虚证。

房性、室性心动过速

【导读】根据房性、室性心动过速的病变证机有寒饮，治以苓甘五味加姜辛半夏杏仁汤温化寒饮；又因病变证机有阳虚，故与四逆加人参汤合方，复因病变证机有瘀血，以失笑散合方用之。

孙某，女，62岁。有多年房性、室性心动过速病史，2年来病情加重，近由病友介绍前来诊治。刻诊：心悸（心率112次/分），头晕，胸闷似水逆胸中，咽中痰阻，倦怠乏力，手足不温，怕冷，舌质暗淡夹瘀紫、苔白略腻，脉沉弱略涩。辨为阳虚寒饮夹瘀证，治当温化寒饮、益气活血。给予苓甘五味加姜辛半夏杏仁汤、四逆加人参汤与失笑散合方：茯苓12g，五味子12g，干姜10g，生半夏12g，细辛3g，杏仁12g，生附子5g，红参3g，五灵脂10g，蒲黄10g，炙甘草10g。6剂，第1次煎45min左右，第2次煎20min，合并药液，每日1剂，每次服150mL左右，每日早、中、晚服。二诊：心悸、头晕减轻，仍倦怠乏力，以前方变红参为10g，6剂。三诊：心悸、头晕较前又有减轻，倦怠乏力好转，以前方6剂续服。四诊：心悸、头晕较前又有明显减轻，仍怕冷，以前方变生附子为6g，6剂。五诊：心悸、头晕较前又有减轻，怕冷好转，以前方6剂续服。六诊：心悸、头晕基本趋于缓解，又以前方治疗50余剂，诸症悉除，心率84次/分。随访1年，一切尚好。

【用方提示】根据心悸、胸闷似水逆胸中辨为寒饮，再根据手足不温、怕冷辨为阳虚，因倦怠乏力、脉弱辨为气虚，又因舌质夹瘀紫辨为瘀，以此辨为阳虚寒饮夹瘀证。方以苓甘五味加姜辛半夏杏仁汤温化寒饮；以四逆加人参汤益气温阳散寒；以失笑散活血化瘀。方药相互为用，以奏其效。

支气管哮喘、肺源性心脏病

肺源性心脏病主要是由支气管－肺组织或肺动脉血管病变所致肺动脉高压引起的心脏病。

【导读】根据支气管哮喘、肺源性心脏病的病变证机是肺寒溢饮，治以苓甘五味姜辛半夏杏仁汤；又因水气病变证机比较重，与五苓散合方治之。

孙某，女，56岁。有多年支气管哮喘、肺源性心脏病病史，近因哮喘加重前来诊治。刻诊：咳嗽，气喘，痰多色白，心悸，肢体水肿，舌质淡、苔白腻，脉沉弱。辨为肺寒溢饮夹气虚证，治当温肺降逆、益气化饮。给予苓甘五味加姜辛半夏杏仁汤与五苓散合方加味：茯苓12g，细辛10g，干姜10g，五味子12g，姜半夏12g，杏仁12g，猪苓10g，泽泻15g，红参10g，白术10g，桂枝8g，葶苈子15g，炙甘草10g。6剂，水煎服，每日1剂，每日三服。二诊：咳嗽、气喘好转，以前方6剂续服。三诊：痰量减少，以前方6剂续服。四诊：肢体水肿减轻，以前方6剂续服。五诊：心悸止，以前方6剂续服。六诊：肢体水肿基本消除，以前方6剂续服。七诊：诸症基本解除，又以前方治疗50余剂。之后，以前方变汤剂为散剂，每次6g，每日三服。随访1年，一切尚好。

【用方提示】根据咳嗽、气喘、痰多色白辨为肺寒，再根据心悸、肢体水肿辨为水气凌心，因脉沉弱辨为气虚，以此辨为肺寒溢饮夹气虚证。方以苓甘五味加姜辛半夏杏仁汤温肺降逆化饮；以五苓散温阳利水化饮；加红参补益中气，葶苈子降肺行水。方药相互为用，以奏其效。

苓甘五味加姜辛半杏大黄汤合方

苓甘五味加姜辛半杏大黄汤由『茯苓四两（12g）』，甘草三两（9g），细辛三两（9g），干姜三两（9g），五味子半升（12g）』，半夏半升（12g），杏仁去皮尖、半升（12g），大黄三两（9g）』所组成，方中茯苓既是益气药又是利水药；五味子既是收敛药又是益气药，还是益阴药；干姜既是温阳药又是醒脾药，还是化饮药；细辛既是行散药又是化饮药；半夏既是醒脾药又是降逆药，又是化痰药；杏仁既是化痰药又是润燥药，还是降逆药；大黄既是泻热药又是降逆药；甘草既是生津药，还是益气药又是化痰药，方药相互为用，是以温肺降逆化饮，兼泻郁热为主的重要基础方，可辨治寒痰伤气阴证。

房性、室性心动过速

【导读】根据房性、室性心动过速的病变证机有寒饮夹热，治以苓甘五味加姜辛半杏大黄汤温化寒饮泻热；又因病变证机有湿热，故与栀子柏皮汤合方，复因病变证机有瘀血，以失笑散合方用之。

尚某，男，53 岁。有多年房性、室性心动过速病史，1 年半前至今病情加重，近由病友介绍前来诊治。刻诊：心悸（心率 118 次 / 分左右），头晕，胸闷似水逆胸中，咽中痰阻，大便干结，腹部发热，口苦，舌质暗红夹瘀紫、苔黄腻夹白，脉沉弱略涩。辨为湿热寒饮夹瘀证，治当温化寒饮、清热活血。给予苓甘五味加姜辛半杏大黄汤、栀子柏皮汤与失笑散合方：茯苓 12g，五味子 12g，干姜 10g，生半夏 12g，细辛 10g，杏仁 12g，大黄 10g，栀子 15g，黄柏 6g，五灵脂 10g，蒲黄 10g，炙甘草 10g。6 剂，第 1 次煎 45min 左右，第 2 次煎 20min，合并药液，每日 1 剂，每次服 150mL 左右，每日分早、中、晚服。二诊：心悸、头晕减轻，仍大便干结，以前方变大黄为 12g，6 剂。三诊：心悸、头晕较前又有减轻，大便通畅，以前方 6 剂续服。四诊：心悸、头晕较前又有明显减轻，仍胸闷，以前方变茯苓为 24g，6 剂。五诊：心悸、头晕基本趋于缓解，又以前方治疗 70 余剂，诸症悉除，心率 78 次 / 分。随访 1 年，一切尚好。

【用方提示】根据心悸、胸闷似水逆胸中辨为寒饮，再根据口苦、苔腻辨为湿热，因大便干结、腹部发热辨为郁热，又因舌质夹瘀紫辨为瘀，以此辨为湿热寒饮夹瘀证。方以苓甘五味加姜辛半杏大黄汤温化寒饮泻热；以栀子柏皮汤清热燥湿；以失笑散活血化瘀。方药相互为用，以奏其效。

慢性支气管炎

【导读】根据慢性支气管炎的病变证机是肺寒夹热，治以苓甘五味姜辛半杏大黄汤；又因夹热病变证机比较明显，故与葶苈大枣泻肺汤合方治之。

赵某，女，10岁。有慢性支气管炎已4年，近因咳喘加重前来诊治。刻诊：咳嗽，气喘，痰多色白，面色暗红，口干欲饮热水，舌质淡红、苔白腻中心夹薄黄，脉沉弱。辨为寒饮郁肺夹热证，治当温肺化饮，兼泻郁热。给予苓甘五味加姜辛半杏大黄汤与葶苈大枣泻肺汤合方：茯苓12g，炙甘草10g，细辛10g，干姜10g，五味子12g，姜半夏12g，杏仁12g，大黄10g，葶苈子15g，大枣10枚。6剂，水煎服，每日1剂，每日六服。二诊：痰多减少，大便溏（1日3次），以前方减大黄为6g，6剂。三诊：大便正常，咳嗽、气喘好转，以前方6剂续服。四诊：面色暗红好转，口干止，咳嗽、气喘基本解除，以前方6剂续服。五诊：苔腻消除，以前方6剂续服。六诊：诸症基本解除，又以前方治疗20余剂。随访1年，一切尚好。

【用方提示】根据咳嗽、气喘、痰多色白辨为肺寒，再根据面色暗红、口干欲饮热水辨为寒夹热，因脉沉弱辨为气虚，以此辨为寒饮郁肺夹热证。方以苓甘五味加姜辛半杏大黄汤温肺降逆，化饮泻热；以葶苈大枣泻肺汤泻肺降逆，兼益肺气。方药相互为用，以奏其效。

苓桂术甘汤合方

苓桂术甘汤由『茯苓四两（12g）、桂枝去皮、三两（9g）、白术、甘草各二两（6g）』所组成，方中茯苓既是益气药又是化湿药；桂枝既是通阳药又是化饮药；白术既是益气药又是燥湿药；甘草既是益气药又是生津药，方药相互为用，是以利湿温阳益气为主的重要基础方，可辨治寒湿气虚证。揆度苓桂术甘汤主治病变部位及作用，在脾胃者，称湿困脾胃，即温阳利湿；在心者，称水气凌心，即温阳利水。

小儿慢性腹泻

【导读】根据小儿慢性腹泻的病变证机有寒湿气虚，治以苓桂术甘汤益气温化寒湿；又因病变证机有阳虚，故与理中丸合方，复因病变证机有瘀血，以失笑散合方用之。

梁某，男，7岁。其母代诉，有3年慢性腹泻病史，1年前至今腹泻加重，近由病友介绍前来诊治。刻诊：腹泻6~7次/天，泻如水样，受凉加重，手足不温，怕冷，口淡不渴，舌质暗淡夹瘀紫、苔白腻，脉沉弱。辨为寒湿阳虚夹瘀证，治当温化寒湿、益气活血。给予苓桂术甘汤、理中丸与失笑散合方：茯苓12g，桂枝10g，红参10g，干姜10g，白术10g，五灵脂10g，蒲黄10g，炙甘草10g。6剂，第1次煎45min左右，第2次煎20min，合并药液，每日1剂，每次服100mL左右，每日分早、中、晚服。二诊：腹泻减轻，仍怕冷，以前方变干姜为15g，6剂。三诊：腹泻较前又有减轻，怕冷好转，以前方6剂续服。四诊：腹泻基本消除，仍苔腻，以前方变茯苓为24g，6剂。五诊：腹泻未再发作，又以前方治疗12剂，诸症悉除。随访1年，一切尚好。

【用方提示】根据腹泻如水样、受凉加重辨为寒湿，再根据手足不温辨为阳虚，因舌质夹瘀紫辨为瘀，以此辨为寒湿阳虚夹瘀证。方以苓桂术甘汤温化寒湿；以理中丸益气温阳；以失笑散活血化瘀。方药相互为用，以奏其效。

心律失常

心律失常是指心脏电活动的频率、节律、起源部位、传导速度或激动次序的异常。根据心律失常的临床表现分为窦性心律失常、房性心律失常、房室交界区性心律失常和室性心律失常等。

【导读】根据心律失常的病变证机是阳虚水凌，治当选用苓桂术甘汤温阳化水；又因水气凌心，治当与半夏麻黄丸合方温阳通阳、降逆化饮。

郑某，女，57岁。在4年前出现心悸、胸闷、头晕目眩，在市级某医院检查，诊断为窦性传导阻滞。用西药治疗20余日仍未明显好转，又在某省级医院检查，仍诊断为窦性心律失常，虽服用中西药，但未能有效控制症状，近由病友介绍前来诊治。刻诊：心悸，胸闷，头晕目眩，畏寒怕冷，倦怠，不思饮食，口淡不渴，舌质胖淡、苔白滑腻，脉沉弱。辨为阳虚水凌证，治当温补阳气、燥湿化饮、宁心止悸。给予苓桂术甘汤与半夏麻黄丸合方加味：茯苓24g，桂枝18g，红参10g，白术12g，炙甘草12g，姜半夏10g，麻黄10g，猪苓15g，泽泻24g，莱菔子12g，山楂15g。6剂，水煎服，每日1剂，每日三服。二诊：心悸好转，以前方6剂续服。三诊：诸症均较前减轻，以前方6剂续服。四诊：诸症悉除，为了巩固疗效，又以前方治疗10余剂。随访1年，一切正常。

【用方提示】根据心悸、口淡不渴、脉沉弱辨为阳虚，再根据胸闷、舌质胖淡、苔白滑腻辨为水饮，因头晕目眩、倦怠辨为气虚，以此辨为阳虚水凌证。方以苓桂术甘汤健脾益气、温阳化气、气能化饮；以半夏麻黄丸宣通阳气、温通阳气、燥湿利饮；加猪苓、泽泻渗利水饮，莱菔子行气消食利水，山楂消食和胃。方药相互为用，以奏其效。

接触性皮炎

接触性皮炎是指皮肤黏膜接触某种物质而引起皮肤、黏膜接触部位发生的急性或慢性炎症反应。

【导读】根据接触性皮炎的病变证机是寒湿，治以苓桂术甘汤；又因寒湿病变证机比较甚，故与平胃散合方治之。再则，辨治接触性皮炎的病变证机虽以热证居多，但也有寒湿病变证机。

杨某，女，56岁。有多年慢性接触性皮炎病史，近由病友介绍前来诊治：刻诊：皮损斑色暗红、苔藓样变、瘙痒，不思饮食，口腻不渴，大便溏泄，肢体困重，舌质淡、苔白腻，脉沉滑。辨为脾胃寒湿证，治当温阳散寒、燥湿止痒。给予苓桂术甘汤与平胃散合方加味：茯苓 12g，桂枝 10g，白术 6g，炙甘草 6g，陈皮 15g，苍术 12g，厚朴 10g，砂仁 6g，荆芥 15g，防风 15g。6 剂，水煎服，每日 1 剂，每日三服。二诊：瘙痒减轻，大便溏泄止，以前方 6 剂续服。三诊：苔腻减退，饮食正常，以前方 6 剂续服。四诊：斑色转淡，瘙痒止，以前方 6 剂续服。五诊：瘙痒未再出现，苔藓样变减轻，以前方 6 剂续服。六诊：诸症明显消退，以前方治疗 20 剂。随访 1 年，一切正常。

【用方提示】根据大便溏泄、不思饮食辨病变在脾胃，再根据口腻不渴、苔白辨为寒，因肢体沉重、苔腻辨为湿，以此辨为脾胃寒湿证。方以苓桂术甘汤温阳健脾、渗利湿浊；以平胃散温脾燥湿、行气和胃；加砂仁芳香醒脾、温化寒湿，荆芥、防风辛散温通、散寒止痒。方药相互为用，以奏其效。

耳源性眩晕

耳源性眩晕是由膜迷路积水引起的临床表现。

【导读】根据耳源性眩晕的病变证机是阳虚痰湿，治以苓桂术甘汤；又因痰湿上逆病变证机比较重，故与旋覆代赭汤合方治之。

郑某，女，55 岁。有多年耳源性眩晕病史，虽多次服用中西药，但未能明显控制眩晕，近因眩晕加重前来诊治。刻诊：头晕目眩，天旋地转，恶心，呕吐涎沫，胸胁胀满，倦怠乏力，因劳累加重，手足不温，舌质淡、苔白腻，脉沉弱。辨为阳虚痰湿证，治当健脾益气、渗利痰湿。给予苓桂术甘汤与旋覆代赭汤合方加味：茯苓 12g，桂枝 10g，白术 30g，泽泻 60g，旋覆花 10g，代赭石 3g，红参 6g，生姜 15g，半夏 12g，大枣 12 枚，炙甘草 10g。6 剂，水煎服，每日 1 剂，每日三服。二诊：眩晕减轻，呕吐涎沫减少，以前方 6 剂续服。三诊：天旋地转止，以前方 6 剂续服。四诊：手足温和，以前方 6 剂续服。五诊：诸症基本解除，又以前方治疗 12 剂。随访 1 年，一切尚好。

【用方提示】根据头晕目眩、呕吐涎沫、苔白腻辨为痰逆，再根据手足不温、舌质淡辨为阳虚，因倦怠乏力辨为气虚，以此辨为阳虚痰湿证。方以苓桂术甘汤温阳健脾、燥湿化饮；以旋覆代赭汤健脾益气、降逆化痰；加泽泻渗利湿浊。方药相互为用，以奏其效。

麻黄汤合方

麻黄汤由『麻黄去节、三两（9g），桂枝去皮、二两（6g），炙甘草一两（3g），杏仁去皮尖、七十个（12g）』所组成，方中麻黄既是治表药又是治里药，既是宣肺药又是利水药；桂枝既是治表药又是治里药，既是温阳药又是化饮药；杏仁既是降逆药又是化痰药，还是润燥药；甘草既是益气药又是生津药，既是化痰药又是缓急药，方药相互为用，既是辛温解表散寒的重要代表方，又是宣肺温肺的重要基础方，可辨治寒郁夹湿证，更可治疗寒滞经脉证。

===== 小儿咳嗽（小儿支气管炎） =====

【导读】根据小儿咳嗽的病变证机有寒，治以麻黄汤宣肺散寒；又因病变证机有阳虚，故与四逆汤合方，复因病变证机有痰湿，以小半夏加茯苓汤合方，更因病变证机有郁热，故与桔梗汤合方用之。

郑某，男，8岁。其母代诉，3年前因感冒出现咳嗽，反复不愈，西医诊断为小儿支气管炎，3年来经常服用中西药但未能取得预期治疗效果，近由病友介绍前来诊治。刻诊：咳嗽，夜间和早上加重，痰白多不易咯出，倦怠乏力，手足冰凉，怕冷，咽干，口渴欲饮热水，舌质红、苔白腻夹黄，脉沉弱。辨为肺寒阳虚、痰湿夹热证，治当宣肺散寒、益气温阳、燥湿化痰，兼清郁热。给予麻黄汤、四逆加人参汤、桔梗汤与小半夏加茯苓汤合方：麻黄10g，桂枝6g，杏仁15g，干姜5g，生附子5g，生半夏24g，生姜24g，茯苓12g，红参3g，桔梗20g，炙甘草10g。6剂，第1次煎45min左右，第2次煎20min，合并药液，每日1剂，每次服150mL左右，每日分早、中、晚服。二诊：咳嗽明显减轻，仍倦怠乏力，以前方变红参为6g，6剂。三诊：咳嗽较前又有明显减轻，倦怠乏力基本消除，以前方6剂续服。四诊：咳嗽基本消除，仍手足不温，以前方变干姜为10g，6剂。五诊：诸症基本消除，又以前方治疗20剂，诸症悉除。随访1年，一切尚好。

【用方提示】根据咳嗽、白痰辨为肺寒，再根据手足冰凉、怕冷辨为阳虚，因苔腻、白痰辨为痰湿，更因咽干、舌质红辨为郁热，以此辨为肺寒阳虚痰湿夹热证。方以麻黄汤宣肺散寒；以四逆加人参汤益气温阳散寒；以小半夏加茯苓汤益气燥湿化痰；以桔梗汤益气清利肺咽。方药相互为用，以奏其效。

窦性心动过缓

【导读】根据窦性心动过缓的病变证机有寒郁，治以麻黄汤宣散寒郁；又因病变证机有阳虚，故与四逆汤合方，复因病变证机有痰湿夹寒，以小半夏加茯苓汤合方用之。

程某，男，73岁。有多年窦性心动过缓病史，2年来病情加重，近由病友介绍前来诊治。刻诊：心悸（心率46次/分），胸闷，呼吸不畅，胸部怕冷如冰，倦怠乏力，手足不温，怕冷，口淡不渴，舌质淡、苔白厚腻，脉沉弱。辨为寒郁阳虚夹痰证，治当宣散寒郁、益气温阳、燥湿化痰。给予麻黄汤、四逆汤与小半夏加茯苓汤合方：麻黄10g，桂枝6g，杏仁15g，干姜5g，生附子5g，生半夏24g，生姜24g，茯苓12g，炙甘草10g。6剂，第1次煎45min左右，第2次煎20min，合并药液，每日1剂，每次服150mL左右，每日分早、中、晚服。二诊：心悸好转，仍胸闷，以前方加陈皮24g，6剂。三诊：心悸较前又有好转，胸闷减轻，仍倦怠乏力，以前方加红参10g，6剂。四诊：心悸较前又有好转（心率52次/分），胸闷基本消除，倦怠乏力明显好转，以前方6剂续服。五诊：心悸较前又有好转，呼吸不畅较前明显改善，以前方6剂续服。六诊：诸症基本消除，又以前方治疗50剂，诸症悉除，心率62次/分。随访1年，一切尚好。

【用方提示】根据心悸、呼吸不利辨为寒郁气机，再根据手足不温、怕冷辨为阳虚，因苔腻、胸闷辨为痰湿，以此辨为寒郁阳虚夹痰证。方以麻黄汤宣散寒郁；以四逆汤益气温阳散寒；以小半夏加茯苓汤益气燥湿化痰。方药相互为用，以奏其效。

慢性支气管炎

慢性支气管炎（简称慢支），是气管、支气管黏膜、黏膜下层、基底层、外膜及其周围组织的非特异性慢性炎症。该病以秋冬季节或季节交替时及寒冷地域为多发，各种年龄及人群均可发病。

【导读】根据慢性支气管炎的病变证机是风寒犯肺，治以麻黄汤温肺散寒；又因病变证机夹阴虚夹气虚，故与桂枝增液汤合方，既滋补阴津，又兼益正气。

孟某，男，68 岁。有 20 余年慢性支气管炎病史，近 4 年来，每年从 9 月至次年 3 月间常常咳嗽、咳痰，伴有气喘、胸闷，曾服用中西药，但未能有效控制病情。刻诊：咳嗽，气喘，痰稠色白，五心烦热，盗汗，头晕目眩，大便干结，舌红少苔，脉浮。辨为肺寒阴虚证，治当温肺散寒、养阴生津。给予麻黄汤与桂枝增液汤合方加味：麻黄 10g，杏仁 15g，桂枝 10g，白芍 10g，生姜 10g，炙甘草 6g，大枣 12 枚，生地黄 18g，大黄 3g，麦冬 18g，玄参 18g，百合 15g。12 剂，水煎服，每日 1 剂，每日三服。二诊：咳嗽、气喘均减轻，以前方 12 剂续服。三诊：咳嗽、气喘基本解除，又以前方 12 剂续服。四诊：病情趋于稳定，以前方变汤剂为散剂，每次 6g，每日三服，用药半年，以巩固治疗效果。随访 3 年，一切尚好。

【用方提示】根据咳嗽、气喘、痰稠色白辨为肺寒，再根据五心烦热、盗汗、舌红少苔辨为阴虚，因大便干结辨为虚热内结，以此辨为肺寒阴虚证。方以麻黄汤宣肺散寒、止咳平喘；以桂枝增液汤既能助麻黄汤温肺散寒，又能滋补阴津；加少量大黄既能助滋阴药清热，又能泻热通便。

又，病症既有寒又有阴虚，治寒必用热，用热必伤阴；治阴必用凉，用凉必助寒，所以选方用药稍有疏忽，都不能取得最佳治疗效果，笔者结合多年临床诊治体会，认为选用麻黄汤与桂枝增液汤合方常常能取得预期治疗效果。

肺炎

肺炎是指多种致病原因引起的终末气道、肺泡和肺组织充血、水肿和渗出性炎症，以细菌感染为最常见。

【导读】根据病毒性肺炎的病变证机是寒盛，治当选用麻黄汤宣肺散寒；又因病变证机有虚，治以六君子汤健脾益气；因病变证机有痰湿，故又与三子养亲汤合方治之。

林某，女，41 岁。3 个月前感冒，经治疗痊愈，继而出现咳嗽、痰少黏稠色白、咽痛、吸气困难、倦怠乏力。西医诊断为病毒性肺炎，多次静脉滴注西药，口服中西药，但治疗效果不明显。刻诊：咳声重浊，吸气困难，痰黏色白，恶心呕吐，倦怠乏力，肢体困重，口腻，舌淡、苔薄白，脉沉弱。辨为肺脾寒痰证，治当益肺化痰、健脾燥湿。给予麻黄汤、三子养亲汤与六君子汤合方：麻黄9g，桂枝6g，杏仁12g，炙甘草3g，白芥子9g，苏子9g，莱菔子9g，红参9g，白术9g，茯苓9g，姜半夏9g，陈皮9g。6剂，水煎服，每日1剂，每日三服。二诊：痰止、咳嗽减轻，以前方6剂续服。三诊：吸气困难消除，又以前方6剂续服。四诊：诸症悉除，又以前方治疗6剂，病已痊愈。

【用方提示】根据咳嗽、痰少黏稠色白辨为寒，再根据恶心呕吐、口腻辨为痰湿，因倦怠乏力、脉沉弱辨为气虚，以此辨为肺脾寒痰证。方以麻黄汤宣肺散寒、降逆止咳；以三子养亲汤理肺醒脾、降逆化痰；以六君子汤补益肺脾，既杜绝生痰源，又化已生之痰。方药相互为用，以奏其效。

头痛

头痛是临床中比较常见的症状之一，根据头痛表现特点分为颅内病变、功能性或精神性疾病，以及全身性疾病等。

【导读】根据头痛的病变证机是寒凝经脉，治以麻黄汤温宣散寒；又因病变证机有痰阻脉络，故与半夏白术天麻汤合方治之。

许某，女，33岁。有10年余头痛病史，每日必须服用止痛类西药才能控制症状，曾多次服用中药也未能取得预期治疗效果，近由亲戚介绍而前来诊治。刻诊：头痛如裹，因寒加重，手足不温，口淡不渴，肢体困重，舌质淡、苔白厚腻，脉沉滑。辨为寒痰头痛证，治当温阳化痰、行气止痛。给予麻黄汤与半夏白术天麻汤合方加味：麻黄10g，桂枝6g，杏仁12g，姜半夏15g，天麻10g，茯苓10g，陈皮10g，白术18g，川芎15g，炙甘草6g。6剂，水煎服，每日1剂，每日三服。二诊：头痛减轻，发作次数减少，以前方6剂续服。三诊：手足转温，以前方6剂续服。四诊：头痛基本解除，以前方6剂续服。五诊：诸症基本解除，以前方6剂续服。六诊：头痛未再发作，以前方6剂续服。为了巩固疗效，以前方又治疗20余剂。随访半年，一切尚好。

【用方提示】根据头痛如裹、苔白厚腻辨为痰湿，再根据手足不温、因寒加重辨为寒，以此辨为寒痰头痛证。方以麻黄汤温阳散寒、通窍止痛；以半夏白术天麻汤健脾燥湿、化痰息风止痛；加川芎活血行气、通络止痛。方药相互为用，以奏其效。

肾病综合征

肾病综合征是以肾小球基膜通透性增加,以蛋白尿、低蛋白血症、水肿、高脂血症为主要表现。

【导读】根据肾病综合征的病变证机是寒水,治以麻黄汤宣散水气;又因病变证机有痰湿阻滞,故与二陈汤合方;因病变证机有阳虚,故又与真武汤合方治之。

徐某,男,50岁。有6年肾病综合征病史,多次服用中西药,但没有取得预期治疗效果,近由病友介绍前来诊治。刻诊:下肢水肿,腰酸,腰痛如针刺,咳喘,胸闷气急,时有呼吸困难,手足不温,头沉,倦怠,口淡不渴,舌质暗淡夹瘀紫、苔白厚腻,脉沉涩。辨为肺肾痰瘀、寒湿水气证,治当活血化瘀、温阳化痰、利水消肿。给予麻黄汤、二陈汤与真武汤合方:麻黄10g,桂枝6g,杏仁12g,半夏15g,陈皮15g,茯苓12g,附子5g,白芍10g,生姜10g,白术6g,炙甘草3g,乌梅2g,蛤蚧1对。6剂,水煎服,每日1剂,每日三服。二诊:咳喘止,减去蛤蚧,以前方6剂续服。三诊:下肢水肿较前减轻,手足转温,以前方6剂续服。四诊:腰酸明显减轻,以前方6剂续服。五诊:诸症较前又有减轻,以前方6剂续服。之后,以前方因病症变化而加减用药治疗70余剂,经复查,尿蛋白(-)。为了巩固疗效,以前方变汤剂为散剂,每次6g,每日三服,治疗半年。随访1年,一切尚好。

【用方提示】根据腰酸、倦怠辨为肾虚,再根据咳喘、胸闷辨为痰阻于肺,因下肢水肿辨为水气,又因手足不温、口淡、苔白腻辨为寒湿,更因痛如针刺辨为瘀,以此辨为肺肾痰瘀、寒湿水气证。方以麻黄汤宣发肺气、温阳化痰;以二陈汤醒脾燥湿化痰;以真武汤温阳利水;加蛤蚧摄纳肺肾。方药相互为用,以奏其效。

末梢神经炎

末梢神经炎是指多种原因引起的多发性末梢神经损害的总称。

【导读】根据末梢神经炎的病变证机是寒浸筋脉,治以麻黄汤辛温散寒;又因阴寒病变证机比较盛,与四逆汤合方温阳散寒;因病变证机有气血不荣,故与当归补血汤合方治之。

沈某，女，64岁。有多年末梢神经炎病史，近因脚趾、脚心麻木加重前来诊治。刻诊：脚趾、脚心麻木冰凉，行走似脚踩棉花感，舌质淡、苔薄白，脉沉弱。辨为寒浸筋脉、气血不荣证，治当温经散寒、益气补血。给予麻黄汤、四逆汤与当归补血汤合方加味：麻黄 10g，桂枝 6g，杏仁 12g，生川乌（因无生附子，故以生川乌代）10g，干姜 10g，当归 6g，黄芪 30g，白芍 15g，炙甘草 12g。6 剂，每日 1 剂，水煎服，每日三服。二诊：脚趾、脚心冰凉好转，以前方 6 剂续服。三诊：脚趾、脚心冰凉又有好转，以前方 6 剂续服。四诊：脚趾、脚心麻木减轻，以前方 6 剂续服。五诊：脚趾、脚心冰凉止，行走似脚踩棉花感减轻，以前方 6 剂续服。六诊：诸症较前减轻，以前方 6 剂续服。之后，以前方治疗 120 余剂，脚趾、脚心略有麻木，行走如常人。随访 1 年，一切尚好。

【用方提示】根据脚趾、脚心冰凉辨为寒，再根据脚趾、脚心麻木和脉沉弱辨为气血虚，以此辨为寒浸筋脉、气血不荣证。方以麻黄汤辛温散寒通阳；以四逆汤益气壮阳散寒；以当归补血汤补益气血；加白芍补血缓急。方药相互为用，以奏其效。

麻黄附子甘草汤合方

麻黄附子甘草汤由『麻黄去节、二两（6g）、二两（6g）、附子炮、去皮、破八片、一枚（5g）』所组成，方中麻黄既是治表药又是治里药，既是宣通药又是温阳药；附子既是温阳药又是温通药；甘草既是益气药又是缓急药，是以温壮阳气、益气散寒为主的重要基础方，可辨治寒瘀气虚证。

肌肉风湿疼痛

【导读】根据肌肉风湿疼痛的病变证机有寒结夹虚，治以麻黄附子甘草汤益气宣散寒结；又因病变证机有气血虚，故与黄芪桂枝五物汤合方，复因病变证机有瘀血，以桂枝茯苓丸合方用之。

雷某，女，52岁。有多年肌肉风湿疼痛病史，近由病友介绍前来诊治。刻诊：全身肌肉疼痛，受凉或劳累后加重，倦怠乏力，手足不温，怕冷，口淡不渴，舌质暗淡夹瘀紫、苔薄白，脉沉弱。辨为寒结阳虚夹瘀证，治当宣散寒结、益气温阳、活血化瘀。给予麻黄附子甘草汤、黄芪桂枝五物汤与桂枝茯苓丸合方：麻黄6g，附子5g，黄芪10g，桂枝12g，白芍12g，生姜20g，茯苓12g，桃仁12g，牡丹皮12g，炙甘草10g。6剂，第1次煎45min左右，第2次煎20min，合并药液，每日1剂，每次服150mL左右，每日分早、中、晚服。二诊：全身肌肉疼痛略有减轻，仍怕冷，以前方变附子为生附子6g，6剂。三诊：全身肌肉疼痛较前又有减轻，手足较前温和，仍倦怠乏力，以前方变黄芪为20g，6剂。四诊：全身肌肉疼痛较前又有减轻，仍倦怠乏力，以前方加红参10g，6剂。五诊：全身肌肉疼痛较前又有减轻，倦怠乏力基本消除，以前方6剂续服。六诊：诸症基本趋于缓解，又以前方治疗40剂，诸症悉除。随访1年，一切尚好。

【用方提示】根据全身肌肉疼痛、受凉加重辨为寒结，再根据手足不温、怕冷辨为阳虚，因舌质夹瘀紫辨为瘀，以此辨为寒结阳虚夹瘀证。

方以麻黄附子甘草汤宣散寒结止痛；以黄芪桂枝五物汤益气温阳散寒止痛；以桂枝茯苓丸活血化瘀止痛。方药相互为用，以奏其效。

病毒性心肌炎、房室传导阻滞

心脏电激动传导过程中，发生在心房和心室之间的电激动传导异常，可导致心律失常，使心脏不能正常收缩和泵血，称为房室传导阻滞。

【导读】根据病毒性心肌炎、房室传导阻滞的病变证机是寒凝，治当选用麻黄附子甘草汤；又因病变证机有气虚，故与桂枝人参汤合方温阳益气散寒。

崔某，女，52岁。有多年病毒性心肌炎、房室传导阻滞病史，近因心悸、胸闷加重前来诊治。刻诊：心悸，心痛，胸闷，晕厥，手足不温，口淡不渴，舌质淡、苔白厚腻，脉虚弱。辨为阳虚寒凝痰湿证，治当温阳散寒通脉。给予麻黄附子甘草汤与桂枝人参汤合方：麻黄6g，附子5g，白术10g，红参10g，干姜10g，桂枝12g，生川乌6g，生半夏12g，炙甘草12g。6剂，水煎服，每日1剂，每日三服。二诊：心痛止，以前方6剂续服。三诊：未再晕厥，心悸减轻，以前方6剂续服。四诊：手足转温，以前方6剂续服。五诊：脉搏有力，以前方6剂续服。六诊：诸症基本解除，以前方6剂续服。之后，以前方治疗70余剂，诸症悉除。随访1年，一切尚好。

【用方提示】根据心痛、手足不温辨为寒，再根据晕厥、脉虚弱辨为气虚，因胸闷、苔白厚腻辨为痰湿，以此辨为阳虚寒凝痰湿证。方以麻黄附子甘草汤温阳散寒、益气通脉；以桂枝人参汤温阳益气、生化气血；加生川乌逐寒通脉止痛，生半夏醒脾燥湿化痰。方药相互为用，以奏其效。

麻黄附子细辛汤合方

麻黄附子细辛汤由『麻黄去节、二两（6g），细辛二两（6g），附子炮、去皮、破八片、一枚（5g）』所组成，方中麻黄既是治表药又是治里药，既是宣通药又是利水药；附子既是温壮阳气药又是通透阳气药；细辛既是温阳药又是止痛药，是以温阳散寒、通络止痛为主的重要基础方，可辨治寒瘀营卫脏腑证。

===== 心绞痛 =====

【导读】根据心绞痛的病变证机有寒凝，治以麻黄附子细辛汤温阳散寒；又因病变证机有阳虚，故与四逆加人参汤合方，复因病变证机有瘀血，以失笑散合方用之。

郑某，女，45 岁。4 年前在冬天受凉引起心绞痛，经检查未发现明显器质性病变，但心绞痛经中西药治疗未能有效控制症状，近由病友介绍前来诊治。刻诊：心绞痛，痛则手足冰凉，怕冷，倦怠乏力，口淡不渴，舌质暗淡夹瘀紫、苔薄白，脉沉弱。辨为寒凝阳虚夹瘀证，治当宣散寒凝、益气温阳、活血化瘀。给予麻黄附子细辛汤、四逆加人参汤与失笑散合方：麻黄 6g，附子 5g，细辛 6g，生附子 5g，干姜 5g，红参 3g，五灵脂 10g，蒲黄 10g，炙甘草 6g。6 剂，第 1 次煎 45min 左右，第 2 次煎 20min，合并药液，每日 1 剂，每次服 150mL 左右，每日分早、中、晚服。二诊：心痛减轻，仍倦怠乏力，以前方变红参为 10g，6 剂。三诊：心痛较前又有减轻，倦怠乏力好转，以前方 6 剂续服。四诊：心痛基本消除，又以前方治疗 20 余剂，诸症悉除。随访 1 年，一切尚好。

【用方提示】根据心痛、痛则手足冰凉辨为寒凝，再根据倦怠乏力、脉弱辨为阳虚，因舌质夹瘀紫辨为瘀，以此辨为寒凝阳虚夹瘀证。方以麻黄附子细辛汤宣散寒凝止痛；以四逆加人参汤益气温阳散寒止痛；以失笑散活血化瘀止痛。方药相互为用，以奏其效。

臂丛神经痛

臂丛神经痛是指臂丛神经受损且以其支配范围内的疼痛为主。

【导读】根据臂丛神经痛的病变证机是寒凝，治当选用麻黄附子细辛汤；又因病变证机有瘀血，故与生化汤合方，更因病变证机有寒中夹热，故又与白虎汤合方治之。

董某，男，47岁。有10余年上肢及肩部疼痛病史，3年前在某市级医院神经科检查，诊断为臂丛神经痛，服用止痛类西药即能缓解疼痛，但停药又出现疼痛，采用中西药结合治疗，但未能达到预期治疗目的，近因疼痛加重前来诊治。刻诊：上肢及肩部疼痛如针刺烧灼样，因寒冷加重，口淡不渴，手足不温，舌尖红边瘀紫、苔薄黄，脉沉涩。辨为寒瘀夹热证，治当温阳散寒、化瘀止痛，兼以清热。给予麻黄附子细辛汤、生化汤与白虎汤合方加味：麻黄6g，细辛6g，炮附子5g，当归24g，川芎10g，桃仁5g，炮干姜3g，石膏48g，知母18g，粳米15g，炙甘草6g，乳香12g，没药12g。6剂，水煎服，每日1剂，每日三服。二诊：疼痛如针刺烧灼样略有减轻，以前方6剂续服。三诊：手足较前温和，以前方6剂续服。四诊：疼痛较前又有好转，以前方6剂续服。五诊：疼痛得到有效控制，为了巩固疗效，以前方加减治疗40余剂。随访1年，一切尚好。

【用方提示】根据疼痛因寒加重、口淡不渴辨为寒，再根据疼痛如针刺烧灼样、舌尖红辨为寒夹热，因舌边瘀紫、脉沉涩辨为瘀，以此辨为寒瘀夹热证。方以麻黄附子细辛汤温阳散寒、通经止痛；以生化汤活血化瘀止痛；以白虎汤清泻郁热；加乳香、没药活血化瘀、行气止痛。方药相互为用，以奏其效。

风疹

风疹是指风疹病毒经呼吸道感染而引起的一种常见的急性传染性皮肤病。

【导读】根据风疹的病变证机是风寒，治以麻黄附子细辛汤；又因病变证机有郁热，故与白虎汤合方；因病变证机有血虚，故又与当归芍药散合方治之。

尚某，女，39岁。有多年风疹病史，无论是服用西药还是中药，都能减轻症状表现，但都未能有效控制症状的复发，近因风疹复发前来诊治。刻诊：丘疹色红，瘙痒，遇风寒加重，心悸失眠，舌质淡红、苔薄黄，脉沉细弱。辨为风寒侵扰、郁热血虚证，治当疏散风寒、清热养血。给予麻黄附子细辛汤、白虎汤与当归芍药散合方：麻黄6g，附子5g，细辛6g，知母18g，石膏48g，粳米18g，当归10g，白芍48g，川芎24g，茯苓12g，白术12g，泽泻24g，炙甘草6g。6剂，水煎服，每日1剂，每日三服。二诊：瘙痒减轻，以前方6剂续服。三诊：丘疹减少，以前方6剂续服。四诊：心悸止，睡眠基本恢复正常，以前方6剂续服。五诊：诸症悉除，为了巩固疗效，又以前方治疗20余剂。随访1年，一切正常。

【用方提示】根据风疹遇风寒加重辨为风寒侵扰，再根据舌质红、苔薄黄辨为郁热，因心悸失眠、脉沉细弱辨为血虚，以此辨为风寒侵扰、郁热血虚证。方以麻黄附子细辛汤辛散温通、疏散风寒；以白虎汤清泻郁热、顾护胃气；以当归芍药散补血益气、渗利湿浊。方药相互为用，以奏其效。

梨状肌综合征

梨状肌综合征是指坐骨神经受梨状肌压迫或变异而引起的一种临床综合征，症状表现以骶髂关节疼痛放射至大腿后外侧，肌力减弱，感觉异常，行走困难或跛行为主。

【导读】根据梨状肌综合征的病变证机是寒凝，治以麻黄附子细辛汤温阳散寒；又因病变证机有瘀血，故与生化汤合方；因病变证机有夹热，故与下瘀血汤合方泻热。

牛某，男，58岁。在2年前出现骶髂关节疼痛并放射至大腿后外侧、肌力减弱，经X线检查，均未发现腰椎骨质病变。服用西药，虽然能控制症状，但停药后症状出现，改用中药治疗，仍然未达到治疗目的，根据临床特征诊断为梨状肌综合征，近由病友介绍前来诊治。刻诊：臀部痛如针刺且放射至下肢，因受凉加重，下肢憋胀麻木，休息后疼痛缓解，手足不温，口干不欲饮水，舌质暗红瘀紫，苔薄略黄，脉弱涩。辨为寒瘀气滞夹热，治当温阳化瘀，兼清郁热。给予麻黄附子细辛汤、生化汤与下瘀血汤合方：麻黄6g，细辛6g，附子5g，当归24g，川芎9g，桃仁5g，干姜5g，大黄6g，䗪虫10g，黄芪24g，川楝子15g，延胡索15g，炙甘草3g。6剂，煎药时加入黄酒10mL，每日1剂，每日三服。二诊：仍有骶髂关节疼痛，但放射至大腿后外侧程度减轻，加桃仁为12g，以前方6剂续服。三诊：手足转温，以前方6剂续服。四诊：苔薄黄消除，减大黄为3g，以前方6剂续服。

五诊：诸症基本解除，以前方治疗 6 剂。之后，为了巩固疗效，又以前方变汤剂为散剂，每次 6g，每日三服，治疗 4 个月。随访 1 年，一切正常。

【用方提示】根据痛如针刺辨为瘀血，再根据痛如针刺放射至下肢，下肢憋胀辨为气滞，因手足不温辨为寒，又因口干不欲饮水、舌质暗红瘀紫、苔薄黄辨为寒夹热，以此辨为寒瘀气滞夹热证。方以麻黄附子细辛汤温阳通经、散寒止痛；以生化汤温阳散寒、活血化瘀；以生化汤泻热行气化瘀；以下瘀血汤破血下瘀，兼清郁热；加黄芪益气生肌。方药相互为用，以奏其效。

麻黄连翘赤小豆汤合方

麻黄连翘赤小豆汤由『麻黄去节、二两（6g），连翘二两（6g），杏仁去皮尖、四十个（7g），赤小豆一升（24g），大枣擘、十二枚，生梓白皮切、一升（24g），生姜切、二两（6g），甘草炙、二两（6g）』所组成，方中麻黄既是治表药又是治里药，既是发散药又是化湿药；连翘既是清热药又是化湿药；赤小豆既是清热药又是化湿药；杏仁既是降逆药又是化湿药；生梓白皮既是清热药又是化湿药；生姜既是醒脾药又是宣散药；大枣、甘草既是益气药又是缓急药，是以解表散寒、清热利湿为主的重要基础方，可辨治寒郁湿热夹虚证。

慢性胆囊炎

【导读】根据慢性胆囊炎的病变证机有寒热夹杂，治以麻黄连翘赤小豆汤散寒清热；又因病变证机有阳虚，故与四逆加人参汤合方，复因病变证机有湿热，以栀子柏皮汤合方用之。

谢某，女，30岁。有多年慢性胆囊炎病史，近由病友介绍前来诊治。刻诊：右胁胀痛，时时发热，时时怕冷，时时头痛，手足不温，倦怠乏力，口苦口腻，舌质淡、苔腻黄白夹杂，脉沉弱。辨为寒热夹虚、湿热阳虚证，治当散寒清热、益气温阳、清热燥湿。给予麻黄连翘赤小豆汤、四逆加人参汤与栀子柏皮汤合方：麻黄6g，连翘6g，赤小豆24g，生梓白皮24g，生姜6g，杏仁10g，红参3g，栀子15g，黄柏6g，生附子5g，干姜5g，大枣12枚，炙甘草6g。6剂，第1次煎45min左右，第2次煎20min，合并药液，每日1剂，每次服150mL左右，每日分早、中、晚服。二诊：胁下胀痛减轻，仍倦怠乏力，以前方变红参为6g，6剂。三诊：胁下胀痛较前又有减轻，仍口苦口腻，以前方变黄柏为12g，6剂。四诊：胁下胀痛较前又有减轻，仍手足不温，以前方变干姜为10g，6剂。五诊：胁下胀痛基本消除，怕冷、手足不温明显好转，以前方6剂续服。六诊：诸症基本趋于缓解，又以前方治疗50余剂，诸症悉除。随访1年，一切尚好。

【用方提示】根据胁下胀痛、时时发热、时时怕冷辨为寒热夹杂，再根据倦怠乏力、脉弱辨为阳虚，因口苦口腻辨为湿热，以此辨为寒热夹杂、阳虚湿热证。方以麻黄连翘赤小豆汤清热散寒；以四逆加人参汤益气温阳散寒；以栀子柏皮汤清热燥湿。方药相互为用，以奏其效。

特应性皮炎

特应性皮炎是指以剧烈瘙痒、湿疹样皮损为主的一种慢性、复发性、炎症性皮肤病。

【导读】根据特应性皮炎的病变证机是外寒内热，治以麻黄连翘赤小豆汤散寒于外，清热于内；又因内热比较重，故与白虎汤合方治之。

车某，男，52岁。有多年特应性皮炎病史，近因瘙痒剧烈前来诊治。刻诊：皮肤瘙痒，因受凉加重或诱发，红斑，丘疹，发热恶寒，全身不适，口渴，舌质红、苔薄黄，脉浮数。辨为外寒内热证，治当散寒于外、清热于内。给予麻黄连翘赤小豆汤与白虎汤合方加味：麻黄6g，连翘6g，杏仁6g，赤小豆24g，大枣12枚，黄芩24g，生姜6g，石膏50g，知母18g，粳米15g，牡丹皮15g，赤芍20g，炙甘草6g。6剂，水煎服，每日1剂，每日三服。二诊：瘙痒减轻，以前方6剂续服。三诊：丘疹减少，以前方6剂续服。四诊：红斑减退，以前方6剂续服。五诊：诸症基本解除，以前方6剂续服。之后，以前方治疗30余剂。随访1年，一切尚好。

【用方提示】根据皮肤瘙痒、因受凉加重辨为风寒，再根据发热恶寒、全身不适辨为卫闭营郁，因红斑、口渴辨为内热，以此辨为外寒内热证。方以麻黄连翘赤小豆汤（用黄芩代替生梓白皮）散寒于外，清热于内；以白虎汤清泻郁热；加牡丹皮、赤芍凉血活血。方药相互为用，以奏其效。

麻黄加术汤合方

◇◇◇◇◇◇◇◇◇◇◇◇◇◇◇◇◇

麻黄加术汤由『麻黄去节、三两（9g），桂枝去皮、二两（6g），炙甘草一两（3g），杏仁去皮尖、七十个（12g），白术四两（12g）』所组成，方中麻黄既是通阳药又是宣散药；桂枝既是温通药又是通经药，还是益气药；杏仁既是降泄药又是化痰药，还是润燥药；白术既是益气药又是燥湿药；甘草既是益气药又是缓急药，是以温阳散寒、益气燥湿为主的重要基础方，可辨治寒湿夹虚证。

═══════ **小儿支气管炎** ═══════

【导读】根据小儿支气管炎的病变证机有寒湿，治以麻黄加术汤散寒除湿；又因病变证机有阳虚，故与四逆加人参汤合方，复因病变证机有痰湿，以小半夏加茯苓汤合方用之。

马某，男，10岁。其母代诉，有4年小儿支气管炎病史，近由病友介绍前来诊治。刻诊：咳嗽，痰多黏稠色白，胸闷，怕冷，手足不温，倦怠乏力，口腻，舌质淡、苔白厚腻，脉沉弱。辨为寒湿阳虚夹痰证，治当散寒燥湿、益气温阳、降逆化痰。给予麻黄加术汤、四逆加人参汤与小半夏加茯苓汤合方：麻黄10g，桂枝6g，杏仁12g，白术12g，干姜5g，生附子5g，红参3g，生半夏24g，生姜24g，茯苓12g，炙甘草6g。6剂，第1次煎45min左右，第2次煎20min，合并药液，每日1剂，每次服150mL左右，每日分早、中、晚服。二诊：咳嗽减轻，仍胸闷，以前方加陈皮24g，6剂。三诊：咳嗽较前又有减轻，胸闷基本消除，仍倦怠乏力，以前方变红参为10g，6剂。四诊：咳嗽较前又有减轻，怕冷、手足不温明显好转，以前方6剂续服。五诊：咳嗽较前又有减轻，痰多基本消除，以前方6剂续服。六诊：诸症较前均有明显好转，又以前方治疗20余剂，诸症悉除。随访1年，一切尚好。

【用方提示】根据咳嗽、痰多黏稠色白辨为寒湿，再根据倦怠乏力、脉弱辨为阳虚，因口腻、舌苔腻辨为痰湿，以此辨为寒湿阳虚夹痰证。

方以麻黄加术汤益气散寒除湿；以四逆加人参汤益气温阳散寒；以小半夏加茯苓汤降逆燥湿利湿化痰。方药相互为用，以奏其效。

膝关节滑膜炎

膝关节滑膜炎是指膝关节受到急性创伤或慢性劳损，引起滑膜损伤或破裂，导致膝关节腔内积血或积液的一种非感染性炎性反应的疾病。

【导读】根据膝关节滑膜炎的病变证机是寒湿，治以麻黄加术汤和大乌头煎合方；又因病变证机有瘀热，故与桃核承气汤合方治之。

周某，女，49岁。2年前被诊断为膝关节滑膜炎，服用中西药，但未能取得预期治疗效果，近因疼痛加重前来诊治。刻诊：膝关节疼痛如针刺，肿胀困重，屈伸不利，因潮湿加重，大便干结，心烦急躁，口干不欲饮水，舌质淡红瘀紫、苔薄黄，脉沉涩。辨为寒湿夹瘀热证，治当散寒燥湿、清热化瘀。给予麻黄加术汤、大乌头煎与桃核承气汤合方：麻黄10g，桂枝6g，杏仁12g，白术12g，生川乌15g，大黄12g，桃仁12g，芒硝8g，桂枝6g，乳香10g，没药10g，炙甘草6g。6剂，水煎服，煎药时加入蜂蜜50mL，每日1剂，每日三服。二诊：大便通畅且略有溏泄，以前方减大黄为6g，芒硝为5g，6剂。三诊：疼痛减轻，大便仍有溏泄，以前方减大黄为3g，芒硝为3g，6剂。四诊：肿胀基本消退，大便正常，以前方6剂续服。五诊：心烦急躁解除，以前方6剂续服。六诊：诸症基本解除，以前方治疗30剂。随访1年，一切正常。

【用方提示】根据因潮湿加重辨为寒湿，再根据痛如针刺辨为瘀血，因大便干结、舌苔薄黄、脉沉涩辨为瘀热，以此辨为寒湿夹瘀热证。方以麻黄加术汤散寒除湿、健脾益气；以大乌头煎温阳逐寒止痛；以桃核承气汤泻热祛瘀。方药相互为用，以奏其效。

支气管哮喘

【导读】根据支气管哮喘的病变证机是寒痰蕴肺，治以麻黄加术汤散寒益气、燥湿化痰；又因病变证机有气虚，与理中丸合方，更因病变证机有湿盛，故与平胃散合方治之。

范某，女，57岁。有多年支气管哮喘病史，近因哮喘加重前来诊治。刻诊：哮喘，痰多色白，腹胀，大便溏泄，舌质淡、苔白腻，脉沉弱。辨为寒痰蕴肺、脾虚生痰证，治当温肺化痰、健脾燥湿。给予麻黄加术汤、理中丸与平胃散合方：麻黄 10g，桂枝 10g，杏仁 12g，白术 12g，红参 10g，干姜 10g，苍术 15g，厚朴 15g，陈皮 15g，姜半夏 12g，炙甘草 10g。6 剂，水煎服，每日 1 剂，每日三服。

二诊：腹胀减轻，以前方 6 剂续服。三诊：哮喘减轻，大便恢复正常，以前方 6 剂续服。四诊：哮喘较前又有好转，以前方 6 剂续服。五诊：痰量减少，以前方 6 剂续服。六诊：腹胀基本解除，以前方 6 剂续服。之后，以前方治疗 60 余剂，诸症悉除。为了巩固疗效，又以前方变汤剂为散剂，每次 6g，每日三服，治疗半年。随访 1 年，一切尚好。

【用方提示】根据哮喘、痰多色白辨为寒湿，又根据脉沉弱辨为气虚，因腹胀、大便溏泄辨为脾虚，又因苔白腻辨为湿浊，以此辨为寒痰蕴肺、脾虚生痰症。方以麻黄加术汤散寒除湿益气健脾；以理中丸温中散寒益气补中；以平胃散醒脾燥湿散寒行气。方药相互备用，以奏其效。

麻杏薏甘汤合方

麻杏薏甘汤由『麻黄去节、汤泡、半两（1.5g）』，杏仁去皮尖、炒、十个（1.8g），薏苡仁半两（1.5g），炙甘草一两（3g）』所组成，方中麻黄既是宣散药又是通透药；杏仁既是降泄药又是滑利药；薏苡仁既是渗湿药又是益气药；甘草既是益气药又是缓急药。是辛散苦降、清热利湿的重要基础方，可治疗湿热寒郁气虚证。治病用方，服用汤剂方法有二：一是以水煮散剂，用药约6g；二是以水煮汤剂，可在原方用量基础上加大6倍。

慢性鼻窦炎

鼻窦炎是指上颌窦、额窦、筛窦、蝶窦等鼻窦一处或多处黏膜及黏膜下层炎症浸润的一种疾病。本病好发于秋冬季或冬春之交，各个年龄人群均有发病，但以小儿为多见。

【导读】麻杏薏甘汤虽是治疗风湿热（肌肉关节疼痛）的基本代表方，但根据麻杏薏甘汤的方药组成则知其主治并不局限于肌肉关节。根据慢性鼻窦炎的病变证机有湿热，治以麻杏薏甘汤既清利湿热又开窍通鼻；又因湿热壅滞比较重，故与栀子柏皮汤合方治之。

冯某，女，21岁。有多年慢性鼻窦炎病史。曾多次服用中西药，但治疗效果不明显，近因鼻塞加重前来诊治。刻诊：鼻塞，鼻涕黄浊，嗅觉减退，肢体困倦，口腻，头昏，头沉，大便不爽，舌质红、苔黄厚腻，脉滑。辨为湿热扰鼻证，治当清热祛湿、开窍通鼻。以麻杏薏甘汤与栀子柏皮汤合方加味：麻黄8g，杏仁9g，薏苡仁8g，生甘草15g，栀子15g，黄柏6g，薄荷12g，冰片（冲服）3g，辛夷15g，黄芩12g，胆南星12g。6剂，水煎服，每日1剂，每日三服。二诊：头昏、头沉明显减轻，鼻塞好转，以前方6剂续服。三诊：口腻、苔黄厚腻消除，又以前方6剂续服。四诊：唯有嗅觉减退改善不明显，以前方药变汤剂为散剂，每次6g，每日三服，治疗3个月，诸症得除。随访1年，一切尚好。

【用方提示】根据鼻塞、鼻涕黄浊辨为湿热，再根据肢体困倦、头沉、舌红苔黄腻辨为湿热困扰，以此辨为湿热扰鼻证。方以麻杏薏甘汤宣散透达、通利鼻窍；以栀子柏皮汤清热燥湿、导热下行；加薄荷清利头目，辛夷通窍利鼻，冰片开窍化浊，黄芩、胆南星清热燥湿、荡涤顽痰。方药相互为用，以奏其效。

赖特综合征

赖特综合征是以关节炎、尿道炎和结膜炎三联征为临床表现的一种特殊类型的反应性关节炎。

【导读】根据赖特综合征的病变证机是湿热，治以麻杏薏甘汤；又因病变证机是湿热下注，故与四妙丸合方；因病变证机有瘀血，故又与桂枝茯苓丸合方治之。

谢某，女，42岁。在4年前出现关节炎、尿道炎，随之又出现结膜炎（有时三种炎症并见，有时两种并见），在南京等地几家医院检查治疗，诊断为赖特综合征，服用中西药，没有达到有效控制病情，近由病友介绍前来诊治。刻诊：关节疼痛如针刺，目肿目痛，尿痛，尿频，口苦，带下量多色黄，舌质暗红瘀紫、苔黄腻，脉沉涩。辨为湿热浸淫、瘀血阻滞证，治当清热燥湿、活血化瘀。给予四妙丸、麻杏薏甘汤与桂枝茯苓丸合方：黄柏24g，薏苡仁24g，苍术12g，怀牛膝12g，麻黄3g，杏仁4g，牡丹皮12g，桂枝12g，茯苓12g，白芍12g，桃仁12g，车前子24g，炙甘草6g。6剂，水煎服，每日1剂，每日三服。二诊：尿频减少，以前方6剂续服。三诊：口苦止，以前方6剂续服。四诊：关节疼痛好转，以前方6剂续服。五诊：尿道症状解除，以前方6剂续服，六诊：目部症状消除，以前方6剂续服。之后，为了巩固疗效，以前方变汤剂为丸剂，每次6g，每日三服，治疗6个月。随访1年，一切正常。

【用方提示】根据关节疼痛如针刺辨为瘀，再根据口苦、舌苔黄腻辨为湿热上扰，因尿痛、尿频辨为湿热下注，以此辨为湿热浸淫、瘀血阻滞证。方以四妙丸清热燥湿、引血下行；以麻杏薏甘汤清热利湿、通利关节；以桂枝茯苓丸活血化瘀。方药相互为用，以奏其效。

骨关节炎

骨关节炎是以小关节和负重关节的疼痛、变形、活动受限为主的慢性退行性关节疾病。男性发病多于女性。

【导读】根据骨关节炎的病变证机是湿热，治以四妙丸和麻杏薏甘汤；又因病变证机有寒郁，故与大乌头煎合方治之。

黄某，男，29岁。2年前出现关节疼痛、关节积液、肿胀、僵硬，经检查，诊断为骨关节炎，近因疼痛加重前来诊治。刻诊：关节疼痛、肿胀、僵硬，肢体烦重，口苦不渴，舌质淡红、苔黄腻，脉沉滑。辨为湿热夹寒证，治当清热化湿，兼以温阳。给予四妙丸、麻杏薏甘汤与大乌头煎合方加味：黄柏24g，薏苡仁24g，苍术12g，怀牛膝12g，麻黄6g，杏仁8g，炙甘草12g，生川乌15g，秦艽12g，桂枝10g。6剂，煎药时加入蜂蜜50mL，每日1剂，每日三服。二诊：关节肿胀减轻，以前方6剂续服。三诊：口苦基本解除，以前方6剂续服。四诊：肢体烦重解除，以前方6剂续服。五诊：苔腻减少，以前方6剂续服。六诊：诸症较前均有明显好转，以前方治疗40余剂。之后，为了巩固疗效，以前方变汤剂为散剂，每次6g，每日三服，治疗3个月。随访1年，一切正常。

【用方提示】根据肢体烦重、苔黄腻辨为湿热，再根据口苦不渴、舌质淡红辨为湿热夹寒，因肿胀、僵硬辨为湿热肆虐筋脉，以此辨为湿热夹寒证。方以四妙丸清热燥湿、疏通脉络；以麻杏薏甘汤清热通阳止痛；以大乌头煎温阳逐寒止痛。方药相互为用，以奏其效。

血管神经性头痛

血管神经性头痛是指血管及神经病变引起的以疼痛为主的表现。

【导读】根据血管神经性头痛的病变证机是湿热，治以麻杏薏甘汤；又因郁热病变证机比较重，故与川葛白虎汤合方治之。

魏某，女，42岁。有多年血管神经性头痛病史，近因头痛、头沉加重前来诊治。刻诊：头痛，头沉，低热，口渴，舌质红、苔黄略腻，脉浮。辨为湿热困扰清阳证，治当清热利湿、通窍止痛。给予麻杏薏甘汤与川葛白虎汤合方：麻黄15g，杏仁18g，薏苡仁15g，川芎15g，葛根24g，石膏30g，知母18g，粳米12g，生甘草9g，炙甘草3g。6剂，水煎服，每日1剂，每日三服。二诊：头沉减轻，以前方6剂续服。三诊：头痛好转，以前方6剂续服。四诊：低热解除，以前方6剂续服。五诊：诸症基本解除，以前方12剂续服。随访1年，一切尚好。

【用方提示】根据头痛、口渴辨为郁热，再根据头沉、苔黄腻辨为湿热，以此辨为湿热困扰清阳证。方以麻杏薏甘汤清热利湿；以川葛白虎汤清热通窍。方药相互为用，以奏其效。

麻杏石甘汤合方

麻杏石甘汤由『麻黄去节、四两（12g）』杏仁去皮尖、五十个（8.5g）』炙甘草二两（6g）』石膏碎、绵裹、半斤（24g）』所组成，方中麻黄既是发汗药又是宣肺药；杏仁既是降肺药又是化痰药，还是润肺药；甘草既是益气药又是化痰药，还是生津药，是以宣肺方药相互为用，是以宣肺清热、降逆平喘为主的重要基础方，可辨治寒郁热伏夹虚证。

=== 小儿支气管炎 ===

【导读】根据小儿支气管炎的病变证机有郁热，治以麻杏石甘汤、桔梗汤清宣泻热；又因病变证机有阳虚，故与四逆加人参汤合方，复因病变证机有气滞，以橘枳姜汤合方用之。

詹某，女，10岁。其母代诉，有5年支气管炎病史，近由病友介绍前来诊治。刻诊：咳嗽，痰多黏稠色黄，气急，烦热，食则胸闷，怕冷，手足不温，倦怠乏力，口渴不欲多饮，舌质红、苔薄黄，脉沉弱。辨为郁热阳虚夹气滞证，治当清宣肺热、益气温阳、行气降逆。给予麻杏石甘汤、桔梗汤、四逆加人参汤与橘枳姜汤合方：麻黄12g，杏仁12g，石膏24g，桔梗12g，生甘草20g，干姜5g，生附子5g，红参3g，陈皮48g，枳实10g，生姜24g，炙甘草6g。6剂，第1次煎45min左右，第2次煎20min，合并药液，每日1剂，每次服150mL左右，每日分早、中、晚服。二诊：咳嗽减轻，仍痰多色黄，以前方变石膏为45g，6剂。三诊：咳嗽较前又有减轻，痰多减少，仍倦怠乏力，以前方变红参为6g，6剂。四诊：咳嗽较前又有减轻，食则胸闷烦热基本消除，以前方6剂续服。五诊：咳嗽基本消除，仍有少量咳痰，以前方加桔梗为15g，6剂。六诊：诸症基本消除，又以前方治疗20余剂，诸症悉除。随访1年，一切尚好。

【用方提示】根据咳嗽、痰多黏稠色黄辨为郁热，再根据倦怠乏力、脉弱辨为阳虚，因食则胸闷辨为气滞，以此辨为郁热阳虚夹气滞证。

319

方以麻杏石甘汤、桔梗汤清宣肺热；以四逆加人参汤益气温阳散寒；以橘枳姜汤行气消食除闷。方药相互为用，以奏其效。

急性气管 - 支气管炎

急性气管-支气管炎是由多种致病原因引起的气管-支气管黏膜的急性炎症。本病以秋冬季节或季节交替时及寒冷地域为多发，各种年龄及人群均可发病。

【导读】根据急性气管 - 支气管炎的病变证机是肺热，审证要点是痰稠色黄，治当选用麻杏石甘汤清宣肺热；又因仅用麻杏石甘汤力量单薄，故与清气化痰丸合方治之。

董某，男，43岁。2周前出现剧烈咳嗽，咳吐黄稠黏痰、胸闷。经实验室检查与胸部X线检查，诊断为急性支气管炎。静脉点滴西药1周且未见明显好转，现欲改用中药治疗。刻诊：剧烈咳嗽，气喘气粗，痰稠色黄，咳痰不爽，面赤，身热，口渴，舌质红、苔黄厚腻，脉浮数。辨为痰热蕴肺证，治当宣肺降逆、清热化痰。给予麻杏石甘汤与清气化痰丸合方：麻黄9g，石膏24g，炙甘草6g，陈皮10g，杏仁10g，枳实10g，黄芩10g，栝楼仁10g，茯苓10g，胆南星15g，制半夏15g。6剂，水煎服，每日1剂，每日三服。二诊：咳嗽、气喘明显好转，以前方6剂续服。三诊：诸症基本解除，又以前方3剂而痊愈。

【用方提示】根据咳嗽、气喘、口渴、舌质红辨为热，再根据痰稠色黄、咳痰不爽辨为痰热，以此辨为痰热蕴肺证。方以麻杏石甘汤清热宣肺、止咳平喘；以清气化痰丸清肺化痰、理肺降逆。方药相互为用，以奏其效。

肺栓塞

肺栓塞是以各种栓子阻塞肺动脉系统为其发病原因的一组疾病或临床综合征的总称，如肺血栓栓塞症、脂肪栓塞综合征、羊水栓塞、空气栓塞等。肺动脉发生栓塞后，若其支配区域的肺组织因血流受阻或中断而发生坏死，称为肺梗死。

【导读】根据肺栓塞的病变证机是肺热，治当选用麻杏石甘汤清宣肺热；又因病变证机有痰，故与桔梗汤、小半夏汤宣肺降逆化痰；因病变证机有瘀血，故又与活络效灵丹合方。

党某，男，47岁。4个月前出现咳嗽、气喘、胸痛、胸闷，在某省级医院检查诊断为肺栓塞，住院治疗20余日，咳嗽、气喘、胸痛、胸闷均好转，但症状未能完全解除，改用中西药治疗，也没有取得明显效果。刻诊：咳嗽，偶尔咯血，焦虑，胸痛如针刺，胸闷，憋气，痰黏色黄，舌质紫暗、苔黄腻，脉涩。辨为痰瘀热闭证，治当清肺化痰、活血化瘀。给予麻杏石甘汤、桔梗汤、小半夏汤与活络效灵丹合方：麻黄12g，石膏24g，杏仁10g，炙甘草3g，桔梗10g，生甘草18g，半夏24g，生姜24g，当归15g，丹参15g，生乳香15g，生没药15g。6剂，水煎服，每日1剂，每日三服。二诊：胸痛好转、咳嗽减轻，以前方6剂续服。三诊：胸痛、胸闷消除，无咳痰，又以前方6剂续服。四诊：诸症悉除，又以前方治疗6剂，以巩固治疗效果。

【用方提示】根据痰黏色黄、苔黄腻辨为痰热阻肺，再根据胸痛如针刺、舌质紫暗辨为瘀血，因胸闷、憋气辨为气闭，以此辨为痰瘀热闭证。方以麻杏石甘汤清宣肺热、止咳平喘；以桔梗汤清热化痰、缓急止痛；小半夏汤降肺止逆下气；活络效灵丹活血通络止痛。方药相互为用，以奏其效。

肺嗜酸性粒细胞浸润症

肺嗜酸性粒细胞浸润症是病因大致相同而临床表现各具特点的一组较常见的肺部浸润伴血液嗜酸性粒细胞增多综合征。

【导读】根据肺嗜酸性粒细胞浸润症的病变证机是肺热，治当选用麻杏石甘汤；又因病变证机有瘀热，故与桃核承气汤合方；更因病变证机及于脾，治当兼顾于脾，故又与半夏泻心汤合方治之。

崔某，女，35岁。1年前咳嗽、呼吸不规则、发热、咳少量稀薄黏液痰、盗汗。经检查，诊断为迁延性肺嗜酸性粒细胞浸润症，服用中西药但疗效不明显，近由病友介绍前来诊治。刻诊：低热（37.3℃），咳嗽，气喘，不思饮食，胸痛如针刺，痰稠色黄，心胸烦热，气急，少气乏力，口渴欲饮，舌红边瘀紫、苔黄腻，脉数略涩。辨为肺脾瘀热证，治当清宣肺热、醒脾化瘀。给予麻杏石甘汤、桃核承气汤与半夏泻心汤合方：麻黄12g，杏仁9g，石膏24g，炙甘草10g，桃仁9g，大黄6g，桂枝6g，芒硝5g，姜半夏12g，黄芩9g，红参9g，干姜9g，黄连3g，大枣12枚。6剂，水煎服，每日1剂，每日三服。二诊：饮食增加，咳嗽、胸痛减轻，以前方6剂续服。三诊：低热、痰稠色黄解除，又以前方6剂续服。四诊：诸症得到有效控制，为了巩固治疗效果，又以前方治疗12剂，诸症悉除。

【用方提示】根据口渴欲饮、舌红辨为热，再根据痰稠色黄、心胸烦热、舌苔黄腻辨为痰热，因胸痛如针刺、舌边瘀辨为瘀紫，又因不思饮食辨为脾不运，以此辨为肺脾瘀热证。方以麻杏石甘汤清宣肺热，降逆止咳；以桃核承气汤清热活血逐瘀；以半夏泻心汤理脾和胃、清热燥湿，杜绝痰生之源。方药相互为用，以奏其效。

弥散性血管内凝血

弥散性血管内凝血是诸多疾病在演变过程中出现凝血及纤溶系统被激活，导致全身微血栓形成，凝血因子大量消耗并继发纤溶亢进，引起全身出血及微循环衰竭的临床综合征。

【导读】根据肺源性心脏病伴弥散性血管内凝血的病变证机是热蕴于肺，治以麻杏石甘汤清宣肺热；又因病变证机有血热，故与清营汤合方清泻心肺血热。

姚某，女，75岁。有20余年肺源性心脏病病史，在1年前出现鼻黏膜出血，咯血量较多，经检查，血小板 $30 \times 10^9/L$，血浆纤维蛋白原定量 1.1g/L，血浆鱼精蛋白副凝试验阳性，诊断为肺源性心脏病伴弥散性血管内凝血，住院2周，出院后虽服用中西药，但症状未能有效控制，近由病友介绍前来诊治。刻诊：咯血，咳嗽，呼吸困难，头昏，身热，肌肤紫斑，心悸，失眠，胸闷，口渴，舌质红、苔薄黄，脉细数。辨为心肺血热证，治当清心宣肺、凉血解毒。给予麻杏石甘汤与清营汤合方：麻黄12g，石膏24g，杏仁12g，水牛角30g，生地黄15g，玄参10g，竹叶心5g，麦冬10g，丹参6g，黄连10g，金银花10g，连翘6g，炙甘草6g。6剂，水煎服，每日1剂，每日3服。二诊：咳嗽减轻，以前方6剂续服。三诊：咯血减少，以前方6剂续服。四诊：咳嗽止，以前方6剂续服。五诊：睡眠好转，以前方6剂续服。六诊：呼吸困难明显好转，以前方6剂续服。之后，先以前方治疗40余剂，后以前方变汤剂为散剂，每次6g，每日三服，治疗5个月。随访1年，一切尚好。

【用方提示】根据咯血、呼吸困难辨为肺热，再根据心悸、失眠辨为心热，因身热、肌肤紫斑、舌质红，脉细数辨为血热，以此辨为心肺血热证。方以麻杏石甘汤清宣肺热；清营汤清心热、凉心血、解心毒。方药相互为用，以奏其效。

结节性痒疹

结节性痒疹是指以剧烈瘙痒和结节性损害为特征的一种慢性炎症性皮肤病。

【导读】根据结节性痒疹的病变证机是肺热，治以麻杏石甘汤清宣肺热；又因病变证机有瘀热，故与桃核承气汤合方治之。

闫某，女，34岁。2年前小腿伸侧出现红色丘疹，圆顶形坚实结节，阵发性剧烈瘙痒，夜间加重。经省级某医院皮肤科检查，诊断为结节性疹痒，服用中西药，未能取得远期治疗效果，近因瘙痒、结节加重前来诊治。刻诊：小腿风团样丘疹，坚实圆顶结节，呈疣状，剧烈瘙痒甚于夜间，口渴，舌质暗红瘀紫、苔薄黄，脉涩。辨为热伏瘀结证，治当宣散郁热、活血化瘀。给予麻杏石甘汤与桃核承气汤合方加味：麻黄12g，杏仁10g，石膏24g，桃仁10g，大黄12g，芒硝8g，桂枝6g，牡丹皮12g，赤芍15g，牛蒡子15g，蝉蜕15g，炙甘草6g。6剂，水煎服，每日1剂，每日三服。二诊：瘙痒减轻，大便溏泄，1日3次，以前方减大黄为6g，芒硝为3g，6剂。三诊：大便正常，风团样丘疹减少，以前方6剂续服。四诊：夜间瘙痒缓解，以前方6剂续服。五诊：诸症较前均有好转，以前方治疗20余剂。之后，以前方变汤剂为丸剂，每次6g，每日三服，治疗3个月，诸症悉除。随访1年，一切正常。

【用方提示】根据口渴、苔薄黄辨为热伏，再根据舌质暗红瘀紫、脉涩辨为瘀结，因丘疹结节坚实辨为瘀热阻结不通，以此辨为热伏瘀结证。方以麻杏石甘汤宣散郁热、透热外散；以桃核承气汤泻热祛瘀、软坚散结；加牡丹皮、赤芍清热凉血散瘀，牛蒡子、蝉蜕以疏散郁热。方药相互为用，以奏其效。

酒渣鼻

酒渣鼻是指鼻、面中部以红斑、丘疹及毛细血管扩张为主的慢性皮肤病。

【导读】根据酒渣鼻的病变证机是营卫郁热，治以麻杏石甘汤；又因病变证机有血热，故与清营汤合方治之。

牛某，男，59岁。有10年酒渣鼻病史，近因病情加重前来诊治。刻诊：红色小丘疹，丘疱疹，鼻色鲜红，鼻部增生性凹凸不平，口渴，舌质红、苔薄黄，脉无变化。辨为营卫血热证，治当清营凉血、透散郁热。给予清营汤与麻杏石甘汤合方：水牛角30g，生地黄15g，玄参10g，竹叶3g，黄连10g，麦冬10g，丹参6g，连翘6g，麻黄12g，杏仁9g，石膏24g，炙甘草6g。6剂，水煎服，每日1剂，每日三服。二诊：鼻色鲜红略有减轻，以前方6剂续服。三诊：丘疱疹略有消退，以前方6剂续服。四诊：红色小丘疹变淡，以前方6剂续服。五诊：诸症较前又有减轻，以前方6剂续服。六诊：丘疱疹基本消退，以前方6剂续服。

之后，以前方治疗 40 余剂，鼻部增生性凹凸不平较前好转，为了巩固疗效，以前方变汤剂为散剂，每次 6g，每日三服，治疗 6 个月，酒渣鼻基本恢复正常。随访 1 年，一切尚好。

【用方提示】根据鼻色鲜红、舌质红、苔薄黄辨为营卫郁热，再根据红色小丘疹辨为血热，因丘疱疹辨为血热灼损，以此辨为营卫血热证。方以清营汤清营凉血、透散血热；以麻杏石甘汤宣散营卫、清泻郁热。方药相互为用，以奏其效。

慢性鼻窦炎

慢性鼻窦炎是鼻窦的慢性化脓性炎症。

【导读】根据慢性鼻窦炎的病变证机是邪热壅窍，治以麻杏石甘汤；又因郁热病变证机比较重，故与桑菊饮合方治之。

蒋某，男，22 岁。有多年慢性鼻窦炎病史，近因头痛加重前来诊治。刻诊：头痛，鼻塞，鼻涕黄浊，口渴，舌质红、苔薄黄，脉浮数。辨为邪热壅窍证，治当清宣肺热、辛透鼻窍。给予麻杏石甘汤与桑菊饮合方：麻黄 12g，杏仁 10g，石膏 24g，桑叶 15g，菊花 6g，连翘 10g，薄荷 5g，桔梗 12g，苇根 12g，生甘草 5g。6 剂，水煎服，每日 1 剂，每日三服。二诊：鼻塞减轻，以前方 6 剂续服。三诊：头痛减轻，以前方 6 剂续服。四诊：鼻涕减少，以前方 6 剂续服。五诊：头痛基本解除，以前方 6 剂续服。六诊：鼻塞消除，以前方 6 剂续服。之后，以前方治疗 20 余剂，以巩固疗效。随访半年，一切尚好。

【用方提示】根据头痛、口渴辨为郁热，再根据鼻塞、鼻涕黄浊辨为肺失宣发，以此辨为邪热壅窍证。方以麻杏石甘汤宣肺清热；以桑菊饮清宣郁热。方药相互为用，以奏其效。

脑囊虫病

脑囊虫病是指人体感染寄生虫（以猪绦虫为主）的幼虫并侵入脑组织内所致的一种寄生虫性疾病。

【导读】根据脑囊虫病的病变证机是郁热上扰，治以麻杏石甘汤清宣郁热；又因湿邪阻滞，又加甘遂逐水泻湿；因病变证机有变，故又以十枣汤加减治疗。

李某，男，36 岁。于 2011 年 1 月 15 日就诊。半年前出现剧烈头痛，服用西药，未能有效控制症状表现。于 2011 年 1 月 11 日在某人民医院经 MRI 检查（SE 序列 +FLAIR 序列，平扫）：右丘脑可见一囊状异常信号，边界清楚，信号不均，两侧脑室及第三脑室对称性扩大，导水管通畅，第四脑室大小正常，中线结构无移位。结合 CT，符合脑囊虫病。复经头颅 CT、MRI 专家会诊诊断为：①脑囊虫（陈旧病变为主）；②中脑导水管狭窄致脑室、侧脑室脑积水。建议手术治疗，但因诸多原因未施行手术治疗，经河南中医学院老师介绍前来诊治。

刻诊：头痛，头沉，身热，轻微咳嗽，舌质红、苔黄略腻，脉略浮。辨为郁热上扰、水湿郁结证，治当清宣郁热、攻逐水结。给予麻杏石甘汤加味：麻黄 15g，桂枝 10g，杏仁 20g，石膏 40g，鸦胆子（碎）2g，甘遂 1g，炙甘草 10g。6 剂，每日 1 剂，水煎服，每日三服。1 月 22 日二诊：剧烈头痛消除，仍有头沉、身热，按 1 月 15 日方，加甘遂为 1.5g，20 剂，服用方法同前。2 月 12 日三诊：未出现头痛，仍有轻微头沉、身热，按 1 月 15 号方，加大戟 0.5g，芫花 0.5g，12 剂，服用方法同前。3 月 26 日四诊：未再出现头痛，因食辛辣出现上火，仍有轻微头沉、身热，按 1 月 15 日方，加甘遂为 1.5g，加石膏为 50g，12 剂，服用方法同前。4 月 9 日五诊：未出现头痛，身热止，以十枣汤加减治疗：大戟 0.5g，甘遂 0.5g，芫花 0.5g，海藻 10g，鸦胆子（碎）2g，桂枝 12g，炙甘草 10g，12 剂，服用方法同前。4 月 23 日六诊：未出现头痛，因聚餐食辛辣有上火，按 4 月 9 日方，加石膏 50g，12 剂，服用方法同前。5 月 7 日七诊：未出现头痛，病情稳定，略有乏力，按 4 月 9 日方，加海藻为 15g，白术 10g，12 剂，服用方法同前。5 月 21 日八诊：未出现头痛，病情稳定，按 5 月 7 日方，12 剂，服用方法同前。6 月 4 日九诊：5 月 23 日经 MRI 复查：脑实质内未见明显异常信号，两侧侧脑室及第三脑室对称性扩大，与原片对比，较前细小，第四脑室大小正常，中线结构无移位。脑囊虫病痊愈。

【用方提示】根据脑囊虫病病变部位在头，麻杏石甘汤辛散寒清是辨治郁热上扰证的基础方，十枣汤苦辛降泄是辨治水湿郁结的基础方。根据头痛、身热辨为郁热上扰，再根据头沉辨为水湿郁阻，因舌质红、苔黄略腻、脉略浮辨为郁热水湿阻遏清阳，故以麻杏石甘汤清宣郁热，加鸦胆子清热解毒，甘遂攻逐水湿；又因水湿较盛，改用十枣汤为基础方，加海藻软坚散结，桂枝通经化气。方药相互为用，以取得预期治疗效果。再则，结合多年临床治病体会，常用甘草配甘遂、大戟、芫花、海藻，辨治水湿郁结证，不仅没有不良反应，反而有良好的治疗作用。

麻黄升麻汤合方

麻黄升麻汤由『麻黄去节、二两半（7.5g）、升麻一两一分（3.7g）、当归一两一分（3.7g）、知母十八铢（2.2g）、黄芩十八铢（2.2g）、葳蕤十八铢（2.2g）、芍药六铢（0.8g）、天门冬去心、六铢（0.8g）、桂枝去皮、六铢（0.8g）、茯苓六铢（0.8g）、甘草炙、六铢（0.8g）、石膏碎、绵裹、六铢（0.8g）、白术六铢（0.8g）、干姜六铢（0.8g）』所组成，方中麻黄既是宣散药又是通阳药；升麻既是行散药又是通利药；当归既是补血药又是活血药；芍药既是敛阴药又是补血药，还是缓急药；石膏既是清热药又是生津药；知母既是清热药又是滋阴药；黄芩既是清热药又是燥湿药；葳蕤、天冬既是滋阴药又是清热药；茯苓既是益气药又是利湿药；甘草既是益气药又是清热药，还是缓急药；白术既是益气药又是燥湿药；桂枝既是通阳药又是益气药；干姜既是温阳药又是行散药，当归既是行散药又是燥湿药。方药相互为用，是以发越郁阳、温通阳气为主的重要代表方，可辨治寒热伤气血阴证。

慢性溃疡性结肠炎

【导读】根据慢性溃疡性结肠炎的病变证机有寒热夹虚，治以麻黄升麻汤益气清热散寒；又因病变证机有痰湿，以小半夏汤合方用之。

郑某，女，63岁。有多年慢性溃疡性结肠炎病史，近由病友介绍前来诊治。刻诊：大便溏泄20余次/天，便下如脓似血，胶结不利，怕冷，手足不温，倦怠乏力，肢体沉重，头沉头昏，口苦口腻，舌质淡红、苔白厚腻，脉沉弱。辨为气虚寒热夹痰湿证，治当清热散寒、益气温阳、燥湿化痰。给予麻黄升麻汤与小半夏汤合方：麻黄15g，升麻10g，当归10g，知母5g，黄芩5g，玉竹5g，白芍2g，天冬2g，桂枝2g，茯苓2g，石膏2g，白术2g，生姜24g，生半夏24g，炙甘草2g。6剂，第1次煎45min左右，第2次煎20min，合并药液，每日1剂，每次服150mL左右，每日分早、中、晚服。二诊：大便次数减少，仍怕冷，以前方变干姜、桂枝各为5g，6剂。三诊：大便次数较前又有减少，怕冷好转，仍口苦口腻，以前方变黄芩为10g，6剂。四诊：大便次数较前又有减少，口苦口腻较前减轻，仍倦怠乏力，以前方变白术为15g，6剂。五诊：大便次数较前又有减少，倦怠乏力好转，以前方6剂续服。六诊：大便次数较前又有减少，以前方6剂续服。七诊：大便基本正常，又以前方治疗30余剂，诸症悉除。随访1年，一切尚好。

【用方提示】根据大便次数多、口苦辨为郁热，再根据大便次数多、怕冷辨为阳虚，因头沉头昏辨为阳郁，又因倦怠乏力、脉沉弱辨为虚，更因舌苔白厚腻辨为痰湿，以此辨为气虚寒热夹痰湿证。方以麻黄升麻汤益气温宣，散寒清热；以小半夏汤醒脾燥湿化痰。方药相互为用，以奏其效。

支气管扩张

【导读】根据支气管扩张的病变证机是肺热脾寒，治以麻黄升麻汤清肺温脾；又因咯吐脓血，故加藕节以治之。

石某，女，42岁。有多年支气管扩张病史，近因咳喘、咯吐脓血前来诊治。刻诊：咳喘，咯吐脓血，痰稠色黄，手足不温，口干不欲饮水，大便溏泄，食凉加重，舌质淡红、苔黄略腻，脉沉弱。辨为肺热脾寒夹气虚证，治当清宣肺热、温脾散寒，兼以益气。给予麻黄升麻汤加味：麻黄15g，升麻8g，当归8g，知母5g，黄芩5g，葳蕤5g，白芍2g，天门冬2g，桂枝2g，茯苓2g，石膏2g，白术2g，干姜2g，藕节30g，炙甘草2g。6剂，水煎服，每日1剂，每日三服。二诊：咳喘减轻，痰量减少，以前方6剂续服。三诊：咯吐脓血止，以前方6剂续服。四诊：大便恢复正常，以前方6剂续服。五诊：咳喘基本解除，以前方6剂续服。六诊：诸症基本解除，以前方6剂续服。之后，为了巩固疗效，又以前方治疗30余剂。随访1年，一切尚好。

【用方提示】根据咳喘、咯吐脓血、痰稠色黄辨为肺热，再根据大便溏泄、食凉加重辨为脾寒，因脉沉弱辨为气虚，以此辨为肺热脾寒夹气虚证。方以麻黄升麻汤清宣肺热、温脾散寒，兼以益气；加藕节凉血止血。方药相互为用，以奏其效。

327

麻子仁丸合方

麻子仁丸由『麻仁二升（48g），芍药半斤（24g），枳实炙、半斤（24g），大黄去皮、一斤（48g），厚朴炙、去皮、一尺（30g），杏仁去皮尖、熬、别作脂，一升（24g）』所组成，方中麻仁既是运脾药又是滋阴药；大黄既是泻热药又是燥湿药；枳实既是清热药又是行气药；芍药既是补血药又是益阴药；杏仁既是泻肺药又是化痰药；厚朴既是温通药又是行气药，方药相互为用，是以运脾泻热、行气通便为主的重要代表方，可辨治热结阴伤气滞证。

糖尿病伴大肠瘫

【导读】根据糖尿病伴大肠瘫的病变证机有郁热结脾，治以麻子仁丸泻热运脾；又因病变证机有湿热夹虚，以半夏泻心汤合方，复因病变证机有阳虚，故与四逆汤合方用之。

许某，男，68岁。有多年糖尿病病史，2年前又有大便困难，服用中西药但未能缓解大便难，近由病友介绍前来诊治。刻诊：血糖18.6mmol/L，大便困难，6日一行，饥不能食，食则腹胀更甚，腹部灼热，小便多，手足不温，怕冷，倦怠乏力，头沉头蒙，口苦口腻，舌质淡红、苔黄厚腻，脉沉弱。辨为郁热结脾夹阳虚证，治当泻热运脾、温阳散寒、益气和中。给予麻子仁丸、半夏泻心汤与四逆汤合方：麻仁24g，白芍12g，枳实12g，厚朴15g，大黄24g，杏仁12g，生半夏12g，黄芩10g，黄连3g，红参10g，干姜10g，生附子5g，大枣2枚，炙甘草10g。6剂，第1次煎45min左右，第2次煎20min，合并药液，每日1剂，每次服150mL左右，每日分早、中、晚服。二诊：大便较前通畅，仍口苦口腻，以前方变黄连为12g，6剂。三诊：大便较前又有通畅，仍口苦口腻，血糖17.3mmol/L，以前方变黄连、黄芩为20g，6剂。四诊：大便较前又有通畅，口苦口腻基本消除，血糖17.1mmol/L，以前方变大枣为1枚，6剂。五诊：大便较前又有通畅，倦怠乏力较前好转，血糖 12.6mmol/L，以前方 6 剂续服。六诊：大便基本正常，手足不温好转，血糖 11.4mmol/L，以前方 6 剂续服。七诊：大便基本正常，血糖 8.6mmol/L，手足温和，以前方 6 剂续服。八诊：大便正常，又以前方治疗 100 余剂，诸证悉除，血糖 6.7mmol/L；之后，又以前方每 2 天 1 剂继续巩固治疗。随访 3 年，一切尚好。

【用方提示】根据大便困难、腹部灼热辨为郁热内结，再根据小便多、手足不温辨为阳虚，因头沉头蒙辨为湿，又因倦怠乏力、脉沉弱辨为虚，更因口苦口腻辨为湿热，以此辨为郁热结脾夹阳虚证，方以麻子仁丸泻热运脾，行气除胀；以半夏泻心汤平调寒热，益气降逆；以四逆汤温壮阳气。方药相互为用，以奏其效。

高脂血症

【导读】根据高脂血症的病变证机是脾胃郁热，治以麻子仁丸泻热动脾；又因病变证机夹痰热，故与小陷胸汤合方治之。

杨某，男，73 岁。有 10 余年高脂血症病史，近因头痛、头晕前来诊治。刻诊：形体肥胖，喜食肥腻，头痛，头晕目眩，大便干结，口苦口臭，失眠多梦，舌质红、苔黄厚，脉沉滑。实验室检查：总胆固醇 6.58mmol/L，三酰甘油 2.01mmol/L，高密度脂蛋白 2.80mmol/L。辨为脾胃痰热证，治当清泻积热、通降肠胃。给予麻子仁丸与小陷胸汤合方加味：麻仁 15g，生白芍 24g，枳实 24g，大黄 15g，厚朴 30g，杏仁 24g，黄连 3g，全栝楼 30g，姜半夏 12g，龙骨 12g。6 剂，水煎服，每日 1 剂，每日三服。二诊：头痛减轻，大便变溏，以前方减大黄为 12g，6 剂。三诊：口苦口臭减轻，以前方 6 剂续服。四诊：头晕目眩未再发作，以前方 6 剂续服。五诊：头痛止，以前方 6 剂续服。六诊：经实验室复查，显示总胆固醇、三酰甘油、高密度脂蛋白值均已恢复正常，以前方 6 剂续服。之后，为了巩固疗效，又以前方变汤剂为散剂，每次 6g，每日三服，治疗 3 个月。随访 1 年，一切尚好。

【用方提示】根据喜食肥腻、大便干结辨为积热，再根据头痛、头晕目眩辨为积热上攻，因苔黄厚、脉沉滑辨为痰热，以此辨为脾胃痰热证。方以麻子仁丸泻热行气，以小陷胸汤清热燥湿化痰；加龙骨清热安神。方药相互为用，以奏其效。

麦门冬汤合方

◇◇◇◇◇◇◇◇◇◇◇◇◇◇◇◇◇◇◇

麦门冬汤由『麦门冬七升（168g），半夏一升（24g），人参三两（9g），甘草二两（6g），粳米三合（9g），大枣十二枚』所组成，方中麦冬既是滋阴药又是清热药；人参既是益气药又是生津药；粳米既是益气药又是化阴药；半夏既是醒脾药又是降逆药；大枣、甘草既是补气药又是化阴药，方药相互为用，是以滋阴益气降逆为主的重要代表方，可辨治气阴两虚夹湿证，治病用方应重视麦冬与半夏之间的用量比例关系。

========== 慢性萎缩性胃炎伴肠化生 ==========

【导读】根据慢性萎缩性胃炎的病变证机有气阴虚，治以麦门冬汤益气滋阴降逆；又因病变证机有湿热，以黄连粉方合方，复因病变证机有瘀血，故与失笑散合方用之。

刘某，男，64岁。有多年慢性萎缩性胃炎病史，3年前经检查又伴有不典型增生和肠化生，服用中西药但未能有效控制症状，由病友介绍前来诊治。刻诊：胃脘满闷不通，大便干结，两日一行，饥不思食，恶心呕吐，手足不温，盗汗，倦怠乏力，口苦口腻，舌红夹瘀紫、少苔，脉沉细弱。辨为气阴两虚、湿热瘀血证，治当益气养阴、清热燥湿、活血化瘀、温阳散寒。给予麦门冬汤、黄连粉方、四逆汤与失笑散合方加味：麦冬150g，生半夏24g，红参10g，粳米10g，大枣12枚，黄连12g，生附子5g，干姜5g，五灵脂10g，蒲黄10g，生山楂24g，炙甘草10g。6剂，第1次煎45min左右，第2次煎20min，合并药液，每日1剂，每次服150mL左右，每日分早、中、晚服。二诊：大便通畅，仍口苦口腻，以前方变黄连为15g，6剂。三诊：大便正常，口苦口腻明显好转，手足温和，以前方变生附子、干姜各为3g，6剂。四诊：脘腹满闷较前明显减轻，大便溏泄，仍不思饮食，以前方变山楂为30g，麦冬为100g，6剂。五诊：脘腹满闷较前又有减轻，口苦口腻基本消除，大便基本正常，以前方变黄连为6g，麦冬为70g，6剂。六诊：脘腹满闷较前又有减轻，大便正常，盗汗止，以前方6剂续服。七诊：诸症基本消除，又以前方治疗 150 余剂，诸症悉除，经复查慢性萎缩性胃炎伴肠化生痊愈。随访 1 年，一切尚好。

【用方提示】根据脘腹满闷、舌红少苔辨为阴虚，再根据脉沉弱、倦怠乏力辨为气虚，因手足不温辨为阳虚，又因舌质夹瘀紫辨为瘀，以此辨为气阴两虚、湿热瘀血证。方以麦门冬汤益气养阴降逆；以黄连粉方清热燥湿；以四逆汤温壮阳气；以失笑散活血化瘀。方药相互为用，以奏其效。

结核性腹膜炎

结核性腹膜炎是结核分枝杆菌引起的慢性弥漫性腹膜感染性疾病。

【导读】根据慢性结核性腹膜炎的病变证机是阴虚，治以麦门冬汤、增液汤；又因病变证机有痰湿，故与小半夏加茯苓汤合方治之。

周某，女，21 岁。3 年以来，腹部经常隐隐作痛，下午腹胀，每日大便至少两次且呈糊状，夜间低热，进行性消瘦，服用中西药，腹痛、腹胀改善不明显，近因腹痛、腹泻加重前来诊治。根据症状疑为慢性结核性腹膜炎，后经结核菌素试验为阳性，血沉加快，X 线检查，提示为结核性腹膜炎。刻诊：腹痛，腹胀，腹泻，潮热，盗汗，形体消瘦，倦怠乏力，舌质红、苔薄黄腻，脉弦细。辨为阴虚饮结证，治当滋阴清热、化饮通络。给予麦门冬汤、增液汤与小半夏加茯苓汤合方：麦冬 168g，姜半夏 24g，红参 10g，炙甘草 10g，粳米 10g，大枣 12 枚，白术 15g，山药 15g，玄参 24g，生地黄 24g，生姜 24g，茯苓 15g。6 剂，水煎服，每日 1 剂，每日三服。二诊：潮热减轻，腹胀好转，以前方 6 剂续服。三诊：腹痛好转，以前方 6 剂续服。四诊：诸症得到有效控制，以前方 6 剂续服。五诊：病情稳定，以前方 12 剂续服。之后，为了巩固疗效，以前方变汤剂为散剂，每次 6g，每日三服，治疗 6 个月。随访 1 年，一切尚好。

【用方提示】根据潮热、舌红、脉弦细辨为阴虚，再根据腹胀、腹痛、苔薄黄腻辨为饮结，因形体消瘦、倦怠乏力辨为夹气虚，以此辨为阴虚饮结证。方以麦门冬汤清热滋阴、健脾益气；以增液汤滋补阴津；小半夏加茯苓汤燥湿化饮、降逆泄浊。方药相互为用，以奏其效。

慢性咽炎

咽炎是临床中常见病之一，根据其临床表现特征又分为急性咽炎与慢性咽炎。急性咽炎是咽黏膜、黏膜下组织和淋巴组织的急性炎症。而慢性咽炎多由急性咽炎反复发作，是咽黏膜、黏膜下组织和淋巴组织的慢性炎症。

【导读】根据慢性咽炎的病变证机是气阴两虚，治以麦门冬汤既益气又滋阴，更利咽喉；因病变部位在咽喉，故与桔梗汤合方以利咽喉。

马某，女，48岁。有20年慢性咽炎病史，服用中西药虽能缓解症状，但停药后咽痛复发，多次检查均未发现咽喉有器质性病变，近因咽痛加重前来诊治。刻诊：咽肿痛，咽干，心烦急躁，咳痰量少，时有夹血，声音嘶哑，五心烦热，神疲乏力，舌红少苔，脉虚弱。辨为津气两虚证，治当益气养阴、利咽止痛。给予麦门冬汤与桔梗汤合方加味：麦冬168g，半夏24g，红参9g，粳米18g，大枣12枚，桔梗9g，生甘草18g，桂枝10g，薄荷12g，玄参24g。6剂，水煎服，每日1剂，每日三服。二诊：咽肿痛、咽干好转，咳痰夹血消除，复以前方6剂续服。三诊：声音嘶哑有改善，又以前方6剂续服。四诊：诸症悉除，又以前方继续治疗20余剂。随访1年，一切尚好。

【用方提示】根据咽肿痛、咽干、舌红少苔辨为阴虚，再根据神疲乏力、脉虚弱辨为气虚，因五心烦热、咳痰夹血辨为虚热伤络，以此辨为津气两虚证。方以麦门冬汤滋阴益气，兼以化痰；以桔梗汤清利咽喉、缓急止痛；加玄参清热凉血利咽，薄荷利咽止痛，桂枝通阳散瘀，兼防滋腻药壅滞。方药相互为用，以奏其效。

间质性肺疾病

间质性肺疾病是一组主要累及肺间质、肺泡和（或）细支气管而出现间质纤维化为基本病理特征的肺部弥漫性疾病，亦称弥漫性实质性肺疾病。急性期以损伤或炎症病变为主，慢性期则以纤维化为主。而特发性肺纤维化是原发性间质肺疾病中最常见的一种。

【导读】根据间质性肺疾病的病变证机是气阴两虚，治以麦门冬汤；又因病变证机有痰阻，故与贝母栝楼散合方治之。

商某，女，64岁。有10余年支气管哮喘，3年前又被确诊间质纤维化，近由病友介绍前来诊治。刻诊：咳嗽，吸气困难，痰黏而黄，咳痰不利，时有带血，五心烦热，盗汗，食欲减退，消瘦乏力，肢体困重，杵状指，色泽晦暗，舌质红、苔少略腻，脉细弱。辨为阴虚痰湿证，治当滋补阴津、润肺化痰。给予麦门冬汤与贝母栝楼散合方：麦冬168g，半夏24g，红参9g，炙甘草6g，粳米9g，大枣12枚，贝母9g，栝楼6g，花粉5g，茯苓5g，橘红5g，桔梗5g。6剂，水煎服，每日1剂，每日三服。二诊：咳痰爽利，咳嗽减轻，复以前方6剂续服。三诊：舌苔腻消退，精神好转，又以前方6剂续服。四诊：诸症得到有效控制，又以前方治疗40余剂。五诊：杵状指较初诊变小，色泽恢复正常，又将前方汤剂变为散剂，每次6g，每日三服，断断续续服用，以巩固治疗效果。随访3年，一切尚好。

【用方提示】根据咳嗽、吸气困难、五心烦热辨为肺阴虚，再根据痰黏而黄、肢体困重、苔略腻辨为痰湿夹热，以此辨为阴虚痰湿证。方以麦门冬汤滋养肺阴、补益肺气、降逆化痰；以贝母栝楼散清热润肺、理肺化痰、降逆止咳。方药相互为用，以奏其效。

肺结核

肺结核是结核病中由结核分枝杆菌侵入人体后，在一定条件下引起的慢性传染病。本病一年四季都可发病，以15～35岁为高发年龄。

【导读】根据肺结核的病变证机是气阴两虚，治当选用麦门冬汤益气养阴；又因病变证机阴虚比较甚，故与沙参麦门冬汤合方治之。

姚某，女，31岁。半年前因低热、盗汗、咳嗽、痰中带血，经结核菌素试验及胸部X线检查，确诊为肺结核，服用抗结核类西药，自觉症状改善不明显，欲再服用中药。刻诊：咳嗽，时有痰中带血，气短声低，倦怠嗜卧，头晕目眩，五心烦热，盗汗，舌红少苔或苔薄黄，脉细弱。辨为气阴亏虚证，治当益气养阴、止咳平喘。给予麦门冬汤与沙参麦门冬汤合方加味：麦冬168g，姜半夏24g，红参9g，炙甘草6g，粳米9g，大枣12枚，沙参18g，玉竹12g，桑叶10g，生扁豆10g，天花粉10g，五味子10g，乌梅12g，牡蛎24g。6剂，水煎服，每日1剂，每日三服。二诊：低热、咳嗽减轻，以前方6剂续服。三诊：头晕目眩、五心烦热基本解除，又以前方6剂续服。四诊：诸症悉除，又以前方变汤剂为散剂，每次6g，每日三服，继续配合西药治疗，症状得到有效控制。之后1年复查，肺结核痊愈。

【用方提示】根据咳嗽、痰中带血辨为肺热，再根据气短声低、嗜卧辨为气虚，因五心烦热、舌红少苔辨为阴虚，以此辨为气阴亏虚证。方以麦门冬汤清肺滋阴、补益肺气；以沙参麦门冬汤既清热又滋阴，还助麦门冬汤益气生津；加五味子、乌梅滋阴敛肺，牡蛎敛阴固涩止汗。方药相互为用，以奏其效。

肾结核

肾结核是由结核杆菌感染肾所引起的慢性、进行性、破坏性炎症。

【导读】泌尿系结核的病变证机是气阴两虚，治以麦门冬汤；又因病变证机有水热，故与猪苓汤合方治之。

马某，男，54岁。1年前因尿不尽、腰痛、盗汗、低热在某医院检查，诊断为肾结核，住院治疗40余日，出院后继续服用抗结核类西药，并配合中药治疗，但症状改善不明显，近因劳累诱发，导致病症加重前来诊治。刻诊：尿频，尿血，尿不尽，腰痛，气短乏力，嗜卧，五心烦热，盗汗，舌红少苔，脉细数。辨为气阴两虚证，治当益气养阴、通利小便。给予麦门冬汤与猪苓汤合方加味：麦冬168g，姜半夏24g，红参10g，炙甘草6g，粳米10g，大枣12枚，猪苓12g，泽泻12g，滑石12g，茯苓12g，阿胶（烊化、冲服）12g，黄芪15g，白茅根30g。6剂，水煎服，每日1剂，每日三服。二诊：诸症略有改善，以前方6剂续服。三诊：盗汗减轻，五心烦热好转，以前方6剂续服。四诊：腰痛好转，以前方6剂续服。五诊：尿频、尿不尽恢复正常，以前方6剂续服。六诊：诸症解除，以前方6剂续服。之后，以前方治疗60余剂，诸症悉除。为了巩固疗效，以前方变汤剂为丸剂，每次6g，每日三服，治疗6个月，经复查结核菌素试验为阴性。随访1年，一切尚好。

【用方提示】根据尿频、腰痛辨为肾虚不固，再根据气短乏力、嗜卧辨为气虚不摄，因五心烦热、盗汗辨为阴虚，以此辨为气阴两虚证。方以麦门冬汤益气养阴；以猪苓汤清热利水育阴；加黄芪益气固肾，白茅根凉血止血。方药相互为用，以奏其效。

皮肤黏膜淋巴结综合征

皮肤黏膜淋巴结综合征（又称川崎病）是指以变态反应性全身血管炎为主要病理改变的急性发热性出疹性小儿疾病。

【导读】根据皮肤黏膜淋巴结综合征的病变证机是气阴两虚，治以麦门冬汤滋阴益气；又因病变证机有肺热，故与麻杏石甘汤合方治之。

李某，女，9 岁。于 2 年前出现发热，猩红热样皮疹、关节疼痛、呕吐、腹泻，以及心脏杂音等。在新乡、郑州等几家医院检查，诊断为皮肤黏膜淋巴结综合征，近因病症复发前来诊治。刻诊：身热，猩红热样皮疹，血尿，倦怠乏力，盗汗，五心烦热，关节疼痛，舌质红、苔薄黄，脉细弱。颈部触诊，淋巴结肿大。辨为气阴两虚、热郁营卫证，治当益气养阴、清热化瘀。给予麦门冬汤与麻杏石甘汤合方加味：麦冬 170g，姜半夏 24g，红参 10g，粳米 10g，大枣 12 枚，麻黄 12g，杏仁 10g，石膏 24g，生地黄 24g，牡丹皮 12g，藕节 15g，炙甘草 6g。6 剂，水煎服，每日 1 剂，每日 6 次。二诊：发热止，每日大便溏泄 3 次，以前方减麦冬为 150g，生地黄为 15g，6 剂。三诊：关节疼痛基本解除，每日大便 1 次仍溏泄，以前方减麦冬为 120g，6 剂。四诊：大便正常，复查尿中红细胞为阴性，以前方 6 剂续服。五诊：颈部触诊，淋巴结肿大消失，为了巩固疗效，以前方治疗 12 剂。随访 1 年，一切正常。

【用方提示】根据倦怠乏力、脉弱辨为气虚，再根据五心烦热、脉细辨为血虚，因身热、舌质红、苔薄黄辨为郁热，以此辨为气血虚弱、热郁营卫证。方以麦门冬汤益气养阴；以麻杏石甘汤清宣营卫郁热；加生地黄、藕节清热凉血止血，牡丹皮清热凉血散瘀。方药相互为用，以奏其效。

牡蛎泽泻散合方

牡蛎泽泻散由『牡蛎熬，泽泻，蜀漆暖水洗、去腥，葶苈子熬，商陆根熬，海藻洗、去咸，栝楼根各等分』所组成，方中牡蛎既是敛阴药又是软坚药；泽泻、商陆既是清热药又是利水药；蜀漆既是清热药又是化痰药；葶苈子既是降泄药又是利水药；海藻既是软坚药又是清热药。方药相互为用，是以利湿清热为主的重要代表方，可辨治湿热水气伤阴证。

阴囊湿疹

【导读】根据阴囊湿疹的病变证机有湿热，治以牡蛎泽泻散清热燥湿；又因病变证机有阳虚，以四逆加人参汤合方，复因病变证机有瘀血，故与失笑散合方用之。

韩某，男，65岁。有多年阴囊湿疹病史，近由病友介绍前来诊治。刻诊：阴囊潮湿，瘙痒难忍，睾丸发热，手足不温，怕冷，倦怠乏力，口苦口腻，舌质淡红夹瘀紫、苔腻黄白夹杂，脉沉弱。辨为湿热阳虚瘀血证，治当清热燥湿、活血化瘀、温阳散寒。给予牡蛎泽泻散、四逆加人参汤与失笑散合方：牡蛎15g，泽泻15g，海藻15g，蜀漆15g，天花粉15g，葶苈子15g，商陆15g，生附子5g，干姜5g，红参3g，狼牙24g，五灵脂10g，蒲黄10g，炙甘草6g。6剂，第1次煎45min左右，第2次煎20min，合并药液，每日1剂，每次服150mL左右，每日分早、中、晚服。二诊：阴囊湿疹略有减轻，仍口苦口腻，以前方加黄连10g，6剂。三诊：阴囊湿疹较前又有减轻，口苦口腻好转，仍手足不温，以前方变生附子、干姜各为6g，6剂。四诊：阴囊湿疹较前又有减轻，口苦基本消除，仍瘙痒，以前方加花椒5g，6剂。五诊：阴囊潮湿基本消除，仍倦怠乏力，以前方变红参为10g，6剂。六诊：阴囊潮湿趋于缓解，又以前方治疗60余剂，诸症悉除。随访1年，一切尚好。

【用方提示】根据阴囊潮湿、口苦辨为湿热，再根据脉沉弱、倦怠乏力辨为气虚，因怕冷、手足不温辨为阳虚，又因舌质夹瘀紫辨为瘀，以此辨为湿热阳虚瘀血证。方以牡蛎泽泻散清热燥湿利湿；以四逆加人参汤益气温阳散寒；以失笑散活血化瘀。方药相互为用，以奏其效。

慢性单纯性苔藓

慢性单纯性苔藓（又称神经性皮炎）是指以阵发性剧痒及皮肤苔藓样变为特征的慢性炎症性皮肤病。

【导读】牡蛎泽泻散是辨治湿热蕴结的基本代表方。根据慢性单纯性苔藓的病变证机是湿热，治以牡蛎泽泻散利湿清热；又因病变证机有血虚，故与四物汤合方治之。

朱某，女，21 岁。在 4 年前发现两耳垂下方至颈部有扁平丘疹，轻度瘙痒，当时未引起重视。半年后，丘疹演变为苔藓样病变，经当地医院皮肤科检查，诊断为慢性单纯性苔藓，近因瘙痒加重前来诊治。刻诊：皮肤肥厚粗糙，呈苔藓样变，鳞屑，瘙痒，口苦口腻，面色不荣，舌质淡红、苔黄腻，脉细弱。辨为湿热血虚证，治当清热燥湿、补血养血。给予牡蛎泽泻散与四物汤合方：牡蛎 10g，泽泻 10g，常山 3g，葶苈子 10g，商陆根 10g，海藻 10g，天花粉 10g，熟地黄 10g，白芍 10g，当归 10g，川芎 10g，炙甘草 10g。6 剂，水煎服，每日 1 剂，每日三服。二诊：瘙痒减轻，以前方 6 剂续服。三诊：口腻好转，以前方 6 剂续服。四诊：口苦止，以前方 6 剂续服。五诊：瘙痒止，以前方 6 剂续服。六诊：苔藓样变好转，以前方 6 剂续服。之后，以前方治疗 30 余剂，苔藓样变较前有好转，为了服药方便，将前方变汤剂为散剂，每次 6g，每日三服，治疗 5 个月。随访 1 年，一切尚好。

【用方提示】根据口苦口腻、苔黄腻辨为湿热，再根据面色不荣、舌质淡红、脉细弱辨为血虚，以此辨为湿热血虚证。方以牡蛎泽泻散（因药房无蜀漆，故以常山代替）清热利湿、软坚散结；以四物汤补血养血，兼以行气理血；加炙甘草益气解毒，兼防利湿药伤气。方药相互为用，以奏其效。

慢性盆腔炎

【导读】根据慢性盆腔炎的病变证机是湿热，治以牡蛎泽泻散；又因病变证机有夹气虚，故与易黄汤合方治之。

叶某，女，39岁。有10余年慢性盆腔炎病史，近因带下量多色黄前来诊治。刻诊：少腹拘急，带下量多色黄夹异味，阴部潮湿，时而瘙痒，前阴下坠，舌质红、苔黄略腻，脉沉。辨为湿热下注证，治当清热利湿。给予牡蛎泽泻散与易黄汤合方加味：牡蛎12g，泽泻12g，常山12g，葶苈子12g，商陆根12g，海藻12g，天花粉12g，山药15g，芡实15g，黄柏30g，车前子10g，白果12g，生甘草10g。6剂，水煎服，每日1剂，每日三服。二诊：阴部潮湿减轻，以前方6剂续服。三诊：瘙痒减轻，以前方6剂续服。四诊：带下减少，以前方6剂续服。五诊：少腹拘急解除，以前方6剂续服。六诊：诸症基本解除，以前方治疗12剂。随访1年，一切尚好。

【用方提示】根据带下量多色黄辨为湿热，再根据前阴下坠辨为湿，因瘙痒辨为湿浸经脉，以此辨为湿热下注证。方以牡蛎泽泻散清热利湿；以易黄汤清热燥湿、益气固涩；加生甘草清热益气解毒。方药相互为用，以奏其效。

木防己汤合方

◇◇◇◇◇◇◇◇◇◇◇◇◇◇◇◇◇◇◇◇◇◇

木防己汤由『木防己三两（9g），石膏十二枚、鸡子大（48g），桂枝二两（6g），人参四两（12g）』所组成，方中木防己既是利湿药又是通降药；石膏既是清热药又是生津药；桂枝既是通阳药又是化饮药；人参既是益气药又是温阳药。方药相互为用，是以通阳化饮、清热益气为主的重要代表方，可辨治郁热气虚夹寒证。

=== 病毒性心肌炎 ===

【导读】根据病毒性心肌炎的病变证机有阳郁热饮伤气，治以木防己汤通阳泻热益气；又因病变证机有寒热夹虚，以小柴胡汤合方，复因病变证机有瘀血，故与失笑散合方用之。

马某，男，18岁。有5年病毒性心肌炎病史，近由病友介绍前来诊治。刻诊：心悸、胸闷似水堵塞，心隐隐作痛，身热，怕冷，倦怠乏力，口苦咽干，舌质淡红夹瘀紫、苔腻黄白夹杂，脉沉弱。辨为阳郁热饮、寒热夹瘀证，治当通阳清热、益气化饮、活血化瘀。给予木防己汤、小柴胡汤与失笑散合方：木防己10g，石膏48g，桂枝6g，红参12g，柴胡24g，黄芩10g，生半夏12g，大枣12枚，生姜10g，五灵脂10g，蒲黄10g，炙甘草10g。6剂，第1次煎45min左右，第2次煎20min，合并药液，每日1剂，每次服150mL左右，每日分早、中、晚服。二诊：心悸、心痛减轻，仍怕冷，以前方变桂枝为10g，6剂。三诊：心悸、心痛较前又有减轻，怕冷好转，仍胸闷，以前方加陈皮24g，6剂。四诊：心悸、心痛较前又有减轻，怕冷基本消除，以前方6剂续服。五诊：心悸、心痛消除，仍口苦，以前方变黄芩为12g，6剂。六诊：心悸、心痛未再发作，又以前方治疗80余剂，诸症悉除，经复查病毒性心肌炎痊愈。随访1年，一切尚好。

【用方提示】根据心悸、胸闷似水堵塞辨为饮结，再根据怕冷辨为阳郁，因倦怠乏力、脉弱辨为气虚，又因舌质夹瘀紫辨为瘀，复因口苦咽干辨为郁热，再因苔黄白夹杂辨为热饮夹寒，以此辨为阳郁热饮、寒热夹瘀证。方以木防己汤通阳泻热益气；以小柴胡汤益气清热散寒；以失笑散活血化瘀。方药相互为用，以奏其效。

冠心病

【导读】根据冠心病的病变证机是阳郁热饮，治以木防己汤；又因水饮病变证机比较重，故与茯苓泽泻汤合方治之。

胡某，男，69 岁。有 20 余年冠心病病史，近因心痛、心中痞硬加重前来诊治。刻诊：心痛，心中痞硬，胸闷，倦怠乏力，手足不温，口渴不欲饮，舌质红、苔黄略腻，脉沉弱。辨为阳郁热饮伤气证，治当清热通阳、益气化饮。给予木防己汤与茯苓泽泻汤合方：木防己 10g，石膏 48g，桂枝 6g，红参 12g，茯苓 24g，泽泻 12g，白术 10g，生姜 12g，薤白 24g，生半夏 12g，炙甘草 6g。6 剂，水煎服，每日 1 剂，每日三服。二诊：心痛减轻，心中痞硬好转，以前方 6 剂续服。三诊：胸闷减轻，以前方 6 剂续服。四诊：心痛止，以前方 6 剂续服。五诊：手足转温，以前方 6 剂续服。六诊：苔黄腻消退，以前方 6 剂续服。七诊：诸症基本解除，以前方 6 剂续服。之后，以前方变汤剂为散剂，每次 6g，每日三服，治疗 3 个月。随访 1 年，一切尚好。

【用方提示】根据口渴不欲饮、苔黄略腻辨为饮郁化热，再根据心中痞硬、胸闷、手足不温辨为阳郁不通，因倦怠乏力、脉沉弱辨为气虚，以此辨为阳郁热饮伤气证。方以木防己汤清热通阳、益气利饮；以茯苓泽泻汤健脾通阳利水；加薤白通阳宽胸，生半夏燥湿化痰涤饮。方药相互为用，以奏其效。

排脓散合方

排脓散由『枳实十六枚（16g），芍药六分（18g），桔梗二分（6g）』所组成，方中枳实既是行气药又是降逆药，还是清热药；芍药既是清热药又是补血药，还是缓急药；桔梗既是清热药又是宣发药。方药相互为用，是以清热排脓、行气散瘀为主的重要代表方，主治郁热气滞伤血证。

================ 小儿胃痛 ================

【导读】根据小儿胃痛的病变证机有郁热夹虚，治以排脓散行气宣利缓急；又因病变证机有寒热夹虚，以半夏泻心汤合方用之。

梁某，男，10岁。其母代诉，3年来经常胃痛，近由病友介绍前来诊治。刻诊：胃痛，胃胀，胃热，手足不温，怕冷，咽喉不利，口苦口腻，舌质淡红、苔腻黄白夹杂，脉沉弱。辨为寒热郁结夹虚证，治当行气清热、益气散寒、调理脾胃。给予排脓散与半夏泻心汤合方：枳实16g，白芍18g，桔梗6g，红参10g，黄连3g，黄芩10g，生半夏12g，大枣12枚，干姜10g，炙甘草10g。6剂，第1次煎45min左右，第2次煎20min，合并药液，每日1剂，每次服150mL左右，每日分早、中、晚服。二诊：胃痛明显减轻，仍口苦，以前方变黄连为10g，6剂。三诊：胃痛基本消除，仍胃胀，以前方加陈皮24g，6剂。四诊：胃痛消除，胃胀明显好转，以前方6剂续服。五诊：胃痛、胃胀消除，又以前方治疗12剂，诸症悉除。随访1年，一切尚好。

【用方提示】根据胃痛、胃胀、胃热辨为郁热，再根据手足不温、怕冷辨为寒，因脉沉弱辨为气虚，又因口苦、苔腻辨为湿热，以此辨为寒热郁结夹虚证。方以排脓散行气清热，宣利缓急；以半夏泻心汤清热散寒，益气降逆。方药相互为用，以奏其效。

糜烂性食管炎

糜烂性食管炎是由于各种理化因素造成的食管黏膜损伤。

【导读】根据糜烂性食管炎的病变证机是热痛，治以排脓散；又因郁热比较重，故与栀子豉汤合方治之。

温某，男，37 岁。有 3 年糜烂性食管炎病史，近由病友介绍前来诊治。刻诊：胸骨后灼痛，吐黏稠脓痰，食则胃灼热、胃胀，舌质红、苔黄略腻，脉浮。辨为胃痛热证，治当清热排脓、行气散瘀。给予排脓散与栀子豉汤合方加味：枳实 16g，白芍 18g， 桔梗 6g，栀子 15g，淡豆豉 10g，厚朴 10g，黄连 12g，黄芩 12g，生甘草 12g。6 剂，每日 1 剂，水煎服，每日三服。二诊：胸骨后灼痛减轻，以前方 6 剂续服。三诊：食则胃灼热缓解，以前方 6 剂续服。四诊：未再吐黏稠脓痰，以前方 6 剂续服。五诊：胃胀解除，以前方 6 剂续服。六诊：诸症基本解除，以前方治疗 12 剂。随访 1 年，一切尚好。

【用方提示】根据胸骨后灼痛辨为热，再根据吐黏稠脓痰辨为热灼津血，因胃胀辨为气滞，以此辨为胃痛热证。方以排脓散清热行气排脓；以栀子豉汤清宣郁热；加厚朴行气除胀，黄连、黄芩清热燥湿解毒，生甘草益气清热解毒。方药相互为用，以奏其效。

蒲灰散合方

蒲灰散由『蒲灰七分（21g）、滑石三分（9g）』所组成，方中蒲黄既是活血药又是利水药；滑石既是清热药又是利水药。方药相互为用，是以活血化瘀、清热利湿为主的重要代表方，可辨治瘀热水结证。

肝硬化腹水

【导读】根据肝硬化腹水的病变证机有瘀热水气，治以蒲灰散清热化瘀利水；又因病变证机有寒热夹虚，以小柴胡汤合方，复因病变证机有郁热内结，故与己椒苈黄丸合方用之。

孟某，男，55岁。有多年乙肝病史，5年前经检查又有肝硬化，1年前至今反复出现肝硬化腹水，近由病友介绍前来诊治。刻诊：胁肋胀痛，腹胀如鼓，大便不通，小便短少，面色不荣，形体消瘦，咽喉不利，倦怠乏力，动则气喘，心烦急躁，口苦，舌质暗淡夹瘀紫、苔腻黄白夹杂，脉沉弱。辨为瘀热水结、寒热夹虚证，治当化瘀利水、温通泻热、益气和中。给予蒲灰散、小柴胡汤与己椒苈黄丸合方：蒲黄20g，滑石10g，柴胡24g，红参10g，黄芩10g，生半夏12g，防己10g，大黄10g，椒目10g，葶苈子10g，大枣12枚，生姜10g，炙甘草10g。6剂，第1次煎45min左右，第2次煎20min，合并药液，每日1剂，每次服150mL左右，每日分早、中、晚服。二诊：胁肋胀痛略有减轻，仍大便不通，以前方变大黄为15g，6剂。三诊：胁肋胀痛较前又有减轻，大便较前通畅，仍小便不利，以前方变滑石、椒目各为30g，6剂。四诊：胁肋胀痛基本消除，小便较前通畅，以前方变大黄为20g，滑石、椒目各为40g，6剂。五诊：胁肋胀痛消除，大便小便较前通畅，以前方6剂续服。六诊：腹胀如鼓较前消退，仍动则气喘，以前方变红参为12g，6剂。七诊：腹胀如鼓较前又有消退，又以前方治疗120余剂，诸症悉除，经检查腹水消除。之后，又以前方因病变证机酌情加减继续治疗。随访2年，一切尚好。

【用方提示】根据胁肋胀痛、腹胀如鼓、小便短少辨为水结，再根据大便不通、心烦急躁辨为郁热内结，因倦怠乏力、脉沉弱辨为气虚，又因口苦、苔腻辨为湿热，更因舌质暗淡夹瘀紫辨为瘀，以此辨为瘀热水结、寒热夹虚证。方以蒲灰散活血利水清热；以小柴胡汤清热散寒，益气和中；以己椒苈黄丸泻热通利水气。方药相互为用，以奏其效。

肾结石

肾结石是指肾代谢异常引起的草酸钙、磷酸钙、尿酸、磷酸镁铵等物质形成结晶的一种病变。

【导读】根据肾结石的病变证机是湿瘀，治以蒲灰散；又因水气比较重，故与猪苓汤合方治之。

余某，男，38岁。有6年肾结石病史，曾两次碎石治疗，半年前检查肾结石复发，近因腰痛加重前来诊治。刻诊：腰痛如针刺，少腹困胀，大便干结，小便不利，舌质暗红瘀紫、少苔，脉沉细。辨为湿热瘀阻证，治当活血化瘀、清热利湿。给予蒲灰散与猪苓汤合方加味：蒲黄20g，滑石15g，猪苓15g，茯苓15g，阿胶珠15g，泽泻15g，大黄10g，瞿麦12g，通草6g，附子5g，炙甘草3g。6剂，每日1剂，水煎服，每日三服。二诊：腰痛减轻，大便溏泄，减大黄为6g，6剂。三诊：大便恢复正常，小便较前通畅，以前方6剂续服。四诊：小腹困胀好转，以前方6剂续服。五诊：腰痛基本解除，以前方6剂续服。六诊：诸症基本解除，以前方治疗50余剂，经复查，肾结石消除。随访2年，一切尚好。

【用方提示】根据腰痛如针刺、舌质暗红瘀紫辨为瘀血，再根据少腹困胀辨为湿困，因大便干结辨为热结，以此辨为湿热瘀阻证。方以蒲灰散活血化瘀、清热利湿；以猪苓汤清热利湿；加大黄泻热，瞿麦、通草通利血脉，炙甘草益气缓急止痛。方药相互为用，以奏其效。

三物白散合方

◇◇◇◇◇◇◇◇◇◇◇◇◇◇◇◇◇◇

三物白散由『桔梗三分（9g）、巴豆去皮尖，熬黑、研如脂、一分（3g），贝母三分（9g）』所组成，方中巴豆既是泻下药又是温通药，还是化痰药；贝母既是清热药又是化痰药；桔梗既是清热药又是宣利药。方药相互为用，是以温化寒痰兼清为主的重要基础方，可辨治痰夹寒热证。若用散剂，每次服用0.8g；若服用汤剂，可先用巴豆1g为始，然后根据病情渐渐加大用量。

═══════ 慢性咽喉炎 ═══════

【导读】根据慢性咽喉炎的病变证机有寒痰夹热，治以三物白散温化寒痰兼清；又因病变证机有郁热，以桔梗汤合方，复因病变证机有阴伤，故与猪肤汤合方用之。

郑某，男，36岁。有多年慢性咽喉炎病史，近因病友介绍前来诊治。刻诊：咽喉不利，痰壅阻塞，咳痰不畅，食凉加重，咽干咽燥不欲饮水，口淡不渴，舌质淡红，苔白腻，脉沉。辨为咽喉寒痰夹热证，治当温化寒痰、清化宣利。给予三物白散、桔梗汤与猪肤汤合方：桔梗10g，巴豆3g，浙贝母10g，桔梗10g，猪皮30g，生甘草20g。6剂，第1次煎45min左右，第2次煎20min，合并药液，每日1剂，每次服150mL左右，每日分早、中、晚服。二诊：咽喉不利好转，仍痰壅阻塞，以前方加皂角粉3g，6剂。三诊：咽喉不利较前又有好转，大便较前溏泄，以前方变巴豆为2g，6剂。四诊：咽喉不利较前又有好转，大便正常，以前方6剂续服。五诊：咽喉不利基本消除，以前方6剂续服。六诊：诸症基本消除，又以前方治疗20余剂，诸症悉除。随访1年，一切尚好。

【用方提示】根据咽喉不利、痰壅阻塞、食凉加重辨为寒痰，再根据咽干咽燥辨为郁热伤阴，因咳痰不畅、苔白腻辨为寒痰，以此辨为咽喉寒痰夹热证。方以三物白散温化寒痰，兼以清化；以桔梗汤清宣咽喉；以猪肤汤益阴利咽。方药相互为用，以奏其效。

睡眠呼吸暂停低通气综合征

睡眠呼吸暂停低通气综合征是指各种原因导致睡眠状态下反复出现呼吸暂停和（或）低通气，引起低氧血症、高碳酸血症、睡眠中断，从而使机体发生一系列病理、生理改变的临床综合征。以成人于7小时夜间睡眠时间内呼吸暂停及低通气反复发作在30次以上；或睡眠呼吸暂停低通气指数（AHI，即平均每小时睡眠中呼吸暂停加上低通气次数）≥5。在睡眠中，若口鼻咽部呼吸气流均停止10秒以上，称为睡眠呼吸暂停；睡眠中呼吸气流强度（幅度）较基础水平降低50%以上并伴有血氧饱和度（SaO₂）较基础水平下降≥4%，称为低通气。

【导读】三物白散是主治寒痰的基本用方。根据睡眠呼吸暂停低通气综合征的病变证机是寒痰，治以三物白散；又因寒痰壅滞比较重，故与苓甘五味姜辛汤合方治之。

苗某，男，33岁。8年前因睡醒后胸中憋闷，经检查，诊断为睡眠呼吸暂停低通气综合征，2年来自觉胸中憋闷加重。刻诊：睡眠打鼾，且与呼吸暂停交替出现，憋醒后出现心悸，胸痛胸闷，喉中痰阻，头晕，咽干不欲饮水，咳痰，舌质淡、苔白腻略厚，脉沉或滑。辨为寒痰壅滞证，治当温化寒痰、开窍利肺。给予三物白散与苓甘五味姜辛汤合方加味：桔梗9g，巴豆1g，贝母9g，茯苓12g，炙甘草9g，干姜9g，细辛9g，五味子12g，生姜15g。6剂，水煎服，每日1剂，每日三服，药汤稍凉服用。二诊：自觉睡醒后心悸、胸闷减轻，以前方6剂续服。三诊：胸痛、胸闷未再出现，又以前方6剂续服。四诊：将前方汤剂变为散剂，每次6g，每日三服，断断续续服药约1年。随访1年，除睡眠仍打鼾外，其他症状未再出现。

【用方提示】根据喉中痰阻辨为痰，再根据咽干不欲饮水、舌质淡、苔白腻略厚辨为寒，因心悸、胸闷、头晕辨为痰阻清窍，以此辨为寒痰壅滞证。方以三物白散荡涤顽痰、通利喉咽；以苓甘五味姜辛汤温肺化痰、宣降肺气；加生姜宣肺降逆、温肺化痰。方药相互为用，以奏其效。

支气管哮喘

【导读】根据支气管哮喘的病变证机是寒痰夹热，治以三物白散温阳散寒，兼以清热；又因病变证机夹气虚，故与海蛤汤合方治之。

徐某，男，47岁。有多年支气管哮喘病史，服用中西药，但未能有效控制病情，近因咳喘加重前来诊治。刻诊：咳嗽，气喘，因寒加重，喉中痰阻，咯之不爽，胸中痰鸣，动则气喘，舌质淡红、苔白腻中心略黄，脉虚弱。辨为寒痰夹热气虚证，治当逐寒涤饮，兼以清热、补益肺气。给予三物白散与海蛤汤合方加味：桔梗10g，巴豆3g，浙贝母10g，海马10g，蛤蚧1对，红参10g。6剂，水煎服，每日1剂，每日三服。二诊：咳痰较前爽利，以前方6剂续服。三诊：胸中痰鸣减轻，动则气喘好转，减海马为5g，以前方6剂续服。四诊：喉中痰阻基本消除，以前方6剂续服。五诊：动则气喘基本缓解，以前方6剂续服。六诊：诸症基本解除，以前方治疗30余剂。之后，以前方变汤剂为散剂，每次3g，每日三服，治疗4个月。随访1年，一切尚好。

【用方提示】根据喉中痰阻、咯之不爽辨为痰结，再根据因寒加重辨为寒结，因动则气喘、脉虚弱辨为气虚，又因苔白腻中心略黄辨为寒中夹热，以此辨为寒痰夹热气虚证。方以三物白散逐寒涤痰，兼以清热；以海蛤汤益气摄纳；加红参大补元气。方药相互为用，以奏其效。

芍药甘草附子汤合方

芍药甘草附子汤由『芍药、甘草各三两（9g）、附子炮、去皮，破八片，一枚（5g）』所组成，方中芍药既是敛阴药又是补血药，既是柔筋药又是缓急药；甘草既是益气药又是生津药，还是缓急药；附子既是通阳药又是温阳药。方药相互为用，是以益气温阳、养血缓急为主的重要治病方，可辨治气血虚伤阳证。

小腿抽筋疼痛

【导读】根据小腿抽筋疼痛的病变证机有气血虚伤阳，治以芍药甘草附子汤益气补血温阳；又因病变证机有风痰，以藜芦甘草汤合方，复因病变证机有阳虚湿热，故与附子泻心汤合方，更因病变证机有痰热，故与小陷胸汤合方用之。

马某，女，82岁。有20余年小腿抽筋疼痛病史，近由病友介绍前来诊治。刻诊：两小腿抽筋疼痛，夜间甚于白天，肌肉颤抖，大便困难，自汗，盗汗，倦怠乏力，面色不荣，怕冷，手足不温，口苦口腻，舌质淡红、苔腻黄白夹杂，脉沉弱。辨为阳虚湿热夹风痰证，治当温化阳气、清化湿热、息风化痰。给予芍药甘草附子汤、藜芦甘草汤、附子泻心汤与小陷胸汤合方：白芍20g，制附子10g，藜芦1.5g，大黄6g，黄连6g，黄芩3g，全栝楼30g，生半夏12g，生甘草20g。6剂，第1次煎45min左右，第2次煎20min，合并药液，每日1剂，每次服150mL左右，每日分早、中、晚服。二诊：小腿抽筋疼痛减轻，仍倦怠乏力，以前方加红参6g，6剂。三诊：小腿抽筋疼痛较前又有减轻，倦怠乏力好转，以前方6剂续服。四诊：小腿抽筋疼痛基本消除，怕冷、手足不温好转，以前方6剂续服。五诊：诸症消除，又以前方治疗30余剂，诸症悉除。随访1年，一切尚好。

【用方提示】根据小腿抽筋、自汗辨为气虚，再根据小腿抽筋疼痛、盗汗辨为阴血虚，因小腿抽筋疼痛夜间甚于白天辨为阳虚伤阴，又因手足不温辨为阳虚，更因口苦、舌苔腻辨为痰热，以此辨为阳虚湿热夹风痰证。方以芍药甘草附子汤益气补血温阳；以藜芦甘草汤益气息风化痰；以附子泻心汤温阳清热燥湿；以小陷胸汤清化痰热。方药相互为用，以奏其效。

血管神经性头痛

血管神经性头痛为临床常见病、多发病，其表现特点是遇劳累或情绪刺激而诱发或加重，发作时一侧或双侧头部搏动性跳痛、胀痛或刺痛。

【导读】根据血管神经性头痛的病变证机是气血虚夹寒，治以芍药甘草附子汤；又因阴寒病变证机比较重，故与麻黄汤合方治之。

杨某，男，67岁。有多年血管神经性头痛病史，近因头痛加重前来诊治。刻诊：头痛，因寒及劳累加重，舌质淡红、薄白，脉沉弱。辨为气血虚夹寒证，治当补益气血、温阳散寒。给予芍药甘草附子汤与麻黄汤合方加味：白芍10g，附子5g，麻黄10g，桂枝6g，杏仁12g，黄芪15g，当归15g，细辛10g，炙甘草10g。6剂，水煎服，每日1剂，每日三服。二诊：头痛减轻，以前方6剂续服。三诊：头痛止，以前方6剂续服。四诊：头痛未再发作，以前方6剂续服。五诊：诸症悉除，为了巩固疗效，又以前方治疗12剂。随访半年，一切尚好。

【用方提示】根据头痛因劳累加重辨为气血虚，再根据头痛因寒加重辨为寒扰，以此辨为气血虚夹寒证。方以芍药甘草附子汤益气补血、温阳散寒；麻黄汤辛散温通止痛；加黄芪补益中气，当归补血调经，细辛温阳散寒止痛。方药相互为用，以奏其效。

蛇床子散合方

蛇床子散由『蛇床子仁(2.5g)』所组成,方中蛇床子既是燥湿药又是止痒药,既是温阳药又是补阳药,方以温肾散寒、燥湿化虫为主的重要基础方,可辨治湿浊浸淫证。治病若用散剂,局部外用为2.5g,内服汤剂可加大原方用量至5倍。

肛周湿疹溃疡

【导读】根据肛周湿疹溃疡的病变证机有寒湿,治以蛇床子散温阳燥湿;又因病变证机有寒湿,以甘姜苓术汤合方,复因病变证机有湿热,故与黄连粉方、狼牙汤用之。

郑某,男,46岁。有多年肛周湿疹溃疡病史,近由病友介绍前来诊治。刻诊:肛周潮湿怕冷,疹疡溃烂流黄水,瘙痒,肛门灼热,肢体困重,倦怠乏力,口苦,舌质淡红、苔腻黄白夹杂,脉沉弱。辨为寒湿夹湿热证,治当温化寒湿、清化湿热。给予蛇床子散、甘姜苓术汤、黄连粉方与狼牙汤合方加味:蛇床子30g,干姜12g,茯苓12g,白术6g,黄连24g,狼牙24g,花椒6g,炙甘草6g。12剂,其中6剂内服,第1次煎45min左右,第2次煎20min,合并药液,每日1剂,每次服150mL左右,每日分早、中、晚服。另6剂外洗,每日1次。二诊:肛周潮湿怕冷好转,肛门灼热减轻,仍瘙痒,以前方变花椒为9g,6剂。三诊:肛周潮湿怕冷好转,肛门灼热较前又有减轻,瘙痒次数减少,以前方6剂续服。四诊:肛周潮湿怕冷明显好转,肛门灼热基本消除,仍口苦,以前方加黄芩12g,6剂。五诊:诸症基本消除,又以前方治疗50余剂,诸症悉除。随访1年,一切尚好。

【用方提示】根据肛周怕冷潮湿辨为寒,再根据肛门灼热潮湿辨为湿热,因倦怠乏力辨为气虚,又因肢体困重辨为湿,更因舌质淡红、苔腻黄白夹杂辨为寒热夹杂，以此辨为寒湿夹湿热证。方以蛇床子散温化寒湿；以甘姜苓术汤益气温阳，燥湿化湿；以黄连粉方、狼牙汤清热燥湿止痒，加花椒温阳化湿止痒。方药相互为用，以奏其效。

细菌性阴道炎

细菌性阴道炎是一种由阴道加特纳菌和一些厌氧菌的混合感染，导致阴道内微生态平衡失调的疾病。

【导读】根据细菌性阴道炎的病变证机是寒湿，治以蛇床子散和平胃散合方温化寒湿；又因病变证机有瘀血，故与桂枝茯苓丸合方治之。

胡某，女，31岁。在3年前被诊断为细菌性阴道炎，经口服及静脉滴注抗菌类等西药，没有取得预期治疗效果，又配合服用清热燥湿类等中药，也未取得最佳治疗效果，近由病友介绍前来诊治。刻诊：外阴瘙痒及阴道疼痛，手足不温，畏寒怕冷，少腹冷痛甚于夜间，带下色白量多，舌质暗淡瘀紫、苔白腻厚，脉沉涩。辨为寒湿瘀阻证，治当散寒化湿、活血化瘀。给予蛇床子散、平胃散与桂枝茯苓丸合方加味：蛇床子15g，苍术12g，厚朴10g，陈皮6g，桂枝12g，茯苓12g，白芍12g，桃仁12g，牡丹皮12g，薏苡仁24g，花椒6g，炙甘草3g。6剂，水煎服，每日1剂，每日三服。二诊：带下色白明显减少，以前方6剂续服。三诊：阴部瘙痒缓解，以前方6剂续服。四诊：阴道疼痛基本解除，以前方6剂续服。五诊：诸症基本解除，以前方6剂续服。为了巩固疗效，以前方治疗12剂。随访半年，一切正常。

【用方提示】根据手足不温、带下色白辨为寒湿，再根据阴道疼痛、舌质暗淡瘀紫辨为瘀血，因苔白腻厚辨为湿蕴，以此辨为寒湿瘀阻证。方以蛇床子散温阳散寒、燥湿止痒；以平胃散温化寒湿；以桂枝茯苓丸活血化瘀；加薏苡仁健脾渗湿，花椒温阳燥湿止痒。方药相互为用，以奏其效。

真菌性阴道炎

真菌性阴道炎是指真菌侵袭阴道，引起的阴道黏膜炎性病变。

【导读】根据真菌性阴道炎的病变证机是寒湿，治以蛇床子散；又因寒湿病变证机比较重，故与苓桂术甘汤合方治之。

许某，女，34岁。有多年真菌性阴道炎病史，近因带下量多前来诊治。刻诊：带下色白量多，阴中瘙痒，阴部潮湿，舌质淡、苔薄白，脉沉。辨为寒湿下注证，治当温阳散寒、除湿止带。给予蛇床子散与苓桂术甘汤合方加味：蛇床子30g，茯苓12g，桂枝10g，白术6g，生甘草6g，花椒10g，鸦胆子（研碎）2g。6剂，每日1剂，水煎分内服外洗，内服每日3次，每次约50mL，余药分早、晚2次外洗。二诊：瘙痒减轻，以前方6剂续服。三诊：带下减少，以前方6剂续服。四诊：阴部潮湿减轻，以前方6剂续服。五诊：带下止，以前方12剂续服。六诊：诸症基本解除，又以前方治疗20余剂。随访1年，一切尚好。

【用方提示】根据带下色白辨为寒，再根据阴部潮湿辨为湿，因瘙痒辨为湿浸，以此辨为寒湿下注证。方以蛇床子散温阳散寒、燥湿止痒；以苓桂术甘汤健脾利湿，杜绝湿生之源；加花椒温阳散寒止痒，鸦胆子燥湿解毒。方药相互为用，以奏其效。

射干麻黄汤合方

射干麻黄汤由『射干十三枚（39g）』、麻黄四两（12g）、生姜四两（12g）、细辛、紫菀、款冬花各三两（9g）、五味子半升（12g）、大枣七枚，半夏大者，洗，八枚（12g）』所组成，方中射干既是利咽药又是利肺药；麻黄既是治寒肺药又是散表寒药；生姜既是降逆药又是宣肺药；半夏既是降逆药又是化痰药；紫菀既是降肺药又是化痰药；细辛既是温肺药又是化饮散药；款冬花既是宣肺药又是化痰药；五味子既是敛肺药又是益肺药；大枣既是益气药又是缓急药。方药相互为用，是以温肺化饮、降气祛痰为主的重要治病方，可辨治寒痰夹热伤阴证。

肺腺癌术后复发并转移

【导读】根据肺腺癌术后复发的病变证机有寒夹热，治以射干麻黄汤宣肺散寒，兼清郁热；又因病变证机有阳虚，以四逆加人参汤合方，复因病变证机有瘀血，故与失笑散合方用之。

詹某，女，57岁。2年前经检查诊断为肺腺癌，术后7个月复发并转移，又术后又复发，近由病友介绍前来诊治。刻诊：咳嗽，气喘，胸痛，受凉加重，手足不温，倦怠乏力，口渴欲饮热水，舌质暗红夹瘀紫、苔薄黄夹白，脉沉弱略涩。辨为肺寒阳虚、郁热夹瘀证，治当温肺清热、益气壮阳、活血化瘀。给予射干麻黄汤、四逆加人参汤与失笑散合方：射干40g，麻黄12g，生姜12g，细辛10g，紫菀10g，款冬花10g，五味子12g，大枣7枚，生半夏12g，干姜5g，红参3g，生附子5g，五灵脂10g，蒲黄10g，炙甘草6g。6剂，第1次煎45min左右，第2次煎20min，合并药液，每日1剂，每次服150mL左右，每日分早、中、晚服。二诊：咳嗽、气喘减轻，仍倦怠乏力，以前方变红参为10g，大枣为12枚，6剂。三诊：咳嗽、气喘较前又有减轻，倦怠乏力好转，以前方6剂续服。四诊：咳嗽、气喘较前又有减轻，倦怠乏力好转，仍手足不温，以前方变干姜为10g，6剂。五诊：咳嗽、气喘较前又有减轻，手足温和，以前方6剂续服。六诊：咳嗽、气喘基本消除，仍时时胸痛，以前方变五灵脂、蒲黄各为12g，6剂。七诊：诸症较前基本缓解，又以前方治疗200余剂，经复查肿瘤复发及转移病灶较前明显缩小；之后，又以前方因病变证机变化酌情变化治疗180余剂，又复查肺部肿瘤较前又有缩小，转移病灶基本消除；之后，仍以前方酌情变化而巩固治疗。随访3年，一切尚好。

【用方提示】根据咳嗽、气喘、受凉加重辨为肺寒，再根据手足不温、脉沉弱辨为阳虚，因口渴欲热水辨为寒夹热，又因舌质暗红夹瘀紫辨为瘀，以此辨为肺寒阳虚、郁热夹瘀证。方以射干麻黄汤宣肺散寒，降逆平喘，兼清郁热；以四逆加人参汤益气温阳散寒；以失笑散活血化瘀止痛。方药相互为用，以奏其效。

哮喘性鼻炎

哮喘性鼻炎是指鼻黏膜和支气管黏膜的过敏性炎性病变。

【导读】根据哮喘性鼻炎的病变证机是寒痰，治以射干麻黄汤；又因病变证机夹郁热，故与白虎汤合方治之。

田某，女，52岁，有多年哮喘性鼻炎病史，近因哮喘、鼻塞加重前来诊治。刻诊：哮喘，痰多色白时而夹黄，鼻塞不通，鼻涕浊稠，手足不温，胸闷，口渴欲饮水，舌质淡红、苔薄黄，脉浮。辨为寒痰哮喘夹热证，治当温阳散寒，兼以清热。给予射干麻黄汤与白虎汤合方：射干10g，麻黄12g，生姜12g，细辛10g，紫菀10g，款冬花10g，五味子12g，大枣7枚，姜半夏12g，石膏45g，知母18g，粳米15g，炙甘草6g。6剂，水煎服，每日1剂，每日三服。二诊：哮喘减轻，以前方6剂续服。三诊：痰多减少，以前方6剂续服。四诊：鼻塞较前通畅，以前方6剂续服。五诊：胸闷解除，以前方12剂续服。六诊：哮喘止，鼻塞通畅，以前方6剂续服。为了巩固疗效，以前方变汤剂为散剂，每次6g，每日分三服，治疗半年。随访1年，一切尚好。

【用方提示】根据哮喘、手足不温辨为寒，再根据口渴欲饮水、苔薄黄辨为寒夹热，因鼻塞辨为肺失宣发，又因胸闷辨为痰阻气机，以此辨为寒痰哮喘夹热证。方以射干麻黄汤温肺散寒、降逆化痰；以白虎汤清泻郁热。方药相互为用，以奏其效。

肾气丸合方

肾气丸由『干地黄八两（24g）』，薯蓣四两（12g），山茱萸四两（12g），泽泻三两（9g），茯苓三两（9g），桂枝一两（3g），牡丹皮三两（9g），附子炮、一两（3g）』所组成，方中生地黄既是滋阴药又是清热药，既是凉血药又是补血药；附子既是温阳药又是壮阳药；桂枝既是温阳药又是通经药；山药既是益气药又是化阴药；山茱萸既是补阳药又是固精药；茯苓既是益气药又是利湿药；泽泻既是清热药又是利水药；牡丹皮既是凉血药又是散瘀药。方药相互为用，是以可辨治肾阴阳俱虚夹湿证。滋阴温阳为主的重要治病方，

━━━━━━━━ 不育症 ━━━━━━━━

【导读】根据不育症的病变证机有阴阳俱虚，治以肾气丸滋补阴阳；又因病变证机有气虚，以桂枝人参汤合方用之。

刘某，男，34 岁。结婚 5 年未育，经检查精子 A+B=4%，服用中西药但未能取得预期治疗效果（精子 A+B=5%～8%），近由病友介绍前来诊治。刻诊：腰酸腿软，手足不温，怕冷，倦怠乏力，口渴，舌红少苔，脉沉细弱。辨为阴阳俱虚夹气虚证，治当滋补阴阳、益气温阳。给予肾气丸与桂枝人参汤合方：生地黄 24g，山药 12g，山茱萸 12g，茯苓 10g，泽泻 10g，牡丹皮 10g，桂枝 12g，制附子 3g，干姜 10g，红参 10g，白术 10g，炙甘草 12g。6 剂，第 1 次煎 45min 左右，第 2 次煎 20min，合并药液，每日 1 剂，每次服 150mL 左右，每日分早、中、晚服。二诊：腰酸腿软略有减轻，仍口渴，以前方变生地黄为 30g，6 剂。三诊：腰酸腿软较前又有减轻，口渴好转，仍倦怠乏力，以前方变红参、白术各为 12g，6 剂。四诊：腰酸腿软较前又有减轻，倦怠乏力好转，仍怕冷，以前方变制附子为 10g，6 剂。五诊：腰酸腿软基本消除，怕冷明显好转，以前方 6 剂续服。六诊：腰酸腿软基本正常，经复查精子 A+B=42%，以前方 6 剂续服。七诊：诸症基本消除，又以前方治疗 30 余剂，经复查 A+B=53%，为了巩固疗效继续服用前方，

约 20 天左右其妻已怀孕。随访 1 年半，男婴出生，一切尚好。

【用方提示】根据腰酸腿软、怕冷辨为阳虚，再根据口渴、舌红少苔辨为阴虚，因倦怠乏力、脉沉弱辨为气虚，以此辨为阴阳俱虚夹气虚证。方以肾气丸滋补肾阴，温补肾阳；以桂枝人参汤益气健脾温阳。方药相互为用，以奏其效。

术后鼻腔肿瘤

鼻腔或鼻窦肿瘤是鼻腔或鼻窦出现肿瘤病变的一种疾病。根据鼻腔或鼻窦肿瘤临床表现不同，又分良性肿瘤与恶性肿瘤。

【导读】根据术后鼻腔肿瘤的病变证机是肾虚，治以肾气丸；又因病变证机有痰湿，故与二陈汤合方治之。

李某，女，61 岁。2 年前做鼻腔肿瘤手术，手术成功但鼻塞症状没有得到改善，近半年来鼻塞加重，又有轻微鼻痛等不适，经 CT 复查也未发现明显异常变化，服用中西药，未能有效控制症状。刻诊：鼻塞，鼻痛，头痛，耳鸣，听力下降，手心烦热，大便溏泄，舌质淡、苔腻，脉沉弱。辨为肾虚痰阻证，治当补益肾气、通利鼻窍。给予肾气丸与二陈汤合方加味：生地黄 24g，山药 12g，山茱萸 12g，泽泻 9g，茯苓 9g，牡丹皮 9g，桂枝 3g，附子 3g，半夏 15g，橘红 15g，炙甘草 5g，细辛 10g。6 剂，水煎服，每日 1 剂，每日三服。二诊：鼻塞好转，头痛解除，以前方 6 剂续服。三诊：手心烦热解除，大便恢复正常，又以前方 6 剂续服。四诊：除听力下降没有恢复外，其余症状悉除，患者为巩固疗效，又以前方治疗 12 剂。随访半年，一切尚好。

【用方提示】根据鼻塞、耳鸣辨为肾虚，再根据大便溏泄、舌质淡辨为阳虚不温，因手心烦热辨为阴虚不滋，又因苔腻辨为痰，以此辨为肾虚痰阻证。方以肾气丸滋补肾阴、温补肾阳；以二陈汤燥湿化痰、理气和中；加细辛开窍通阳。方中既用附子又用半夏，附子以温阳，半夏以化痰，药用相反，可功效倍增，运用合理，见效非凡。

甲状腺功能亢进性心脏病

甲状腺功能亢进性心脏病是内分泌代谢紊乱引起的心脏增大，心动过速，心律失常，心功能不全的心脏病，简称甲亢性心脏病。

【导读】根据甲状腺功能亢进性心脏病的病症表现是阴阳俱虚，治当选用肾气丸；又因病变证机有瘀血，故与抵当汤合方治之。

师某，女，34岁。2年前在某省级医院诊断为甲状腺功能亢进性心脏病，曾住院治疗1个月，出院后诸症状又复发，虽多次服用中西药，但治疗效果不明显，近由病友介绍前来诊治。刻诊：心悸，胸闷，心痛如针刺，手足心热，盗汗，舌质暗淡夹瘀紫、苔薄白，活动后加重，脉沉涩。辨为阴阳俱虚夹瘀证，治当滋补阴阳、活血化瘀。给予肾气丸与抵当汤合方：生地黄30g，山药15g，山茱萸15g，茯苓10g，泽泻10g，牡丹皮10g，附子5g，桂枝5g，水蛭10g，虻虫6g，桃仁12g，大黄6g。6剂，水煎服，每日1剂，每日三服。二诊：心悸、胸闷、心痛减轻，以前方6剂续服。三诊：诸症较前又有减轻，以前方6剂续服。四诊：心痛止，手足心热及盗汗好转，以前方6剂续服。五诊：诸症较前又有减轻，又以前方治疗50余剂，病症悉除。为了巩固疗效，以前方变汤剂为散剂，每次10g，每日三服，治疗半年。随访1年，一切尚好。

【用方提示】根据手足心热、盗汗辨为阴虚，又根据舌质暗淡、苔薄白辨为阳虚，因活动后加重辨为气虚，又因心痛如针刺、舌质瘀紫辨为瘀血，以此辨为阴阳俱虚夹瘀证。方以肾气丸滋补肾阴、温补肾阳；抵当汤活血破瘀，兼以泻热。方药相互为用，以奏其效。

睡眠 - 觉醒节律障碍

睡眠 - 觉醒节律障碍是以睡眠时段清醒、清醒时段嗜睡为主的临床表现。

【导读】睡眠 - 觉醒节律障碍是一种比较特殊的疾病，根据其病症表现及病变证机是肾阴阳俱虚，治当选用肾气丸；又因病变证机有心神不守，故与酸枣仁汤合方治之。

邵某，女，42岁。5年来经常睡眠时段清醒，清醒时段嗜睡，曾在郑州、西安、北京等多家医院检查，诊断为睡眠 - 觉醒节律障碍，经常服用维生素类、能量合剂类、抗抑郁药、抗焦虑药，以及镇静催眠药，服药期间尚有一定疗效，但停药后诸症状又复发。刻诊：睡眠时段清醒，清醒时段嗜睡，头昏，头晕目眩，心悸，腰酸，倦怠乏力，月经不调，手足心热，舌质淡、苔薄白，脉细数。辨为心肾阴阳俱虚证，治当温补阳气、滋补阴血。给予肾气丸与酸枣仁汤合方：生地黄24g，山药12g，山茱萸12g，茯苓10g，泽泻10g，牡丹皮10g，附子3g，桂枝3g，酸枣仁48g，炙甘草3g，知母6g，川芎6g。6剂，水煎服，每日1剂，每日三服。二诊：心悸、腰酸轻微减轻，以前方 6 剂续服。三诊：手足心热、倦怠乏力减轻明显，以前方 6 剂续服。四诊：头晕目眩好转，以前方 6 剂续服。五诊：睡眠-觉醒节律障碍明显好转，以前方 6 剂续服。之后，以前方适当加减变化治疗 60 余剂，睡眠基本恢复正常。随访 1 年，一切尚好。

【用方提示】根据心悸、腰酸辨为心肾虚弱，再根据手足心热辨为阴虚，因舌质淡、苔薄白辨为阳虚，因倦怠乏力辨为气虚，以此辨为心肾阴阳俱虚证。方以肾气丸滋补阴血、温补阳气；以酸枣仁汤养心安神、清热除烦。方药相互为用，以奏其效。

抽动障碍

抽动障碍是指儿童时期运动肌肉和发声肌肉抽动的一种疾病。

【导读】根据抽动障碍的病变证机是阴阳俱虚，治以肾气丸；又因筋脉挛急比较重，故与芍药甘草汤合方柔筋缓急。

孙某，男，5 岁。其母介绍，在 2 年前发现儿子行为异常，经省级某医院检查，诊断为抽动障碍，在郑州、石家庄等地多家医院诊治，曾多次服用氟哌啶醇、利培酮、可乐定、硫必利等西药，在用药期间有治疗作用，但停药后又复发，服用中药治病也不理想。刻诊：眨眼，摇头，皱额，转肩，踢腿，吼叫，自汗，盗汗，口干不欲多饮，舌红少苔，脉沉弱。辨为阴阳俱虚、筋脉拘急证，治当滋补阴阳、缓急柔筋。给予肾气丸与芍药甘草汤合方加味：生地黄 24g，山药 12g，山茱萸 12g，茯苓 10g，泽泻 10g，牡丹皮 10g，附子 3g，桂枝 3g，白芍 12g，炙甘草 12g，五味子 12g，全蝎 3g。6 剂，水煎服，每日 1 剂，每日六服。二诊：用药后诸症无明显变化，以前方 6 剂续服。三诊：自汗减轻，以前方 6 剂续服。四诊：盗汗好转，以前方 6 剂续服。五诊：自汗、盗汗止，以前方 6 剂续服。六诊：诸症较前有好转，以前方 6 剂续服。随后，以前方适当变化治疗 100 余剂。之后，为了巩固疗效，以前方变汤剂为丸剂，每次 3g，每日三服，用药治疗 1 年余，诸症基本恢复正常。随访 1 年，一切尚好。

【用方提示】根据自汗、脉沉弱辨为阳虚，再根据盗汗、舌红少苔辨为阴虚，因眨眼、摇头辨为阴阳俱虚不得滋养筋脉，以此辨为阴阳俱虚、筋脉拘急证。方以肾气丸滋补阴阳、温养筋脉；以芍药甘草汤益气补血、柔筋和脉；加五味子滋阴敛阴，全蝎息风止痉。方药相互为用，以奏其效。

癫痫

癫痫是一组以由大脑神经元异常放电所引起的短暂中枢神经系统功能失调为特征的慢性脑部疾病。

【导读】根据癫痫的病变证机是阴阳俱虚，治当选用肾气丸滋补阴阳；又因筋脉挛急比较重，故与牵正散合方治之。

童某，男，36岁。在5年前因脑外伤引起癫痫，多次服用中西药，但癫痫还是每个月至少发作1次，近因发作频繁而前来诊治。刻诊：神志淡漠，头晕目眩，头痛，腰酸腿软，口干咽燥，咳痰不利，健忘，失眠，面色晦暗，筋脉拘急，手足不温，头昏不清，口淡不渴，舌红少苔，脉弦细。辨为阴阳俱虚、风痰内扰证，治当滋补阴阳、化痰息风。给予肾气丸与牵正散合方加味：生地黄24g，山药12g，山茱萸12g，泽泻9g，茯苓9g，牡丹皮9g，附子3g，桂枝3g，全蝎6g，白附子6g，白僵蚕6g，胆南星12g。6剂，水煎服，每日1剂，每日三服。二诊：头晕目眩、头痛减轻，复以前方6剂续服。三诊：手足转温，以前方6剂续服。四诊：头痛、头晕目眩解除，以前方6剂续服。五诊：癫痫近1个月未再发作，又以前方6剂续服。六诊：诸症较前均有好转，以前方6剂续服。2个月后癫痫有轻微发作，以前方因病症变化酌情加减治疗120余剂，癫痫未再发作。为了巩固疗效，将前方变汤剂为丸剂，每次6g，每日三服，治疗1年余。随访半年，癫痫未再发作。

【用方提示】根据口干咽燥、舌红少苔辨为阴虚，再根据手足不温、口淡不渴辨为阳虚，因筋脉拘急、脉弦细辨为风生内动，又因咳痰不利、面色晦暗辨为痰，以此辨为阴阳俱虚、风痰内扰证。方以肾气丸温补阳气、滋补阴津；以牵正散祛风化痰止痉；加胆南星燥湿化痰、开窍醒神。方药相互为用，以奏其效。

隐匿型肾小球肾炎

隐匿型肾小球肾炎是指肾小球源性血尿和（或）蛋白尿的一组肾小球疾病。

【导读】根据隐匿型肾小球肾炎的病变证机是阴阳俱虚，治以肾气丸滋补阴阳；又因病变证机有瘀血，故与桂枝茯苓丸合方治之。

邱某，男，44岁。有6年隐匿型肾小球肾炎病史，多次服用中西药，治疗效果不明显，近由病友介绍前来诊治。经尿常规检查，红细胞为5～15个，尿蛋白（＋＋＋）。刻诊：尿血（蛋白尿），腰痛如针刺，腰酸，倦怠乏力，口渴不欲多饮，畏寒怕冷，盗汗，大便不调，舌质暗红瘀紫、少苔，脉沉弱。辨为阴阳俱虚、瘀阻肾窍证，治当滋补阴阳、活血化瘀。给予肾气丸与桂枝茯苓丸合方加味：生地黄30g，山药15g，山茱萸15g，茯苓12g，泽泻10g，牡丹皮12g，附子3g，桂枝12g，桃仁12g，白芍12g，阿胶（烊化、冲服）10g，棕榈15g。6剂，水煎服，每日1剂，每日三服。二诊：诸症略有改善，以前方6剂续服。三诊：盗汗明显减轻，以前方6剂续服。四诊：腰痛好转，以前方6剂续服。五诊：经复查，红细胞3～6个，尿蛋白（＋），以前方6剂续服。之后，以前方治疗70余剂，经复查红细胞及尿蛋白均为阴性。为了巩固疗效，以前方变汤剂为散剂，每次6g，每日三服，治疗半年余。随访1年，一切尚好。

【用方提示】根据畏寒怕冷辨为阳虚，再根据盗汗、少苔辨为阴虚，因腰痛如针刺辨为瘀血，又因尿血辨为虚热灼伤脉络，更因倦怠乏力辨为气虚，以此辨为阴阳俱虚、瘀阻肾窍证。方以肾气丸滋补阴阳、固涩肾精；以桂枝茯苓丸活血化瘀；加阿胶益血止血，棕榈固涩止血。方药相互为用，以奏其效。

小动脉性肾硬化症

小动脉性肾硬化症又称高血压肾硬化症，根据临床特征分为良性小动脉性肾硬化症和恶性小动脉性肾硬化症。

【导读】根据小动脉性肾硬化症的病变证机是阴阳俱虚，治以肾气丸滋阴温阳；又因病变证机有瘀血，故与桂枝茯苓丸和失笑散合方治之。

谢某，男，56岁。有3年多良性小动脉性肾硬化症病史，曾在南京、商丘、郑州等地多家医院诊治，前2年治疗效果比较理想，症状控制比较满意，但近1年来仍用以前中西药治疗，可病情似有加重。刻诊：腰痛如针刺，夜间尿多，盗汗，五心烦热，口淡不渴，舌质暗红瘀紫、苔薄白，脉沉涩。辨为阴阳俱虚、瘀阻脉络证，治当滋补阴阳、活血化瘀。给予肾气丸、桂枝茯苓丸与失笑散合方：生地黄12g，山药12g，山茱萸12g，泽泻9g，附子3g，五灵脂12g，蒲黄12g，桂枝12g，茯苓12g，桃仁12g，牡丹皮12g，白芍12g。12剂，水煎服，每日1剂，每日三服。二诊：诸症略有改善，以前方12剂续服。三诊：腰痛减轻，盗汗止，以前方12剂续服。四诊：夜间仍然尿多，以前方加益智仁15g，12剂。五诊：夜尿减少，腰痛明显减轻，以前方12剂续服。六诊：夜尿较前又有减少，以前方 12 剂续服。之后，以前方治疗 20 余剂，诸症得到有效控制，病情稳定。为了巩固疗效，以前方变汤剂为散剂，每次 6g，每日三服，嘱其坚持服用。随访 1 年，一切尚好。

【用方提示】根据盗汗、五心烦热辨为阴虚，再根据口淡不渴、苔薄白辨为阳虚，因腰痛如针刺、舌质瘀紫、脉沉涩辨为瘀阻脉络，以此辨为阴阳俱虚、瘀阻脉络证。方以肾气丸滋补阴阳、固涩肾气；以桂枝茯苓丸、失笑散活血化瘀、通络止痛。方药相互为用，以奏其效。

尿失禁

尿失禁（遗尿）是由于膀胱神经功能障碍或括约肌损伤而失去排尿自控能力，使尿液不自主地流出。

【导读】根据尿失禁的病变证机是阴阳俱虚，治以肾气丸滋补阴阳；又因病变证机有肾虚不固，故与金锁固精丸合方治之。

刘某，男，64 岁。在 2 年前原因不明出现小便轻度失禁，经数地省市级医院检查，未发现明显器质性病变，多次服用中西药，但未能有效控制病情，近 1 年来病情加重。刻诊：小便失禁，腰酸，倦怠乏力，耳鸣，手足不温，畏寒怕冷，口干燥且欲饮热水，舌红少苔，脉细数。辨为阴阳俱虚、固摄失司证，治当滋补阴阳、益肾固遗。给予肾气丸与金锁固精丸合方：生地黄 24g，山药 12g，山茱萸 12g，茯苓 9g，泽泻 9g，牡丹皮 9g，附子 3g，桂枝 3g，沙苑子 20g，芡实 20g，莲须 20g，莲肉 20g，龙骨 10g，牡蛎 10g，罂粟壳 12g。6 剂，水煎服，每日 1 剂，每日三服。二诊：仍然小便失禁，唯独口干缓解，以前方 6 剂续服。三诊：小便失禁略有减轻，手足转温，畏寒怕冷解除，以前方 6 剂续服。四诊：小便失禁较前又有减轻，以前方 6 剂续服。五诊：耳鸣止，腰酸罢，以前方 6 剂续服。六诊：小便失禁又有改善，以前方 6 剂续服。之后，以前方治疗 120 余剂，小便失禁得到控制。随访 1 年，一切尚好。

【用方提示】根据畏寒怕冷、手足不温、乏力辨为阳虚，再根据舌红少苔、脉细数辨为阴虚，因小便失禁辨为阳虚不固，以此辨为阴阳俱虚、固摄失司证。方以肾气丸滋补阴阳、固藏肾气；金锁固精丸交通心肾、固涩止遗；加罂粟壳益气固涩止遗。方药相互为用，以奏其效。

特发性血小板减少性紫癜

特发性血小板减少性紫癜是指体内产生抗血小板表面某些糖蛋白的自身抗体，通过Ⅱ型超敏反应而损伤血小板引起的出血性疾病。

【导读】根据特发性血小板减少性紫癜病变证机是阴阳俱虚，治以肾气丸；又因病变证机有血热动血，故与四生丸合方治之。

杨某，女，59岁。有4年特发性血小板减少性紫癜病史，虽多次服用中西药，但治疗效果不理想，近由病友介绍前来诊治。刻诊：皮肤紫斑，手足不温，畏寒怕冷，面色不荣，头晕目眩，盗汗，腰膝酸痛，骨节疼痛，舌红少苔，脉沉弱。辨为阴阳俱虚、脉络不固证，治当滋补阴阳、固摄脉络。给予肾气丸与四生丸合方：生地黄24g，山药12g，山茱萸12g，茯苓10g，泽泻10g，牡丹皮10g，附子3g，桂枝3g，生荷叶12g，生艾叶12g，生侧柏叶12g，阿胶（烊化、冲服）12g，黄芪24g。6剂，水煎服，每日1剂，每日三服。二诊：盗汗略有减轻，以前方6剂续服。三诊：手足转温，以前方6剂续服。四诊：骨节疼痛减轻，以前方6剂续服。五诊：皮肤紫斑减退，以前方6剂续服。六诊：经检查，血小板计数恢复正常，以前方6剂续服。之后，以前方治疗40余剂，为了巩固疗效，以前方变汤剂为丸剂，每次6g，每日3服，治疗半年。随访1年，一切尚好。

【用方提示】根据手足不温、畏寒辨为阳虚，再根据舌红少苔辨为阴虚，因皮肤紫斑辨为脉络不固，以此辨为阴阳俱虚、脉络不固证。方以肾气丸滋补阴阳；以四生丸凉血止血；加阿胶补血止血，黄芪益气固摄。方药相互为用，以奏其效。

尿崩症

尿崩症是指肾小管重吸收水的功能障碍，以多尿、烦渴、多饮、低相对密度尿和低渗尿为特征的一组临床综合征。根据致病原因分为抗利尿激素严重缺乏或部分缺乏（中枢性尿崩症）和肾脏对精氨酸加压素不敏感（肾性尿崩症）。

【导读】根据尿崩症的病变证机是阴阳俱虚，以肾气丸治之；又因病变证机有阳虚水气，故与真武汤合方治之。

刘某，男，46岁。在3年前出现口渴多饮、小便多，疑为糖尿病，服用降糖类西药，治疗效果不明显，又经多次检查，诊断为肾性尿崩症，即住院治疗3周，症状得到有效控制，但出院后诸症状又复发，近由病友介绍前来诊治。刻诊：烦渴喜饮热水，尿多，下肢水肿，畏寒怕冷，倦怠乏力，盗汗，肢体沉重，面色黧黑，阳痿，舌质红、苔薄白，脉沉细略数。辨为阴阳俱虚、水气内盛证，治当滋补阴阳、温阳利水。给予肾气丸与真武汤合方加味：生地黄30g，山药15g，山茱萸15g，茯苓10g，泽泻10g，牡丹皮10g，桂枝3g，白芍10g，生姜10g，白术6g，附子5g，天花粉15g，瞿麦10g。6剂，水煎服，每日1剂，每日三服。二诊：口渴减轻，减天花粉为10g，6剂。三诊：手足转温，倦怠乏力好转，以前方6剂续服。四诊：下肢水肿明显消退，以前方6剂续服。五诊：下肢水肿消除，盗汗止，以前方去瞿麦，6剂。之后，以前方治疗50余剂，诸症悉除。为了巩固疗效，以前方变汤剂为散剂，每次6g，每日三服，治疗3个月。随访半年，一切尚好。

【用方提示】根据畏寒怕冷辨为阳虚，再根据盗汗、脉沉细略数辨为阴虚，因下肢水肿辨为水气内盛，又因烦渴喜饮热水、尿多辨为阴阳俱虚，以此辨为阴阳俱虚、水气内盛证。方以肾气丸滋补阴津、温补阳气；以真武汤温阳利水消肿；加天花粉滋补阴津，瞿麦利水消肿。方药相互为用，以奏其效。

糖尿病

糖尿病是由于胰岛素分泌和（或）作用缺陷所引起的以慢性血葡萄糖水平增高为特征的代谢性疾病。

【导读】根据糖尿病的病变证机是阴阳俱虚，治以肾气丸；又因病变证机有水气，故与栝楼瞿麦丸合方治之。

宋某，男，56岁。有8年糖尿病病史，服用西药则血糖降至正常，停药则升高，配合中药治疗，血糖还是未能稳定在正常范围，近由病友介绍前来诊治。刻诊：口渴，易饥，小便多，倦怠乏力，手足不温，耳鸣，腰酸，下午低热，盗汗，阳痿，大便不畅，舌红少苔，脉沉弱。辨为阴阳俱虚证，治当滋补阴阳、气化阴津。给予肾气丸与栝楼瞿麦丸合方：生地黄24g，山药12g，山茱萸12g，泽泻10g，牡丹皮10g，桂枝3g，附子3g，茯苓10g，天花粉6g，瞿麦3g，麦冬24g，巴戟天15g。6剂，水煎服，每日1剂，每日三服。二诊：口渴减轻，以前方6剂续服。三诊：腰酸好转，以前方6剂续服。四诊：盗汗止，以前方6剂续服。五诊：下午低热解除，以前方6剂续服。六诊：手足转温，以前方6剂续服。七诊：经复查，血糖降至6.8mmoL/L，以前方6剂续服。之后，以前方治疗50余剂，血糖保持在正常范围之内。为了巩固疗效，以前方变汤剂为散剂，每次6g，每日三次，坚持服用。随访1年，一切正常。

【用方提示】根据耳鸣、腰酸辨为肾虚，再根据手足不温、倦怠乏力辨为阳虚，因口渴、盗汗、舌红少苔辨为阴虚，以此辨为阴阳俱虚证。方以肾气丸滋补阴津、温补阳气；栝楼瞿麦丸温阳化气、气化水津；加麦冬滋补阴津，巴戟天温补阳气。方药相互为用，以奏其效。

代谢综合征

代谢综合征是人体的蛋白质、脂肪、碳水化合物多种代谢成分异常，在个体内聚集的病理状态，主要包括腹部肥胖或超重、高脂（三酰甘油）血症及高密度脂蛋白胆固醇（HDL-C）低下、高血压、胰岛素抗性及（或）葡萄糖耐量异常。

【导读】根据代谢综合征的病变证机是阴阳俱虚，治以肾气丸；又因病变证机有水气，故与猪苓汤合方治之。

胡某，男，63岁。有代谢综合征（肥胖症、高血压、高脂血症、糖尿病）10余年，身高1.66m，体重102kg，服用中西药，但未能有效控制症状，近由病友介绍前来诊治。刻诊：形体肥胖，肢体水肿，口干烦渴欲饮，面色萎黄，倦怠乏力，手足不温，畏寒怕冷，腰膝酸软，头晕目眩，小便多且清长呈泡沫，大便不爽，舌红少苔，脉沉细弱。辨为阴阳俱虚、水气肆虐证，治当滋补阴阳、渗利水气。给予肾气丸与猪苓汤合方：生地黄24g，山药12g，山茱萸12g，牡丹皮10g，桂枝5g，附子5g，泽泻30g，茯苓30g，阿胶（烊化、冲服）12g，滑石30g，猪苓24g，天花粉10g，牛膝40g。6剂，水煎服，每日1剂，每日三服。二诊：手足不温好转，以前方6剂续服。三诊：烦渴减轻，以前方6剂续服。四诊：肢体水肿减轻，以前方6剂续服。五诊：头晕目眩止，以前方6剂续服。六诊：腰酸减轻，以前方6剂续服。七诊：诸症较前均有减轻，以前方6剂续服。八诊：体重减为96kg。之后，以前方治疗100余剂，体重减为81kg，为了巩固治疗，以前方变汤剂为散剂，每次10g，每日三服，断断续续服用1年，体重保持在75kg左右。随访1年，一切尚好。

【用方提示】根据手足不温、小便清长辨为阳虚，再根据舌红少苔辨为阴虚，因倦怠乏力、头晕目眩辨为气虚，又因肢体水肿辨为水气肆虐，以此辨为阴阳俱虚、水气肆虐证。方以肾气丸滋补肾阴、温补肾阳；以猪苓汤利水育阴；加天花粉养阴生津，牛膝益肾利水。方药相互为用，以奏其效。

肌无力综合征

肌无力综合征是一种累及神经－肌肉连接突触前膜电压门控式钙离子通道，进而影响兴奋－收缩耦联过程的自身免疫性疾病。中老年人发病率较高。

【导读】根据肌无力综合征的病变证机是阴阳俱虚，治以肾气丸；又因阴阳俱虚病变证机比较重，故又与龟鹿二仙胶合方治之。

杨某，男，64岁。在5年前出现四肢肌无力，经检查，诊断为肌无力综合征，服用中西药，但未能有效控制病情，近由病友介绍前来诊治。刻诊：四肢肌无力，活动后加重，痛觉不明显，手足不温，自汗，头晕目眩，耳鸣，口干咽燥，舌红少苔，脉细弱。辨为阴阳虚损证，治当滋补阴阳、强健筋骨。给予肾气丸与龟鹿二仙胶合方加味：生地黄24g，山药12g，山茱萸12g，茯苓10g，牡丹皮10g，泽泻10g，附子3g，桂枝3g，枸杞子10g，鹿角胶（冲服）25g，龟板胶（冲服）25g，红参15g，黄芪24g。6剂，水煎服，每日1剂，每日三服。二诊：自汗止，以前方6剂续服。三诊：手足转温，以前方6剂续服。四诊：四肢活动较前有力，以前方6剂续服。五诊：仍有口干咽燥，加大生地黄为30g，6剂。六诊：口干咽燥明显减轻，以前方减生地黄为24g，6剂。为了巩固疗效，以前方变汤剂为散剂，每次6g，每日三服，治疗1年余。随访1年，一切正常。

【用方提示】根据手足不温、自汗辨为阳虚，再根据口干咽燥、舌红少苔辨为阴虚，因活动后加重辨为气虚，以此辨为阴阳虚损证。方以肾气丸滋补阴津、温补阳气；以龟鹿二仙胶益气化阳、化生阴精；加黄芪益气生血。方药相互为用，以奏其效。

复发性肌肉痉挛

复发性肌肉痉挛（肌肉抽筋）是指神经或神经肌应激阈值降低，导致肌肉的神经运动频率突然增加，引起肌肉不自主地强直性收缩的一种复发性临床表现。

【导读】根据复发性肌肉痉挛的病变证机是阴阳俱虚，治以肾气丸滋补阴阳；又因筋脉挛急比较重，故与芍药甘草汤合方治之。

李某，女，41岁。有多年复发性肌肉痉挛病史，发作时小腿肌肉筋脉僵硬挛急，服用中西药，仅能控制症状表现，未能达到远期治疗效果，近因病友介绍前来诊治。刻诊：发作时四肢肌肉僵硬挛急，甚于疼痛难忍，因寒诱发，手足不温，口干不欲饮，舌红少苔，脉沉细弱。辨为阴阳俱虚、筋脉失养证，治当滋补阴阳、调和筋脉。给予肾气丸与芍药甘草汤合方：生地黄 24g，山药 12g，山茱萸 12g，茯苓 10g，牡丹皮 10g，泽泻 10g，桂枝 3g，附子 3g，白芍 50g，巴戟天 15g，炙甘草 50g。6 剂，水煎服，每日 1 剂，每日三服。二诊：肌肉筋脉僵硬挛急发作次数减少，以前方 6 剂续服。三诊：手足转温，以前方 6 剂续服。四诊：舌上生苔，以前方 6 剂续服。五诊：未再出现肌肉筋脉僵硬挛急，为了巩固治疗效果，以前方 12 剂续服。随访半年，一切正常。

【用方提示】根据因寒诱发，手足不温辨为阳虚，再根据口干不欲饮、舌红少苔辨为阴虚，因四肢肌肉僵硬挛急辨为筋脉失养，以此辨为阴阳俱虚、筋脉失养证。方以肾气丸滋补阴津、温补阳气；以重用芍药甘草汤益气补血、柔筋缓急。方药相互为用，以奏其效。

干燥综合征

干燥综合征（又称为自身免疫性外分泌腺体病）是一种以侵犯泪腺、唾液腺等外分泌腺为主的慢性自身免疫性疾病。病变可累及其他系统如呼吸系、消化系、泌尿系、血液系、神经系、以及肌肉、关节等多系统、多器官。

【导读】干燥综合征是多系统病变的综合反映，其临床表现错综复杂。运用肾气丸辨治干燥综合征的病变证机是阴阳俱虚，又因阴虚病变证机较甚，故与百合地黄汤合方；因病变证机有痰湿，故又与二陈汤合方治之。

罗某，女，46 岁。有 5 年干燥综合征病史，曾在郑州、北京、石家庄等地多家医院诊治，服用中医药，未能取得预期治疗效果，近由病友介绍前来诊治。刻诊：口、眼、鼻腔干燥，舌鞭裂，舌乳头萎缩，手足不温，畏寒怕冷，下肢麻木困重，腰膝疼痛，关节晨僵，阴道黏膜干涩，舌红少苔，脉沉细滑。辨为阴阳俱虚、痰湿阻滞证，治当滋补阴阳、燥湿化痰。给予肾气丸、百合地黄汤与二陈汤合方：生地黄 50g，山药 15g，山茱萸 15g，茯苓 10g，牡丹皮 10g，泽泻 10g，桂枝 3g，附子 3g，百合 15g，姜半夏 15g，陈皮 15g，茯苓 12g，生姜 18g，乌梅 2g，炙甘草 6g。12 剂，水煎服，每日 1 剂，每日三服。二诊：口、眼、鼻腔干燥减轻，以前方 6 剂续服。三诊：手足不温、畏寒怕冷好转，以前方 6 剂续服。四诊：腰膝疼痛解除，以前方 6 剂续服。五诊：关节晨僵缓解，以前方 6 剂续服。六诊：诸症较前均有明显减轻，以前方治疗 80 余剂，病情稳定，未有明显不适。之后，为了巩固疗效，以前方变汤剂为散剂，每次 6g，每日三服。随访 1 年，一切正常。

【用方提示】根据手足不温、畏寒怕冷辨为阳虚，再根据舌红少苔辨为阴虚，因下肢麻木困重、脉沉细滑辨为痰湿，以此辨为阴阳俱虚、痰湿阻滞证。方以肾气丸滋补肾阴、温补肾阳；以百合地黄滋补阴津、化生阴血；以二陈汤醒脾燥湿、理气化痰。方药相互为用，以奏其效。

子宫内膜炎

子宫内膜炎是子宫内膜的炎症。按照病程长短，可以分为急性子宫内膜炎和慢性子宫内膜炎。

【导读】根据子宫内膜炎的病变证机是阴阳俱虚，治以肾气丸；又因病变证机有痰湿，故与二陈汤合方；因病变证机有瘀血，故又与失笑散合方治之。

杨某，女，34岁。有5年慢性子宫内膜炎病史，口服中西药，以及肌内注射和静脉滴注西药，均没有取得最佳治疗效果，近由病友介绍前来诊治。刻诊：带下时白时黄，小腹疼痛，腰骶疼痛，手足不温，小腹烦热，月经延期，肢体困重，口淡，舌质红瘀紫少苔，脉沉涩。辨为阴阳俱虚、痰凝瘀阻证，治当滋补阴阳、化痰化瘀。给予肾气丸、二陈汤与失笑散合方：生地黄24g，山药12g，山茱萸12g，茯苓12g，泽泻10g，牡丹皮12g，附子3g，桂枝3g，姜半夏15g，陈皮15g，五灵脂12g，蒲黄12g，生姜18g，乌梅2g，炙甘草9g。6剂，水煎服，每日1剂，每日三服。二诊：小腹疼痛减轻，以前方6剂续服。三诊：手足转温，小腹烦热止，以前方6剂续服。四诊：带下止，以前方6剂续服。五诊：肢体困重解除，以前方6剂续服。六诊：诸症基本解除，以前方6剂续服。随访1年，一切正常。

【用方提示】根据手足不温、口淡辨为阳虚，再根据小腹烦热、舌质红辨为夹热，因舌质红瘀紫辨为瘀血，又因肢体困重辨为痰阻，以此辨为阴阳俱虚、痰凝瘀阻证。方以肾气丸滋补肾阴、温补肾阳；二陈汤醒脾燥湿、理气化痰；以失笑散活血化瘀。方药相互为用，以奏其效。

胎儿宫内生长迟缓

胎儿宫内生长迟缓是指孕妇在37周后，胎儿出生体重小于2500g，或低于同孕龄胎儿体重的第10百分位，或低于同孕龄胎儿平均体重的两个标准差者。

【导读】根据胎儿宫内生长迟缓的病变证机是阴阳俱虚，治以肾气丸；又因阴阳俱虚病变证机比较重，故与龟鹿二仙胶合方治之。

马某，女，28岁。怀孕6个月，经检查，诊断为胎儿宫内生长迟缓，服用中西药40余日，复查仍是胎儿宫内生长迟缓，故前来诊治。刻诊：胎儿小于正常妊娠月份，倦怠，口淡不渴，手足不温，头晕目眩，夜间小便4次以上，舌红少苔，脉细弱。辨为阴阳亏损证，治当滋补阴阳、固肾安胎。给予肾气丸与龟鹿二仙胶合方：生地黄24g，山药12g，山茱萸12g，茯苓10g，牡丹皮10g，泽泻10g，附子3g，桂枝3g，枸杞子10g，鹿角25g，龟板25g，红参15g。6剂，水煎服，每日1剂，每日三服。二诊：头晕目眩减轻，以前方6剂续服。三诊：手足转温，以前方6剂续服。四诊：夜间小便2次，以前方6剂续服。五诊：诸症较前均有改善，以前方6剂续服。经复查胎儿宫内生长迟缓得到明显改善，为了巩固治疗效果，继续以前方治疗，直至分娩前20天停药。随访：胎儿足月分娩，一切正常。

【用方提示】根据手足不温、夜间小便多辨为阳虚，再根据舌红少苔辨为阴虚，因倦怠乏力辨为气虚，以此辨为阴阳亏虚证。方以肾气丸滋补肾阴、温补肾阳；以龟鹿二仙胶益气补阳助阴。方药相互为用，以奏其效。

雄性激素缺乏综合征

雄性激素缺乏（更年期）综合征是以自主神经失调，内分泌功能衰退（性腺激素减少）所引起的一系列躯体和精神心理障碍及性功能改变的临床综合征。

【导读】根据雄性激素缺乏综合征的病变证机是阴阳俱虚证，治以肾气丸；又因病变证机有精气亏损，故与海蛤汤合方；因病变证机有痰湿，故与二陈汤合方治之。

赵某，男，54岁。在5年前出现阳强易举、频繁遗精、早泄、耳鸣、盗汗等，经多家省市级医院检查，均未发现器质性病理变化，诊断为男子更年期综合征（雄性激素缺乏综合征），近由病友介绍前来诊治。刻诊：阳强易举且举而无力，每周至少遗精2次，早泄，手足不温，肢体困重，倦怠乏力，耳鸣，盗汗，心胸烦热，舌质淡、苔白腻厚，脉沉细弱。辨为阴阳俱虚、痰湿阻滞证，治当滋补阴阳、燥湿化痰。给予肾气丸、海蛤汤与二陈汤合方：生地黄24g，山药12g，山茱萸12g，泽泻10g，牡丹皮10g，茯苓12g，附子3g，桂枝3g，海马10g，蛤蚧1对，姜半夏 15g，陈皮 15g，生姜 18g，乌梅 2g，炙甘草 6g。6 剂，水煎服，每日 1 剂，每日三服。二诊：遗精未再出现，以前方 6 剂续服。三诊：阳强略有好转，以前方 6 剂续服。四诊：盗汗止，以前方 6 剂续服。五诊：肢体困重减轻，以前方 6 剂续服。六诊：阳强止，以前方 6 剂续服。七诊：诸症好转明显。之后，为了巩固疗效，又以前方治疗 40 余剂后，诸症悉除。随访 1 年，一切尚好。

【用方提示】根据盗汗、心胸烦热辨为阴虚，再根据手足不温、舌质淡辨为阳虚，因倦怠乏力辨为气虚，又肢体困重、苔白腻厚辨为痰湿，以此辨为阴阳俱虚、痰湿阻滞证。方以肾气丸滋补肾阴、化生肾精、温补肾阳、化生阳气；以海蛤汤温补肾阳、化生肾精；以二陈汤燥湿化痰、行气和中。方药相互为用，以奏其效。

甲状腺功能减退症

【导读】根据甲状腺功能减退症的病变证机是阴阳俱虚证，治以肾气丸；又因病变证机夹水气，故与五苓散合方治之。

许某，女，43 岁。有 4 年甲状腺功能减退症病史，近由病友介绍前来诊治。刻诊：腰酸，肢体水肿，因劳累加重，心悸，气短，易疲劳，嗜睡，畏寒怕冷，月经不调，手足不温，口渴欲饮水，舌红少苔，脉沉细弱。辨为阴阳俱虚、气不化水，治当温补阳气、滋补阴津，兼以化水。给予肾气丸与五苓散合方加味：生地黄 24g，山药 12g，山茱萸 12g，茯苓 10g，泽泻 12g，牡丹皮 10g，附子 3g，桂枝 10g，猪苓 10g，白术 10g，车前子 15g，川牛膝 15g。6 剂，水煎服，每日 1 剂，每日三服。二诊：腰酸减轻，以前方 6 剂续服。三诊：心悸好转，以前方 6 剂续服。四诊：水肿减轻，以前方 6 剂续服。五诊：畏寒怕冷减轻，手足温和，以前方 6 剂续服。六诊：嗜睡减少，以前方 6 剂续服。七诊：诸症缓解，以前方治疗 20 余剂。之后，以前方变汤剂为散剂，每次 6g，每日三服。随访 2 年，一切尚好。

【用方提示】根据畏寒怕冷、手足不温辨为阳虚，再根据口渴欲饮水、舌红少苔辨为阴虚，因气短、易疲劳辨为气热，以此辨为阴阳俱虚、气不化水证。方以肾气丸温补阳气、滋补阴津；以五苓散化气利水渗湿；加车前子利水消肿，川牛膝强健筋骨。方药相互为用，以奏其效。

生姜泻心汤合方

生姜泻心汤由『生姜切、四两（12g）、炙甘草三两（9g）、干姜一两（3g）、黄芩三两（9g）、人参三两（9g）、半夏洗、半升（12g）、黄连一两（3g）、大枣擘、十二枚』所组成，方中生姜既是降逆药又是行散药，还是化水药；黄连、黄芩既是清热药又是燥湿药；半夏既是降逆药又是燥湿药；干姜既是温化药又是醒脾药；人参既是益气药又是温阳药；大枣、甘草既是益气药又是缓急药。方药相互为用，是以益气清热温阳为主的重要治病方，可辨治寒热虚夹水湿证。

慢性心力衰竭

【导读】根据慢性心力衰竭的病变证机有寒热夹虚，治以生姜泻心汤益气清热温阳；又因病变证机有肺寒，故与麻黄汤合方，复因病变证机有阳虚，故与茯苓四逆汤合方用之。

许某，男，74岁。有多年心脏病病史，2年来反复出现心力衰竭，近由病友介绍前来诊治。刻诊：心悸、胸闷，咳嗽气喘因受凉加重，恶心呕吐，腹胀，不思饮食，食凉加重腹胀，颜面及肢体水肿，手足不温，怕冷，倦怠乏力，口苦口腻，舌质红、苔黄腻，脉沉弱。辨为寒热夹虚证，治当益气温阳、清热燥湿、宣肺利水。给予生姜泻心汤、麻黄汤与茯苓四逆汤合方：红参10g，生姜12g，干姜5g，黄连3g，黄芩10g，生半夏12g，茯苓12g，麻黄10g，杏仁15g，桂枝6g，生附子5g，大枣12g，炙甘草10g。6剂，第1次煎45min左右，第2次煎20min，合并药液，每日1剂，每次服150mL左右，每日分早、中、晚服。二诊：水肿减轻，仍怕冷，以前方变生附子为9g，6剂。三诊：水肿较前又有减轻，仍倦怠乏力，以前方变红参为12g，6剂。四诊：咳嗽、气喘较前又有减轻，倦怠乏力、怕冷好转，以前方6剂续服。五诊：水肿基本消除，仍不思饮食，以前方加山楂24g，6剂。六诊：咳嗽、气喘基本消除，仍有轻微腹胀，以前方加陈皮为24g，6剂。七诊：诸症基本消除，又以前方治疗100余剂，诸症悉除。之后，以前方变汤剂为散剂，每次10g，每日分早、中、晚服。随访2年，一切尚好。

【用方提示】根据水肿、心悸、手足不温、怕冷辨为阳虚，再根据口苦、苔黄腻辨为湿热，因倦怠乏力、脉沉弱辨为气虚，复因咳嗽、气喘、受凉加重辨为肺寒，以此辨为寒热夹虚证。方以生姜泻心汤温阳散寒，清热燥湿；以麻黄汤宣肺散寒，止咳平喘；以茯苓四逆汤温壮阳气，益气利水。方药相互为用，以奏其效。

天疱疮

天疱疮是指皮肤和黏膜表皮内以大疱为主的慢性复发性自身免疫性皮肤病。根据临床表现分为寻常型、增殖型、落叶型、红斑型。

【导读】根据天疱疮的病变证机是脾虚湿热，治以生姜泻心汤补虚清热，治当因病变证机调整用量；又因湿热病变证机比较甚，故与栀子柏皮汤合方治之。

安某，男，12岁。在1年前面部出现天疱疮，经西药治疗痊愈，半年后复发，再用西药治疗，效果不明显，改用中西药，也未能完全控制病情，近由其亲戚介绍前来诊治。刻诊：面部红斑，水疱，糜烂疼痛，轻度瘙痒，不思饮食，腹胀，口腻，倦怠乏力，舌质淡红、苔黄腻，脉虚数。辨为脾虚湿热证，治当健脾益气、清热燥湿。给予生姜泻心汤与栀子柏皮汤合方加味：生姜12g，红参10g，干姜3g，黄芩10g，姜半夏12g，黄连10g，苦参12g，大枣12枚，栀子15g，黄柏6g，薏苡仁30g，炙甘草10g。6剂，水煎服，每日1剂，每日六服。二诊：面部水疱减轻，以前方6剂续服。三诊：面部红斑淡化，以前方6剂续服。四诊：瘙痒止，以前方6剂续服。五诊：饮食转佳，腹胀消除，以前方6剂续服。六诊：诸症基本解除，以前方6剂续服。随访1年，一切正常。

【用方提示】根据不思饮食、倦怠乏力辨为脾气虚弱，再根据口腻、苔黄腻辨为湿热；因水疱、糜烂疼痛辨为湿热浸淫，又因脉虚数辨为脾虚夹热，以此辨为脾虚湿热证。方以生姜泻心汤健脾益气、清热燥湿；以栀子柏皮汤清热燥湿解毒；加苦参清热燥湿，薏苡仁健脾利湿。方药相互为用，以奏其效。

慢性细菌性痢疾

慢性细菌性痢疾是指急性细菌性痢疾未能及时治疗而演变为慢性炎性病变。

【导读】根据慢性细菌性痢疾的病变证机是气虚湿热，治以生姜泻心汤补虚清热；因热毒病变证机比较甚，故与白头翁汤合方治之。

侯某，女，46 岁。有多年慢性细菌性痢疾病史，近由病友介绍前来诊治。刻诊：腹痛，恶心，腹中水声，便夹脓血，因食凉及劳累加重，肛门灼热，手足不温，口淡不渴，舌质淡红、苔黄略腻，脉虚弱。辨为脾胃虚弱、寒热夹杂证，治以健脾益气、温阳散寒、清热燥湿。给予生姜泻心汤与白头翁汤合方加味：红参 10g，干姜 3g，黄芩 10g，姜半夏 12g，大枣 12 枚，白头翁 30g，黄柏 10g，黄连 10g，秦皮 10g，生姜 12g，赤石脂 24g，炙甘草 10g。6 剂，水煎服，每日 1 剂，每日三服。二诊：腹痛减轻，以前方 6 剂续服。三诊：便夹脓血及肛门灼热解除，以前方 6 剂续服。四诊：苔腻减少，以前方 6 剂续服。五诊：诸症基本解除，以前方 6 剂续服。六诊：诸症较前好转，以前方 6 剂续服。七诊：诸症悉除，为了巩固疗效，又以前方治疗 12 剂。随访 1 年，一切尚好。

【用方提示】根据食凉加重辨为寒，再根据肛门灼热辨为热，因劳累加重、脉虚弱辨为气虚，以此辨为脾胃虚弱、寒热夹杂证。方以生姜泻心汤健脾益气、散寒清热；以白头翁汤清热解毒止痢；加赤石脂温涩止痢。方药相互为用，以奏其效。

生姜半夏汤合方

生姜半夏汤由『半夏半升（12g），生姜汁一升（60mL）』所组成，方中生姜既是降逆药又是宣散药，还是化饮药；半夏既是降逆药又是燥湿药。方药相互为用，是以温胃降逆为主的重要治病方，可辨治寒湿气逆证。

=== 小儿咳嗽（小儿支气管炎）===

【导读】根据小儿咳嗽的病变证机有寒饮，治以生姜半夏汤温降化饮；又因病变证机有肺寒，故与麻黄汤合方，更因病变证机有阳虚，以四逆加人参汤合方，复因病变证机有瘀血，故与失笑散合方用之。

孙某，男，9岁。其母代诉，有4年咳嗽病史，服用中西药但病情反反复复，近由病友介绍前来诊治。刻诊：咳嗽，气喘，咳吐清稀痰涎，受凉加重，时时痰阻咽喉，咳之不出，不思饮食，口唇发暗，手足不温，怕冷，口干咽燥不欲饮水，舌质淡、苔白腻，脉沉弱。辨为寒饮气逆夹瘀证，治当温阳化饮、宣降肺气、活血化瘀。给予生姜半夏汤、麻黄汤、四逆加人参汤与失笑散合方：生半夏12g，生姜汁60mL，麻黄10g，桂枝6g，杏仁15g，五灵脂10g，蒲黄10g，红参3g，生附子5g，干姜5g，炙甘草10g。6剂，第1次煎45min左右，第2次煎20min，合并药液，每日1剂，每次服150mL左右，每日分早、中、晚服。二诊：咳嗽、气喘、痰阻咽喉明显减轻，仍不思饮食，以前方加陈皮24g，6剂。三诊：咳嗽、气喘、痰阻咽喉较前又有减轻，饮食较前好转，以前方6剂续服。四诊：咳嗽、气喘、痰阻咽喉较前又有减轻，有倦怠乏力，以前方变红参为6g，6剂。五诊：咳嗽、气喘、痰阻咽喉基本消除，口干咽燥明显缓解，以前方6剂续服。六诊：咳嗽、气喘、痰阻咽喉未再发作，又以前方治疗50余剂，诸症悉除。随访1年，一切尚好。

【用方提示】根据咳嗽、咳吐清稀痰涎辨为寒饮，再根据口干咽燥不欲饮水辨为寒遏阳气化津，因倦怠乏力、脉沉弱辨为气虚，复因口唇发暗辨为寒瘀，以此辨为寒饮气逆夹瘀证。方以生姜半夏汤温阳散寒，降逆化饮；以麻黄汤宣肺散寒，止咳平喘；以失笑散活血化瘀；以四逆加人参汤益气温阳散寒。方药相互为用，以奏其效。

神经性呕吐

【导读】根据神经性呕吐的病变证机是胃寒气逆，治以生姜半夏汤温中降逆；又因胃寒夹热，故与栀子干姜汤合方治之。

邵某，女，34岁。有多年神经性呕吐病史，近因呕吐加重前来诊治。刻诊：恶心，呕吐，甚则呕吐痰涎，食凉加重，胸中烦闷，手足不温，口淡不渴，舌质淡红、苔薄黄略腻，脉沉。辨为胃寒夹热气逆证，治当温胃散寒、降逆止呕，兼清郁热。给予生姜半夏汤与栀子干姜汤合方加味：姜半夏24g，生姜100g，栀子14g，干姜6g，黄连10g。6剂，水煎服，每日1剂，每日三服。二诊：呕吐减轻，以前方6剂续服。三诊：胸中烦闷解除，以前方6剂续服。四诊：诸症基本解除，以前方6剂续服。五诊：为了巩固疗效，又以前方治疗12剂。随访1年，一切尚好。

【用方提示】根据呕吐、食凉加重辨为寒，再根据胸中烦闷、苔薄黄略腻辨为热，以此辨为胃寒夹热气逆证。方以生姜半夏汤温胃降逆；以栀子干姜汤清热温中；加黄连清热燥湿止呕。方药相互为用，以奏其效。

升麻鳖甲汤合方

升麻鳖甲汤由『升麻二两（6g），当归一两（3g），蜀椒炒、去汗、一两（3g），甘草二两（6g），雄黄研、半两（1.5g），鳖甲炙、手指大一枚（10g）』所组成，方中升麻既是宣散药又是清热药，还是利咽药；鳖甲既是软坚药又是滋阴药；蜀椒既是通阳药又是开窍药；雄黄既是温通药又是行散药，还是温化寒湿药；当归既是活血药又是补血药；甘草既是清热药又是益气药，还是缓急解毒药。方药相互为用，是以解毒凉血、化瘀通阳为主的重要治病方，可辨治阳郁瘀热伤阴证。

= 面部皮肤过敏 =

【导读】根据面部皮肤过敏的病变证机有毒热阳郁，治以升麻鳖甲汤解毒通阳；又因病变证机有郁热，故与白虎汤合方，复因病变证机有湿热，故与苦参汤、泻心汤合方用之。

吕某，女，39岁。有多年面部皮肤过敏病史，经多次检查过敏原不明，近由病友介绍前来诊治。刻诊：面部灼热潮红，皮肤干燥脱皮，红色斑块，无汗，瘙痒，心烦，大便干结，口苦口腻，舌质红、苔黄腻，脉沉。辨为热毒阳郁夹湿证，治当解毒通阳、泻热燥湿。给予升麻鳖甲汤、白虎汤、苦参汤与泻心汤合方：升麻12g，当归6g，花椒6g，雄黄0.5g，鳖甲20g，石膏50g，知母20g，粳米12g，苦参12g，大黄6g，黄连3g，黄芩3g，炙甘草10g。6剂，第1次煎45min左右，第2次煎20min，合并药液，每日1剂，每次服150mL左右，每日分早、中、晚服。二诊：面部灼热减轻，仍大便干结，以前方变大黄为12g，6剂。三诊：面部灼热较前又有减轻，大便基本正常，仍口苦口腻，以前方变黄连、黄芩各为10g，6剂。四诊：面部皮肤过敏基本消除，仍面部皮肤干燥，以前方加生地黄30g，6剂。五诊：面部皮肤过敏未再发作，又以前方治疗40余剂，诸症悉除。随访1年，一切尚好。

【用方提示】根据面部灼热潮红、无汗辨为热毒阳郁，再根据面部灼热、心烦辨为郁热内盛，因大便干结、苔腻辨为湿热内结，以此辨为热毒阳郁夹湿证。方以升麻鳖甲汤清热解毒，通阳散瘀；以白虎汤清泻盛热；以泻心汤泻热通结燥湿；以苦参汤清热燥湿止痒。方药相互为用，以奏其效。

===== 硬皮病（一） =====

硬皮病（又称系统性硬化症）是以小动脉或微血管及广泛结缔组织胶原纤维硬化为特点的自身免疫性结缔组织疾病。

【导读】根据硬皮病的病变证机是瘀热，治以升麻鳖甲汤合桃核承气汤；又因病变证机有痰热，故与小陷胸汤合方治之。

职某，男，42岁。5年前出现手指、手背及面部肌肉变紧、变硬，似蜡样光泽，伴有张口不利，经在郑州、北京等地医院检查，诊断为硬皮病，近由病友介绍前来诊治。刻诊：手指、手背及面部肌肉变紧、变硬，似蜡样光泽，四肢肌肉麻木，渐渐萎缩，四肢关节疼痛，肢体烦重，口苦口腻，舌质暗红瘀紫、苔黄腻厚，脉沉涩。辨为痰结瘀热证，治当清热化痰、活血化瘀。给予升麻鳖甲汤、小陷胸汤与桃核承气汤合方：黄连10g，姜半夏12g，全栝楼30g，升麻6g，当归3g，蜀椒3g，雄黄（冲服）0.5g，炙鳖甲10g，大黄12g，芒硝8g，桃仁9g，桂枝6g，炙甘草6g。6剂，水煎服，每日1剂，每日三服。二诊：四肢关节疼痛减轻，以前方6剂续服。三诊：肌肉麻木好转，以前方6剂续服。四诊：口苦口腻消除，以前方6剂续服。五诊：自觉手指、手背及面部肌肉紧硬好转，以前方6剂续服。六诊：苔黄腻消除，以前方治疗50余剂，诸症均有明显改善。之后，为了巩固疗效，以前方变汤剂为散剂，每次6g，每日三服，治疗3个月。随访1年，病情稳定，一切尚好。

【用方提示】根据肢体烦重、口苦口腻辨为痰热，再根据舌质暗红瘀紫、脉沉涩辨为瘀血，因手指、手背及面部肌肉变紧、变硬辨为痰瘀阻结，以此辨为痰结瘀热证。方以小陷胸汤清热化痰、行气宽胸；以升麻鳖甲汤清解郁热、活血解毒；以桃核承气汤泻热祛瘀。方药相互为用，以奏其效。

===== 硬皮病（二） =====

【导读】根据硬皮病的病变证机是热毒阳郁，治以升麻鳖甲汤；又因病变证机有瘀结，故与桂枝茯苓丸合方治之。

丘某，女，23岁。有多年硬皮病病史，近因同学介绍前来诊治。刻诊：右上肢内侧肌肉发亮，蜡样光泽，变紧，变硬，皮革样改变，肌肉不能捏起，皮纹消失，肌肉轻度萎缩，手足不温，口渴，舌质暗红瘀紫、苔薄黄，脉略涩。经实验室检查：血沉加快，C-反应蛋白轻度增高，血清白蛋白和球蛋白比例倒置。辨为热毒阳郁瘀滞证，治当解毒通阳、活血化瘀。给予升麻鳖甲汤与桂枝茯苓丸合方加味：升麻12g，当归6g，花椒6g，雄黄（冲服）1g，鳖甲10g，桂枝12g，茯苓12g，桃仁12g，白芍12g，牡丹皮12g，水蛭6g，海藻30g，生甘草12g。6剂，每日1剂，水煎服，每日三服。二诊：症状改善不明显，以前方6剂续服。三诊：皮肤紧略有减轻，以前方6剂续服。四诊：肌肉发亮、蜡样光泽减轻，以前方6剂续服。五诊：肌肉硬略有变化，以前方6剂续服。六诊：诸症较前好转，以前方6剂续服。七诊：诸症基本稳定，以前方6剂续服。血沉正常、C-反应蛋白正常；血清白蛋白和球蛋白比例仍有轻度倒置。之后，又以前方治疗120余剂，以前方变汤剂为散剂，每次6g，每日三服，治疗1年。血沉、C-反应蛋白、血清白蛋白和球蛋白比例皆恢复正常。随访2年，一切尚好。

【用方提示】根据肌肉发亮、蜡样光泽、手足不温辨为阳郁，再根据口渴、舌质暗红、苔薄黄辨为毒热，因舌质瘀紫、脉略涩辨为瘀血，以此辨为热毒阳郁瘀滞证。方以升麻鳖甲汤解毒益阴、通阳散结；桂枝茯苓丸活血化瘀散结；加水蛭破血逐瘀，海藻软坚散结。方药相互为用，以奏其效。

十枣汤合方

十枣汤由『芫花（熬）、甘遂、大戟各等分』所组成，方中大戟既是逐水药又是散结药；甘遂既是逐水药又是降逆药；芫花既是逐水药又是温通药；大枣既是益气药又是补血药，还是缓急药。方药相互为用，是以攻逐水饮为主的重要治病方，可辨治痰湿胶结夹虚证。

头沉头昏

【导读】根据头沉头昏的病变证机有水气郁结，治以十枣汤通泻水结；又因病变证机有寒热夹虚，故与小柴胡汤合方，复因病变证机有风痰，故与藜芦甘草汤合方用之。

马某，女，27岁。有3年头沉头昏病史，多次检查未发现明显器质性病变，服用中西药但未能控制症状，近由病友介绍前来诊治。刻诊：头沉头昏似头在水中，心烦急躁，情绪低落，头皮肌肉麻木抽动，口苦，舌质红、苔黄腻，脉沉弱。辨为水结夹风、寒热夹虚证，治当通泻水结、平调寒热、益气息风。给予十枣汤、小柴胡汤与藜芦甘草汤合方：甘遂2g，芫花2g，大戟2g，柴胡24g，黄芩10g，生半夏12g，红参10g，生姜10g，藜芦1.5g，大枣12枚，炙甘草10g。6剂，第1次煎45min左右，第2次煎20min，合并药液，每日1剂，每次服150mL左右，每日分早、中、晚服。二诊：头沉头昏减轻，仍头皮肌肉麻木抽动，以前方变藜芦为3g，6剂。三诊：头沉头昏较前又有减轻，仍口苦，以前方变黄芩为15g，6剂。四诊：头沉头昏基本消除，以前方6剂续服。五诊：头沉头昏未再发作，又以前方治疗20余剂，诸症悉除。随访1年，一切尚好。

【用方提示】根据头沉头昏似头在水中辨为水气内结，再根据急躁易怒、情绪低落辨为气郁，因头皮肌肉麻木抽动、苔腻辨为风痰，以此辨为水结夹风、寒热夹虚证。方以十枣汤通泻水结；以小柴胡汤平调寒热，益气行气；以藜芦甘草汤息风化痰。方药相互为用，以奏其效。

内分泌失调水肿

内分泌失调水肿是由内分泌失调引起水代谢障碍出现水肿的一种病。

【导读】根据内分泌失调水肿的病变证机是痰水，治以十枣汤；又因病变证机有虚热，故与猪苓汤合方治之。

甘某，女，42岁。有多年内分泌失调水肿病史，曾多次检查，均未发现明显器质性病变，虽多次治疗但未能有效消除水肿，诊为内分泌失调水肿，近因水肿加重前来诊治。刻诊：手背、足踝、足背肿胀，握手紧硬，足部重着，口淡不渴，舌质淡红、苔薄黄腻，脉沉。辨为痰水蕴结证，治当涤饮逐痰、利水消肿。给予十枣汤与猪苓汤合方加味：大戟 1g，甘遂 1g，芫花 1g，猪苓 10g，茯苓 10g，泽泻 10g，滑石 10g，阿胶珠 10g，海藻 20g，大枣 10 枚，生甘草 10g。6 剂，水煎服，每日 1 剂，每日三服。二诊：水肿减轻，以前方 6 剂续服。三诊：握手紧硬好转，以前方 6 剂续服。四诊：肿胀较前又有减轻，以前方 6 剂续服。五诊：手背肿胀消除，足踝、足背仍有轻度肿胀，以前方 6 剂续服。六诊：诸症基本解除，以前方治疗 12 剂。随访 1 年，一切尚好。

【用方提示】根据足部肿胀、重着辨为痰湿，再根据舌质淡红、苔薄黄腻辨为痰热，以此辨为痰水蕴结证。方以十枣汤攻逐水饮；以猪苓汤利水清热，兼防利水伤阴；加海藻软坚散结消肿，生甘草益气和中。方药相互为用，以奏其效。

四逆散合方

四逆散由『柴胡，枳实，破、水渍、炙干、芍药，甘草（炙）』所组成，方中柴胡既是行气药又是清热药，既是升举药又是治表药；枳实既是行气药又是降逆药，还是清热药；芍药既是敛阴药又是补血药，还是泻肝药；甘草既是益气药又是缓急药。方药相互为用，是以疏肝理气、调理气机为主的重要基础方，可辨治气郁夹虚证。

=== 间质性肺疾病（肺纤维化）===

【导读】根据间质性肺疾病的病变证机有气郁，治以四逆散行气解郁；又因病变证机有肺寒，故与小青龙汤合方，复因病变证机有阳虚，故与四逆加人参汤合方用之。

周某，男，67岁。有多年慢性支气管炎病史，3年前又检查发现间质性肺疾病，服用中西药但未能控制症状，近由病友介绍前来诊治。刻诊：咳嗽咳痰，因受凉加重，胸闷因情绪异常加重，怕冷，手足不温，口淡不渴，舌质淡红、苔白略腻，脉沉略弱。辨为肺寒气郁阳虚证，治当行气解郁、宣肺降逆、温壮阳气。给予四逆散、小青龙汤与四逆加人参汤合方：柴胡12g，枳实12g，白芍12g，麻黄10g，桂枝10g，生半夏12g，红参3g，干姜10g，细辛10g，五味子12g，生附子5g，炙甘草10g。6剂，第1次煎45min左右，第2次煎20min，合并药液，每日1剂，每次服150mL左右，每日分早、中、晚服。二诊：咳嗽咳痰减轻，仍胸闷，以前方加陈皮30g，6剂。三诊：咳嗽咳痰较前又有减轻，胸闷好转，仍怕冷，以前方变干姜为12g，6剂。四诊：咳嗽咳痰较前又有减轻，手足较前温和，以前方6剂续服。五诊：咳嗽咳痰较前又有减轻，又以前方治疗120余剂，诸症悉除，经复查间质性肺疾病明显好转。随访1年，一切尚好。

【用方提示】根据咳嗽受凉加重辨为肺寒，再根据咳嗽因情绪异常加重辨为气郁，因手足不温、怕冷辨为阳虚，以此辨为肺寒气郁阳虚证。

方以四逆散疏理气机；以小青龙汤温肺散寒，降逆止咳；以四逆加人参汤温壮阳气。方药相互为用，以奏其效。

功能性消化不良

功能性消化不良是指胃和十二指肠功能紊乱引起的非器质性疾病的临床综合征。

【导读】根据功能性消化不良的病症表现，多伴有精神因素，治以四逆散疏肝解郁；又因病变证机有饮食积滞，故与保和丸合方治之。

杨某，女，66岁。10年前出现胃痛、焦虑、注意力不集中，经多项检查均未发现明显异常变化，有的诊断疑为慢性胃炎（轻度），有的诊断疑为胃溃疡（胃镜检查不明显），有的诊断疑为焦虑症等，经常服用治胃病药或抗焦虑药，均未取得明显治疗效果，近因症状加重前来诊治。刻诊：胃痛因情绪不佳加重，心下痞满，嗳腐，食欲不佳，失眠，注意力不集中，舌淡红、苔薄黄略腻，脉沉弦。根据症状表现而诊断为功能性消化不良。辨为肝郁食积证，治当疏肝理气、消食和胃。可选用四逆散与保和丸合方加味：柴胡10g，枳实10g，白芍10g，炙甘草10g，山楂18g，神曲6g，姜半夏10g，茯苓10g，陈皮12g，连翘24g，莱菔子10g，黄连12g。6剂，水煎服，每日1剂，每日三服。二诊：胃痛减轻，以前方6剂续服。三诊：失眠好转，以前方6剂续服。四诊：饮食增加，不再嗳腐，以前方6剂续服。五诊：诸症基本解除，为了巩固疗效，以前方治疗20余剂。随访2年，一切尚好。

【用方提示】根据胃痛因情绪不佳加重辨为肝郁，再根据食欲不佳、嗳腐辨为食积，因舌淡红、苔薄黄略腻辨为湿热郁伏，以此辨为肝郁食积证。方以四逆散疏肝解郁、调理气机；以保和丸消食和胃降逆；加黄连兼清郁热。方药相互为用，以取其效。

肠易激综合征

肠易激综合征是指胃肠交感神经和副交感神经功能紊乱引起的非器质性疾病。本病以中青年为多见，女性多于男性。

【导读】根据肠易激综合征的发作与情绪异常变化密切，辨其病症表现则符合中医肝气郁滞，选用四逆散则是最佳用方；又因病变证机有阴津不足，所以治疗既要疏肝又要养阴，故与一贯煎合方治之。

商某，女，54岁。有10余年肠易激综合征病史，腹痛、腹泻反复发作，近因症状加重前来诊治。刻诊：腹痛即泻，泻后痛减，与情绪异常变化有关，口干咽燥，手足心热，舌红少苔，脉细弦。辨为肝郁阴虚证，治当疏肝解郁、滋补阴津。给予四逆散与一贯煎合方加味：柴胡10g，枳实10g，白芍10g，炙甘草10g，北沙参10g，麦冬10g，当归10g，生地黄24g，枸杞子15g，川楝子5g，罂粟壳6g，诃子12g。6剂，水煎服，每日1剂，每日三服。二诊：腹痛好转，以前方6剂续服。三诊：手足心热减轻，以前方6剂续服。四诊：痛泻基本解除，以前方变汤剂为散剂，每次10g，每日3次，巩固治疗3个月。随访2年，一切尚好。

【用方提示】根据痛泻与情绪异常变化有关辨为肝郁，再根据手足心热、舌红少苔辨为阴虚生热，以此辨为肝郁阴虚证。方以四逆散疏肝解郁、调理气机；以一贯煎滋补阴津、清退虚热；加罂粟壳、诃子收敛固涩止泻。方药相互为用，以奏其效。

术后原发性肝癌

原发性肝癌是指肝细胞或肝内胆管上皮细胞的增生和凋亡之间平衡失控，癌基因被激活，抑癌基因被抑制，以及生长因子参与等多种因素，使肝细胞或肝内胆管上皮细胞过度增殖又不能启动凋亡信号而渐渐发展为肝癌。本病男性多于女性。

【导读】根据术后原发性肝癌的病变证机有气郁，治以四逆散疏肝解郁；又因病变证机有瘀血，故与桂枝茯苓丸合方；因病变证机有郁热，故又与小柴胡汤合方治之。

尹某，男，56岁。半年前经B超、CT检查确诊为肝癌（3.6cm×4.2cm）晚期，患者拒绝手术治疗，仅欲从中医保守治疗。刻诊：胁肋胀痛，夜间痛甚，情绪低落，口苦口渴，倦怠乏力，舌质红、苔黄厚腻，脉沉弱。辨为郁瘀虚热证，治当行气化瘀、益气清热。给予四逆散、桂枝茯苓丸与小柴胡汤合方：柴胡24g，枳实12g，白芍12g，炙甘草12g，桂枝12g，茯苓12g，牡丹皮12g，桃仁12g，黄芩10g，半夏12g，红参10g，大枣12枚，生姜12g，泽漆（先以水煮取150min，取药汁去药渣，再以药汁煎煮其余药物）60g。12剂，水煎服，每日1剂，每日三服。二诊：胁肋胀痛减轻，夜间疼痛消除，以前方20剂续服。三诊：倦怠乏力好转，以前方20剂续服。四诊：诸症悉除，又以前方治疗40剂，经B超复查，癌变较前缩小为3.3cm×3.8cm。之后，用前方适当加减治疗150余剂，经B超复查，癌变又较前缩小为3.0cm×3.4cm。之后，每周服用前方5剂，以巩固治疗效果。随访1年，身体状况良好。

【用方提示】根据胁肋胀痛、夜间痛甚辨为瘀，再根据胁肋胀痛、情绪低落辨为气郁，因倦怠乏力、脉沉弱辨为气虚，又因口苦口渴、舌质红辨为热，以此辨为郁瘀虚热证。方以四逆散疏肝解郁、调理气机，以桂枝茯苓丸活血化瘀，以小柴胡汤清热调气益气。方药相互为用，以取其效。

慢性胆囊炎

胆囊炎分为急性胆囊炎和慢性胆囊炎。急性胆囊炎是因感染引起胆囊急性炎症病变，而慢性胆囊炎多由急性胆囊炎久延不愈转变而来。

【导读】根据慢性胆囊炎的病变证机有气郁，治以四逆散疏利气机；又因病变证机有气虚，故与四君子汤合方；因病变证机有瘀血，故又与失笑散合方治之。

马某，女，42岁。有多年慢性胆囊炎病史，多次服用中西药，但未能有效控制症状，近因胁痛、心下痞满加重前来诊治。刻诊：胁肋胀痛，胁下拘急，病因情绪变化加重，倦怠乏力，面色萎黄，舌质暗夹瘀斑、苔薄黄，脉虚弱。辨为郁瘀气虚证，治当健脾益气、行气活血。给予四逆散、失笑散与四君子汤合方加味：柴胡12g，枳实12g，白芍12g，红参10g，炙甘草10g，白术10g，茯苓10g，五灵脂10g，蒲黄10g，山楂24g，山药15g，陈皮15g。6剂，水煎服，每日1剂，每日三服。二诊：胁肋胀痛减轻，以前方6剂续服。三诊：倦怠乏力好转，以前方6剂续服。四诊：症状达到有效控制，以前方治疗20剂，经B超复查，胆壁粗糙消失。随访1年，未再复发。

【用方提示】根据胁肋胀痛、病因情绪变化加重辨为气郁，再据舌质暗夹瘀斑辨为瘀血，因倦怠乏力、脉虚弱辨为气虚，又因苔薄黄辨为热，以此辨为郁瘀气虚证。方以四逆散疏肝解郁、调理气机；以失笑散活血化瘀止痛；以四君子汤补益中气；加山药健脾益气，陈皮行气和胃消食，山楂消食和胃通络。方药相互为用，以取其效。

慢性胰腺炎

慢性胰腺炎是由各种原因所致的胰腺局部、节段性或弥漫性的慢性进展性炎症，导致胰腺组织和（或）胰腺功能不可逆的损害。

【导读】辨治慢性胰腺炎的病变证机有气郁，治以四逆散；又因病变证机有虚寒，故与理中丸合方；因病变证机有瘀血，故与桂枝茯苓丸合方治之。

党某，男，30岁。在4年前因急性胰腺炎在当地住院治疗，出院后每年急性发作至少1次。B超检查提示胰腺假性囊肿，服用中西药，但症状时轻时重，数次经B超等检查，胰腺假性囊肿未见明显改善，近因饮食不佳、脘腹疼痛而前来诊治。刻诊：胃脘左胁略有隐隐作痛，情绪不佳，疲倦乏力，饮食不佳，口淡不渴，舌质略暗、苔薄，脉沉略涩。辨为郁瘀夹热证，治当理气化瘀，兼清热益气。给予四逆散、理中丸与桂枝茯苓丸合方加味：柴胡12g，枳实12g，白芍12g，桂枝12g，茯苓12g，桃仁12g，牡丹皮12g，王不留行40g，红参10g，白术15g，炙甘草12g，干姜12g。12剂，水煎服，每日1剂，每日三服。二诊：诸症悉除，以前方12剂续服。三诊：症状改善明显，未有其他明显不适，用前方治疗60余剂，经B超复查，提示为胰腺假性囊肿，较之前小。四诊：经B超及CT复查，胰腺假性囊肿消失，为了巩固疗效，以前方变汤剂为散剂，每次10g，每日三服，治疗半年。随访2年，一切尚好。

【用方提示】根据情绪不佳辨为气郁，再据舌质略暗、脉沉略涩辨为瘀血，因疲倦乏力辨为气虚，又因口淡不渴辨为寒，以此辨为郁瘀夹寒证。方以四逆散疏肝解郁、调理气机；以理中丸温中健脾；以桂枝茯苓丸活血化瘀、消肿散结；加王不留行通络消肿。方药相互为用，以取其效。

急性心包炎

急性心包炎是指心包脏层和壁层的急性炎症病变。

【导读】根据急性心包炎的病变证机有气郁，治当选用四逆散；又因病变证机有瘀血，治当桂枝茯苓丸；因病变证机有痰热，故又与小陷胸汤合方治之。

马某，男，53岁。在3个月前出现发热、恶寒、心前区及上腹部闷胀、呼吸浅速、面色苍白、倦怠乏力，先从感冒治疗无效，后经某省级医院检查，诊断为急性心包炎，即住院治疗20日，病情虽然稳定，但症状改善不明显，出院后经中西药治疗，仍未取得预期治疗效果。刻诊：心前区牵引疼痛如针刺，因咳嗽、深呼吸、变换体位、吞咽及情绪异常疼痛加重，胸中紧缩，舌质暗红夹瘀紫、苔黄厚腻，脉沉涩。辨为瘀郁痰热证，治当行气化瘀、燥湿化痰。给予四逆散、桂枝茯苓丸与小陷胸汤合方加味：柴胡12g，枳实12g，白芍12g，桂枝12g，炙甘草12g，茯苓12g，桃仁12g，牡丹皮12g，黄连10g，姜半夏12g，全栝楼15g，竹叶15g。6剂，水煎服，每日1剂，每日三服。二诊：疼痛略有减轻，以前方6剂续服。三诊：胸中紧缩好转，以前方6剂续服。四诊：苔黄厚腻基本消退，以前方6剂续服。五诊：诸症大减，又以前方治疗30余剂，诸症悉除。随访半年，一切尚好。

【用方提示】根据心前区牵引疼痛如针刺、舌质暗红夹瘀紫辨为瘀阻，又根据因情绪异常加重辨为气郁，因苔黄厚腻辨为痰热，以此辨为瘀郁痰热证。方以四逆散行气解郁、降泄浊逆；桂枝茯苓丸活血化瘀、通经止痛；小陷胸汤清热化痰、行气开宽；加竹叶清泻郁热。方药相互为用，以奏其效。

人格障碍

人格障碍是指在内在和外在因素影响下，个体情感、认知、行为模式或待人接物方式等明显偏离正常的一种疾病。

【导读】根据人格障碍的病变证机是肝气郁滞，治以四逆散；又因正气虚弱，故与四君子汤合方；因病变证机有痰扰，故又与温胆汤合方治之。

田某，男，25岁。在5年前出现孤独、内向，其症状表现渐渐加重，多次检查未发现器质性病变，虽多次服用抗抑郁等西药，但未能取得预期治疗效果，之后又配合心理疏导、中药治疗等，也未取得治疗效果，近因病情加重前来诊治。刻诊：孤独，内向，害羞，胆怯，不爱交往，爱独自玩电脑，表情沉默，构思幻想，倦怠乏力，口淡，手足不温，遇事畏缩，舌质淡、苔白厚腻，脉弦细。辨为心肝气郁、胆虚痰扰证，治当疏肝宽胸、益气化痰、安神定志。给予四逆散、四君子汤与温胆汤合方加味：柴胡12g，枳实12g，白芍12g，红参12g，白术12g，茯苓12g，半夏12g，竹茹12g，陈皮18g，炙甘草12g，酸枣仁（一半研末冲服，一半煎）45g，琥珀（研末冲服）3g。6 剂，水煎服，每日 1 剂，每日三服。二诊：倦怠乏力略有好转，手足转温，以前方 6 剂续服。三诊：情绪略有好转，以前方 6 剂续服。四诊：苔厚腻基本消除，以前方 6 剂续服。五诊：胆怯明显好转，以前方 6 剂续服。之后，以前方因病症变化适当加减用药治疗 120 余剂，诸症基本恢复正常。为了巩固疗效，以前方变汤剂为丸剂，每次 6g，每日三服，治疗 8 个月。随访 1 年，一切尚好。

【用方提示】根据孤独、内向、表情沉默辨为心肝气郁，再根据害羞、胆怯、遇事畏缩、倦怠乏力辨为胆虚，因苔白厚腻辨为痰扰，以此辨为心肝气郁、胆虚痰扰证。方以四逆散疏肝理气解郁；以四君子汤健脾益气、生化气血；温胆汤醒脾安神、燥湿化痰；加酸枣仁养心安神，琥珀重镇安神。方药相互为用，以奏其效。

神经性厌食

神经性厌食属于心理障碍范畴，是指以反常的摄食行为和心理紊乱为特征，且无明显精神活动或行为障碍而伴有显著体重改变和（或）生理功能紊乱的一组临床综合征。神经性厌食是临床中常见病、多发病，亦是非常难治的疾病。

【导读】根据神经性厌食的病变证机是肝郁，治以四逆散疏肝解郁；又因病变证机有脾肾虚寒、中气不固，故与真人养脏汤合方治之。

谢某，男，41 岁。3 年前至今不思饮食，经常大便滑脱不禁，多次检查均未发现器质性病变，也没有查明致病原因，虽多次服用中西药，但治疗效果不明显。在省级某医院诊断为神经性厌食，服用抗精神药也未能取得明显治疗效果，近因病情加重前来诊治。刻诊：不思饮食，脘腹疼痛，大便经常滑脱不禁，因劳累或情绪异常加重，皮肤干燥，面色不荣，形体消瘦，急躁易怒，畏寒怕冷，阳痿，口淡，舌质淡、苔薄白，脉虚弱。辨为肝气郁滞、脾肾虚寒证，治当疏肝理气、温阳散寒、补益脾肾。给予四逆散与真人养脏汤合方加味：柴胡 12g，枳实 12g，白芍 24g，炙甘草 12g，人参 10g，当归 10g，白术 10g，肉豆蔻 10g，肉桂 12g，木香 20g，诃子 18g，罂粟壳 12g，山楂 24g。6 剂，水煎服，每日 1 剂，每日三服。二诊：饮食好转，以前方 6 剂续服。三诊：大便未再出现滑脱，以前方 6 剂续服。四诊：饮食知味，以前方 6 剂续服。五诊：畏寒怕冷基本解除，阳痿明显好转，以前方 6 剂续服。之后，以前方治疗 30 余剂，诸症悉除。随访半年，一切尚好。

【用方提示】根据不思饮食、急躁易怒，因情绪异常加重辨为肝郁，再根据脘腹疼痛、大便滑脱不禁、因劳累加重辨为脾肾虚弱，因畏寒怕冷、舌质淡辨为虚寒，以此辨为肝气郁滞、脾肾虚寒证。方以四逆散疏肝理气、调理气机；以真人养脏汤温暖脾肾、固涩止泻；加山楂消食和胃。方药相互为用，以奏其效。

同心圆性硬化

同心圆性硬化是指大脑白质脱髓鞘病理改变的一种疾病。

【导读】根据同心圆性硬化的病变证机是气郁，治以四逆散；又因病变证机有痰热阻滞，故与小陷胸汤合方；因筋脉挛急比较重，故又与牵正散合方治之。

徐某，男，48岁。2年前出现沉默寡言、眼外肌麻痹、无故发笑，经省市级多家医院检查，诊断为同心圆性硬化，曾3次住院治疗，多次门诊诊治，均因治疗效果不明显而更医。刻诊：沉默寡言，淡漠人生，眼外肌麻痹，因情绪异常加重，口渴，急躁，反应迟钝，无故发笑，半身偏瘫，肌张力增高，舌质红、苔黄厚腻，脉弦略数。辨为肝热化风、痰阻心窍证，治当疏肝理气、化痰开窍。给予四逆散、小陷胸汤与牵正散合方加味：柴胡12g，炙甘草12g，枳实12g，白芍12g，黄连3g，姜半夏12g，全栝楼30g，全蝎6g，白附子6g，白僵蚕6g，胆南星12g，贝母10g，远志12g，冰片（冲服）3g。6剂，水煎服，每日1剂，每日三服。二诊：眼外肌麻痹略有减轻，以前方6剂续服。三诊：口渴减轻，急躁好转，以前方6剂续服。四诊：表情沉默略有改善，以前方6剂续服。五诊：心情较前舒服，以前方6剂续服。六诊：眼外肌麻痹又有好转，以前方6剂续服。之后，以前方因病症变化酌情加减用药治疗80余剂，诸症得到明显控制。为了巩固疗效，将前方变汤剂为丸剂，每次6g，每日三服，继续巩固治疗。随访1年，一切尚好。

【用方提示】根据眼外肌麻痹辨为肝风，再根据因情绪异常加重辨为肝郁，因口渴辨为热，又因无故发笑、苔黄厚腻辨为痰阻心窍，以此辨为肝郁化热、痰阻心窍证。方以四逆散疏肝理气、降泄浊逆；以小陷胸汤清热燥湿化痰；以牵正散祛风化痰止痉；加胆南星、贝母清热化痰，远志开窍化痰，冰片开窍醒神。方药相互为用，以奏其效。

淋巴瘤

淋巴瘤是原发于淋巴结和淋巴组织的恶性肿瘤，与免疫应答过程中淋巴细胞增殖分化产生的某种免疫细胞恶变有关，是免疫系统的恶性肿瘤。

【导读】根据淋巴瘤的病变证机是肝气郁滞，治以四逆散疏肝解郁；又因病变证机有阴虚，故与一贯煎合方；因病变证机有瘀血，故又与下瘀血汤合方治之。

韩某，男，43岁。在2年前发现无痛性进行性淋巴结肿大，只是在饮酒后出现淋巴结疼痛，当时未引起重视，3个月后发现淋巴结肿大未消除，经检查，诊断为淋巴瘤，在化疗期间自觉症状加重，欲配合中药治疗。刻诊：无痛性进行性淋巴结肿大，饮酒后淋巴结疼痛，胸胁胀痛，因情绪异常加重，急躁易怒，略有头晕目眩，皮肤硬节红斑，五心烦热，大便干结，口干咽燥，舌质暗红瘀紫少苔，脉细涩。辨为肝郁阴亏、瘀热蕴结证，治当疏肝解郁、滋补肝阴、清热活血。给予四逆散、一贯煎与下瘀血汤合方：柴胡12g，白芍12g，枳实12g，炙甘草12g，北沙参10g，麦冬10g，当归身10g，生地黄30g，川楝子5g，枸杞子15g，大黄6g，桃仁4g，䗪虫10g。6剂，水煎服，每日1剂，每日三服。二诊：大便基本正常，以前方减大黄为3g，6剂。三诊：五心烦热减轻，以前方6剂续服。四诊：胸胁胀痛好转，以前方6剂续服。五诊：情绪好转，以前方6剂续服。六诊：诸症基本解除，以前方6剂续服。之后，为了巩固疗效，以前方变汤剂为丸剂，每次6g，每日分三服，治疗半年。随访半年，一切尚好。

【用方提示】根据因情绪异常加重、急躁易怒辨为肝郁，再根据舌质暗红瘀紫、脉细涩辨为瘀，因五心烦热、少苔辨为阴虚，以此辨为肝郁阴亏、瘀热蕴结证。方以四逆散疏肝理气，以一贯煎滋补阴津，以下瘀血汤泻热祛瘀。方药相互为用，以奏其效。

皮质醇症

皮质醇症又称库欣综合征，是由各种原因造成肾上腺分泌过多糖皮质激素（主要是皮质醇）所致的一种临床综合征。

【导读】根据皮质醇症的病变证机是气郁，治以四逆散；又因病变证机有水气，故与猪苓汤合方；因病变证机有瘀热蕴结，故又与失笑散和大黄甘遂汤合方治之。

洪某，女，59 岁。有 34 年皮质醇症病史，25 岁时因剖宫产后出现向心性肥胖，当时未引起重视，曾多次服用中西药，均未取得预期治疗效果，近因肥胖不能下蹲，动则气喘加重前来诊治。刻诊：向心性肥胖，满月脸，肌肉颤动，下肢水肿，精神抑郁，头晕目眩，急躁易怒，因情绪异常加重，舌质暗红瘀紫、苔黄腻，脉沉涩。辨为肝气郁滞、水气瘀热证，治当疏肝解郁、渗利水气、活血化瘀。给予四逆散、猪苓汤、失笑散与大黄甘遂汤合方：白芍 12g，柴胡 12g，枳实 12g，炙甘草 12g，猪苓 15g，泽泻 15g，茯苓 15g，滑石 15g，五灵脂 12g，蒲黄 12g，大黄 12g，甘遂 6g。12 剂，阿胶（烊化）10g，冲服；食前服用汤剂，水煎服，每日 1 剂。食后服用散剂（阿胶 6g，大黄 12g，甘遂 6g，研末冲服），每次 1g，每日三服；每日三服。二诊：急躁易怒好转，大便溏泄，每日 2 次，以前方 12 剂续服。三诊：肌肉颤动减轻，下肢水肿有减轻，以前方 12 剂续服。四诊：抑郁好转，以前方 12 剂续服。五诊：自觉肥胖减轻，以前方 12 剂续服。之后，以前方治疗 30 余剂，肥胖较前减轻。为了巩固疗效，以前方变汤剂为丸剂，每次 6g，每日 2 次，中午仍服用原来散剂，治疗约半年，诸症基本恢复正常。随访 1 年，一切尚好。

【用方提示】根据急躁易怒、因情绪异常加重辨为肝郁，再根据向心性肥胖、肌肉颤动、下肢水肿辨为水气浸淫，因舌质暗红瘀紫、脉沉涩辨为瘀血，又因苔黄腻辨为热，以此辨为肝气郁滞、水气瘀热证。方以四逆散疏肝解郁，以猪苓汤渗利水湿，以失笑散活血化瘀，以大黄甘遂汤攻逐瘀热水气。方药相互为用，以奏其效。

原发性醛固酮增多症

原发性醛固酮增多症是由肾上腺皮质病变致醛固酮分泌增多所致，属于不依赖肾素－血管紧张素的盐皮质激素过多症。

【导读】根据原发性醛固酮增多症病变证机有气郁，治以四逆散行气解郁；又因病变证机有郁热生风，故与天麻钩藤饮合方治之。

袁某，男，29 岁。在 1 年前由工作及情绪等因素引起手足抽搐，夜间尿多，口渴，多饮，当时疑为糖尿病，服用中西药治疗虽有一定作用，但疗效不够理想，经多次检查，诊断为原发性醛固酮增多症，近由病友介绍前来诊治。刻诊：口渴欲饮水，头晕目眩，手足麻木，胸胁胀闷，急躁易怒，因情绪异常加重抽搐，口苦，舌质红、苔薄黄，脉弦细。辨为肝郁生风证，治当清肝解郁、潜阳息风。给予四逆散与天麻钩藤饮合方：柴胡 15g，枳实 15g，白芍 15g，炙甘草 15g，天麻

12g，钩藤 12g，石决明 12g，山栀子 12g，黄芩 12g，川牛膝 12g，杜仲 12g，益母草 12g，桑寄生 12g，夜交藤 12g，朱茯神 12g。6剂，水煎服，每日 1剂，每日三服。二诊：口渴缓解，口苦减轻，以前方 6剂续服。三诊：胸胁胀闷好转，以前方 6剂续服。四诊：近 1周未再出现手足麻木，以前方 6剂续服。五诊：头晕目眩止，以前方 6剂续服。之后，以前方治疗 60余剂，诸症悉除。为了巩固疗效，以前方变汤剂为散剂，每次 6g，每日三服，治疗约 6个月。随访 1年，病情稳定，一切尚好。

【用方提示】根据急躁易怒、因情绪异常加重辨为肝郁，再根据手足抽搐、麻木辨为肝风，因口渴、口苦、苔薄黄辨为肝热，以此辨为肝郁生风证。方以四逆散疏肝解郁、调理气机；天麻钩藤饮清肝降逆、息风止痉。方药相互为用，以奏其效。

糖尿病性视网膜病变

糖尿病性视网膜病变是指糖代谢紊乱，导致视网膜血管功能及结构异常，从而引起的以视网膜微血管损害为特征的病变，是糖尿病发展过程中的一种眼部并发症。

【导读】根据糖尿病视网膜病变的病变证机是气郁，治以四逆散；又因病变证机有阴阳俱虚，故与龟鹿二仙胶合方；因病变证机有痰热与瘀血，故又与小陷胸汤和失笑散合方治之。

蒋某，女，72岁。有 20年糖尿病病史，在 5年前又出现糖尿病性视网膜病变，虽多次服用中西药，视力下降未能得到有效控制，近由病友介绍前来诊治。刻诊：视物模糊，眼困痛因情绪异常加重，眼前如雾遮睛，头沉，身体困倦，五心烦热，口淡不渴，舌质暗淡瘀紫、苔黄略腻，脉沉涩。经眼科检查：眼底视网膜水肿、渗出，视网膜呈灰白色增殖条索及增殖膜。辨为阴阳俱虚、郁瘀痰热证，治当滋补阴阳、行气活血、清热化痰。给予四逆散、龟鹿二仙胶、小陷胸汤与失笑散合方：枸杞子 9g，鹿角 20g，龟板 25g，红参 15g，炙甘草 12g，柴胡 12g，枳实 12g，白芍 12g，黄连 3g，半夏 12g，全栝楼 30g，五灵脂 12g，蒲黄 12g。6剂，水煎服，每日 1剂，每日三服。二诊：眼困痛略有减轻，以前方 6剂续服。三诊：头沉较前好转，以前方 6剂续服。四诊：诸症较前均有好转，以前方 6剂续服。五诊：五心烦热止，以前方 6剂续服。六诊：身体困倦解除，以前方 6剂续服。七诊：诸症较前又有好转，以前方 6剂续服。之后，以前方治疗 100余剂，眼前如雾遮睛较前有改善，经眼科检查，病情稳定，较前病理有明显改善。为了巩固治疗，以前方变汤剂为散剂，每次 6g，每日三服，坚持服用。随访 2 年，病情稳定，视力较前有改善。

【用方提示】根据五心烦热辨为阴虚，再根据口淡不渴辨为阳虚，因眼困痛、情绪异常加重辨为气郁，又因舌质暗淡瘀紫辨为瘀血，更因身体困倦、苔黄略腻辨为痰热，以此辨为阴阳俱虚、郁瘀痰热证。方以龟鹿二仙胶滋补阴阳，以四逆散疏肝理气，以小陷胸汤清热化痰，以失笑散活血化瘀。方药相互为用，以奏其效。

低血糖症

低血糖症是以交感神经兴奋和脑细胞缺糖为主而引起的血浆葡萄糖浓度过低的一种临床综合征。

【导读】根据低血糖的病变证机是气郁，治以四逆散；又因病变证机有气血虚，故与八珍汤合方；因病变证机有瘀血，故又与失笑散合方治之。

文某，男，46 岁。在 2 年前出现心悸、心痛、腹中饥饿，曾以糖尿病、冠心病治疗，未能取得明显治疗效果，经省市级多家医院检查，诊断为低血糖，服用中西药仍未取得预期治疗效果，近由朋友介绍前来诊治。刻诊：心悸，心痛如针刺，抑郁，腹中饥饿夜间甚，因活动及情绪异常加重，倦怠乏力，头晕目眩，出汗，四肢颤抖，软弱无力，舌质暗红瘀紫、苔薄黄，脉沉弱。辨为气血两虚、气郁血瘀证，治当补益气血、行气解郁、活血化瘀。给予四逆散、八珍汤与失笑散合方：红参 15g，白术 15g，炙甘草 15g，茯苓 15g，熟地黄 12g，当归 12g，白芍 12g，川芎 12g，柴胡 12g，枳实 12g，蒲黄 12g，五灵脂 12g，阿胶珠 10g，香附 15g。6 剂，水煎服，每日 1 剂，每日三服。二诊：心悸减轻，以前方 6 剂续服。三诊：出汗减少，以前方 6 剂续服。四诊：心痛止，以前方 6 剂续服。五诊：夜间腹中饥饿解除，以前方 6 剂续服。六诊：舌苔恢复正常，以前方 6 剂续服。七诊：诸症基本解除，以前方 6 剂续服。之后，以前方治疗 30 余剂，诸症悉除。随访 1 年，一切正常。

【用方提示】根据心悸、倦怠乏力、头晕目眩辨为气血两虚，再根据抑郁、因情绪异常加重辨为气郁，因痛如针刺、舌质瘀紫辨为瘀血，以此辨为气血两虚、气郁血瘀证。方以八珍汤补益气血，以四逆散疏肝解郁，以失笑散活血化瘀，加阿胶滋补阴血，香附行气解郁。方药相互为用，以奏其效。

经前期头痛

经前期头痛是指女子在黄体期周期性反复出现以头痛为主的病变。

【导读】根据经前期头痛的病变证机是肝郁，治以四逆散；又因病变证机有郁热，故与川葛白虎汤合方治之。

蔡某，女，33岁。有8年经行头痛病史，经CT及MRI检查，均未发现器质性病变，经常服用中西药，但未能取得预期治疗效果，近因头痛加重前来诊治。刻诊：头痛，急躁易怒，焦虑不安，失眠噩梦，因情绪异常加重，月经延期，舌质淡红、苔薄黄，脉弦。辨为肝郁气逆夹热证，治当疏肝解郁、清热降逆。给予四逆散与川葛白虎汤合方：柴胡12g，枳实12g，白芍12g，川芎15g，葛根24g，石膏30g，知母18g，粳米12g，大黄3g，冰片2g，生甘草10g，炙甘草12g。6剂，水煎服，每日1剂，每日三服。二诊：头痛缓解，以前方6剂续服。三诊：焦虑不安好转，以前方6剂续服。四诊：失眠好转，噩梦减少，以前方6剂续服。五诊：情绪转佳，以前方6剂续服。六诊：月经来潮仅有轻微头痛，以前方6剂续服。之后，为了巩固疗效，嘱其在每次月经来潮之前服药1周，连续治疗4个疗程。随访1年，一切正常。

【用方提示】根据因情绪异常加重辨为肝郁，再根据头痛辨为气逆上冲，因苔薄黄辨为热，以此辨为肝郁气逆夹热证。方以四逆散疏肝理气、行气解郁；以川葛白虎汤清热透郁、缓急止痛；加大黄清泻郁热，冰片开窍止痛。方药相互为用，以奏其效。

经行期精神障碍

经行期精神障碍是指女子在经行期出现精神、情绪异常的病变。

【导读】根据经行期精神障碍的病变证机是肝郁，治以四逆散；又因病变证机有痰热，故与小陷胸汤合方；因病变证机有郁热在心，故又与朱砂安神丸合方治之。

夏某，女，34岁。有多年经行期精神障碍病史，服用镇静药、营养神经药及中药等，仍然未能有效控制症状，近由病友介绍前来诊治。刻诊：经期前焦虑不安，心烦，失眠多梦，口苦口干，因情绪异常加重，肢体烦重，舌质红、苔黄腻厚，脉沉弦。辨为肝气郁滞、痰热扰心证，治当疏肝解郁、清热化痰。给予四逆散、小陷胸汤与朱砂安神丸合方：柴胡12g，枳实12g，白芍12g，黄连18g，姜半夏12g，栝楼30g，朱砂（冲服）3g，生地黄8g，当归8g，炙甘草12g，远志12g，酸枣仁（一半研末冲服，一半煎）40g。6剂，水煎服，每日1剂，每日三服。二诊：口苦减轻，减黄连为15g，以前方6剂续服。三诊：苔黄腻基本消除，以前方6剂续服。四诊：失眠基本恢复正常，以前方6剂续服。五诊：月经来潮未再出现明显精神障碍，以前方6剂续服。之后，为了巩固疗效，嘱其在每次月经来潮之前服药1周，连续治疗3个疗程。随访1年，一切正常。

【用方提示】根据病症因情绪异常加重辨为气郁，再根据口苦口干、苔黄辨为热，因肢体烦重、苔黄腻辨为痰热，以此辨为肝气郁滞、痰热扰心证。方中柴胡疏肝解郁，枳实降泄浊气，白芍柔肝缓急，黄连清热除烦，半夏燥湿化痰，全栝楼清热化痰，朱砂清心重镇安神，生地黄凉血清心，当归补血活血，炙甘草益气和中并调和诸药。方药相互为用，以奏其效。

乳腺增生

乳腺增生是指乳腺上皮和纤维组织增生，乳腺组织导管和乳小叶在结构上的退行性病变及进行性结缔组织生长的疾病。

【导读】根据乳腺增生的病变证机是肝郁，治以四逆散和金铃子散合方；又因病变证机有瘀血，故与蛭虻归草汤合方治之。

贾某，女，29岁。有4年乳腺增生病史，经常服用中西药，但症状反复发作，近由病友介绍前来诊治。刻诊：乳房肿块疼痛如针刺（左侧大的肿块为1.2cm×1.5cm，右侧大的肿块为2.1cm×1.8cm），口渴，因情绪异常及月经期加重，舌质暗红夹瘀紫、苔薄黄，脉沉涩。辨为气郁瘀热证，治当疏肝解郁、活血化瘀。给予四逆散、金铃子散与蛭虻归草汤合方加味：柴胡15g，枳实15g，白芍15g，川楝子15g，延胡索15g，水蛭6g，虻虫3g，当归12g，桃仁12g，牡丹皮12g，炙甘草15g。6剂，水煎服，每日1剂，每日三服。二诊：疼痛略有减轻，以前方6剂续服。三诊：疼痛较前又有好转，以前方6剂续服。四诊：诸症较前均有好转，以前方6剂续服。五诊：疼痛基本解除，以前方6剂续服。之后，为了巩固治疗效果，以前方变汤剂为散剂，每次 6g，每日 3 服，治疗 5 个月。随访 1 年，一切正常。

【用方提示】根据乳房肿块疼痛因情绪异常加重辨为气郁，再根据疼痛如针刺、脉沉涩辨为瘀血，因口渴、苔薄黄辨为热，以此辨为气郁瘀热证。方以四逆散清热理气解郁；以金铃子散理气活血、清泄瘀热；以蛭虻归草汤活血化瘀、通络散结。方药相互为用，以奏其效。

不孕症

不孕症分为原发性不孕症和继发性不孕症。原发性不孕症是指婚后性生活正常而未采取避孕措施，同居 2 年且未受孕者；继发性不孕症是指曾有过妊娠，而后未避孕连续 2 年不孕者。再则，原发性不孕症分为先天性不孕和后天性不孕，四逆散合方辨治后天性不孕症。

【导读】根据不孕症的病变证机是肝郁，治以四逆散；又因病变证机有阳虚，故与二仙戟蚣汤合方治之。

孙某，女，33 岁。在 5 年前经检查诊断为免疫性不孕症，服用中西药，但未能达到预期治疗目的，近由病友介绍前来诊治。刻诊：婚久不孕，情绪低落，急躁易怒，月经基本正常，畏寒怕冷，自汗，舌质淡、苔薄白，脉沉弱。辨为阳虚肝郁证，治当温补阳气、疏肝解郁。可选用四逆散与二仙戟蚣汤合方加减：淫羊藿 15g，仙茅 12g，巴戟天 10g，蜈蚣 2 条，黄柏 3g，鹿角胶 10g，山茱萸 12g，枸杞子 6g，柴胡 12g，枳实 12g，白芍 12g，炙甘草 12g。6 剂，水煎服，每日 1 剂，每日三服。二诊：自汗好转，以前方 6 剂续服。三诊：畏寒怕冷减轻，以前方 6 剂续服。四诊：急躁易怒明显好转，以前方 6 剂续服。五诊：畏寒怕冷解除，以前方 6 剂续服。六诊：诸症较前均有减轻，以前方治疗 130 余剂。后经检查已怀孕。

【用方提示】根据情绪低落、急躁易怒辨为肝郁，再根据畏寒怕冷、苔薄白、脉沉弱辨为阳虚，以此辨为阳虚肝郁证。方以二仙戟蚣汤温补阳气、化生阴精；以四逆散疏肝解郁、调理气机。方药相互为用，以奏其效。

妊娠期高血压

妊娠期高血压（简称妊高征）是发生在妊娠期的以高血压、蛋白尿、水肿等为主要临床表现的综合征。本病多发生在妊娠 20 周以后至产后 24 小时之内。

【导读】根据妊娠高血压的病变证机是肝郁，治以四逆散；又因病变证机有瘀血，故与桂枝茯苓丸合方治之。

石某，女，28 岁。怀孕 6 个月，血压 145/110mmHg（在怀孕之前无高血压病史），下肢轻度水肿，服用中西药，未能取得预期治疗效果，近因头晕目眩加重前来诊治。刻诊：妊娠头晕目眩，头胀，头痛如针刺，因情绪异常加重，下肢轻度水肿，舌质暗红瘀紫、苔薄黄，脉沉涩。辨为肝郁血瘀证，治当疏肝解郁、活血化瘀。给予四逆散与桂枝茯苓丸合方加味：柴胡 12g，枳实 12g，白芍 12g，桂枝 12g，茯苓 12g，桃仁 12g，牡丹皮 12g，川芎 12g，葛根 24g，钩藤 24g，泽泻 30g，炙甘草 12g。6 剂，水煎服，每日 1 剂，每日三服。二诊：头晕目眩减轻，以前方 6 剂续服。三诊：头胀解除，以前方 6 剂续服。四诊：血压 130/95mmHg，以前方 6 剂续服。五诊：头痛止，以前方 6 剂续服。六诊：血压 125/85mmHg，诸症基本解除，以前方治疗 6 剂。随访 2 个月，一切正常。

【用方提示】根据血压因情绪异常加重辨为肝郁，再根据舌质暗红瘀紫、脉沉涩辨为瘀血，因舌苔薄黄辨为夹热，以此辨为肝郁血瘀证。方以四逆散疏肝解郁、调理气机；以桂枝茯苓丸活血化瘀；加川芎理血行气，葛根清热升阳止痛，钩藤清热降逆止眩，泽泻渗利湿浊。方药相互为用，以奏其效。

产后缺乳

产后缺乳是指女子产后乳汁甚少，或逐渐减少，或全无，不能满足婴儿哺乳的需要。

【导读】根据缺乳的病变证机是肝郁，治以四逆散；又因病变证机有血虚夹瘀，故与桃红四物汤合方治之。

贾某，女，27 岁。产后第 6 日，乳汁稀少（既因产时出血较多，又因平素性格内向），特邀余前来诊治。刻诊：乳汁量少清稀，乳房痛如针刺，面色苍白，少言寡语，叹息，舌质淡红、苔薄黄，脉沉涩。辨为郁瘀血虚证，治当疏肝解郁、活血化瘀、通络下乳。给予四逆散与桃红四物汤合方加味：柴胡 12g，枳实 12g，白芍 12g，熟地黄 15g，当归 15g，川芎 15g，桃仁 6g，红花 6g，王不留行 40g，通草 10g，龙眼肉 20g，炙甘草 12g。6 剂，水煎服，每日 1 剂，每日三服。二诊：乳汁略有增多，以前方 6 剂续服。三诊：乳汁较前又有增多，质地较稠，以前方 6 剂续服。四诊：乳汁基本恢复正常，以前方 3 剂巩固。

【用方提示】根据乳房痛如针刺、脉沉涩辨为瘀血，再根据少言寡语辨为肝郁，因面色苍白辨为血虚，以此辨为郁瘀血虚证。方以四逆散疏肝解郁；以桃红四物汤活血补血；加王不留行活血通乳，通草通利血脉下乳。方药相互为用，以奏其效。

阳痿

阳痿是指成年男子阴茎勃起无力，或举而不坚，或坚而即软，或不能进行性生活。

【导读】根据阳痿的病变证机是肝郁，治以四逆散；又因病变证机有阳虚，故与右归丸合方治之。

徐某，男，37 岁。有 6 年阳痿病史，曾在郑州、南京、北京等地多家医院治疗，但未能取得预期治疗效果，近由病友介绍前来诊治。刻诊：阳痿，早泄，因情绪异常加重，精神抑郁，大便不畅，手足不温，畏寒怕冷，舌质淡、苔薄白，脉沉弱。辨为肝郁阳虚证，治当疏肝解郁、温补肾阳。给予四逆散与右归丸合方加味：柴胡 12g，枳实 12g，白芍 12g，熟地黄 24g，山药 12g，山茱萸 10g，枸杞子 10g，菟丝子 12g，鹿角胶（烊化冲服）12g，杜仲 12g，肉桂 6g，当归 10g，制附子 6g，金樱子 12g，桑螵蛸 6g，炙甘草 12g。6 剂，水煎服，每日 1 剂，每日三服。二诊：仍然畏寒怕冷，以前方加附子为 10g，肉桂为 10g，6 剂。三诊：手足转温，略有畏寒，以前方减附子为 6g，肉桂为 6g，6 剂。四诊：仍有精神抑郁，以前方加薤白 24g，木香 6g，6 剂。五诊：阳痿好转，早泄止，以前方减金樱子为 10g，6 剂。六诊：诸症基本解除，以前方 6 剂续服。之后，以前方治疗 30 余剂，阳痿、早泄消除。为了巩固疗效，以前方变汤剂为散剂，每次 6g，每日三服，治疗 2 个月。随访 1 年，一切尚好。

【用方提示】根据阳痿因情绪异常加重、精神抑郁辨为气郁，再根据手足不温、畏寒怕冷辨为阳虚生寒，因舌质淡、苔薄白、脉沉弱辨为气虚夹寒，以此辨为肝郁阳虚证。方以四逆散疏肝解郁、调理气机；以右归丸温补肾阳、强壮肾气；加金樱子、桑螵蛸以固涩肾精，使精气内守。方药相互为用，以奏其效。

射精疼痛

射精疼痛是指在射精过程中出现阴茎，或尿道，或会阴部，或下腹部，或阴囊上方，或相互兼见，以阵发性疼痛为主，经检查无炎性病变和器质性病理变化的一种病症。

【导读】根据射精疼痛的病变证机是肝郁，治以四逆散；又因病变证机有瘀热，故与桃核承气汤合方治之。

谢某，男，48岁。有5年射精疼痛病史，在郑州多家省市级医院检查，均未发现明显器质性病理变化，起初服用一些西药，有一定治疗效果，可用药4个月后，再服用西药则没有治疗效果，改用中药治疗，也未能取得预期治疗效果，后配合西药治疗，仍有射精疼痛，近由病友介绍前来诊治。刻诊：射精时阴茎、睾丸痛如针刺，心胸烦热，性格内向，表情沉默，失眠多梦，大便干结，舌质暗红瘀紫、苔薄黄，脉沉涩。辨为肝郁瘀热证，治当疏肝解郁、泻热化瘀。给予四逆散与桃核承气汤合方加味：柴胡12g，枳实12g，白芍24g，桃仁9g，大黄12g，桂枝6g，芒硝（冲服）6g，乳香12g，没药12g，栀子15g，淡豆豉10g，炙甘草24g。6剂，水煎服，每日1剂，每日三服。二诊：大便通畅，以前方减大黄为6g，芒硝为3g，6剂。三诊：心胸烦热解除，去栀子、淡豆豉，以前方6剂续服。四诊：射精疼痛大减，以前方6剂续服。五诊：未再出现射精疼痛，以前方6剂续服。六诊：诸症悉除，以前方6剂续服。之后，以前方12剂续服，以巩固治疗效果。随访1年，一切尚好。

【用方提示】根据性格内向、表情沉默辨为肝郁，再根据射精痛如针刺、舌质暗红瘀紫辨为瘀血，因心胸烦热、苔黄辨为热，以此辨为肝郁瘀热证。方以四逆散疏肝解郁、调理气机；以桃核承气汤泻热祛瘀、通畅脉络；加乳香、没药以活血行气止痛，加大白芍、炙甘草用量，以缓急止痛。方药相互为用，以奏其效。

畸形精子症

畸形精子症是指精液中畸形精子数量超过精子总量的50%。

【导读】根据畸形精子症的病变证机是肝郁，治以四逆散；又因病变证机有肾精亏损，故与海蛤汤合方；因病变证机有瘀血，故又与桃核承气汤合方治之。

唐某，男，33岁。结婚4年，在2年前经男科检查：精液中畸形精子占56%，诊断为畸形精子症，服用中西药10个月，畸形精子症未能取得明显改善，故前来诊治。刻诊：婚久不育，口淡不渴，腰酸腿软，睾丸、阴茎有轻微隐痛，精神抑郁，舌质暗红瘀紫、苔薄黄，脉沉弦。辨为肾阳虚损、气郁瘀热证，治当温补肾阳、行气解郁、清热化瘀。给予四逆散、海蛤汤与桃核承气汤合方：海马10g，蛤蚧1对，柴胡15g，枳实12g，白芍12g，桃仁9g，大黄12g，桂枝6g，芒硝（冲服）6g，鹿茸3g，巴戟天15g，炙甘草12g。6剂，水煎服，每日1剂，每日三服。二诊：腰酸腿软略有好转，以前方6剂续服。三诊：精神抑郁减轻，以前方6剂续服。四诊：腰酸腿软基本解除，以前方6剂续服。五诊：腰酸腿软止，以前方6剂续服。六诊：诸症基本解除，以前方6剂续服。七诊：复查畸形精子占43%，以前方6剂续服。七诊：病情稳定，未有不适，以前方治疗70余剂，复查畸形精子占32%。之后，为了巩固疗效，以前方变汤剂为散剂，每次6g，每日三服，治疗半年，复查畸形精子占18%。随访半年，其妻已怀孕。

【用方提示】根据腰酸腿软、口淡不渴辨为阳虚，再根据精神抑郁辨为气郁，因舌质暗红瘀紫、苔薄黄辨为瘀热，以此辨为肾阳虚损、气郁瘀热证。方以海蛤汤温补肾阳、化生肾精；以四逆散疏肝解郁、调理气机；以桃核承气汤泻热祛瘀；加鹿茸、巴戟天温补肾阳、强壮肾精。方药相互为用，以奏其效。

精子增多症

精子增多症是指精子计数超过正常最高值，甚至超过1~2倍（精子计数＞3亿）而引起男子不育。

【导读】根据精子增多症的病变证机是肝郁，治以四逆散和金铃子散；又因病变证机有阴阳精气亏虚，故与海蛤汤和龟鹿二仙胶合方治之。

杨某，男，34岁。结婚6年，在4年前经男科检查：精子成活率低，活动力差，精子计数2.6亿，诊断为精子增多症，服用中西药已年余，未能达到预期治疗目的，故前来诊治。刻诊：婚久不育，倦怠乏力，情绪低落，急躁易怒，口淡不渴，手足不温，舌红少苔，脉沉弱涩。辨为阴阳俱虚、肝气郁结证，治当滋补阴阳、行气解郁。给予四逆散、海蛤汤、金铃子散与龟鹿二仙胶合方：枸杞子10g，鹿角25g，龟板25g，红参15g，海马10g，蛤蚧1对，川楝子15g，延胡索15g，柴胡12g，枳实12g，白芍12g，炙甘草12g。6剂，水煎服，每日1剂，每日三服。

二诊：药后诸症略有改善，以前方6剂续服。三诊：盗汗减轻，以前方6剂续服。四诊：急躁易怒好转，以前方6剂续服。五诊：诸症大减，以前方6剂续服。六诊：诸症基本解除，以前方6剂续服。七诊：经复查，精子成活率、活动力较前均有改善，其中精子计数2.1亿，以前方6剂续服。之后，为了巩固疗效，以前方变汤剂为散剂，每次6g，每日三服，治疗半年。又复查，精子成活率、活动力、精子计数均已恢复正常。随访半年，其妻已怀孕。

【用方提示】根据舌红少苔辨为阴虚，再根据手足不渴、口淡不温辨为阳虚，因情绪低落、急躁易怒辨为肝郁，又因倦怠乏力、脉沉弱涩辨为气虚，以此辨为阴阳俱虚、肝气郁结证。方以龟鹿二仙胶温补肾阴、温补肾阳；以海蛤汤温补阳气、化生阴精；以金铃子散行气理血；以四逆散疏肝解郁、调理气机。方药相互为用，以奏其效。

免疫性不育

免疫性不育（又称精子凝集症）是指精子抗体引起精子自身凝集，活力降低，导致男子不育者。

【导读】根据免疫性不育的病变证机是肝郁，治以四逆散；又因病变证机有阳虚，故与海蛤汤合方；因病变证机有瘀血，故与桂枝茯苓丸合方治之。

杨某，男，31岁。结婚4年，在2年前检查精子凝集试验、精子制动试验、免疫珠试验，诊断为免疫性不育。服用中西药，未能达到预期治疗目的，近经其朋友介绍前来诊治。刻诊：婚久不育，急躁易怒，口淡不渴，手足不温，畏寒怕冷，早泄，大便溏泄，舌质暗淡夹瘀紫、苔薄白，脉沉弱涩。辨为肝郁阳虚瘀阻证，治当疏肝解郁、温补阳气、活血化瘀。给予四逆散、海蛤汤与桂枝茯苓丸合方加味：柴胡12g，枳实12g，白芍12g，海马10g，蛤蚧1对，桂枝12g，茯苓12g，桃仁12g，牡丹皮12g，沉香2g，巴戟天12g，附子10g，炙甘草12g。6剂，水煎服，每日1剂，每日三服。二诊：手足温和，以前方减附子为6g，6剂。三诊：大便正常，以前方6剂续服。四诊：急躁易怒好转，以前方6剂续服。五诊：诸症明显减轻，以前方6剂续服。六诊：诸症较前又有减轻，以前方6剂续服。七诊：诸症悉除，以前方6剂续服。之后，以前方治疗30余剂，经复查，抗精子抗体阴性。为了巩固疗效，以前方变汤剂为散剂，每次6g，每日三服，治疗3个月。随访半年，其妻已怀孕。

【用方提示】根据急躁易怒辨为肝郁，再根据口淡不渴、手足不温辨为阳虚，因舌质暗淡夹瘀紫辨为瘀血，又因脉沉弱涩辨为气虚夹瘀，以此辨为肝郁阳虚瘀阻证。方以四逆散疏肝解郁、调理气机；以海蛤汤温补肾阳；以桂枝茯苓丸活血化瘀；加沉香降气纳肾，巴戟天温补肾阳，附子温壮阳气。方药相互为用，以奏其效。

男子乳腺增生症

男性乳腺增生症是一种以乳房增大为临床表现的一种内分泌疾病。

【导读】根据男子乳腺增生症的病变证机是肝郁，治以四逆散；又因病变证机有血热，故与犀角地黄汤合方；因病变证机有瘀血，故与蛭虻归草汤合方治之。

姬某，男，43岁。在3年前发现右侧乳房增大，按压有硬结状，并有轻微疼痛，约半年后乳房明显增大且疼痛，即在某医院手术治疗，术后仍然疼痛。可在出院后半年间又发现左侧乳房疼痛、增大，与术前右侧乳房大小一样，不欲再手术治疗，服用中西药，疼痛虽有减轻，但乳房增大且没有缩小，近由病友介绍前来诊治。刻诊：左侧乳腺肿块疼痛如针刺，因情绪异常加重，焦虑不安，阳痿，性欲低下，口渴，舌质暗红边夹瘀紫、苔薄黄，脉沉涩。辨为气郁瘀热证，治当疏肝解郁、活血化瘀。给予四逆散、犀角地黄汤与蛭虻归草汤合方：柴胡15g，枳实15g，白芍15g，水牛角30g，生地黄24g，牡丹皮6g，水蛭6g，虻虫3g，当归12g，三棱12g，莪术12g，炙甘草15g。6剂，水煎服，每日1剂，每日三服。二诊：口渴减轻，以前方6剂续服。三诊：疼痛减轻，以前方6剂续服。四诊：焦虑不安明显好转，以前方6剂续服。五诊：疼痛基本解除，以前方6剂续服。六诊：阳痿明显好转，以前方6剂续服。七诊：肿块变软，以前方6剂续服。为了巩固疗效，又以前方治疗80余剂。之后，将前方变汤剂为散剂，每次6g，每日3次，治疗4个月，经检查，乳腺增生消失。随访1年，一切尚好。

【用方提示】根据疼痛因情绪异常加重辨为气郁，再根据疼痛如针刺、脉沉涩辨为瘀血，因舌质暗红边夹瘀紫辨为瘀血，又因口渴、苔薄黄辨为热，以此辨为气郁瘀热证。方以四逆散疏肝理气、调理气机；以犀角地黄汤清热凉血散瘀；以蛭虻归草汤破血逐瘀，兼防逐瘀药伤血。方药相互为用，以奏其效。

乙肝、肝硬化

乙肝是指乙型肝炎病毒侵犯引起的肝脏病变。肝硬化是指长期损害肝脏，引起肝细胞膜变性、坏死、再生、广泛纤维组织增生的病变。

【导读】根据乙肝、肝硬化的病变证机是肝郁，治以四逆散；又因瘀血病变证机比较重，故与桂枝茯苓丸与失笑散合方治之。

乔某，男，56岁。有多年乙肝病史，5年前经检查又诊断为肝硬化，近由病友介绍前来诊治。刻诊：胁肋胀痛，因情绪异常及劳累加重，表情沉默，情绪低落，不思饮食，舌质暗红夹瘀斑、苔薄黄，脉沉涩。经实验室检查：血清PC Ⅲ（Ⅲ型前胶原）、Ⅳ–C（Ⅳ型胶原）含量升高，白蛋白与球蛋白比例倒置，血清γ–球蛋白增加。辨为肝郁瘀阻夹气虚证，治当疏肝解郁、活血化瘀。给予四逆散、桂枝茯苓丸与失笑散合方：柴胡12g，枳实12g，白芍15g，桂枝15g，茯苓15g，桃仁15g，牡丹皮15g，五灵脂12g，蒲黄12g，红参12g，生麦芽24g，炙甘草12g。6剂，水煎服，每日1剂，每日三服。二诊：胁胀减轻，以前方6剂续服。三诊：饮食好转，以前方6剂续服。四诊：情绪好转，以前方6剂续服。五诊：胁肋胀痛减轻，以前方6剂续服。六诊：精神转佳，以前方6剂续服。之后，以前方治疗180余剂，经复查，白蛋白与球蛋白比例倒置恢复正常，血清γ–球蛋白恢复正常。为了巩固疗效，又以前方治疗120余剂，经复查，血清PC Ⅲ（Ⅲ型前胶原）、Ⅳ–C（Ⅳ型胶原）含量恢复正常。之后，以前方变汤剂为散剂，每次6g，每日三服。随访1年，一切尚好。

【用方提示】根据胁肋胀痛因情绪异常加重辨为气郁，再根据胁肋胀痛因劳累加重辨为气虚，因舌质瘀紫、脉沉涩辨为瘀血，以此辨为肝郁瘀阻夹气虚证。方以四逆散疏肝解郁、调理气机；以桂枝茯苓丸活血化瘀；以失笑散化瘀止痛；加红参补益中气，生麦芽消食和胃。方药相互为用，以奏其效。

四逆汤合方

◇◇◇◇◇◇◇◇◇◇◇◇◇◇◇◇◇◇◇◇◇◇

四逆汤由『炙甘草二两（6g），干姜一两半（4.5g），附子一枚生用、去皮、破八片（5g）』所组成，方中附子既是壮阳药又是温通药；干姜既是温阳药又是醒脾药；甘草既是益气药又是生津药，还是缓急药。方药相互为用，是以回阳救逆或温阳散寒为主的重要基础方，可辨治寒瘀夹气虚证。治病用方一要重视用生附子，二要重视煎煮及服用方法。

慢性支气管炎

【导读】根据慢性支气管炎的病变证机有阳虚，治以四逆汤温阳散寒；又因病变证机有肺热，故与泽漆汤合方，复因病变证机有瘀血，故与失笑散合方用之。

梁某，女，68岁。有多年慢性支气管炎病史，服用中西药但未能控制症状，病情反复发作，近由病友介绍前来诊治。刻诊：咳嗽，胸闷，痰稠色黄，受凉或食凉加重，气短，倦怠乏力，怕冷，口苦口腻，舌质暗红夹瘀紫、苔腻黄白夹杂，脉沉弱略涩。辨为阳虚肺热夹瘀证，治当温壮阳气、清泻肺热、活血化瘀。给予四逆汤、泽漆汤与失笑散合方：生附子5g，干姜5g，泽漆30g，黄芩10g，紫参15g，白前15g，桂枝10g，红参10g，生半夏12g，生姜15g，五灵脂10g，蒲黄10g，炙甘草10g。6剂，第1次煎45min左右，第2次煎20min，合并药液，每日1剂，每次服150mL左右，每日分早、中、晚服。二诊：咳嗽减轻，痰仍稠色黄，以前方变黄芩为15g，泽漆为40g，6剂。三诊：咳嗽较前又有减轻，痰稠色黄减少，仍怕冷，以前方变生附子、干姜各为7g，6剂。四诊：咳嗽较前又有减轻，怕冷明显好转，以前方变生附子、干姜各为6g，6剂。五诊：咳嗽较前又有减轻，仍倦怠乏力，以前方变红参为12g，6剂。六诊：诸症较前趋于缓解，又以前方治疗100余剂，诸症悉除。随访1年，一切尚好。

【用方提示】根据咳嗽受凉加重、怕冷辨为阳虚，再根据咳嗽、痰稠色黄辨为肺热夹痰，因舌质夹瘀紫辨为瘀，以此辨为阳虚肺热夹瘀证。方以四逆汤温壮阳气；以泽漆汤清肺益气降逆；以失笑散活血化瘀。方药相互为用，以奏其效。

慢性便秘

慢性便秘是指排便次数减少，或周期延长，或粪便坚硬、排便困难，或排便不畅的慢性疾病。本病可发于各个年龄，男女之间没有明显差异。

【导读】四逆汤是回阳救逆的基础方，既能主治下利清谷，又能主治便秘。根据慢性便秘的病变证机是寒凝，治以四逆汤；又因病变证机阳虚比较重，故与济川煎合方治之。

董某，女，33岁。有多年慢性便秘病史，服用中药或西药，大便即通畅，可停药后大便又出现干结不通，多次灌肠也未取得预期效果，近因便秘加重前来诊治。刻诊：大便干结，排便艰涩，畏寒怕冷，倦怠乏力，口干，舌质淡、苔薄略黄，脉沉弱。辨为阳虚寒凝证，治当温补阳气、润肠通便。可选用四逆汤与济川煎合方加味：炙甘草6g，干姜5g，附子5g，当归12g，牛膝12g，肉苁蓉10g，泽泻5g，升麻3g，枳壳6g，红参10g，白术15g，大黄5g。6剂，水煎服，每日1剂，每日三服。二诊：大便通畅，排便困难减轻，以前方6剂续服。三诊：怕冷好转，倦怠乏力明显减轻，以前方6剂续服。四诊：诸症悉除，为了巩固疗效，又以前方变汤剂为散剂，每次6g，每日三服。随访半年，一切尚好。

【用方提示】根据畏寒怕冷、舌质淡辨为寒，再根据倦怠乏力、脉沉弱辨为气虚，因苔薄略黄辨为寒夹郁热，以此辨为阳虚寒凝证。方以四逆汤温阳散寒；以济川煎滋补阴阳、润肠通便；加红参、白术，健脾益气，用大黄既通便结又清郁热。方药相互为用，以取其效。

下腔静脉综合征

腔静脉综合征根据临床表现，分为上腔静脉综合征与下腔静脉综合征。上腔静脉综合征是上腔静脉属支回流受阻的一种临床综合征，而下腔静脉综合征是下腔静脉属支回流受阻的一种临床综合征。

【导读】根据下腔静脉综合征的病变证机是寒凝，治当选用四逆汤温阳散寒；又因病变证机有瘀血，治当与桂枝茯苓丸合方；因病变证机夹有湿，故又与茯苓泽泻汤合方治之。

詹某，男，62岁。在1年前出现腰痛、下肢水肿、下腹浅表静脉曲张、下肢色素沉着、行走困难、下肢痛。经检查诊断为下腔静脉综合征，即住院治疗半月余，症状缓解，出院后症状时轻时重，服用中西药，但治疗效果不理想。刻诊：腰痛如针刺，下肢困重及水肿，行走困难，舌质淡夹瘀紫、苔白腻厚，脉沉涩。辨为寒凝络瘀、水气浸淫证，治当温化寒痰、活血利水。可选用四逆汤、茯苓泽泻汤与桂枝茯苓丸合方：生川乌（因药房无生附子，而用生川乌代）5g，干姜5g，炙甘草6g，茯苓24g，泽泻12g，白术9g，生姜12g，桂枝12g，牡丹皮12g，桃仁12g，白芍12g。6剂，每日1剂，每剂药第一次煎50min，第二次煎30min，合并两次药液，每日三服。二诊：腰痛轻度缓解，以前方6剂续服。三诊：下肢困重及水肿减轻，以前方6剂续服。四诊：腰痛得以控制，以前方6剂续服。五诊：诸症较前又有好转，又以前方治疗30余剂，病症悉除。为了巩固疗效，以前方变汤剂为散剂，每次6g，每日三服，用药半年。随访半年，一切尚好。

【用方提示】根据腰痛如针刺、舌质淡夹瘀紫辨为瘀，又根据下肢困重及水肿辨为水气浸淫，因苔白腻厚辨为夹痰，以此辨为寒凝络瘀、水气浸淫证。方以四逆汤温阳散寒、通经止痛；茯苓泽泻汤健脾益气、渗利水气；桂枝茯苓丸活血化瘀、通络止痛。方药相互为用，以奏其效。

三叉神经痛

三叉神经痛是以三叉神经分布区内短暂的、反复发作的剧痛，又称原发性三叉神经痛。

【导读】根据三叉神经痛的病变证机是阳虚寒凝，治以四逆汤温阳散寒；又因寒盛夹风，治当疏散风寒，故与麻黄汤合方治之。

司某，女，33岁。有10年三叉神经痛病史，在省市级多家医院诊治，服用中西药期间均有治疗作用，但停药后疼痛又复发，近因疼痛加重前来诊治。刻诊：头面呈撕裂样疼痛，因寒加重，手足不温，面肌时而抽搐，倦怠乏力，口淡不渴，舌质暗淡、苔薄白，脉沉迟。辨为阳虚寒凝夹风证，治当温补阳气、散寒止痛。给予四逆汤与麻黄汤合方加味：生川乌6g，生草乌6g，干姜5g，炙甘草6g，麻黄9g，桂枝6g，杏仁12g，细辛10g，吴茱萸12g，花椒10g，全蝎5g。6剂，水煎服，每日1剂，每日三服。二诊：三叉神经痛略有减轻，以前方12剂续服。三诊：

手足转温，以前方 12 剂续服。四诊：面肌未再出现抽搐，以前方 12 剂续服。五诊：疼痛基本解除，以前方 12 剂续服。六诊：诸症均有明显好转，以前方 6 剂续服。为了巩固疗效，以前方治疗 12 剂，诸症悉除。随访 1 年，一切尚好。

【用方提示】根据疼痛因寒加重辨为寒，再根据倦怠乏力辨为气虚，因面肌时而抽搐辨为阳虚夹风，以此辨为阳虚寒凝夹虚证。方以四逆汤（因无生附子，故以生川乌、生草乌代）温壮阳气、驱散阴寒；以麻黄汤发汗通经、疏散风寒；加细辛、花椒散寒止痛，吴茱萸温阳散寒降逆，全蝎息风止痉。方药相互为用，以奏其效。

颞下颌关节综合征

颞下颌关节综合征（又称颞下颌关节功能紊乱综合征）是以关节区酸胀疼痛，运动时弹响，张口运动障碍等为主的一种口腔颌面疾病。

【导读】根据颞下颌关节综合征的病变证机是寒凝，治以四逆汤温阳散寒；又因病变证机有寒瘀，故与生化汤合方治之。

蒋某，女，45 岁。有 6 年颞下颌关节综合征病史，在郑州几家医院诊治，均未取得预期治疗效果，近因症状加重前来诊治。刻诊：颞下颌关节区痛如针刺，因受凉加重，张口活动不利，耳中闷塞，口淡，舌质暗淡夹瘀紫、苔薄白，脉沉涩。辨为寒瘀凝滞证，治当温阳散寒、活血通络。给予四逆汤与生化汤合方加味：生川乌（因无生附子，故以生川乌代）5g，干姜 5g，当归 24g，川芎 10g，桃仁 3g，桂枝 10g，细辛 10g，白芍 12g，牡丹皮 6g，炙甘草 6g。6 剂，煎药时加入黄酒 10mL，每日 1 剂，每日三服。二诊：痛如针刺明显好转，张口活动不利有改善，以前方加大白芍量为 20g，6 剂。三诊：疼痛止，耳中闷塞解除，以前方 6 剂续服。四诊：诸症基本解除，以前方 6 剂续服。五诊：诸症悉除，为了巩固疗效，又以前方治疗 12 剂。随访 1 年，一切正常。

【用方提示】根据颞下颌关节区痛如针刺辨为瘀血，再根据因受凉加重、苔薄白辨为寒，因舌质暗淡夹瘀紫、脉沉涩辨为寒夹瘀，以此辨为寒瘀凝滞证。方以四逆汤温阳散寒；以生化汤温阳通经、活血化瘀；加桂枝温阳通经散寒，细辛温阳散寒止痛，白芍缓急柔筋止痛，牡丹皮散瘀，兼防温热药化燥伤阴。方药相互为用，以奏其效。

感染性关节炎

感染性关节炎是由细菌，或真菌，或病毒引起的滑膜或关节周围组织炎性病变的一种疾病。临床中分非淋球菌性关节炎、淋球菌性关节炎、病毒性关节炎、真菌性关节炎等。

【导读】根据感染性关节炎的病变证机是寒湿，治以四逆汤和羌活胜湿汤；又因病变证机有瘀血，故与失笑散合方治之。再则，辨治感染性关节炎的病变证机以热证为多，寒证较少，临证贵在辨证论治。

段某，男，41岁。3年前出现游走性手指及腕关节疼痛、脓疱疹，经检查诊断为淋球菌性关节炎，静脉用药治疗3周，脓疱疹消失，可手指及腕关节仍然疼痛，停药后脓疱疹复发，并采用中西药结合治疗，症状时轻时重，近因疼痛、脓疱疹加重前来诊治。刻诊：游走性手指及腕关节痛如针刺，关节活动受限，手指不温，畏寒怕冷，指间脓疱疹浸淫，口淡，舌质暗淡瘀紫、苔白腻，脉沉涩。辨为风湿寒瘀证，治当疏风胜湿、散寒化瘀。可选用四逆汤、羌活胜湿汤与失笑散合方：羌活10g，独活10g，藁本5g，防风5g，川芎15g，蔓荆子3g，生川乌（因无生附子，故以生川乌代）5g，干姜5g，五灵脂12g，蒲黄12g，薏苡仁30g，炙甘草6g。6剂，水煎服，每日1剂，每日三服。二诊：脓疱疹好转，以前方6剂续服。三诊：疼痛明显减轻，以前方6剂续服。四诊：脓疱疹基本消除，以前方6剂续服。五诊：疼痛解除，以前方6剂续服。六诊：诸症基本解除，以前方治疗20余剂，病为痊愈。随访半年，一切正常。

【用方提示】根据游走性手指及腕关节痛辨为风，再根据手指不温、畏寒怕冷辨为寒，因痛如针刺辨为瘀，又因指间脓疱疹浸淫辨为湿，以此辨为风湿寒瘀证。方以羌活胜湿汤祛风胜湿散寒，以四逆汤温阳散寒；以失笑散活血化瘀；加薏苡仁健脾利湿、杜绝湿生之源，兼防温热药化燥伤阴。方药相互为用，以奏其效。

膝关节冰冷

膝关节冰冷指膝关节部位常长期冰冷、僵硬。

【导读】根据膝关节冰冷的病变证机是阳虚，治以四逆汤；又因病变证机有寒湿，故与小半夏汤合方治之。

许某，男，37岁。有10年膝关节冰冷病史，经多地医院检查，均未发现明显异常器质性病变，虽经中西药治疗，冰冷症状未能解除，近因膝关节冰冷加重前来诊治。刻诊：膝关节冰冷沉重，夜间时有膝关节僵硬，舌质淡红、苔薄白，脉沉弱。辨为阳虚寒湿证，治当温壮阳气、燥湿化痰。给予四逆汤与小半夏汤合方：生川乌（因无生附子，故以生川乌代）10g，干姜10g，生半夏24g，生姜24g，炙甘草12g。6剂，水煎服，每日1剂，每日三服。二诊：冰冷沉重略有减轻，以前方6剂续服。三诊：冰冷沉重又有减轻，以前方6剂续服。四诊：冰冷基本解除，且仍沉重，以前方6剂续服。五诊：沉重较前减轻但仍有，以前方6剂续服。六诊：仍有轻微冰冷，以前方加干姜为20g，6剂。七诊：诸症悉除，以前方变汤剂为散剂，每次3g，每日三服，治疗3个月。随访1年，一切尚好。

【用方提示】根据膝关节冰冷辨为阳虚寒凝，再根据沉重辨为痰湿，以此辨为阳虚寒湿证。方以四逆汤加倍用量温壮阳气、驱散阴寒；以小半夏汤温阳燥湿化痰。方药相互为用，以奏其效。

四逆加人参汤合方

四逆加人参汤由『炙甘草二两（6g），附子一枚、生用、去皮、破八片（5g），人参一两（3g）』所组成，方中附子既是温阳药又是益阳药，干姜既是温和药又是醒脾药，人参既是补气药又是生津药，甘草既是益气药又是缓急药。是益气回阳救逆或益气温阳散寒的重要代表方，可治阳虚阴伤夹瘀证。四逆汤与四逆加人参汤治病作用相较，四逆汤散寒作用较四逆加人参汤明显，而益气作用较弱。

慢性心力衰竭

慢性心力衰竭是大多数心血管疾病的最终归宿，也是临床中最主要的死亡原因。结合临床实际，若能积极采用中药或中西药结合治疗慢性心力衰竭，常常能减轻患者痛苦，延长寿命，提高生存质量，或能化险为夷。

【导读】根据慢性心力衰竭的病变证机是阳虚，治以四逆加人参汤益气回阳救逆；又因病变证机有痰湿，故与真武汤合方。再则，根据真武汤方药组成，其主治并不局限在水气泛溢，更能主治痰湿阻滞心胸。

刘某，女，64岁。有多年冠心病病史，3年前又出现右心力衰竭，经笔者诊治后病情得以有效控制，近1周因感冒而诱发心悸、水肿，在某省级医院检查，诊断为全心衰竭，嘱其应住院治疗，因其在3年前曾经笔者诊治而取得良好效果，故又特来诊治。刻诊：心悸，呼吸不畅，胸中拘紧，颜面及四肢水肿，形体肥胖，头沉，手足不温，四肢沉重，动则气喘，口淡不渴，舌质淡、苔白腻厚，脉沉弱。辨为阳虚痰湿、水气浸淫证，治当补益阳气、温阳化水。治用四逆加人参汤与真武汤合方加味：炙甘草6g，干姜5g，生川乌5g，人参3g，茯苓9g，白芍9g，生姜9g，白术6g，炮附子5g，薤白24g，枳实15g，泽泻15g。6剂，水煎服，每剂药先以水浸泡约30min，然后以大火煎药至沸腾，再以小火煎40min，每日1剂，每日三服。二诊：胸中拘紧缓解，以前方6剂续服。三诊：颜面水肿减轻，以前方6剂续服。四诊：诸症较前又有好转，下肢水肿明显减轻，又以前方治疗40余剂，诸症得到有效控制。为了巩固疗效，将前方变汤剂为散剂，每次6g，每日三服。随访半年，一切正常。

【用方提示】根据手足不温、口淡不渴、脉沉弱辨为阳虚，再根据心悸、胸中拘紧、动则气喘辨为心气虚，因头沉、肢体困重辨为痰湿，又因颜面及四肢水肿辨为水气浸淫，以此辨为阳虚痰湿、水气浸淫证。方以四逆加人参汤温补阳气，兼益心阴；以真武汤温阳利水；加薤白通阳宽胸行气，枳实行气降浊，泽泻利水渗湿消肿。方药相互为用，以奏其效。

心血管神经症

心血管神经症是以心血管疾病为主要表现的临床综合征。该病好发于中青年，女性多于男性。

【导读】根据心神经官能症的病变证机是心阳虚，治以四逆汤；又因病变证机有瘀血，故与桂枝茯苓丸合方治之。

尚某，女，31岁。在3年前出现心悸、心前区痛、呼吸困难、失眠、多梦、焦虑、急躁易怒、手足发凉、双手震颤、尿频等。经多家医院检查，曾诊为焦虑症，服用抗抑郁的西药，焦虑、急躁易怒得以缓解，其他症状仍在，又多次检查，最后诊断为心血管神经症，虽多次服用中西药，但治疗效果不理想，近因病症加重前来诊治。刻诊：心悸，心痛如针刺，失眠，手足不温，畏寒怕冷，头晕目眩，舌质淡红夹瘀紫、苔薄白，脉虚弱。辨为阳虚瘀阻证，治当温补阳气、活血化瘀。可选用四逆加人参汤与桂枝茯苓丸合方加味：生川乌（因无生附子，故以生川乌代）6g，干姜5g，炙甘草6g，人参3g，桂枝12g，茯苓12g，牡丹皮12g，桃仁12g，白芍12g，五灵脂10g，蒲黄10g。6剂，每剂药第一次煎50min，第二次煎30min，合并两次药液，每日1剂，每日三服。二诊：心悸、心痛均缓解，以前方6剂续服。三诊：失眠好转，以前方6剂续服。四诊：心悸、心痛未再出现，以前方6剂续服。五诊：诸症较前明显减轻，又以前方治疗20余剂，病症基本解除。为了巩固疗效，以前方变汤剂为散剂，每次3g，每日三服，用药3个月。随访1年，一切尚好。

【用方提示】根据心痛如针刺、舌质淡红夹瘀紫辨为瘀，又根据手足不温、畏寒怕冷辨为寒，因头晕目眩、脉虚弱辨为气虚，以此辨为阳虚瘀阻证。方以四逆加人参汤温阳散寒、益气通脉；桂枝茯苓丸活血化瘀、通经利浊；加五灵脂、蒲黄活血化瘀止痛。方药相互为用，以奏其效。

慢性结肠炎

【导读】根据慢性结肠炎的病变证机是阳虚，治以四逆汤；又因病变证机夹有郁热，故与栀子干姜汤合方治之。

孙某，男，41 岁。有 5 年慢性结肠炎病史，近因腹泻加重前来诊治。刻诊：大便溏泄，每日四五次，每次大便量少且下坠，食凉加重，手足不温，口渴欲饮热水，舌质淡红、苔薄黄，脉沉弱。辨为阳虚夹热证，治当温壮阳气，兼清郁热，给予四逆加人参汤与栀子干姜汤合方加味：生川乌（因无生附子，故以生川乌代）10g，干姜 10g，红参 6g，栀子 14g，赤石脂 20g，黄连 6g，炙甘草 12g。6 剂，水煎服，每日 1 剂，每日三服。二诊：大便溏泄次数减少，以前方 6 剂续服。三诊：大便下坠好转，以前方 6 剂续服。四诊：手足转温，以前方 6 剂续服。五诊：大便正常，以前方 6 剂续服。六诊：诸症悉除，以前方变汤剂为散剂，每次 3g，每日三服，治疗 3 个月。随访 1 年，一切尚好。

【用方提示】根据大便溏泄、食凉加重辨为阳虚，再根据口渴欲饮热水、苔薄黄辨为夹热，因大便量少且下坠辨为气虚津少，以此辨为阳虚夹热证。方以四逆加人参汤加倍用量以温壮阳气、驱散阴寒、益气生津；以栀子干姜汤温阳散寒、清热燥湿；加赤石脂温涩固脱，黄连清泻郁热。方药相互为用，以奏其效。

薯蓣丸合方

薯蓣丸由『薯蓣三十分（90g）』、当归、桂枝、神曲、干地黄、豆黄卷各十分（30g）』、甘草二十八分（84g）』、人参七分（21g）』、川芎、芍药、白术、麦门冬、杏仁各六分（18g）』、柴胡、桔梗、茯苓各五分（15g）』、阿胶七分（21g）』、干姜三分（9g）』、白蔹二分（6g）』、防风六分（18g）』、大枣百枚为膏』所组成，方中山药既是益气药又是化阴药；人参既是益气药又是生津药；白术既是益气药又是燥湿药；茯苓既是益气药又是利湿药；阿胶既是补血药又是止血药，还是化阴药；当归既是补血药又是活血药；干地黄既是清热药又是补血药，还是滋阴药；川芎既是活血药又是行气药；芍药既是敛阴药又是补血药；麦冬既是滋阴药又是清热药；干姜既是温阳药又是醒脾药，还是行散药；白蔹既是清热药又是散结药，还是消肿药；杏仁既是肃降药又是宣利药，还是化痰药；柴胡既是清热药又是行散药；桔梗既是清热药又是宣利药；豆黄卷既是消食药又是行散药；桂枝既是温阳药又是通经药，还是益气药；防风既是疏散药又是滋润药；神曲既是消食药又是醒脾药；大枣、甘草既是益气药又是生津药。本方是益气补血、滋阴助阳的重要治病方，可治寒热虚瘀郁证。

内分泌失调（男子更年期综合征）

【导读】根据内分泌失调的病变证机有阴阳气血俱虚，治以薯蓣丸调补阴阳气血；又因病变证机有热结，故与大黄甘草汤合方用之。

孙某，男，66岁。有7年内分泌失调病史，多次检查未发现明显器质性病变，服用中西药但未能有效控制症状，近由病友介绍前来诊治。刻诊：头晕目眩，头痛，咳嗽，胸闷，心悸，胁痛，腹胀，腰酸腰困，不思饮食，肛门灼热，大便干结，4~5日一行，倦怠乏力，面色萎黄，怕冷，自汗，盗汗，唇红，反复感冒，舌质淡红、苔薄黄白夹杂，脉沉弱。辨为阴阳气血俱虚夹热结证，治当调补阴阳、清泻郁热。给予薯蓣丸与大黄甘草汤合方：薯蓣30g，当归10g，桂枝10g，神曲

10g，生地黄 10g，豆黄卷 10g，红参 7g，川芎 6g，白芍 6g，白术 6g，麦冬 6g，杏仁 6g，柴胡 5g，桔梗 5g，茯苓 5g，阿胶珠 7g，干姜 3g，白蔹 2g，防风 6g，大枣 25，大黄 12g，炙甘草 28g。6 剂，第 1 次煎 45min 左右，第 2 次煎 20min，合并药液，每日 1 剂，每次服 150mL 左右，每日分早、中、晚服。二诊：诸症略有减轻，大便通畅，以前方变大黄为 9 g，6 剂。三诊：诸症较前又有减轻，大便略溏，未再感冒，以前方变大黄为 6g，6 剂。四诊：诸症较前又有减轻，大便正常，未再感冒，以前方 6 剂续服。五诊：诸症较前又有明显减轻，未再感冒，以前方 6 剂续服。六诊：诸症较前又有明显减轻，未再感冒，又以前方治疗 40余剂，诸症悉除。随访 1 年，一切尚好。

【用方提示】根据倦怠乏力辨为气虚，再根据面色萎黄辨为血虚，因怕冷、自汗辨为阳虚，更因盗汗、唇红辨为阴虚，复因肛门灼热、大便干结辨为热结，以此辨为阴阳气血俱虚夹热结证。方以薯蓣丸滋补阴血，温补阳气，调理营卫；以大黄甘草汤清泻热结。方药相互为用，以奏其效。

术后前列腺癌

前列腺癌是指前列腺组织上皮细胞的增生和凋亡之间平衡失控，癌基因被激活，抑癌基因被抑制，以及生长因子参与等多种因素，使前列腺组织上皮细胞过度增殖又不能启动凋亡信号而演变发展为前列腺癌。

【导读】根据术后前列腺癌的病变证机是阴阳气血俱虚，治以薯蓣丸；又因病变证机有瘀血，故与失笑散合方治之。

洪某，男，78 岁。有 20 余年慢性前列腺炎病史，10 年前又出现前列腺增生，1 年前出现排尿困难、尿失禁、腰骶部疼痛，经检查诊断为前列腺癌，即在某省级医院手术治疗，术后诸多症状改善不明显，经复查手术成功，出院后仍然服用中西药，但症状仍未能得到有效控制，其女儿特邀余诊治。刻诊：排尿无力且不畅，腰骶部痛如针刺，面色晦暗，头晕目眩，动则气喘，手足不温，畏寒较甚，盗汗，下肢水肿，不思饮食，口干欲饮热水，舌质暗淡瘀紫、少苔，脉沉细弱涩。辨为气血阴阳俱虚、瘀血阻滞证，治当益气补血、滋阴助阳、活血化瘀。可选用薯蓣丸与失笑散合方：薯蓣 30g，当归 10g，桂枝 10g，神曲 10g，生地黄 10g，豆黄卷 10g，人参 8g，川芎 6g，白芍 6g，白术 6g，麦冬 6g，杏仁 6g，柴胡 5g，桔梗 5g，茯苓 5g，阿胶（烊化、冲服）7g，干姜 3g，白蔹 3g，防风 6g，大枣 30 枚，五灵脂 12g，蒲黄 12g，炙甘草 30g。6 剂，水煎服，每日 1 剂，每日三服。二诊：动则气喘好转，以前方6剂续服。三诊：手足转温，畏寒大减，以前方6剂续服。四诊：排尿较前有力，但仍不畅，以前方6剂续服。五诊：腰骶部疼痛基本消除，以前方6剂续服。六诊：排尿较前有力，小便较前又有通畅，以前方6剂续服。七诊：病情趋于稳定，未再有明显不适，以前方6剂续服。之后，以前方治疗30余剂。为了巩固疗效，以前方变汤剂为散剂，每次6g，每日三服。随访半年，一切尚好。

【用方提示】根据排尿无力辨为气虚，再根据头晕目眩辨为血虚，因盗汗、少苔辨为阴虚，又因手足不温辨为阳虚，更因痛如针刺、舌质暗淡瘀紫辨为瘀血，以此辨为气血阴阳俱虚、瘀血阻滞证。方以薯蓣丸补益中气、养血补血、化生阴津、温补阳气；以失笑散活血化瘀止痛。方药相互为用，以奏其效。

免疫功能低下

【导读】根据免疫功能低下的病变证机是气血阴阳俱虚，治以薯蓣丸；因丸剂作用缓于汤剂，故将薯蓣丸变汤剂治之。

程某，男，48岁。有多年免疫功能低下病史，多次检查，均未发现明显异常器质性病变，屡经中西药治疗，但低热等症状未能解除，近由病友介绍前来诊治。刻诊：低热（37.4℃左右），倦怠乏力，时而手心发热、时而手足不温，时而大便溏泄、时而大便干结，时而失眠、时而嗜睡，心神恍惚，腰酸腿软，口干舌燥且不欲饮水，易感冒，舌质淡红、苔薄白，脉虚弱。辨为气血阴阳俱虚证，治当滋补阴阳、调和营卫。给予薯蓣丸变汤剂：薯蓣45g，当归15g，桂枝15g，神曲15g，淡豆豉（因无黄卷，故以淡豆豉代）6g，生地黄15g，生甘草40g，红参10g，川芎10g，白芍10g，白术10g，麦冬10g，杏仁10g，柴胡8g，桔梗8g，茯苓8g，阿胶（烊化、冲服）10g，干姜5g，白蔹3g，防风10g，大枣30枚。6剂，水煎服，每日1剂，每日三服。二诊：精神好转，以前方6剂续服。三诊：低热未发，以前方6剂续服。四诊：口干舌燥基本解除，以前方6剂续服。五诊：未再感冒，以前方6剂续服。六诊：诸症基本解除，以前方6剂续服。之后，以前方变汤剂为散剂，每次6g，每日三服，治疗3个月。随访1年，一切尚好。

【用方提示】根据手足不温辨为阳虚，再根据手心发热辨为阴虚，因倦怠乏力辨为气虚，又因心神恍惚辨为气血虚，以此辨为气血阴阳俱虚证。方以薯蓣丸（因无豆黄卷，以淡豆豉代）滋补阴津、温补阳气、化生气血、宣利气机。方药相互为用，以奏其效。

酸枣仁汤合方

酸枣仁汤由『酸枣仁二升（48g），甘草一两（3g），知母二两（6g），茯苓二两（6g），川芎二两（6g）』所组成，方中酸枣仁既是舍魂安神药又是补血药；茯苓既是益气药又是安神药，还是渗利药；知母既是清热药又是滋阴药；川芎既是行气药又是活血药；甘草既是益气药又是生津药。方药相互为用，是以养血安神舍魂为主的重要基础方，可辨治心肝血虚夹郁热证，治病用方要重视酸枣仁与茯苓之间的用量比例关系。

耳鸣、听力下降

【导读】根据耳鸣、听力下降的病变证机有心肝阴血不足，治以酸枣仁汤调养心肝；又因病变证机有心肾不交，故与桂枝加龙骨牡蛎汤合方，更因病变证机有风痰，故与藜芦甘草汤合方用之。

程某，男，36岁。半年前突然出现耳鸣、听力下降，多次检查均诊断为神经性耳鸣、神经性耳聋，服用中西药但未能有效控制症状，近由病友介绍前来诊治。刻诊：耳鸣如风声，听力下降，失眠多梦，梦多险恶，舌质淡、苔白厚腻，脉沉弱。辨为心肾不交、心肝不足、风痰内扰证，治当调补心肝、交通心肾、息风化痰。给予酸枣仁汤、桂枝加龙骨牡蛎汤与藜芦甘草汤合方：酸枣仁45g，知母6g，茯苓6g，川芎6g，桂枝10g，白芍10g，龙骨15g，牡蛎15g，藜芦1.5g，蜀漆1.5g，炙甘草10g。6剂，第1次煎45min左右，第2次煎20min，合并药液，每日1剂，每次服150mL左右，每日分早、中、晚服。二诊：耳鸣略有减轻，仍失眠多梦，以前方变龙骨、牡蛎各为30g，6剂。三诊：耳鸣较前又有略微减轻，仍失眠多梦，以前方加紫石英为30g，6剂。四诊：耳鸣较前又有减轻，失眠多梦较前好转，以前方6剂续服。五诊：耳鸣较前又有减轻，听力下降略有好转，以前方加石菖蒲15g，6剂。六诊：耳鸣较前又有减轻，听力下降较前又有好转，以前方6剂续服。七诊：耳鸣基本恢复正常，听力较前又有好转，又以前方治疗80余剂，听力基本恢复正常，仍有轻微耳鸣。随访1年，一切尚好。

【用方提示】根据耳鸣、失眠辨为心肾不交，再根据失眠、梦多险恶辨为心肝阴血虚，因耳鸣如风声、苔腻辨为风痰，以此辨为心肾不交、心肝不足、风痰内扰证。方以酸枣仁汤滋养心肝，安神舍魂，益气清热；以桂枝加龙骨牡蛎汤交通心肾，潜阳安神开窍；以藜芦甘草汤益气息风化痰。方药相互为用，以奏其效。

缺铁性贫血

缺铁性贫血是由于多种原因造成人体铁的缺乏，导致血红蛋白合成不足，使红细胞生成障碍所引起的小细胞低色素性贫血。

【导读】根据缺铁性贫血的病变证机是心肝血虚、神明不守，治以酸枣仁汤补益心肝；又因病变证机有血虚，故与当归芍药散合方治之。

闫某，女，46岁。近1年前来出现异食现象，且心烦急躁，指甲扁平粗糙，多次按围绝经期综合征治疗但无明显改善，近因病症加重前来诊治，经检查，诊断为缺铁性贫血。刻诊：烦躁，心悸，失眠，噩梦，面色萎黄，倦怠乏力，情绪低落，头晕目眩，小腿抽筋，指甲扁平粗糙，舌质淡、苔薄白、脉虚弱。辨为心肝血虚证，治当补益心肝、养血安神。给予酸枣仁汤与当归芍药散合方加味：酸枣仁（一半研末冲服，一半煎）48g，炙甘草3g，知母6g，当归9g，白芍48g，川芎24g，茯苓12g，白术12g，泽泻24g，人参15g，熟地黄24g。6剂，水煎服，每日1剂，每日三服。二诊：失眠改善明显，以前方6剂续服。三诊：心悸止，烦躁好转，以前方6剂续服。四诊：小腿抽筋未再出现，以前方6剂续服。五诊：情绪低落好转，以前方6剂续服。六诊：指甲扁平粗糙明显好转，以前方6剂续服。之后，以前方治疗20余剂，诸症悉除。随访1年，一切尚好。

【用方提示】根据烦躁、噩梦辨为肝血虚，再根据心悸、失眠辨为心血虚，因小腿抽筋、指甲扁平粗糙辨为血虚不荣，以此辨为心肝血虚证。方以酸枣仁汤滋补阴血、养心安神；以当归芍药散补肝养心、滋荣筋脉；加人参补气生血，熟地黄滋补阴血。方药相互为用，以奏其效。

抑郁症

【导读】根据抑郁症的病变证机是心肝阴血虚，治以酸枣仁汤；又因病变证机有热结，治以大承气汤合方；因病变证机有气郁，故又与四逆散合方治之。

郑某，女，37岁。有多年抑郁症病史，近因烦躁加重前来诊治。刻诊：烦躁不安，易怒，心神恍惚，失眠，噩梦连连，头晕目眩，大便干结不通，不思饮食，舌质红、苔薄黄，脉沉细。辨为心肝血虚、阳明热结证，治当养心荣肝、清泻热结。给予酸枣仁汤、大承气汤与四逆散合方：酸枣仁45g，知母6g，茯苓6g，川芎6g，大黄12g，芒硝10g，枳实12g，厚朴24g，柴胡12g，白芍12g，炙甘草12g。6剂，水煎服，每日1剂，每日三服。二诊：大便较前通畅，以前方6剂续服。三诊：烦躁不安减轻，以前方6剂续服。四诊：噩梦减少，以前方6剂续服。五诊：失眠、头晕目眩减轻，以前方6剂续服。六诊：大便恢复正常，以前方减大黄为6g，芒硝为5g，6剂。七诊：病情稳定，以前方治疗30余剂。之后，以前方变汤剂为散剂，每次6g，每日三服，治疗半年。随访1年，一切尚好。

【用方提示】根据失眠、噩梦连连辨为心肝阴血不足，再根据大便干结、不思饮食辨为阳明热结，因易怒辨为肝郁，又因心神恍惚辨为气血虚，以此辨为心肝血虚、阳明热结证。方以酸枣仁汤养心舍魂安神，以大承气汤清泻阳明热结，以四逆散疏肝解郁。方药相互为用，以奏其效。

桃核承气汤合方

桃核承气汤由『桃仁去皮尖、五十个（8.5g）、大黄四两（12g）、桂枝去皮二两（6g）、炙甘草二两（6g）、芒硝二两（6g）』所组成，方中桃仁既是活血药又是润燥药；桂枝既是通经药又是活血药；大黄既是泻热药又是泻瘀药；芒硝既是泻热药又是软坚药；甘草既是益气药又是缓急药。方药相互为用，是以泻热祛瘀为主的重要基础方，可辨治瘀热阳郁夹虚证，不可将桃核承气汤仅仅局限于用治下焦疾病。

腺性膀胱炎

【导读】根据腺性膀胱炎的病变证机有瘀热，治以桃核承气汤泻热祛瘀；又因病变证机有瘀水相结，故与蒲灰散合方，更因病变证机有阴虚水气，故与猪苓汤合方用之。

蒋某，男，69岁。有多年腺性膀胱炎病史，服用中西药但未能有效控制症状，近由病友介绍前来诊治。刻诊：小便频数，小便拘急疼痛如针刺，小便不畅，小腹坠胀，不能性生活，盗汗，五心烦热，舌质暗红夹瘀紫、苔黄略腻，脉沉弱。辨为瘀热阴伤水气证，治当泻热祛瘀、育阴利水。给予桃核承气汤、蒲灰散与猪苓汤合方：桃仁10g，桂枝6g，大黄12g，芒硝（冲服）6g，滑石10g，蒲黄20g，泽泻10g，猪苓10g，茯苓10g，阿胶珠10g，炙甘草6g。6剂，第1次煎45min左右，第2次煎20min，合并药液，每日1剂，每次服150mL左右，每日分早、中、晚服。二诊：小便不畅较前好转，仍盗汗，以前方加五味子12g，6剂。三诊：小便不畅较前又有好转，盗汗减轻，以前方6剂续服。四诊：小便疼痛基本消除，仍小腹坠胀，以前方加红参6g，6剂。五诊：小便不畅较前又有明显好转，小腹坠胀减轻，以前方6剂续服。六诊：诸症基本趋于缓解，又以前方治疗100余剂，诸症悉除。随访1年，一切尚好。

【用方提示】根据小便频数不畅辨为水气内结，再根据小便痛如针刺、舌质暗红夹瘀紫辨为瘀血，因盗汗、五心烦热辨为阴虚，以此辨为瘀热阴伤水气证。方以桃核承气汤泻热祛瘀；以蒲灰散活血化瘀，利水清热；以猪苓汤利水清热，补血育阴。方药相互为用，以奏其效。

结节病

结节病是一种多系统、多器官受侵犯的肉芽肿慢性疾病，病变侵犯肺、双侧肺门淋巴结者占90%以上。本病在寒冷地区较多见，热带地区较少见，多见于中青年女性。

【导读】根据结节病的病变证机是瘀热，治当选用桃核承气汤；又因结节病变部位在肺，治当与麻杏石甘汤合方，宣泄肺热。

洪某，女，44岁。5年前出现咳嗽及皮肤结节性红斑，经某省级医院检查，诊断为结节病，数经中西药治疗，均未取得明显治疗效果，近由病友介绍前来诊治。刻诊：咳嗽，咯血，皮肤结节性红斑，时有斑疹，心胸烦热，口渴，偶尔痰稠色黄，大便干结，舌质红、苔薄黄，脉浮。辨为肺热络瘀证，治当清肺化痰、活血化瘀。给予桃核承气汤与麻杏石甘汤合方加味：麻黄12g，杏仁9g，炙甘草6g，石膏24g，桃仁9g，大黄12g，桂枝6g，芒硝6g，鳖甲12g，牡丹皮12g。6剂，水煎服，每日1剂，每日三服。二诊：未出现咯血，咳嗽减轻，以前方6剂续服。三诊：皮肤结节性红斑有好转，又以前方6剂续服。四诊：斑疹基本消退，又以前方治疗50余剂，诸症悉除。之后，将前方变汤剂为丸剂，每次6g，每日三服，又治疗半年。随访1年，一切尚好。

【用方提示】根据咳嗽、咯血、口渴辨为肺热证，再根据皮肤结节性红斑、舌质红辨为瘀热，因痰稠色黄、苔薄黄辨为热夹痰，以此辨为肺热络瘀证。方以麻杏石甘汤清宣肺逆、透达营卫；以桃核承气汤泻热化瘀、通达脉络；加鳖甲软坚散结，牡丹皮凉血散瘀消斑。方药相互为用，以奏其效。

感染性心内膜炎

感染性心内膜炎是指微生物感染心脏内膜表面，伴有大小不等、形态不一的血小板和纤维素团块，且内含大量微生物和少量炎症细胞的疾病。

【导读】根据感染性心内膜炎的病症表现及病变证机既有热又有瘀，治当选用桃核承气汤泻热祛瘀；又因病变证机有郁热在肺，故与麻杏石甘汤合方宣肺清热。

崔某，女，39 岁。在半年前出现发热、寒战、倦怠乏力、食欲不佳、头痛、背痛、肌肉关节疼痛，曾在某市级医院以感冒治疗 15 日，未见明显好转，又在某省级医院治疗月余，也未见明显好转，复经多次检查，诊断为感染性心内膜炎。刻诊：发热，咳嗽，胸痛如针刺，肌肉关节疼痛，大便干结，锁骨皮肤紫斑，舌质暗红夹瘀紫、苔薄黄，脉数略涩。辨为心肺瘀热证，治当清解郁热、活血化瘀。给予桃核承气汤与麻杏石甘汤合方加味：桃仁 10g，大黄 12g，桂枝 6g，炙甘草 6g，芒硝 6g，麻黄 12g，杏仁 10g，石膏 24g，赤芍 15g，牡丹皮 15g，金银花 15g，连翘 30g。6 剂，水煎服，每日 1 剂，每日三服。二诊：发热、寒战减轻，以前方 6 剂续服。三诊：咳嗽、胸痛基本解除，以前方 6 剂续服。四诊：锁骨皮肤紫斑基本消退，以前方 6 剂续服。五诊：诸症基本解除，又以前方治疗 20 余剂，诸症悉除。随访 2 年，一切正常。

【用方提示】根据发热、大便干结、苔薄黄辨为热，又根据胸痛如针刺、舌质暗红夹瘀紫辨为瘀血，以此辨为心肺瘀热证。方以桃核承气汤泻热祛瘀、导热下行；以麻杏石甘汤清泻郁热、宣降肺气；加赤芍、牡丹皮凉血散瘀，金银花、连翘清热解毒。方药相互为用，以奏其效。

强迫症

强迫症属于神经症，是指以不能被主观意志所克服，反复出现的观念、意向和行为等特征的精神障碍。强迫症的特点是有意识地自我强迫和反强迫并存，两者强烈冲突使患者感到焦虑和痛苦。

【导读】根据强迫症的病变证机是瘀热扰心，治当选用桃核承气汤；又因心神不能守藏，治与朱砂安神丸合方，清心安神。

杨某，男，55 岁。有多年强迫症病史。经常服用氯米帕明及卡马西平等西药，也常常服用中药汤剂及中成药，但病情仍然是反反复复，近由朋友介绍而前来诊治。刻诊：忧心忡忡，强迫观念，时有心痛如针刺，失眠（每日休息不足 5h），心胸烦热，大便干结，面色晦暗，口渴，口唇青紫，舌质暗红夹瘀紫、苔薄黄，脉沉涩。辨为瘀热扰神证，治当活血化瘀、清热安神。给予桃核承气汤与朱砂安神丸合方加味：桃仁 10g，大黄 12g，桂枝 6g，芒硝 6g，朱砂（研末冲服）3g，黄连 18g，炙甘草 16g，当归 10g，生地黄 10g，琥珀（研末冲服）5g，远志 12g，冰片（研末冲服）3g，五灵脂 12g，蒲黄 12g。6 剂，水煎服，每日 1 剂，每日三服。二诊：心痛、心胸烦热减轻，以前方 6 剂续服。三诊：失眠好转（每日能休息 6h），大便通畅，以前方减大黄为 6g，6 剂。四诊：心痛消除，忧心仲仲好转，以前方 6 剂续服。五诊：强迫观念趋于缓解。之后，以前方治疗 90 余剂，诸症得到明显控制。为了巩固疗效，以前方变汤剂为散剂，每次 6g，每日三服，治疗约半年。随访 1 年，一切尚好。

【用方提示】根据心痛如针刺、舌质暗红夹瘀紫辨为瘀，再根据口渴、心胸烦热、苔薄黄辨为热，因失眠辨为热扰心神，又因忧心仲仲、强迫观念辨为瘀热扰心，以此辨为瘀热扰神证。方以桃核承气汤泻热祛瘀；以朱砂安神丸清热泻火、重镇安神；加琥珀增强重镇安神，远志开窍安神，冰片开窍醒神，五灵脂、蒲黄活血化瘀止痛。方药相互为用，以奏其效。

脑梗死

脑梗死是指局部脑组织区域血液供应障碍，引起脑组织缺血、缺氧，导致脑组织坏死软化的临床表现。

【导读】根据脑梗死的病变证机是瘀血，治以桃核承气汤泻热祛瘀；又因瘀热阻滞比较重，故与桃红四物汤合方治之。

商某，男，55 岁。在 3 年前因脑梗死住院治疗 40 日，病情得到有效控制，但诸多症状仍然没有解除，出院至今多次服用中西药，症状改善不明显。刻诊：头痛，感觉障碍，左侧偏瘫，不能自主行走，肌肉痛如针刺，头昏，头晕目眩，语言謇涩，手足麻木，大便干结，舌质暗红瘀紫、苔薄黄，脉涩。辨为瘀热阻窍夹气虚证，治当活血化瘀、通络止痛，兼以益气。给予桃核承气汤与桃红四物汤合方加味：桃仁 10g，大黄 12g，桂枝 6g，炙甘草 6g，芒硝 6g，生地黄 6g，川芎 3g，炒白芍 6g，当归 6g，红花 6g，黄芪 60g。6 剂，水煎服，每日 1 剂，每日三服。二诊：头痛减轻，以前方 6 剂。三诊：手足麻木略有好转，以前方 6 剂续服。四诊：大便通畅，头晕目眩消除，以前方减大黄为 3g，6 剂。五诊：肌肉疼痛基本消除，以前方 6 剂续服。六诊：病情趋于稳定，以前方 6 剂续服。之后，以前方治疗 150 余剂，能够自主行走。为了巩固疗效，将前方变汤剂为丸剂，每次 6g，每日三服，巩固治疗半年。随访 1 年，一切尚好。

【用方提示】根据头痛、肌肉痛如针刺辨为瘀血，再根据舌质暗红、苔薄黄辨为热，因手足麻木、头晕目眩辨为气虚，以此辨为瘀热阻窍夹气虚证。方以桃核承气汤泻热祛瘀；以桃红四物汤活血凉血、补血荣筋；加黄芪大补脾胃之气、生化气血。方药相互为用，以奏其效。

肾结石

肾结石是指肾排泄草酸钙、磷酸钙功能失调而留结所形成的病变。

【导读】根据肾结石的病变证机是瘀热阻滞，治以桃核承气汤泻热祛瘀；又因瘀血病变证机比较重，故与桂枝茯苓丸和蒲灰散合方治之。

史某，女，27岁。3年前出现腰痛，经B超等检查诊断为肾结石，经碎石治疗痊愈，约半年后又复发，B超检查提示左肾结石3.2mm×3.6mm，右肾结石2.8mm×3.2mm，服用中西药，症状表现虽有改善，但结石仍在，近由其同学介绍而前来诊治。刻诊：腰痛如针刺，小腹胀痛，小便少，腰酸，大便干结，舌质暗红略有瘀紫、苔薄黄，脉沉涩。辨为瘀热蕴结证，治当活血化瘀、疏通经脉。给予桃核承气汤、桂枝茯苓丸与蒲灰散合方加味：桃仁12g，大黄12g，桂枝12g，炙甘草6g，芒硝6g，蒲黄20g，滑石10g，茯苓12g，牡丹皮12g，白芍12g，金钱草30g，王不留行45g。6剂，水煎服，每日1剂，每日三服。二诊：大便转溏，每日1次，以前方减大黄为3g，芒硝为2g，6剂。三诊：大便正常，腰痛减轻，仍然腰酸，以前方加牛膝为30g，6剂。四诊：诸症减轻，以前方6剂续服。之后，以前方治疗30余剂，经B超复查，结石排出，为了巩固疗效，以前方变汤剂为丸剂，每次6g，每日三服，治疗3个月。随访3年，结石未再复发。

【用方提示】根据腰痛如针刺、脉沉涩辨为瘀血，再根据舌质暗红、苔薄黄辨为瘀热，因小便少辨为水结，以此辨为瘀热蕴结证。方以桃核承气汤泻热祛瘀；以桂枝茯苓丸通经化瘀利水；以蒲灰散化瘀利水排石；加金钱草利水排石，王不留行活血化瘀消石。方药相互为用，以奏其效。

多发性骨髓瘤

多发性骨髓瘤是由癌基因的异常表达及抑癌基因被抑制引起的单克隆浆细胞恶性增生性疾病。

【导读】根据多发性骨髓瘤的病变证机是瘀热，治以桃核承气汤泻热祛瘀；又因瘀热病变证机比较重，故与桂枝茯苓丸和失笑散合方治之。

朱某，男，49岁。在1年前出现骶部、胸廓骨痛，并有串珠样结节，在郑州、北京等地医院检查，诊断为多发性骨髓瘤。化疗期间配合中药治疗，病情虽有改善，但效果不显著，近因骨痛加重前来诊治。刻诊：骶部、胸廓骨痛如针刺，呈串珠样结节，口渴，下肢麻木，肌肤甲错，大便干结，舌质暗红瘀紫、苔薄黄，脉沉涩。辨为瘀热阻结证，治当清热凉血、活血化瘀。给予桃核承气汤、桂枝茯苓丸与失笑散合方加味：桃仁12g，大黄12g，桂枝12g，炙甘草6g，芒硝6g，牡丹皮12g，茯苓12g，白芍12g，五灵脂12g，蒲黄12g，黄芪30g。6剂，水煎服，每日1剂，每日三服。二诊：大便通畅，以前方减大黄为6g，芒硝为3g，6剂。三诊：疼痛略有减轻，以前方6剂续服。四诊：疼痛较前又有减轻，以前方6剂续服。五诊：下肢麻木减轻，以前方6剂续服。之后，以前方治疗100余剂，将前方变汤剂为散剂，每次6g，每日三服，治疗半年。随访1年，一切尚好。

【用方提示】根据骶部、胸廓骨痛如针刺辨为瘀血，再根据大便干结、苔黄辨为瘀热，因下肢麻木辨为夹气虚，以此辨为瘀热阻结证。方以桃核承气汤泻热逐瘀；以桂枝茯苓丸活血化瘀、缓消癥块；以失笑散活血化瘀止痛；加黄芪补益中气、生化气血，兼防活血药伤气血。方药相互为用，以奏其效。

糖尿病性周围神经病变

糖尿病性周围神经病变是一种常见的糖尿病慢性并发症，其神经病变是慢性、远端、对称性的感觉运动神经的多神经病变和自主神经病变。

【导读】根据糖尿病性周围神经病变的病变证机是瘀热，治以桃核承气汤；又因病变证机有阴虚，故与大补阴丸合方；因病变证机有湿热，故又与四妙丸合方治之。

段某，女，68岁。有多年糖尿病病史，在2年前又出现糖尿病性周围神经病变，近由病友介绍前来诊治。刻诊：下肢沉重，呈对称性刺痛且夜间加重，伴有穿袜子样感觉，形体消瘦，头晕目眩，五心烦热，大便干结，口苦口腻，舌质暗红瘀紫、苔黄腻，脉沉细涩。辨为阴虚湿热夹瘀证，治当滋补阴津、清热燥湿、活血化瘀。给予桃核承气汤、大补阴丸与四妙丸合方：龟板18g，熟地黄18g，知母12g，黄柏24g，薏苡仁24g，苍术12g，怀牛膝12g，桃仁10g，大黄12g，桂枝6g，炙甘草6g，芒硝6g，猪脊髓50g，蜂蜜10mL。6剂，水煎服，每日1剂，每日三服。二诊：大便通畅，减大黄为3g，芒硝为2g，以前方6剂续服。三诊：头晕目眩减轻，以前方6剂续服。四诊：夜间疼痛好转，以前方6剂续服。五诊：

口苦口腻基本解除，以前方6剂续服。六诊：五心烦热消除，以前方6剂续服。七诊：诸症较前均有好转，以前方6剂续服。八诊：病情稳定，以前方6剂续服。之后，以前方治疗80余剂，诸症基本解除。为了巩固治疗，以前方变汤剂为散剂，每次6g，每日三服，坚持服用。随访2年，一切尚好。

【用方提示】根据五心烦热、大便干结辨为阴虚，再根据下肢沉重、口苦口腻、苔黄腻辨为湿热，因痛如针刺甚于夜间、舌质暗红瘀紫辨为瘀血，以此辨为阴虚湿热夹瘀证。方以大补阴丸滋阴清热，以四妙丸清热燥湿，以桃核承气汤泻热祛瘀。方药相互为用，以奏其效。

化脓性汗腺炎

化脓性汗腺炎是指大汗腺感染后在皮内和皮下组织反复发作，广泛蔓延，形成范围较广的小脓肿、复杂性窦道和瘘管的一种疾病。本病好发于20～40岁身体肥胖、多汗者，女性多见于男性。

【导读】根据化脓性汗腺炎的病变证机属于瘀热，治以桃核承气汤；又因病变证机有气血虚，故与八珍汤合方治之。

崔某，女，34岁。有多年左腋下化脓性汗腺炎病史，当初用西药治疗有一定疗效，之后疗效则不明显，改用中西药治疗，仍未取得预期治疗效果，近由病友介绍前来诊治。刻诊：左腋下毛囊处有3个红肿结节，1个较大脓疱，且痛如针刺，经常汗出，面色不荣，头晕目眩，舌质暗红、苔薄黄，脉沉弱涩。辨为气血虚弱、瘀热阻滞，治当补益气血、清热化瘀。给予桃核承气汤与八珍汤合方：红参12g，白术12g，茯苓12g，当归12g，川芎12g，白芍12g，熟地黄12g，桃仁10g，大黄12g，芒硝8g，桂枝6g，生姜10g，大枣10枚，炙甘草8g。6剂，水煎服，每日1剂，每日三服。二诊：疼痛明显缓解，大便溏泄，每日3～4次，以前方减大黄为6g，芒硝为5g，6剂。三诊：红肿结节变小，每日大便1次且溏泄，以前方减大黄为5g，芒硝为3g，6剂。四诊：红肿结节及脓疱消除，以前方6剂续服。为了防止病症复发，以前方变汤剂为散剂，每次6g，每日三服，治疗2个月。随访1年，一切正常。

【用方提示】根据面色不荣、头晕目眩、脉沉弱辨为气血虚弱，再根据痛如针刺、脉沉涩辨为瘀血，因舌质暗红、苔薄黄辨为瘀热，以此辨为气血虚弱、瘀热阻滞证。方以八珍汤补益气血、生肌愈疮；以桃核承气汤泻热化瘀、消肿散结。方药相互为用，以奏其效。

色素性紫癜性皮肤病

色素性紫癜性皮肤病是指以紫癜样丘疹为主的淋巴细胞介导的红细胞外渗所引起的皮肤病。

【导读】根据色素性紫癜性皮肤病的病变证机是瘀热，治以桃核承气汤；又因病变证机有风热郁结，故与柴葛解肌汤合方治之。

刘某，男，57岁。3年前小腿出现针头大出血性斑点，后为环状红色斑片，轻度瘙痒。在郑州等地多家医院检查，诊断为毛细血管扩张性环状紫癜，近由病友介绍前来诊治。刻诊：环状红色斑片，轻度瘙痒，大便干结，身热，口干咽燥，舌质暗红瘀紫、苔薄黄，脉浮涩。辨为瘀血风热证，治当泻热祛瘀、透解郁热。给予桃核承气汤与柴葛解肌汤合方：炙甘草6g，桃仁10g，大黄12g，芒硝8g，桂枝6g，柴胡12g，葛根10g，黄芩10g，羌活6g，白芷6g，白芍6g，桔梗6g，石膏3g，生姜10g，大枣2枚。6剂，水煎服，每日1剂，每日三服。二诊：瘙痒减轻，以前方6剂续服。三诊：身热解除，每日大便溏泄2次，减大黄为6g，芒硝为5g，6剂。四诊：红色斑片转淡，大便正常，以前方6剂续服。五诊：瘙痒止，以前方6剂续服。六诊：诸症基本解除，以前方治疗20余剂。之后，以前方变汤剂为散剂，每次6g，每日三服，治疗3个月，以巩固治疗效果。随访1年，一切正常。

【用方提示】根据舌质暗红瘀紫、脉涩辨为瘀血，再根据身热、苔薄黄辨为郁热，因红色斑片、大便干结辨为瘀热，以此辨为瘀血内热证。方以桃核承气汤泻热祛瘀、通经散结；以柴葛解肌汤清热于内、透热于外。方药相互为用，以奏其效。

斑秃

斑秃是指突然发生的非炎症性、非瘢痕性的局限性斑片状的脱发性毛发病。以中年人多见，男女性别无明显差异。

【导读】根据斑秃的病变证机是瘀热，治以桃核承气汤；又因病变证机有肝郁，故与柴胡疏肝散合方治之。

焦某，男，26岁。1年前，头部左侧有1个1cm大小的片状脱发，继之在头顶及项部有4个1cm大小的片状脱发，还有几处黄豆大小片状脱发，在新乡、郑州等地医院经中西药治疗，未见好转，近由其同学介绍前来诊治。刻诊：脱发，急躁易怒，善叹息，舌质暗红瘀紫、苔薄黄，脉沉涩。辨为肝郁血瘀证，治当疏肝解郁、活血化瘀。给予桃核承气汤与柴胡疏肝散合方加味：柴胡12g，陈皮12g，白芍10g，川芎10g，枳壳10g，香附10g，桂枝6g，桃仁10g，大黄12g，芒硝8g，生地黄30g，玄参30g，炙甘草12g。6剂，水煎服，每日1剂，每日三服。二诊：急躁易怒好转，大便溏泄，以前方减大黄为6g，芒硝为3g，6剂。三诊：心情转佳，叹息次数减少，大便正常，以前方6剂续服。四诊：诸症较前又有改善，以前方6剂续服。五诊：有细小茸发长出，以前方6剂续服。六诊：细小茸发略有增多，以前方6剂续服。之后，以前方治疗40余剂，新生毛发变黑，又以前方治疗12剂，头发完全长出。

【用方提示】根据急躁易怒辨为肝郁，再根据舌质暗红瘀紫、脉沉涩辨为瘀血，因苔薄黄辨为热，以此辨为肝郁血瘀证。方以柴胡疏肝散疏肝解郁、调理气机；以桃核承气汤泻热祛瘀；加生地黄、玄参清热凉血、滋阴生发。方药相互为用，以奏其效。

围绝经期综合征

围绝经期综合征是以自主神经失调、卵巢功能衰退（性腺激素减少）所引起的一系列躯体和精神心理障碍及性功能改变的临床综合征。

【导读】根据围绝经期综合征的病变证机是瘀热，治以桃核承气汤；又因病变证机有阴虚，故与六味地黄丸合方治之。

童某,女,54岁。近5年来经常出现心痛，经心电图、彩超及血常规等多项检查，但未发现明显器质性病变，多次服用中西药，但治疗效果不理想，近因心痛加重前来诊治。刻诊：心痛如针刺，全身筋骨疼痛，口干咽燥，心烦，胸闷，头晕目眩，皮肤皱纹增多，舌质暗红瘀紫、少苔，脉细涩。辨为肝肾阴虚、瘀热阻心证，治当滋补肝肾、清热化瘀。给予桃核承气汤与六味地黄丸合方：熟地黄24g，山药12g，山茱萸12g，茯苓10g，牡丹皮10g，泽泻10g，桃仁10g，大黄12g，桂枝6g，芒硝（冲服）6g，冰片2g，炙甘草12g。6剂，水煎服，每日1剂，每日三服。二诊：心痛缓解，大便溏泄，减大黄为6g，芒硝为3g，6剂。三诊：心痛较前又有减轻，以前方6剂续服。四诊：全身筋骨疼痛好转，以前方6剂续服。五诊：诸症基本解除，以前方6剂续服。之后，为了巩固疗效，以前方变汤剂为丸剂，每次6g，每日三服，治疗3个月。随访1年，一切正常。

【用方提示】根据心痛如针刺、舌质暗红瘀紫辨为瘀血，再根据口干咽燥、皮肤皱纹增多、少苔辨为阴虚，以此辨为肝肾阴虚、瘀热阻心证。方以六味地黄丸滋补肝肾，以桃核承气汤清泻瘀热，加冰片开窍止痛。方药相互为用，以奏其效。

子宫内膜癌

子宫内膜癌是指子宫内膜的一组上皮恶性肿瘤。

【导读】根据术后子宫内膜癌的病变证机是瘀热，治以桃核承气汤；又因病变证机是瘀血凝结，故与蛭虻归草汤合方治之。

袁某，女，36岁，2008年1月19日初诊。2007年3月经检查发现子宫内膜癌，于4月在某省级医院手术及化疗，其手术虽然成功，但症状改善不理想。之后服用中西药，但诸多症状仍未能得到有效控制，近因病友介绍前来诊治。刻诊：小腹痛如针刺，身体烦热，口燥饮水且不欲下咽，下肢痛，大便干结，舌质暗红夹瘀紫、苔薄黄，脉沉涩。辨为瘀热阻结证，治当活血化瘀、清热散结。给予桃核承气汤与蛭虻归草汤合方加味：桃仁10g，大黄（不后下）12g，桂枝6g，芒硝（冲服）6g，水蛭6g，虻虫3g，当归12g，泽漆30g，牡丹皮12g，栀子15g，炙甘草6g。6剂，水煎服，每日1剂，每日三服。二诊：大便通畅，以前方减大黄为6g，芒硝为3g，6剂。三诊：小腹痛减轻，下肢疼痛解除，以前方6剂续服。四诊：身体烦热消除，以前方6剂续服。五诊：小腹疼痛除，以前方6剂续服。六诊：诸症悉除，以前方治疗30余剂。之后，为了巩固治疗效果，以前方变汤剂为散剂，每次6g，每日三服，坚持治疗半年。随访1年，一切正常。

【用方提示】根据疼痛如针刺、脉沉涩辨为瘀血，再根据大便干结、身体烦热、苔薄黄辨为热结，因口燥饮水且不欲下咽辨为瘀热浸淫，以此辨为瘀热阻结证。方以桃核承气汤泻热祛瘀、导浊下行；以蛭虻归草汤攻逐瘀浊；加泽漆清热解毒，牡丹皮清热凉血散瘀，栀子清热燥湿。方药相互为用，以奏其效。

子宫腺肌病

子宫腺肌病是指具有功能的子宫内膜腺体及间质侵入子宫肌层生长所引起的疾病。

【导读】根据子宫腺肌病的病变证机是瘀热，治以桃核承气汤；又因病变证机有血虚，故与四物汤合方；因病变证机有痰热，故又与小陷胸汤合方治之。

司某，女，47岁。在2年前因月经量过多，经检查诊断为子宫腺肌病，近因出血量多前来诊治。刻诊：痛经如针刺，经下量多夹血块，漏下不止，小腹部压痛，口苦，面色苍白，大便干结，肢体沉重，舌质淡红夹瘀紫、苔黄腻厚，脉沉涩。辨为血瘀血虚痰热证，治当活血化瘀、补血养血、清热化痰。给予桃核承气汤、四物汤与小陷胸汤合方加味：桃仁10g，大黄（不后下）12g，桂枝6g，芒硝（冲服）6g，熟地黄12g，白芍12g，当归12g，川芎12g，黄连3g，姜半夏12g，全栝楼30g，阿胶（烊化、冲服）10g，炙甘草6g。6剂，水煎服，每日1剂，每日三服。二诊：大便变溏，减大黄为6g，芒硝为3g，6剂。三诊：大便基本趋于正常，以前方6剂续服。四诊：经血漏下止，以前方6剂续服。五诊：苔黄腻好转，以前方6剂续服。六诊：诸症基本解除，以前方6剂续服。七诊：月经来潮，仅有轻微痛经，以前方6剂续服。八诊：未再出现经血漏下不止，以前方6剂续服。之后，先以前方治疗60余剂。后以前方变汤剂为散剂，每日三服，每次6g，治疗4个月。随访1年，一切良好。

【用方提示】根据痛经如针刺、经下量多夹血块辨为血瘀，再根据面色苍白辨为血虚，因口苦、肢体沉重、苔黄腻厚辨为痰热，以此辨为血瘀血虚痰热证。方以桃核承气汤泻热祛瘀，以四物汤滋补阴血，以小陷胸汤清热燥湿化痰，加阿胶补血止血。方药相互为用，以奏其效。

细菌性阴道病

细菌性阴道病是由阴道内乳酸杆菌减少而其他细菌大量繁殖，以及支原体引起混合感染的一种疾病。

【导读】根据细菌性阴道病的病变证机是瘀热，治以桃核承气汤；又因病变证机有阴虚，故与六味地黄丸合方治之。

陈某，女，42岁。有5年细菌性阴道病病史，近2年来不能再服用西药，但服用中药也未能取得明显治疗效果。刻诊：带下色黄夹青灰，腰酸腰痛，盗汗，倦怠乏力，痛如针刺，大便干结，舌质红瘀紫、少苔，脉沉细涩。辨为阴虚瘀热证，治当滋补肾阴、活血化瘀。给予桃核承气汤与六味地黄丸合方：熟地黄24g，山药12g，山茱萸12g，茯苓12g，牡丹皮12g，泽泻10g，桃仁10g，大黄（不后下）

12g，桂枝 6g，芒硝（冲服）6g，炙甘草 6g。6 剂，水煎服，每日 1 剂，每日三服。二诊：盗汗略有减轻，以前方 6 剂续服。三诊：大便通畅，以前方减大黄为6g，芒硝为 3g，6 剂。四诊：带下减少，以前方 6 剂续服。五诊：带下止，以前方 6 剂续服。之后，以前方治疗 30 余剂。随访 1 年，一切正常。

【用方提示】根据腰酸、盗汗、少苔辨为肾阴虚，再根据痛如针刺、舌质瘀紫辨为瘀血，因带下色黄、大便干结辨为热，以此辨为阴虚瘀热证。方以六味地黄丸滋补阴津、渗利湿浊；以桃核承气汤泻热祛瘀。方药相互为用，以奏其效。

性病性淋巴肉芽肿

性病性淋巴肉芽肿是一种以外生殖器溃疡、腹股沟淋巴结化脓、穿孔及晚期外生殖器象皮肿和直肠狭窄等为主的一种性传播性疾病。

【导读】根据性病性淋巴肉芽肿的病变证机是瘀热，治以桃核承气汤；又因病变证机有痰热，故与滚痰丸和小陷胸汤合方治之。

鲁某，男，37 岁。6 个月前出现龟头、阴茎头、包皮、冠状沟及阴茎体呈暗红色小丘疹，以及腹股沟淋巴结肿大、压痛等，经检查诊断为性病性淋巴肉芽肿，口服及静脉用西药，但疗效不明显。刻诊：外生殖器呈暗红色小丘疹，腹股沟淋巴结肿大，压痛如针刺，身体烦热，肢体沉重，舌质暗红瘀紫、苔黄腻，脉沉滑。辨为瘀热痰伏证，治当泻热化瘀、燥湿化痰。给予桃核承气汤、滚痰丸与小陷胸汤合方：桃仁 10g，大黄 12g，桂枝 6g，炙甘草 6g，芒硝（冲服）6g，黄连 10g，半夏 12g，全栝楼 30g，黄芩 12g，礞石 10g，沉香 1g，胆南星 12g。6 剂，水煎服，每日 1 剂，每日三服。二诊：外生殖器上丘疹减少，大便溏泄，减大黄为 6g，芒硝为 3g，6 剂。三诊：腹股沟淋巴结肿大缩小，大便仍溏，减大黄为3g，芒硝为 2g，6 剂。四诊：腹股沟淋巴结肿大压痛减轻，大便正常，以前方 6剂续服。五诊：腹股沟淋巴结肿大消退，以前方 6 剂续服。六诊：诸症好转，未有明显不适，以前方 6 剂续服。之后，为了巩固疗效，以前方治疗 20 余剂，诸症悉除。随访半年，一切正常。

【用方提示】根据压痛如针刺、舌质暗红瘀紫辨为瘀血，再根据身体烦热、苔黄腻、脉沉滑辨为痰热，因外生殖器呈暗红色丘疹辨为瘀热相结，以此辨为瘀热痰伏证。方以桃核承气汤泻热祛瘀；以滚痰丸泻热荡涤顽痰；以小陷胸汤清热燥湿、醒脾化痰；加胆南星增强清热

428

燥湿化痰。方药相互为用，以奏其效。

子宫内膜炎

【导读】根据子宫内膜炎的病变证机是瘀热，治以桃核承气汤；又因病变证机有湿热，故与四妙丸合方治之。

晁某，女，32岁。有6年子宫内膜炎病史，近因小腹胀痛及带下量多加重前来诊治。刻诊：小腹胀痛，带下量多色黄，大便干结（4～5日1次），舌质暗红边夹瘀紫、苔薄黄，脉沉涩。辨为瘀阻湿热证，治当活血化瘀、清热解毒。给予桃核承气汤与四妙丸合方加味：大黄12g，芒硝6g，桂枝6g，桃仁10g，黄柏24g，苍术24g，薏苡仁30g，怀牛膝30g，败酱草30g，赤芍24g，炙甘草6g。6剂，水煎服，每日1剂，每日三服。二诊：小腹胀痛减轻，大便溏泄，减大黄为6g，芒硝为3g，6剂。三诊：带下量减少，大便恢复正常，以前方6剂续服。四诊：带下止，以前方6剂续服。五诊：诸症基本解除，为了巩固疗效，以前方12剂续服。六诊：诸症悉除，以前方变汤剂为散剂，每次3g，每日三服，治疗3个月。随访1年，一切尚好。

【用方提示】根据带下色黄辨为热，再根据大便干结辨为热结，因舌质暗红边夹瘀紫、脉沉涩辨为瘀，以此辨为瘀阻湿热证。方以桃核承气汤泻热祛瘀；以四妙丸清热燥湿、引血下行；加败酱草清热解毒，赤芍清热凉血散瘀。方药相互为用，以奏其效。

宫外孕

宫外孕又称异位妊娠，是指受精卵着床的位置在子宫外引起的怀孕。宫外孕的部位多在输卵管，少在卵巢，其危害性较大，所以对宫外孕要早发现、早治疗。

【导读】根据卵巢宫外孕的病变证机是瘀热，治以桃核承气汤泻热祛瘀；又因瘀血阻结，又与桂枝茯苓丸活血消癥；因病变夹寒瘀，更与生化汤合方治之。

巴某，女，25岁。怀孕50余日，子宫出血量较多，腹部轻微不舒服，经某省级医院B超检查，提示右侧卵巢有阴影包块，直径约2.6cm，采用β-hCG放射免疫法检测人绒毛膜促性腺激素为360mIU/mL，诊断为（卵巢）宫外孕。住院治疗2周，经复查，人绒毛膜促性腺激素仍是360mIU/mL，右侧卵巢中阴影包块仍是2.6cm，经某医师推荐前来诊治。刻诊：孕期前阴出血，血色较暗，腹部轻微不舒服，大便干结（2日1次），小便略黄，口淡不渴，舌质红，舌边略夹瘀紫、苔薄黄，脉略涩。辨为瘀热夹寒证，治当泻热祛瘀、温阳通经。给予桃核承气汤、桂枝茯苓丸与生化汤合方加味：桃仁12g，大黄12g，芒硝6g，桂枝12g，茯苓12g，牡丹皮12g，白芍12g，当归24g，川芎9g，干姜3g，海藻30g，炙甘草6g。6剂，每日1剂，先以温水浸泡30min，再用大火将药煎至沸腾，后用小火煎熬30min，第二次加水用大火煎至沸腾，改用小火煎熬20min，合并药液，分早中晚3次服。二诊：4月9日，经血清检查人绒毛膜促性腺激素为130mIU/mL，大便略溏，以前方减大黄为10g，6剂。三诊：4月16日，经血清检查人绒毛膜促性腺激素30mIU/mL，B超检查右侧卵巢部位阴影包块直径约0.8cm，大便仍略溏，以前方减大黄为6g，6剂。四诊：4月23日，经血清检查人绒毛膜促性腺激素＜5mIU/mL，大便正常，诸症悉除，以前方6剂续服。五诊：4月30日，经血清检查人绒毛膜促激素＜5mIU/mL，B超检查右侧卵巢部位阴影包块消失。

【用方提示】桃核承气汤是《伤寒论》中辨治瘀热证的基础方，方中桃仁活血破瘀，大黄泻热祛瘀，芒硝软坚化瘀，桂枝通经散瘀，炙甘草益气帅血行瘀。方药相互为用，以奏泻热祛瘀之效。桂枝茯苓丸是《金匮要略》中辨治癥积的基础方，方中桂枝通经散瘀，茯苓渗利瘀浊，桃仁活血化瘀，牡丹皮凉血散瘀，芍药敛阴，兼防化瘀药伤血，方药相互为用，以奏活血化瘀，消癥散结之效。生化汤是《傅青主女科》中辨治寒瘀证的基础方，方中当归补血活血，川芎活血行气，桃仁破血逐瘀，炮姜温经散寒止痛，甘草益气帅血行瘀。方药相互为用，以奏温经祛瘀之效。根据孕期前阴出血夹瘀块，脉涩辨为瘀血阻滞，再根据大便略干、苔薄黄辨为热结阻滞，因口淡不渴辨为阳虚夹寒，以此综合、分析、判断宫外孕的病变证机是阳气不足而生寒，瘀血阻滞经脉而化热。治用桃核承气汤泻热逐瘀，通络止痛；桂枝茯苓丸活血化瘀、消癥散结；生化汤温阳散寒、活血化瘀；加海藻以软坚散结。三方之药相互为用，以奏寒以清热、温以散寒、活血化瘀、消癥散结之效。

天雄散合方

天雄散由『天雄炮、三两（9g），白术八两（24g），桂枝六两（18g），龙骨三两（9g）』所组成，方中附子既是温阳药又是通阳药，还是壮阳药；白术既是益气药又是燥湿药，桂枝既是通经药又是益气药；龙骨既是固涩药又是安神药。方药相互为用，是以益气壮阳为主的重要基础方，可辨治阳虚不固证。

痛经

【导读】根据痛经的病变证机有阳虚，治以天雄散温阳散寒；又因病变证机有脾胃阳虚，故与桂枝人参汤合方，更因病变证机有痰湿，故与小半夏汤合方用之。

詹某，女，23岁。有6年痛经病史，每次月经来临必服止痛类西药，否则痛苦难忍，近由病友介绍前来诊治。刻诊：月经来临腹痛剧烈，痛则小便遗出，大便溏泄，倦怠乏力，怕冷，手足不温，肢体沉重，舌质淡、苔白厚腻，脉沉弱。辨为阳虚不固夹痰湿证，治当温阳固涩、燥湿化痰。给予天雄散、桂枝人参汤与小半夏汤合方：制附子10g，桂枝20g，白术24g，龙骨10g，红参10g，干姜10g，生半夏24g，生姜24g，炙甘草12g。6剂，第1次煎45min左右，第2次煎20min，合并药液，每日1剂，每次服150mL左右，每日分早、中、晚服。二诊：手足不温、怕冷较前好转，仍大便溏泄，以前方加乌梅15g，6剂。三诊：手足不温、怕冷较前又有明显好转，大便溏泻基本消除，以前方6剂续服。四诊：月经来临腹痛较前明显减轻，肢体沉重好转，以前方12剂续服。五诊：诸症基本趋于好转，以前方20剂续服。六诊：月经来临未再腹痛，又以前方治疗40余剂，诸症悉除。随访1年，一切尚好。

【用方提示】根据痛经、怕冷、痛则小便遗出辨为阳虚不固，再根据倦怠乏力、手足不温辨为阳虚，因肢体沉重、苔腻辨为痰湿，以此辨为阳虚不固夹痰湿证。方以天雄散（制附子代天雄）益气温阳固涩；以桂枝人参汤益气温阳散寒；以小半夏汤醒脾燥湿化痰。方药相互为用，以奏其效。

大动脉炎

大动脉炎是由于主动脉及其主要分支，以及肺动脉因慢性非特异性炎症引起管腔不同程度狭窄或阻塞，或动脉壁中层破坏致动脉扩张或动脉瘤形成。本病女性多见于男性。

【导读】根据大动脉炎的病症表现及病变证机是阳虚，治以天雄散；又因阳虚病变证机比较重，故与右归丸合方治之。

董某，女，46岁。在2年前出现下肢无力、发凉、酸痛、易疲劳、间歇性跛行。在数家医院经血细胞检查、C-反应蛋白检查、血清抗主动脉抗体测定、影像学检查等，诊断为大动脉炎（主-肾动脉型），曾两次住院治疗，症状虽有改善，但未能有效控制病情，又经中西药结合治疗，但未能达到预期治疗目的，近由病友介绍前来诊治。刻诊：下肢无力、麻木，肌肉酸痛，间歇性跛行，因劳加剧，手足不温，肌肉萎缩，头晕目眩，舌质淡、苔薄白，脉虚弱。辨为肾阳亏虚证，治当温补肾阳、强健筋骨。给予天雄散与右归丸合方：生川乌（因无天雄，故以生川乌代）9g，白术24g，桂枝18g，龙骨10g，熟地黄24g，山药12g，山茱萸10g，枸杞子10g，菟丝子12g，鹿角胶12g，杜仲12g，肉桂6g，当归10g，制附子6g。6剂，水煎服，每日1剂，每日三服。二诊：下肢无力、麻木略有减轻，以前方6剂续服。三诊：手足不温好转，以前方6剂续服。四诊：肌肉酸痛减轻，以前方6剂续服。五诊：头晕目眩止，又以前方治疗80余剂，肌肉萎缩也明显恢复。之后，以前方变汤剂为散剂，每次5g，每日三服，以巩固疗效。随访半年，一切尚好。

【用方提示】根据手足不温、舌质淡、苔薄白辨为阳虚，又根据下肢无力麻木、因劳加剧、脉虚弱辨为气虚，以此辨为肾阳亏虚证。方以天雄散温阳散寒、益气固涩；右归丸温补肾阳，兼益肾精。方药相互为用，以奏其效。

阳痿

【导读】根据阳痿的病症表现及病变证机是阳虚不固，治以天雄散；

又因气虚病变证机比较重，故与桂枝人参汤合方治之。

赵某，男，31岁。在6年前因同房后用冷水洗浴，又因在空调房间（室温为18℃）睡眠，自此出现阳痿，前2年尚能勃起，后4年疲软无力，经朋友介绍前来诊治。刻诊：阳痿（无力勃起），无性欲，倦怠乏力，舌质淡、苔薄白，脉沉弱。辨为阳虚不摄证，治当温阳益气固脱。给予天雄散与桂枝人参汤合方加味：生川乌（因无天雄，故以生川乌代）10g，白术24g，桂枝20g，龙骨10g，红参15g，干姜15g，罂粟壳10g，炙甘草15g。6剂，水煎服，每日1剂，每日三服。二诊：自觉略有性欲，但阴茎仍无力勃起，以前方6剂续服。三诊：倦怠乏力减轻，性欲较前好转，以前方6剂续服。四诊：晨起略有阴茎勃起，以前方6剂续服。五诊：阴茎较前能勃起，但持续时间比较短，以前方6剂续服。六诊：诸症又有好转，又以前方治疗50余剂。七诊：为了巩固疗效，以前方变汤剂为散剂，每次5g，每日三服，治疗3个月，阳痿痊愈。随访1年，一切尚好。

【用方提示】根据阳痿、无性欲辨为阳虚，再根据倦怠乏力辨为气虚，以此辨为阳虚不摄证。方以天雄散温阳益气固脱；以桂枝人参汤温阳健脾、生化气血；加罂粟壳益气兴阳摄纳。方药相互为用，以奏其效。

通脉四逆汤合方

通脉四逆汤由『炙甘草二两（6g）、干姜三两（9g）〔强人可四两（12g）〕、附子生用、去皮、破八片、大者一枚（8g）』所组成，方中附子既是温壮阳气药又温通阳气药；干姜既是温通阳气药又是醒脾宣散药；甘草既是益气药又是生津药，还是缓急解毒药。

方药相互为用，是以回阳救逆为主的重要基础方，可辨治阳虚不固夹瘀证。

若是治疗阳脱证，必用生附子；若是治疗阳虚重症，可变用制附子。

=== 神经性头痛 ===

【导读】根据头痛的病变证机有阳气大虚，治以通脉四逆汤温壮阳气；又因病变证机有风寒，故与麻黄汤合方，更因病变证机有痰湿，故与小半夏汤合方用之。

杨某，女，60岁。有40余年头痛病史，近由病友介绍前来诊治。刻诊：头痛剧烈似寒风直入头中，因受凉加重，怕冷，手足不温，肢体沉重，舌质淡、苔白厚腻，脉沉。辨为阳虚风寒夹痰湿证，治当温壮阳气、宣散风寒、燥湿化痰。给予通脉四逆汤、麻黄汤与小半夏汤合方：生附子8g，干姜10g，麻黄10g，桂枝6g，杏仁15g，生半夏24g，生姜24g，炙甘草12g。6剂，以水煎20min，每次服60mL左右，每日分早、中、晚服。二诊：头痛明显减轻，仍怕冷，以前方变桂枝为12g，6剂。三诊：头痛基本消除，怕冷好转，以前方6剂续服。四诊：头痛未再发作，以前方6剂续服。五诊：诸症基本消除，又以前方治疗30余剂，诸症悉除。随访1年，一切尚好。

【用方提示】根据头痛、怕冷、受凉加重辨为阳虚，再根据头痛似风寒直入辨为风寒，因肢体沉重、苔腻辨为痰湿，以此辨为阳虚风寒夹痰湿证。方以通脉四逆汤温壮阳气；以麻黄汤宣散风寒；以小半夏汤醒脾燥湿化痰。方药相互为用，以奏其效。

淋巴水肿

淋巴水肿是指机体某些部位淋巴液回流受阻引起的软组织液在体表反复感染后皮下纤维结缔组织增生、脂肪硬化的一种疾病。

【导读】根据淋巴水肿的病变证机是寒甚，治以通脉四逆汤；又因病变证机有痰湿，故与二陈汤合方；因水气病变证机较甚，故又与栝楼瞿麦丸合方治之。

刘某，男，86岁。在5年前手指及手掌出现凹陷性水肿，皮肤增厚粗糙。经省市级多家医院检查，诊断为淋巴水肿，服用西药未能取得明显治疗效果，改用中西药结合治疗，也未能达到预期治疗目的，近由其儿子朋友介绍前来诊治。刻诊：凹陷性水肿，皮肤增厚、坚韧如象皮，口淡不渴，手足不温，肢体困重，舌质淡、苔白腻，脉沉滑。辨为寒痰水气证，治当燥湿化痰、化气行水。给予通脉四逆汤、二陈汤与栝楼瞿麦丸合方加味：生川乌（因无生附子，故以生川乌代）3g，干姜10g，姜半夏15g，陈皮15g，茯苓12g，天花粉6g，山药10g，瞿麦3g，生姜18g，乌梅2g，通草6g，炙甘草6g。6剂，水煎服，每日1剂，每日三服。二诊：诸症略有改善，以前方加生川乌为4g，6剂。三诊：水肿略有减轻，以前方加生川乌为5g，6剂。四诊：手足温和，以前方加生川乌为6g，6剂。五诊：水肿基本消退，以前方6剂续服。六诊：皮肤增厚好转，以前方6剂续服。七诊：肢体困重解除，以前方6剂续服。之后，以前方变汤剂为散剂，每次6g，每日三服，治疗2个月，诸症解除。随访半年，一切正常。

【用方提示】根据口淡不渴、手足不温辨为寒，再根据苔白腻、脉沉滑辨为痰，因凹陷性水肿、皮肤增厚辨为痰水蕴结，以此辨为寒痰水气证。方以通脉四逆汤温壮阳气、温通散寒；以二陈汤醒脾燥湿、行气化痰；以栝楼瞿麦丸温阳化气利水。方药相互为用，以奏其效。

糖尿病足

糖尿病足是指糖尿病患者合并以神经病变及各种不同程度的周围末梢血管缺血病变导致足和腿部组织感染、溃疡和（或）深部组织破坏的一种病变。

【导读】辨治糖尿病足既要权衡糖尿病，又要考虑糖尿病足。根据糖尿病足的病变证机是阳虚，治以通脉四逆汤；又因病变证机有寒湿，故与川芎乌芥汤合方；因病变证机有瘀血，治以活络效灵丹合方治之。

卫某，女，63岁。有20余年糖尿病病史，5年来又合并糖尿病足（足趾及足背溃烂），服用中西药，但症状未能达到有效控制，近因足趾及足背溃烂前来诊治。刻诊：足趾及足背溃烂，下肢酸胀麻木发凉、疼痛，腿足抽筋，因受凉及劳累加重，舌质暗淡瘀紫、苔薄白，脉沉弱涩。辨为阳虚瘀痹证，治当温阳散寒、化瘀通脉。给予通脉四逆汤、川芎乌芥汤与活络效灵丹合方：干姜10g，生川乌6g，生草乌6g，白芥子10g，川芎12g，当归15g，丹参15g，乳香15g，没药15g，生地黄30g，炙甘草12g。6剂，每日1剂，每日三服。二诊：下肢发凉好转，以前方6剂续服。三诊：溃烂明显好转，以前方6剂续服。四诊：溃烂基本愈合，以前方6剂续服。五诊：疼痛消除，腿足抽筋止，以前方6剂续服。六诊：溃烂愈合，以前方6剂续服，诸症基本悉除。之后，以肾气丸与栝楼瞿麦丸合方加减，先以汤剂治疗，后改为散剂，将血糖控制在正常范围之内。随访1年，病情稳定，一切尚好。

【用方提示】根据因受凉及劳累加重辨为阳虚，再根据舌质暗淡瘀紫辨为瘀血，因腿足抽筋、脉沉弱涩辨为瘀阻脉痹，以此辨为阳虚瘀痹证。方以通脉四逆汤（因无生附子，故加大生川乌、生草乌用量）温阳散寒通脉，以川芎乌芥汤通络散寒止痛，以活络效灵丹活血化瘀止痛。方药相互为用，以奏其效。

前列腺痛

前列腺痛是指经检查前列腺无细菌生长，无病毒感染，无器质病变，无炎症病理，症状表现以疼痛为主的一种病症。

【导读】根据前列腺痛的病变证机是阳虚，治以通脉四逆汤；又因病变证机有寒瘀，故与当归四逆汤和失笑散合方治之。

段某，男，46岁。在3年前出现阴茎、耻骨上、尿道等部位疼痛，经多家省市级医院B超、CT等检查，均未发现明显的病理变化，经实验室检查，各项指标基本正常，诊断为原因不明性前列腺痛，服用止痛类西药，即有治疗效果，停药后又复发，也曾局部用药，仍未达到预期治疗效果，近因疼痛加重前来诊治。刻诊：会阴、阴囊、阴茎、耻骨上、尿道痛如针刺，夜间小便四五次且尿多，因寒凉加重，口淡不渴，舌质暗淡、苔薄白，脉沉涩。辨为阳虚寒瘀证，治当温阳散寒、通经化瘀。可选用通脉四逆汤、当归四逆汤与失笑散合方：干姜12g，生川乌12g，当归10g，桂枝10g，白芍10g，细辛10g，通草6g，大枣25枚，五灵脂12g，蒲黄12g，桑螵蛸5g，炙甘草6g。6剂，水煎服（每剂药第一次煎50min，第二次煎25min，合并两次药液），每日1剂，每日三服。二诊：疼痛减轻，以前方6剂续服。三诊：夜间小便3次，以前方6剂续服。四诊：疼痛基本解除，以前方6剂续服。五诊：疼痛完全解除，以前方6剂续服。六诊：诸症悉除。随访半年，一切正常。

【用方提示】根据夜间小便四五次且尿多、口淡不渴辨为阳虚，再根据痛如针刺、舌质暗淡、脉沉涩辨为瘀血，依疼痛因寒凉加重辨为寒，以此辨为阳虚寒瘀证。方以通脉四逆汤温壮阳气、驱散阴寒、缓急止痛；以当归四逆汤温阳散寒、通经止痛；以失笑散活血化瘀止痛；加桑螵蛸固涩小便。方药相互为用，以奏其效。

心肌梗死、完全性右束支传导阻滞

心肌梗死是指心肌缺血时间过长引起心肌细胞死亡的病变。

完全性右束支传导阻滞是指传到右心室的右束支的心肌损害。

【导读】根据心肌梗死、完全性右束支传导阻滞的病变证机是阳虚，治以通脉四逆汤；又因病变证机有痰阻，故与小半夏汤合方治之。

勃某，男，59岁。有多年心肌梗死、完全性右束支传导阻滞病史，经多地省市级医院检查及治疗，均未能取得预期治疗效果，近由病友介绍前来诊治。刻诊：心痛，心悸，头晕目眩，胸闷，咽中似痰堵塞，因凉加重，舌质淡、苔白腻，脉沉迟（46次/分），辨为阳虚痰阻证，治当温阳散寒、燥湿化痰。给予通脉四逆汤与小半夏汤合方加味：生川乌15g，干姜20g，生半夏24g，生姜24g，红参15g，炙甘草12g。12剂，水煎服，每日1剂，每日三服。二诊：心痛基本解除，脉迟好转，现为52次/分，以前方6剂续服。三诊：头晕目眩止，偶有胸闷，以前方12剂续服。四诊：诸症悉除，以前方12剂续服。五诊：诸症未再发作，以前方12剂续服。六诊：为了巩固疗效，以前方变汤剂为散剂，每次3g，每日三服，治疗半年。随访1年，一切尚好。

【用方提示】根据心痛、因凉加重辨为寒，再根据咽中似堵塞辨为痰，因头晕目眩、心悸辨为气虚，以此辨为阳虚痰阻证。方以重用通脉四逆汤温阳逐寒，以小半夏汤温阳燥湿化痰，加红参大补元气。方药相互为用，以奏其效。

通脉四逆加猪胆汁汤合方

通脉四逆加猪胆汁汤由"炙甘草二两（6g），干姜三两（9g）（强人可四两（12g）），附子生用、去皮、破八片、大者一枚（8g），猪胆汁半合（3mL）"所组成，方中附子既是温壮阳气药又是温通阳气药；干姜既是温通阳气药又是温脾宣散药；猪胆汁既是清热药又是益阴药；甘草既是益气药又是生津药，还是缓急解毒药。方药相互为用，是以温壮阳气，兼以益阴为主的重要基础方，主治阳虚夹热夹瘀证。

慢性鼻窦炎

【导读】根据慢性鼻窦炎的病变证机有阳虚夹热，治以通脉四逆加猪胆汁汤温壮阳气，兼清郁热；又因病变证机有汗出，故与桂枝汤合方，更因病变证机有痰湿，故与小半夏汤合方用之。

夏某，男，19岁。有多年慢性鼻窦炎病史，近由病友介绍前来诊治。刻诊：鼻塞不通，头痛，因受凉加重，怕冷，手足冷汗出，肢体沉重，下午鼻腔干燥，口渴欲饮水，舌质淡、苔白厚腻，脉沉。辨为阳虚痰湿夹热证，治当温壮阳气、燥湿化痰、兼清郁热。给予通脉四逆加猪胆汁汤、桂枝汤与小半夏汤合方：生附子8g，干姜10g，桂枝10g，白芍10g，大枣12枚，生半夏24g，生姜24g，猪胆汁3mL，炙甘草12g。6剂，以水煎20min，每次服60mL左右，每日分早、中、晚服。二诊：鼻塞、头痛减轻，仍汗出，以前方变白芍为20g，6剂。三诊：鼻塞、头痛较前又有减轻，汗出较前减少，以前方6剂续服。四诊：鼻塞、头痛较前又有减轻，仍怕冷，以前方变干姜为15g，6剂。五诊：鼻塞、头痛较前又有减轻，怕冷明显好转，以前方6剂续服。六诊：鼻塞、头痛较前明显减轻，又以前方治疗40余剂，诸症悉除。随访1年，一切尚好。

【用方提示】根据鼻塞、头痛、怕冷、受凉加重辨为阳虚，再根据鼻腔干燥、口渴辨为寒夹热，因肢体沉重、苔腻辨为痰湿，更因手足冷汗出辨为卫气不固，以此辨为阳虚痰湿夹热证。方以通脉四逆加猪胆汁汤温壮阳气，兼清郁热；以桂枝汤宣散风寒，固护卫气；以小半夏汤醒脾燥湿化痰。方药相互为用，以奏其效。

病态窦房结综合征

病态窦房结综合征是指窦房结及其邻近组织病变引起窦房结起搏功能和（或）窦房结传导功能障碍的一组综合征。

【导读】根据病态窦房结综合征的病变证机是阳虚格阳，治以通脉四逆加猪胆汁汤；又因病变证机有瘀血，故与蛭虻归草汤合方治之。

卢某，男，49岁。在8年前频繁出现晕厥，每次持续时间几秒或1min左右，经检查，诊断为病态窦房结综合征，数经治疗可症状表现未能达到有效控制，近因心痛加重、晕厥前来诊治。刻诊：心绞痛，心悸，头晕目眩，时有晕厥，手足不温，畏寒怕冷，倦怠乏力，面赤，口干欲饮热水，舌质暗淡瘀紫、苔薄白，脉沉弱涩。辨为阳虚格阳瘀阻证，治当温壮阳气，兼以益阴。给予通脉四逆加猪胆汁汤与蛭虻归草汤合方加味：生川乌15g，干姜20g，猪胆汁5mL，水蛭6g，虻虫3g，当归15g，红参12g，炙甘草12g。6剂，水煎服，每日1剂，每日三服。二诊：心痛减轻，以前方6剂续服。三诊：头晕目眩止，未再出现晕厥，以前方6剂续服。四诊：手足转温，仍有轻微畏寒怕冷，以前方6剂续服。五诊：面赤消退，以前方6剂续服。六诊：心悸止、心痛及晕厥未再发作，以前方6剂续服。之后，以前方治疗60余剂，病情稳定，诸症缓解。为了巩固疗效，以前方变汤剂为丸剂，每次5g，每日三服，治疗半年。随访1年，一切尚好。

【用方提示】根据心痛、手足不温辨为寒，再根据舌质暗淡瘀紫、脉沉弱涩辨为瘀，因口渴欲饮热水、面赤辨为阳虚格阳，以此辨为阳虚格阳瘀阻证。方以重用通脉四逆加猪胆汁汤温阳壮阳，兼以益阴；以蛭虻归草汤活血化瘀通络；加红参大补元气。方药相互为用，以奏其效。

王不留行散合方

王不留行散由『王不留行八月八采、十分（30g）、蒴藋细叶七月七采、十分（30g）、桑东南根白皮三月三采、十分（30g）、甘草十八分（54g）、川椒除目及闭口、去汗、三分（9g）、黄芩二分（6g）、干姜二分（6g）、厚朴二分（6g）、芍药二分（6g）』所组成，方中王不留行既是通经药又是活血药，还是消肿药；蒴藋细叶既是消肿药又是活血药；桑东南根白皮既是清热药又是活血药，还是续筋接骨药；黄芩既是清热药又是燥湿药；干姜既是温阳药又是行散药；厚朴既是行气药又是化湿药；川椒既是温通药又是止痛药；芍药既是补血药又是敛阴药，还是缓急止痛药；甘草既是益气药又是缓急止痛药。方药相互为用，是以活血温阳、清热消肿为主的重要基础方，可辨治寒热瘀夹虚证。

小腿静脉曲张溃烂久不愈合

【导读】根据小腿静脉曲张溃烂久不愈合的病变证机有瘀热阳虚，治以王不留行散活血化瘀，温阳清热；又因病变证机有湿热，故与苦参汤、黄连粉方合方，更因病变证机有阳虚，故与理中丸合方用之。

谢某，男，53岁。有多年小腿静脉曲张病史，3年前至今又出现静脉曲张处溃烂，服用中西药未能取得预期治疗目的，近由病友介绍前来诊治。刻诊：小腿肌肉溃烂，溃烂周围色泽暗红，溃烂处流黄脓血水，怕冷，口苦口腻，口渴欲饮热水，舌质暗夹瘀紫、苔黄夹白，脉沉弱。辨为瘀热阳虚夹湿证，治当活血化瘀、温壮阳气、清热燥湿。给予王不留行散、苦参汤、黄连粉方与理中丸合方：王不留行30g，蒴藋细叶30g，桑白皮30g，花椒10g，黄芩6g，干姜10g，厚朴6g，白芍6g，苦参15g，黄连12g，红参10g，白术10g，生甘草50g。6剂，第1次煎45min左右，第2次煎20min，合并药液，每日1剂，每次服150mL左右，每日分早、中、晚服。二诊：溃烂处流黄脓血水略有减轻，仍怕冷，以前方加制附子6g，6剂。三诊：溃烂处流黄脓血水较前又有减轻，怕冷好转，以前方6剂续服。四诊：溃烂处流黄脓血水较前又有减轻，仍口苦，以前方变黄连为15g，6剂。五诊：溃烂处流黄脓血水较前又有减轻，口苦好转，以前方6剂续服。六诊：溃烂处流黄脓血水较前明显减轻，怕冷基本消除，以前方6剂续服。七诊：诸症较前又有明显好转，又以前方治疗70余剂，溃烂愈合。随访1年，一切尚好。

【用方提示】根据溃烂周围色泽暗红辨为瘀，再根据怕冷、脉沉弱辨为阳虚，因口苦、苔黄腻辨为湿热，更因口渴欲饮热水辨为寒夹热，复因溃烂处流黄脓血水辨为湿，以此辨为瘀热阳虚夹湿证。方以王不留行散活血化瘀，温阳清热，以苦参汤、黄连粉方清热燥湿，以理中丸温补阳气。方药相互为用，以奏其效。

复发性耳软骨炎

复发性耳软骨炎是指反复发作、进展性耳软骨炎性破坏性病变。

【导读】根据复发性耳软骨炎的病变证机是阳虚瘀热，治以王不留行散；又因病变证机有气血虚，故与当归补血汤合方治之。

孙某，男，55岁。有多年复发性耳软骨炎病史，冬重夏轻，虽经中西药治疗但反复不愈，近由病友介绍前来诊治。刻诊：耳郭及外耳肿胀疼痛，耳软骨弥漫性紫红色斑块，冬重夏轻，口渴欲饮热水，舌质暗红瘀紫、苔薄白，脉沉弱涩。辨为阳虚瘀热证，治当温阳活血、清热通阳。给予王不留行散与当归补血汤合方加味：王不留行30g，接骨草30g，桑白皮30g，花椒10g，黄芩6g，干姜6g，厚朴6g，白芍6g，当归6g，黄芪30g，赤芍15g，生甘草50g。6剂，水煎服，每日1剂，每日三服。二诊：疼痛减轻，以前方6剂续服。三诊：肿胀好转，以前方6剂续服。四诊：肿胀疼痛又有减轻，以前方6剂续服。五诊：红色斑块基本消退，以前方6剂续服。六诊：诸症较前又有好转，以前方6剂续服。之后，以前方治疗30余剂，诸症悉除。为了巩固疗效，以前方变汤剂为散剂，每次6g，每日三服，治疗2个月。随访2年，一切尚好。

【用方提示】根据肿胀疼痛、因冬加重辨为阳虚，再根据红色斑块、口渴欲饮热水辨为寒夹热，因舌质瘀紫、脉沉弱涩辨为瘀，以此辨为阳虚瘀热证。方以王不留行散活血化瘀、温阳清热；以当归补血汤益气补血；加赤芍清热凉血、散瘀消肿。方药相互为用，以奏其效。

温经汤合方

温经汤由『吴茱萸三两（9g），当归二两（6g），川芎二两（6g），芍药二两（6g），人参二两（6g），桂枝二两（6g），阿胶二两（6g），生姜二两（6g），牡丹皮去心、二两（6g），甘草二两（6g），麦门冬去心、一升（24g），半夏半升（12g）』所组成。方中吴茱萸既是温经药又是降逆药；桂枝既是通经药又是活血药；生姜既是醒脾药又是降逆药；当归既是补血药又是活血药；芍药既是补血药又是敛阴药；阿胶既是活血药又是补血药；川芎既是活血药又是行气药；半夏既是醒脾药又是降逆药；牡丹皮既是凉血药又是活血药；甘草既是益气药又是缓急药。方药相互为用，是以温经祛瘀养血为主的重要治病方，可辨治寒瘀虚痰夹热证。可用于妇科病症、男科病症、内科杂病，切不可将温经汤运用局限于妇科。

前列腺增生

【导读】根据前列腺增生的病变证机有虚寒瘀，治以温经汤温经化瘀补血；又因病变证机有瘀水，故与蒲灰散合方用之。

许某，男，66岁。有多年前列腺增生病史，2年来症状渐渐加重，近由病友介绍前来诊治。刻诊：小便不利，有等待，小腹胀痛，少腹怕冷，指甲不荣，舌质暗淡夹瘀紫、苔薄白，脉沉弱略涩。辨为寒瘀虚夹水气证，治当温阳活血、养血利水。给予温经汤与蒲灰散合方：吴茱萸10g，桂枝6g，当归6g，白芍6g，川芎6g，生姜6g，阿胶珠6g，牡丹皮6g，生半夏12g，麦冬24g，蒲黄20g，滑石10g，炙甘草6g。6剂，第1次煎45min左右，第2次煎20min，合并药液，每日1剂，每次服150mL左右，每日分早、中、晚服。二诊：小腹胀痛减轻，仍小便等待，以前方变滑石为30g，6剂。三诊：小腹胀痛较前又有减轻，仍小便不利、等待，以前方加瞿麦24g，6剂。四诊：小腹胀痛较前又有减轻，小便不利、等待略有好转，以前方变瞿麦为30g，6剂。五诊：小腹胀痛基本消除，小便不利、等待较前又有好转，以前方6剂续服。六诊：小便不利、等待较前又有好转，仍怕冷，以前方变桂枝为12g，6剂。七诊：小便不利、等待较前又有明显好转，又以前方治疗120余剂，诸症悉除。随访1年，一切尚好。

【用方提示】根据少腹怕冷辨为寒，再根据舌质暗淡夹瘀紫辨为瘀，因小便不利及等待、脉涩辨为水瘀内结，更因指甲不荣、脉弱辨为虚，以此辨为寒瘀虚夹水气证。方以温经汤温阳散寒，活血化瘀，补血养血；以蒲灰散活血利水。方药相互为用，以奏其效。

慢性阿米巴痢疾

阿米巴痢疾是由溶组织内阿米巴感染引起的肠道传染性疾病。根据临床表现特征将阿米巴痢疾分为急性阿米巴痢疾和慢性阿米巴痢疾。又结合临床治病需要，西医对急性阿米巴痢疾具有治疗优势，而中医对慢性阿米巴痢疾具有显著治病作用。

【导读】张仲景设温经汤以治妇科为主，根据温经汤方药组成及其作用要点，选用温经汤则能主治诸多复杂病症。运用温经汤辨治慢性阿米巴痢疾的病变证机是虚瘀寒，又因痰湿病变证机比较重，故与二陈汤合方治之。

徐某，男，29岁。在3年前出现不欲饮食、消瘦、倦怠乏力、腹胀、腹痛、时而腹泻，时而便秘，多次服用中西药，仅仅是用药期间好转，停药后症状又出现。根据患者表现疑为慢性阿米巴痢疾，化验粪便检出溶组织内阿米巴包囊。刻诊：腹痛，大便溏泄呈果酱、腥臭，手足不温，四肢乏力，舌暗淡、苔白厚腻，脉沉涩。辨为阳虚痰瘀证，治当温阳活血、健脾化痰。给予温经汤与二陈汤合方加味：吴茱萸9g，当归10g，川芎10g，白芍10g，红参6g，桂枝10g，阿胶珠6g，生姜15g，牡丹皮12g，炙甘草10g，姜半夏12g，麦冬24g，陈皮15g，茯苓15g，鸦胆子0.2g。6剂，水煎服，每日1剂，每日三服。二诊：腹痛减轻，大便腥臭基本解除，以前方6剂续服。三诊：手足转温，以前方6剂续服。四诊：诸症均较前减轻，以前方6剂续服。五诊：诸症悉除，为了巩固疗效，以前方治疗12剂。随访2年，一切尚好。

【用方提示】根据手足不温、舌暗淡辨为寒，再根据苔白厚腻辨为痰湿，因舌暗淡、脉沉涩辨为瘀，又因四肢乏力辨为气虚，以此辨为阳虚痰瘀证。方以温经汤温阳散寒、活血化瘀、燥湿化痰；以二陈汤醒脾和胃，燥湿化痰、理气和中；加鸦胆子解毒止利。方药相互为用，以奏其效。

脊髓空洞症

脊髓空洞症是一种慢性进行性脊髓变性疾病。发病通常在 20 ~ 30 岁，男性发病多于女性。

【导读】根据脊髓空洞症的病变证机是寒瘀，治以温经汤温经散寒、化瘀通脉；又因病变证机有痰阻，故与二陈汤合方治之。

蒋某，女，43 岁。在 6 年前诊断为脊髓空洞症，曾在多家省市级医院诊治，屡屡服用中西药，但治疗未能有效控制症状，近由病友介绍前来诊治。刻诊：腰背疼痛如针刺，肢体困重，关节畸形，手足不温，舌肌轻微萎缩，头沉，吞咽不利，走路步态不稳，皮肤增粗，口淡，舌质暗淡瘀紫、苔白厚腻，脉沉涩。辨为寒痰滞脉、瘀血胶阻证，治当温阳化痰、活血化瘀。给予温经汤与二陈汤合方：吴茱萸 10g，当归 6g，川芎 6g，白芍 6g，人参 6g，桂枝 6g，阿胶（烊化、冲服）6g，生姜 18g，牡丹皮 6g，甘草 6g，姜半夏 15g，麦门冬 24g，陈皮 15g，茯苓 9g，乌梅 2g。6 剂，水煎服，每日 1 剂，每日三服。二诊：手足不温，腰背疼痛略有减轻，以前方 6 剂续服。三诊：肢体沉重缓解，以前方 6 剂续服。四诊：苔腻好转，以前方 6 剂续服。五诊：吞咽不利较前好转，以前方 6 剂续服。六诊：病症得到有效控制，以前方 6 剂续服。之后，以前方治疗 100 余剂，病情得以稳定。为了巩固疗效，将前方变汤剂为丸剂，每次 6g，每日三服，治疗 1 年。随访 1 年，病情控制，未再加重。

【用方提示】根据手足不温、口淡、苔白辨为寒，再根据腰背疼痛如针刺、舌质暗淡瘀紫、脉沉涩辨为瘀血，因肢体困重、头沉辨为痰湿，又因苔白厚腻辨为寒痰，以此辨为寒痰滞脉、瘀血胶阻证。方以温经汤温经散寒、通经化瘀；以二陈汤醒脾燥湿、温阳化痰。方药相互为用，以奏其效。

高钾血症

高钾血症是指血清钾浓度高于 5.8mol/L，多伴有代谢酸中毒，二氧化碳结合力降低。

【导读】根据高钾血症的病症表现及病变证机是寒瘀，治以温经汤；又因病变证机有气虚，故与四君子汤合方治之。

车某，男，24岁。在半年前出现心痛、胸闷、时时有四肢软瘫无力、嗜睡等，经检查，诊断为高钾血症。曾用11.2%乳酸钠液静脉滴注，以及10%葡萄糖酸钙加等量25%葡萄糖液缓慢静脉注射等，并且还服用中西药，常常是在用药期间有治疗效果，停药则病症又复发。刻诊：心痛，胸闷，四肢活动无力，动则气喘，肌肉轻度萎缩，肢体麻木，肢体骨节疼痛如针刺，倦怠乏力，面色晦暗，头晕目眩，舌质暗淡瘀紫、苔薄白，脉沉涩。辨为心脾气虚、瘀血阻滞证，治当补益心脾、活血化瘀。给予温经汤与四君子汤合方：红参10g，茯苓10g，炙甘草10g，白术10g，吴茱萸10g，当归6g，川芎6g，白芍6g，桂枝6g，阿胶（烊化、冲服）6g，生姜6g，牡丹皮6g，半夏12g，麦冬24g。6剂，水煎服，每日1剂，每日三服。二诊：肢体骨节疼痛减轻，以前方6剂续服。三诊：头晕目眩，倦怠乏力好转，以前方6剂续服。四诊：肢体麻木解除，以前方6剂续服。五诊：面色晦暗好转，以前方6剂续服。六诊：除了肌肉萎缩尚未完全恢复之外，其余症状均除，以前方6剂续服。为了巩固疗效，以前方治疗12剂。随访半年，一切尚好。

【用方提示】根据心痛、舌质暗淡瘀紫、脉沉涩辨为瘀血阻心，再根据四肢活动无力、肌肉轻度萎缩辨为脾气虚，以此辨为心脾气虚、瘀血阻滞证。方以四君子汤健脾益气、生化气血；以温经汤温阳散寒、活血化瘀、补益气血。方药相互为用，以奏其效。

红癣

红癣是由棒状杆菌属的微细棒状杆菌侵犯而引起的以境界清楚、红褐色斑疹、覆细鳞屑的一种慢性传染性皮肤病。任何年龄均可发病，好发于成年人，男性发病多于女性。

【导读】根据红癣的病变证机是寒瘀，治以温经汤；又因病变证机有夹热，故与栀子豉汤合方治之。

刘某，女，42岁。3年前两侧腹股沟出现境界清楚的鲜红色斑片，约半年后斑片变为褐色，上覆鳞屑、瘙痒，经皮肤科多次检查，诊断为红癣。先用西药内服外用，未能达到治疗目的，改用中西药结合，也未能取得明显治疗效果，近由病友介绍前来诊治。刻诊：斑片呈褐色、境界清楚、苔藓样变、瘙痒，心烦，手足不温，口淡不渴，舌质暗红瘀紫、苔薄黄，脉沉涩。辨为寒瘀夹热证，治当温阳活血，兼清郁热。给予温经汤与栀子豉汤合方：吴茱萸10g，当归10g，川芎6g，白芍6g，红参6g，桂枝6g，阿胶珠6g，生姜6g，牡丹皮6g，麦冬24g，姜半夏 12g，栀子 15g，淡豆豉 10g，炙甘草 6g。6 剂，水煎服，每日 1 剂，每日三服。二诊：瘙痒略有减轻，以前方 6 剂续服。三诊：瘙痒较前又有减轻，以前方 6 剂续服。四诊：心烦止，手足温和，以前方 6 剂续服。五诊：诸症较前好转，以前方 6 剂续服。之后，以前方因病症变化酌情加减治疗 30 余剂，诸症解除，为了巩固治疗效果，以前方变汤剂为散剂，每次 6g，每日三服，治疗 2 个月。随访半年，一切正常。

【用方提示】根据舌质暗红瘀紫、脉沉涩辨为瘀血，再根据手足不温、口淡不渴辨为寒，因斑片呈褐色、苔薄黄辨为寒夹热，以此辨为寒瘀夹热证。方以温经汤温阳散寒、活血化瘀；以栀子豉汤清透郁热。方药相互为用，以奏其效。

皮肤癣菌病

皮肤癣菌病是指皮肤癣菌引起的毛发、皮肤和指（趾）甲的浅部感染。临床中常见的有头癣、体癣、股癣、手癣（又称鹅掌风）、足癣（又称脚气）及癣菌疹等。皮肤癣菌及其代谢产物通过血液循环可引起病灶外皮肤的变态反应，称癣菌疹。

【导读】根据皮肤癣菌病的病变证机是寒瘀，治以温经汤；又因病变证机有郁热，故与白虎汤合方治之。

郑某，女，63 岁。有 20 余年股癣病史，近由病友介绍前来诊治。刻诊：斑色暗红上覆鳞屑，瘙痒，遇寒及夜间加重，脓疱丘疹，口渴欲饮热水，舌质淡红瘀紫、苔薄黄，脉沉弱涩。辨为寒瘀夹热证，治当温阳化瘀，兼清郁热。给予温经汤与白虎汤合方：吴茱萸 10g，当归 10g，川芎 6g，白芍 6g，红参 6g，桂枝 6g，阿胶珠 6g，生姜 6g，牡丹皮 6g，麦冬 24g，姜半夏 12g，知母 18g，石膏 50g，粳米 18g，炙甘草 6g。6 剂，水煎服，每日 1 剂，每日三服。二诊：瘙痒减轻，以前方 6 剂续服。三诊：脓疱好转，以前方 6 剂续服。四诊：夜间瘙痒解除，以前方 6 剂续服。五诊：脓疱基本消除，以前方 6 剂续服。六诊：斑色暗红减退，以前方 6 剂续服。之后，以前方治疗 60 余剂，病症表现得以完全控制，为了巩固疗效，又以前方变汤剂为散剂，每次 10g，每日三服，治疗半年。随访 1 年，一切正常。

【用方提示】根据瘙痒遇寒加重辨为寒，再根据舌质淡红瘀紫，夜间加重辨为瘀血，因口渴欲饮热水、苔薄黄辨为寒夹热，以此辨为寒瘀夹热证。方以温经汤温经散寒、活血养血；以白虎汤清泻郁热，兼顾脾胃之气。方药相互为用，以奏其效。

变应性皮肤血管炎

变应性皮肤血管炎是指真皮浅层小血管及毛细血管的过敏性炎症性皮肤病。

【导读】根据变应性皮肤血管炎的病变证机是寒瘀夹热，治以温经汤；又因病变证机有虚热，故与百合知母汤合方治之。

韩某，女，38岁。有3年变应性皮肤血管炎病史，近由病友介绍前来诊治。刻诊：丘疹，小结节，斑色暗红，小水疱，痛如针刺，畏寒怕冷，口淡不渴，舌质暗红瘀紫、苔薄黄，脉沉涩。辨为寒瘀夹热证，治当温阳化瘀，兼清郁热。给予温经汤与百合知母汤合方：吴茱萸10g，当归10g，川芎6g，红参6g，桂枝6g，阿胶（烊化、冲服）6g，生姜6g，牡丹皮12g，白芍10g，麦冬24g，姜半夏12g，百合15g，知母10g，炙甘草6g。6剂，水煎服，每日1剂，每日三服。二诊：小水疱减少，以前方6剂续服。三诊：疼痛减轻，以前方6剂续服。四诊：斑色暗红变淡，以前方6剂续服。五诊：水疱基本消除，以前方6剂续服。六诊：疼痛消除，以前方6剂续服。之后，以前方变汤剂为散剂，每次6g，每日三服，治疗4个月。随访1年，一切正常。

【用方提示】根据畏寒怕冷、口淡不渴辨为寒，再根据痛如针刺、脉沉涩辨为瘀血，因舌质暗红、苔薄黄辨为寒夹热，以此辨为寒瘀夹热证。方以温经汤温经散寒、活血通脉；以百合知母汤清热益阴生津。方药相互为用，以奏其效。

筋膜间隔区综合征

筋膜间隔区综合征（又称骨筋膜室综合征、间隔综合征、筋膜间隙综合征）是指肢体创伤后组织压上升，导致血管受压，血液循环障碍，肌肉、神经组织供血不足，发生进行性缺血坏死，使其组织功能损害的一系列临床表现。

【导读】根据筋膜间隔区综合征的病变证机是寒瘀，治以温经汤；又因病变证机有痰湿，故与二陈汤合方治之。

田某，男，36岁。3年前因外伤引起腕关节周围皮肤筋膜青紫，重着疼痛，经中西药治疗，但未能有效控制病情，经检查，诊断为筋膜间隔区综合征，近由病友介绍前来诊治。刻诊：腕关节周围皮肤筋膜青紫，痛如针刺，肿胀重着，畏寒怕冷，舌质暗淡瘀紫、苔白腻厚，脉沉涩。辨为寒瘀痰蕴证，治当燥湿化痰、温阳活血。给予温经汤与二陈汤合方：吴茱萸 10g，当归 6g，川芎 6g，白芍 6g，红参 6g，桂枝 6g，阿胶珠 6g，生姜 18g，牡丹皮 6g，麦冬 24g，半夏 15g，陈皮 15g，茯苓 12g，炙甘草 6g，乌梅 2g。6 剂，水煎服，每日 1 剂，每日三服。二诊：筋膜青紫略有减轻，以前方 6 剂续服。三诊：疼痛好转，畏寒怕冷解除，以前方 6 剂续服。四诊：肿胀重着基本消除，以前方 6 剂续服。五诊：筋膜青紫仍未完全消退，重着疼痛未再出现，为了巩固疗效，又以前方治疗 20 余剂，诸症悉除。

【用方提示】根据痛如针刺辨为瘀血，再根据畏寒怕冷、苔白腻厚辨为寒痰，因舌质暗淡夹瘀紫、脉沉涩辨为寒夹瘀，以此辨为寒瘀痰蕴证。方以温经汤温阳散寒、活血化瘀，兼防温热药化燥；以二陈汤醒脾燥湿、行气化痰。方药相互为用，以奏其效。

腰椎间盘突出症

腰椎间盘突出症是因椎间盘的纤维环被破坏，髓核突出，压迫神经根或（和）马尾神经所产生的以腰腿痛为主的一种疾病。

【导读】根据腰椎间盘突出症的病变证机是寒瘀，治以温经汤；又因病变证机有气滞，故与金铃子散合方治之。

温某，女，49 岁。4 年前因腰痛而卧床不能活动，经检查，诊断为腰椎间盘突出症。经手术治疗，症状控制，出院半年左右，又出现腰痛，活动障碍，停用西药即疼痛，改用中西药，也未能取得明显治疗效果，近因腰痛加重前来诊治。刻诊：腰痛如针刺，放射至下肢，活动障碍，因阴雨天及活动用力加重，下肢麻木怕冷，舌质暗淡瘀紫、苔白腻，脉沉弱涩。辨为寒瘀气滞证，治当温经散寒、行气化瘀。给予温经汤与金铃子散合方：吴茱萸 10g，当归 6g，川芎 6g，白芍 6g，红参 6g，桂枝 6g，阿胶（烊化、冲服）6g，生姜 6g，牡丹皮 6g，麦冬 24g，半夏 15g，川楝子 15g，延胡索 15g，炙甘草 6g。6 剂，水煎服，每日 1 剂，每日三服。二诊：下肢怕冷好转，以前方 6 剂续服。三诊：下肢麻木略有减轻，以前方 6 剂续服。四诊：腰痛如针刺缓解，以前方 6 剂续服。五诊：苔腻消失，以前方 6 剂续服。六诊：腰痛基本解除，以前方治疗 100 剂，病情得到有效控制。之后，为了巩固疗效，以前方变汤剂为散剂，每次 6g，每日三服，治疗 4 个月，诸症悉除。随访半年，一切尚好。

【用方提示】根据腰痛如针刺辨为瘀，再根据因阴雨天加重辨为寒，因活动用力加重、脉沉弱辨为气虚，以此辨为寒瘀气滞证。方以温经汤温阳散寒、活血通络，以金铃子散行气化滞、活血止痛。方药相互为用，以奏其效。

多囊卵巢综合征

多囊卵巢综合征是以长期无排卵及高雄激素或高胰岛素血症为特征的内分泌紊乱综合征。

【导读】根据多囊卵巢综合征的病变证机是寒瘀，治以温经汤；又因病变证机有郁热，故与栀子豉汤合方治之。

刘某，女，27岁。近4年来体重增加约12kg，只有肌内注射西药月经才会来潮，并且量少，经检查诊断为多囊卵巢综合征，服用中西药，但未取得预期疗效。刻诊：闭经不孕，倦怠乏力，渴喜饮热水，口唇干燥，手足不温，畏寒怕冷，带下时黄时白，形体肥胖，失眠，指甲凹陷，舌质暗淡瘀紫、苔薄黄，脉沉涩。辨为寒瘀血虚夹热证，治当温阳散寒、活血化痰，兼清郁热。给予温经汤与栀子豉汤合方：吴茱萸10g，当归6g，川芎6g，白芍6g，人参6g，桂枝6g，阿胶（烊化、冲服）6g，生姜6g，牡丹皮6g，半夏12g，麦冬24g，栀子15g，淡豆豉10g，炙甘草6g。6剂，水煎服，每日1剂，每日三服。二诊：手足转温，以前方6剂续服。三诊：口唇干燥减轻，以前方6剂续服。四诊：带下时黄时白止，以前方6剂续服。五诊：月经来潮，色暗量少。六诊：诸症较前有改善，以前方6剂续服。之后，先以前方因病症变化而适当加减用药治疗80余剂，后以前方变汤剂为散剂，每次10g，每日三服，治疗5个月。随访2年，其男婴已出生2个月。

【用方提示】根据手足不温、畏寒怕冷辨为寒，再根据倦怠乏力辨为气虚，因舌质暗淡瘀紫辨为瘀，又因口唇干燥、苔薄黄辨为夹郁热，更因失眠、指甲凹陷辨为血虚，以此辨为寒瘀血虚夹热证。方以温经汤温经散寒、活血养血，兼清瘀热；以栀子豉汤清透郁热。方药相互为用，以奏其效。

子宫内膜异位症

子宫内膜异位症是指具有生长功能的子宫内膜组织出现在子宫体腔被覆黏膜

以外的身体其他部位所引起的疾病。

【导读】根据子宫内膜异位症的病变证机是寒瘀，治以温经汤；又因病变证机有痰湿，故与二陈汤合方治之。

赵某，女，25岁。5年前出现剧烈痛经，经检查诊断为子宫内膜异位症，近因痛经加重前来诊治。刻诊：经前、经期小腹沉坠，痛如针刺且拒按，经行夹血块，瘀块得下则疼痛缓解，手足不温，乳房刺痛，口淡不渴，舌质淡夹瘀紫、苔白腻厚，脉沉涩。辨为痰瘀寒湿证，治当散寒燥湿、化痰化瘀。可选用温经汤与二陈汤合方：吴茱萸10g，当归6g，川芎6g，白芍6g，红参6g，桂枝6g，阿胶（烊化、冲服）6g，生姜18g，牡丹皮6g，姜半夏15g，麦冬24g，陈皮15g，茯苓12g，乌梅2g，炙甘草6g。6剂，水煎服，每日1剂，每日三服。二诊：手足转温，以前方6剂续服。三诊：月经来潮，痛经较前减轻，以前方6剂续服。四诊：诸症均有好转，以前方12剂续服。五诊：病情已无明显不适症状，以前方12剂续服。六诊：月经来潮，痛经较前又有减轻，以前方6剂续服。之后，以前方治疗80余剂，诸症悉除。为了巩固治疗效果，以前方变汤剂为散剂，每次3g，每日三服，治疗3个月。随访1年，一切良好。

【用方提示】根据经前、经期小腹沉坠，苔白腻厚辨为寒痰，再根据痛如针刺且拒按、乳房刺痛辨为瘀血，因手足不温、口淡不渴辨为寒，以此辨为痰瘀寒湿证。方以温经汤温经散寒、活血化瘀；以二陈汤燥湿化痰、行气和胃。方药相互为用，以奏其效。

精液量过少症

精液量过少症是指一次射精量少于1.5mL者。

【导读】根据精液量过少症的病变证机是寒瘀，治以温经汤；又因瘀血病变证机比较重，故与失笑散合方治之。

许某，男，32岁。结婚3年，其妻子未孕，经检查，诊断为精液量过少症，服用中西药，未能达到预期治疗效果，故前来诊治。刻诊：婚久不育，精液量少，偶尔睾丸刺痛，手足不温，畏寒怕冷，舌质暗淡瘀紫、苔薄白，脉沉涩。辨为寒瘀精室证，治当温阳散寒、化瘀通络。给予温经汤与失笑散合方：吴茱萸10g，当归12g，川芎6g，白芍6g，红参6g，桂枝6g，阿胶珠6g，生姜6g，麦冬24g，牡丹皮6g，姜半夏12g，五灵脂12g，蒲黄12g，炙甘草6g。6剂，水煎服，每日1剂，每日三服。二诊：手足转温，以前方6剂续服。三诊：畏寒怕冷基本消除，以前方 6 剂续服。四诊：未再出现睾丸刺痛，以前方 6 剂续服。五诊：精液量较前增多，以前方 6 剂续服。六诊：脉象基本恢复正常，以前方 6 剂续服。七诊：诸症悉除，以前方 6 剂续服。经复查，精液量恢复正常。为了巩固疗效，以前方变汤剂为散剂，每次 6g，每日三服，治疗 2 个月。随访 8 个月，其妻已怀孕。

【用方提示】根据手足不温、苔薄白辨为寒，再根据偶尔睾丸刺痛、舌质暗淡瘀紫辨为瘀血，以此辨为寒瘀精室证。方以温经汤温经散寒、通脉散瘀、益气降浊；以失笑散活血化瘀止痛。方药相互为用，以奏其效。

慢性结肠炎

【导读】根据慢性结肠炎的病变证机是虚寒瘀，治以温经汤；又因病变证机夹热比较明显，故加黄连治之。

单某，女，37 岁。有多年慢性结肠炎病史，近由病友介绍前来诊治。刻诊：腹痛，大便溏泄，每日四五次，因凉加重，喜饮热食，口渴欲饮热水，舌质暗红瘀紫、苔薄黄，脉沉弱涩。辨为阳虚瘀阻夹热证，治当温阳益气、活血清热。给予温经汤加味：吴茱萸 10g，当归 6g，川芎 6g，白芍 6g，红参 6g，桂枝 6g，阿胶（烊化、冲服）6g，生姜 6g，牡丹皮 6g，姜半夏 12g，麦冬 24g，黄连 12g，炙甘草 6g。6 剂，水煎服，每日 1 剂，每日三服。二诊：腹痛减轻，以前方 6 剂续服。三诊：大便溏泄减少，以前方 6 剂续服。四诊：腹痛止，以前方 6 剂续服。五诊：大便恢复正常，以前方 6 剂续服。六诊：诸症悉除，以前方 6 剂续服。之后，为了巩固疗效，以前方变汤剂为散剂，每次 6g，每日三服，治疗 4 个月。随访 1 年，一切尚好。

【用方提示】根据大便溏泄、因凉加重辨为阳虚，再根据口渴欲饮热水、苔薄黄辨为寒夹热，因舌质暗红瘀紫、脉沉弱涩辨为瘀，以此辨为阳虚瘀阻夹热证。方以温经汤温阳散寒、活血化瘀、补益中气，加黄连清热燥湿止泄。方药相互为用，以奏其效。

文蛤汤合方

文蛤汤由『文蛤五两（15g），麻黄三两（9g），甘草三两（9g），生姜三两（9g），石膏五两（15g），杏仁五十个（8.5g），大枣十二枚』所组成，文蛤既是清热药又是软坚药，还是化湿药；麻黄既是治表药又是治里药，还是宣发药；生姜既是宣散药又是醒脾药；石膏既是清热药又是生津药；杏仁既是降逆药又是润燥药；大枣、甘草既是益气药又是生津药。方药相互为用，是以解表散寒、清热调中为主的重要基础方，可辨治寒热气虚伤津证。

异位性皮炎

【导读】根据异位性皮炎的病变证机有寒热夹杂，治以文蛤汤清热散寒；又因病变证机有湿热，故与苦参汤、黄连粉方、狼牙汤合方，复因病变证机有阳虚，故与桂枝人参汤合方用之。

孙某，男，33岁。有10年异位性皮炎病史，近因病友介绍前来诊治。刻诊：皮肤丘疱疹色红流黄水，轻度糜烂，瘙痒因受凉加重，口腻，舌质淡红、苔腻黄白夹杂，脉沉弱。辨为阳虚夹湿热证，治当温阳散寒、清热燥湿。给予文蛤汤、苦参汤、黄连粉方、狼牙汤与桂枝人参汤合方：文蛤15g，麻黄10g，石膏15g，杏仁10g，生姜10g，大枣12枚，苦参24g，狼牙24g，黄连12g，桂枝12g，红参10g，白术10g，干姜10g，炙甘草12g。6剂，第1次煎45min左右，第2次煎20min，合并药液，每日1剂，每次服150mL左右，每日分早、中、晚服。二诊：皮肤丘疱疹略有减轻，仍瘙痒，以前方变黄连为20g，6剂。三诊：皮肤丘疱疹较前又有减轻，口腻基本消除，以前方6剂续服。四诊：皮肤丘疱疹较前又有减轻，仍瘙痒，以前方变黄连为24g，6剂。五诊：皮肤瘙痒较前又有减轻，丘疱疹糜烂基本愈合，以前方6剂续服。六诊：皮肤丘疱疹较前又有减轻，以前方6剂续服。七诊：皮肤丘疱疹较前又有明显减轻，又以前方治疗150余剂，诸症悉除。随访1年，一切尚好。

【用方提示】根据丘疹色红流黄水辨为湿热，再根据瘙痒因受凉加重辨为寒，因口腻、苔腻辨为湿热，以此辨为阳虚夹湿热证。方以文蛤汤清热散寒，宣发肌肤，以苦参汤、狼牙汤、黄连粉方清热燥湿，以桂枝人参汤益气温阳散寒。方药相互为用，以奏其效。

湿疹

湿疹是由多种复杂的内、外因素引起的一种具有多形性皮损和易有渗出倾向的皮肤病。

【导读】根据湿疹的病变证机是风寒夹热，治以文蛤汤；又因湿热病变证机比较重，故与苦参矾石汤合方治之。

韩某，女，57岁。有多年湿疹病史，近因瘙痒加重前来诊治。刻诊：四肢及胸腹多处有湿疹，小的呈点状，大的呈片状，因风寒加重或诱发，抓破流黄水，时有头痛，口渴欲饮热水，舌质红、苔薄黄，脉沉紧。辨为风寒夹湿热证，治当疏散风寒，兼清郁热。给予文蛤汤与苦参矾石汤合方加味：海蛤15g，麻黄10g，生姜10g，石膏15g，杏仁10g，大枣12枚，苦参24g，白矾10g，芒硝12g，花椒12g，土茯苓30g，生甘草10g。6剂，水煎服，每日1剂，每日三服。二诊：头痛减轻，以前方6剂续服。三诊：瘙痒减轻，以前方6剂续服。四诊：湿疹色泽变淡，以前方6剂续服。五诊：瘙痒好转，大便变溏，以前方减芒硝为6g，6剂。六诊：瘙痒基本解除，以前方6剂续服。之后，为了巩固疗效，又以前方治疗30剂。随访1年，一切尚好。

【用方提示】根据湿疹因风寒加重辨为寒，再根据舌质红、苔薄黄辨为热，因抓破流黄水辨为湿，以此辨为风寒夹湿热证。方以文蛤汤散寒于外、清热于内；以苦参矾石汤清热燥湿、解毒止痒。方药相互为用，以奏其效。

吴茱萸汤合方

吴茱萸汤由『吴茱萸洗、一升（24g）』，人参三两（9g），生姜切、六两（18g）』，大枣擘、十二枚（12枚）』所组成，方中吴茱萸既是温阳药又是降逆药；生姜既是温化药又是醒脾药；人参既是益气药又是生津药；大枣既是益气药又是补血药，还是缓急药。方药相互为用，是以益气散寒降逆为主的重要基础方，可辨治寒郁气虚证，治病用方应重视吴茱萸与生姜之间的用量比例关系。

═══════ **慢性胃炎** ═══════

【导读】根据慢性胃炎的病变证机有虚寒气逆，治以吴茱萸汤益气散寒降逆；又因病变证机有夹热气逆，故与橘皮竹茹汤合方，更因病变证机有气郁，故与四逆散合方，复因病变证机有瘀血，故与失笑散合方用之。

孙某，男，33岁。有多年慢性胃炎病史，近由病友介绍前来诊治。刻诊：胃脘痞闷，恶心频繁，呕吐涎水，食凉即胃痛，急躁易怒，倦怠乏力，舌质淡夹瘀紫、苔腻黄白夹杂，脉沉弱。辨为虚寒气逆气郁夹瘀证，治当温阳降逆、行气降逆、活血化瘀。给予吴茱萸汤、橘皮竹茹汤、四逆散与失笑散合方：吴茱萸24g，红参10g，生姜24g，陈皮50g，竹茹50 g，红参10g，柴胡12g，白芍12g，枳实12g，五灵脂10g，蒲黄10g，大枣30枚，炙甘草15g。6剂，第1次煎45min左右，第2次煎20min，合并药液，每日1剂，每次服150mL左右，每日分早、中、晚服。二诊：恶心、呕吐明显减轻，仍急躁易怒，以前方变柴胡、枳实、白芍各为15g，6剂。三诊：恶心、呕吐基本消除，急躁易怒明显好转，以前方6剂续服。四诊：恶心、呕吐未再出现，又以前方治疗40余剂，诸症悉除。随访1年，一切尚好。

【用方提示】根据恶心、呕吐辨为气逆，再根据食凉即胃痛辨为寒，因倦怠乏力辨为虚，更因急躁易怒辨为郁，复因舌质淡夹瘀紫辨为瘀，以此辨为虚寒气逆气郁夹瘀证。方以吴茱萸汤益气温阳，散寒降逆；以橘皮竹茹汤益气清化降逆；以四逆散疏理气机；以失笑散活血化瘀。方药相互为用，以奏其效。

肝性脑病

肝性脑病是由严重肝病引起的、以代谢紊乱为基础、以中枢神经系统功能失调为特征的临床综合征。

【导读】根据肝性脑病的病变证机是虚寒，治以吴茱萸汤；又因病变证机有痰湿，故与二陈汤合方治之。

郑某，男，59岁。有多年乙肝、肝硬化病史，半年前出现焦虑、激动、表情淡漠、睡眠倒错、健忘，即到某省级医院检查，诊断为轻度肝性脑病。遂住院治疗20余日，自觉症状改善不明显，出院后继续服用中西药，治疗效果仍不明显，近因症状加重前来诊治。刻诊：焦虑，急躁，表情淡漠，睡眠倒错，手足厥冷，畏寒怕冷，倦怠，舌质淡、苔厚白腻，脉虚弱。辨为阳虚痰扰证，治当燥湿化痰。给予吴茱萸汤与二陈汤合方加味：吴茱萸12g，红参10g，生姜18g，大枣12枚，姜半夏15g，陈皮15g，茯苓9g，炙甘草5g，柴胡12g，酸枣仁（一半煎服、一半生用吞服）45g，石菖蒲12g。6剂，水煎服，每日1剂，每日三服。二诊：焦虑、急躁有所减轻，以前方6剂续服。三诊：情绪明显好转，以前方6剂续服。四诊：睡眠基本恢复正常，以前方6剂续服。五诊：病情趋于稳定，以前方治疗20余剂。六诊：诸症悉除，之后，改用小柴胡汤与桂枝茯苓丸合方加减变化治疗肝硬化，病情稳定。随访1年，一切尚好。

【用方提示】根据手足厥冷、畏寒怕冷辨为寒，再根据倦怠、脉虚弱辨为气虚，因焦虑、急躁辨为寒扰肝气，又因苔白厚腻辨为痰，以此辨为阳虚痰扰证。方以吴茱萸汤温肝散寒、补益中气；以二陈汤醒脾化痰、调理气机；加柴胡疏肝解郁，酸枣仁益肝舍魂安神，石菖蒲开窍醒神定志。方药相互为用，以奏其效。

癔症

【导读】根据癔症的病变证机是阳虚，治以吴茱萸汤；又因病变证机有气逆，故选用吴茱萸汤与桂枝加桂汤合方，既益气散寒、又平冲降逆。

夏某，女，37岁。有10余年癔症病史。曾多次服用中西药，均未能有效控制病情，近由病友介绍前来诊治。刻诊：精神时时恍惚，气从少腹上冲心胸，胸中憋气，叹息则舒，手足不温，倦怠乏力，舌质淡、苔薄白，脉沉弱。辨为阳虚气逆夹郁证，治当温阳益气、降泄浊逆。给予吴茱萸汤与桂枝加桂汤合方加味：吴茱萸24g，红参10g，生姜18g，大枣12枚，桂枝15g，白芍10g，沉香3g，降香6g，枳实10g，薤白24g，炙甘草6g。6剂，水煎服，每日1剂，每日三服。二诊：倦怠乏力好转，胸中憋气减轻，复以前方6剂续服。三诊：手足温和，精神转佳，以前方6剂续服。四诊：未再出现气从少腹上冲心胸，以前方治疗60余剂，诸症悉除。为了巩固疗效，以前方变汤剂为散剂，每次6g，每日三服，治疗半年。随访1年，一切尚好。

【用方提示】根据手足不温、苔薄白辨为寒，再根据倦怠乏力、脉沉弱辨为气虚，因气从少腹上冲心胸辨为浊气上逆，又因胸中憋闷辨为气郁，以此辨为阳虚气逆夹郁证。方以吴茱萸汤温阳散寒、补益中气；以桂枝加桂汤温阳散寒、降泄浊逆；加沉香摄纳肾气，降香行气散结降浊，枳实理气降泄，薤白行气通阳宽胸。方药相互为用，以奏其效。

阳痿

【导读】根据阳痿的病变证机是肝寒气虚，治以吴茱萸汤；又因阴寒病变证机比较重，故与四逆汤合方治之。

马某，男，37岁。有多年阳痿病史，近由病友介绍前来诊治。刻诊：阳痿，自觉阴部冰凉，少腹、小腹拘急，急躁易怒，舌质淡红、苔薄白，脉沉弱。辨为肝寒气虚证，治当温肝散寒、益气化阳。给予吴茱萸汤与四逆汤合方：吴茱萸24g，红参10g，生姜15g，大枣12枚，生川乌5g，干姜5g，巴戟天15g，补骨脂15g，炙甘草6g。6剂，水煎服，每日1剂，每日三服。二诊：阴部冰凉减轻，以前方6剂续服。三诊：少腹小腹拘急缓解，以前方6剂续服。四诊：阳痿好转，以前方6剂续服。五诊：急躁易怒好转，以前方6剂续服。六诊：阳痿恢复明显，以前方6剂巩固。七诊：诸症基本解除，为了巩固疗效，又以前方治疗30余剂。随访1年，一切尚好。

【用方提示】根据阳痿、急躁易怒辨为肝寒，再根据阴部冰凉辨为阳虚不温，因脉沉弱辨为气虚，以此辨为肝寒气虚证。方以吴茱萸汤温阳益气、散寒疏肝；以四逆汤温壮阳气；加巴戟天、补骨脂温补阳气。方药相互为用，以奏其效。

乌梅丸合方

◇◇◇◇◇◇◇◇◇◇◇◇◇◇◇◇◇◇◇◇◇◇

乌梅丸由『乌梅三百枚（500g）』，黄连十六两（48g），细辛六两（18g），干姜十两（30g），当归四两（12g），黄柏六两（18g），桂枝去皮、六两（18g），人参六两（18g），附子炮、去皮、六两（18g），蜀椒出汗、四两（12g）』所组成，方中乌梅既是收敛药又是生津养阴药；黄连、黄柏既是苦寒清热药又是燥湿药；附子既是温阳药又是宣通药；干姜既是温阳药又是醒脾药；蜀椒既是温阳药又是止痛药；细辛既是温阳药又是止痛药；桂枝既是通经药又是温阳药；人参既是益气药又是生津药；当归既是补血药又是活血药；苦酒既是酸敛药又是养阴药。方药相互为用，既是清热散寒、补益气血的重要治病方，又是安蛔驱蛔的重要代表方，可辨治寒热伤气阴证。治病若用汤剂，可在原方基础上酌情调整用量。

复发性口腔溃疡

【导读】根据复发性口腔溃疡的病变证机有寒热夹虚，治以乌梅丸补益温阳清热；又因病变证机有瘀血，故与失笑散合方，复因病变证机有虚热，故与甘草汤合方用之。

刘某，男，35岁。有多年复发性口腔溃疡病史，近由病友介绍前来诊治。刻诊：口腔溃烂，溃烂面灼热疼痛，食冷食热加重疼痛，心烦急躁，倦怠乏力，舌质淡红夹瘀紫、苔腻黄白夹杂，脉沉弱。辨为寒热夹虚夹瘀证，治当温阳清热，益气化瘀，给予乌梅丸、甘草汤与失笑散合方：乌梅25g，黄连10g，细辛4g，干姜6g，当归3 g，黄柏4g，桂枝4g，红参4g，附子4g，花椒3g，五灵脂10g，蒲黄10g，生甘草10g。6剂，第1次煎45min左右，第2次煎20min，合并药液，每日1剂，每次服150mL左右，每日分早、中、晚服。二诊：口腔溃烂减轻，仍心烦急躁，以前方变黄连、黄柏各为15g，6剂。三诊：口腔溃烂较前又有减轻，心烦急躁基本消除，以前方6剂续服。四诊：口腔溃烂基本消除，仍倦怠乏力，以前方变红参为10g，6剂。五诊：口腔溃烂又有轻微发作，以前方 6 剂续服。六诊：口腔溃烂消除，又以前方治疗 70 余剂，诸症悉除。随访 1 年，一切尚好。

【用方提示】根据口腔溃烂食热加重疼痛辨为热，再根据口腔溃烂食凉加重疼痛辨为寒，因倦怠乏力辨为虚，更因舌质淡红夹瘀紫辨为瘀，以此辨为寒热夹虚夹瘀证。方以乌梅丸温阳散寒，清热燥湿，益气补血；以甘草汤益气清热解毒；以失笑散活血化瘀。方药相互为用，以奏其效。

慢性腹泻

慢性腹泻是指排便次数增多，粪便稀薄，反复发作的非器质性疾病。本病发于各个年龄，男女之间没有明显差异。

【导读】乌梅丸虽是辨治蛔厥证（胆道蛔虫症）的重要基础方，但应用乌梅丸不能局限于蛔厥证。根据乌梅丸方药组成是寒热并用，散收兼顾。再根据慢性腹泻的病变证机是上热下寒、正气不固，故选用乌梅丸以清热于上，散寒于下，并固涩于内，行散于外。

叶某，女，52 岁。有 20 余年慢性腹泻病史，曾多次检查，均未发现明显异常病理变化，每日至少腹泻 4 次，服用中西药，腹泻即减轻，但停药后又复发，近因腹泻加重前来诊治。刻诊：腹泻，肠鸣，食凉即泻，手足不温，腹部怕冷，倦怠乏力，呃逆，口干舌燥，口舌生疮，舌质红、苔薄黄，脉沉。辨为上热下寒证，治当清泻上热、温暖下寒。给予乌梅丸加味：乌梅 15g，黄连 10g，细辛 5g，干姜 6g，当归 12g，黄柏 12g，桂枝 6g，红参 6g，附子 6g，蜀椒 4g，姜半夏 12g，旋覆花 12g。6 剂，水煎服，每日 1 剂，每日三服。二诊：腹泻减轻，以前方 6 剂续服。三诊：口舌生疮痊愈，以前方 6 剂续服。四诊：腹泻未再出现，手足转温，以前方 6 剂续服。为了巩固疗效，将前方变汤剂为散剂，每次 6g，每日三服。随访 1 年，一切尚好。

【用方提示】根据食凉即泻、手足不温辨为寒，再根据口舌生疮、舌质红辨为热，因倦怠乏力辨为夹气血虚，以此辨为上热下寒证。方以乌梅丸清热于上，散寒于下，兼补益气血；加半夏、旋覆花醒脾燥湿、降逆止呃。方药相互为用，以奏其效。

慢性溃疡性结肠炎

慢性溃疡性结肠炎是一种病因尚不十分清楚的结肠慢性非特异性炎症性疾

病。本病可发生于任何年龄，以 20 ～ 40 岁为多发，男女之间没有明显差异。

【导读】根据慢性溃疡性结肠炎的病变证机是寒热夹杂，治以乌梅丸；又因病变证机有正气不固，故又与诃梨勒散合方治之。

赵某，女，62 岁。有多年慢性溃疡性结肠炎病史，多次服用中西药，曾数次静脉用药，均未取得预期治疗效果，近因腹泻、腹痛加重前来诊治。刻诊：腹泻，腹痛，肠鸣如雷，口苦口干，食凉加剧，急躁易怒，口腔溃疡，腹部畏寒，手足不温，少气乏力，形体消瘦，舌质淡、苔薄黄略腻，脉沉弱。辨为肝热脾寒夹虚证，治当清泻肝热、温暖脾胃。给予乌梅丸与诃梨勒散合方加味：乌梅 15g，黄连 10g，细辛 3g，干姜 5g，当归 12g，黄柏 12g，桂枝 3g，红参 10g，附子 3g，蜀椒 3g，诃梨勒 15g，姜半夏 12g。6 剂，水煎服，每日 1 剂，每日三服。二诊：腹泻、腹痛减轻，口腔溃疡消除，以前方 6 剂续服。三诊：情绪明显好转，口苦口干解除，以前方 6 剂续服。四诊：大便恢复正常，以前方 6 剂续服。为了巩固疗效，以前方治疗 12 剂，诸症悉除。随访 1 年，一切尚好。

【用方提示】根据口苦口干、急躁易怒辨为肝热，再根据腹泻、食凉加剧、手足不温辨为寒，因少气乏力、形体消瘦辨为气血虚，以此辨为肝热脾寒夹虚证。方以乌梅丸清肝热、散脾寒、补益气血；以诃梨勒散固涩止泻；加半夏醒脾燥湿。方药相互为用，以取其效。

POEMS 综合征

POEMS 综合征是以进行性多发性周围神经病变为主的浆细胞瘤或浆细胞增生而引起多系统（周围神经病、肝脾大、内分泌紊乱、M 蛋白增高和皮肤色素沉着）损害的一种自身免疫性临床综合征。

【导读】根据 POEMS 综合征的病变证机是上热下寒，治以乌梅丸；又因病变证机有瘀血，故与活络效灵丹合方；更因病变证机有痰热，故又与小陷胸汤合方治之。

马某，女，46 岁。在 4 年前被诊断为 POEMS 综合征，服用中西药，虽有治疗效果，但远期疗效不明显，病情常常反复发作，近由病友介绍前来诊治。刻诊：四肢呈对称性麻木，痛如针刺，四肢肌肉萎缩，倦怠乏力，畏寒怕冷，肢体沉重，闭经，口舌生疮，口苦，舌质淡红瘀紫、苔黄腻，脉沉弱涩。辨为气虚痰瘀、寒热夹杂证，治当益气活血、健脾化痰、平调寒热。给予乌梅丸、活络效灵丹与小陷胸汤合方：乌梅 15g，黄连 12g，细辛 6g，干姜 5g，当归 12g，黄柏 10g，桂枝

6g，红参 6g，附子 6g，蜀椒 5g，丹参 15g，乳香 15g，没药 15g，半夏 12g，全栝楼 30g。6 剂，水煎服，每日 1 剂，每日三服。二诊：麻木略有好转，以前方6 剂续服。三诊：肢体沉重减轻，以前方 6 剂续服。四诊：畏寒怕冷解除，以前方 6 剂续服。五诊：疼痛基本缓解，以前方 6 剂续服，六诊：病情明显好转，以前方 30 余剂。之后，为了巩固疗效，以前方变汤剂为散剂，每次 6g，每日三服，坚持治疗。随访 1 年，一切正常。

【用方提示】根据倦怠乏力辨为气虚，再根据肢体沉重、苔腻辨为痰，因痛如针刺辨为瘀，又因口苦、苔黄辨为热，更因畏寒怕冷辨为寒，以此辨为气虚痰瘀、寒热夹杂证。方以乌梅丸清热燥淡，温阳通脉，兼益气血；以活络效灵丹活血化瘀止痛；以小陷胸汤清热化痰，宽胸行气。方药相互为用，以奏其效。

类风湿关节炎

【导读】根据类风湿关节炎的病变证机是寒凝夹热，治以乌梅丸清热散寒；又因病变证机有湿热，故与四妙丸合方治之。

吴某，女，46 岁。有多年类风湿关节炎病史，近因疼痛加重前来诊治。刻诊：手指关节变形疼痛，活动受限，因凉加重，口渴，舌质红、苔黄腻，脉沉略弱。辨为寒凝夹热证，治当温阳散寒，兼清郁热。给予乌梅丸与四妙丸合方：乌梅 20g，黄连 6g，细辛 6g，干姜 10g，当归 12g，黄柏 24g，桂枝 6g，红参 6g，附子 6g，花椒 5g，苍术 24g，薏苡仁 30g，怀牛膝 30g。6 剂，水煎服，每日 1 剂，每日三服。二诊：口渴减轻，减乌梅为 10g，以前方 6 剂续服。三诊：疼痛略有减轻，以前方 6 剂续服。四诊：诸症较前好转，以前方 6 剂续服。五诊：疼痛基本解除，以前方 6 剂续服。六诊：关节较前活动自如，以前方 6 剂续服。七诊：症状表现基本消除，以前方 6 剂续服。之后，为了巩固疗效，又以前方变汤剂为散剂，每次 6g，每日三服，治疗 8 个月。随访 1 年，一切尚好。

【用方提示】根据关节疼痛、因凉加重辨为寒，再根据口渴、舌质红辨为热，因苔黄腻辨为湿热，以此辨为寒凝夹热证。方以乌梅丸清热散寒、寒热并治；以四妙丸清热化湿、活血通脉。方药相互为用，以奏其效。

乌头桂枝汤合方

乌头桂枝汤由『乌头五枝（10g 或 15g）』桂枝去皮，三两（9g）』芍药三两（9g）』甘草炙、二两（6g）』生姜切、三两（9g）』大枣十二枚』所组成，乌头既是散寒药又是通经药，还是止痛药；桂枝既是通经药又是温阳药，还是益气药；芍药既是敛阴药又是补血药，还是缓急止痛药；生姜既是行散药又是通经药；大枣、甘草既是益气药又是缓急药。方药相互为用，是以解肌发表、逐寒止痛为主的重要基础方，可辨治寒凝伤气血证。

感冒经久不愈

【导读】根据感冒经久不愈的病变证机有营卫不固夹寒凝，治以乌头桂枝汤调补营卫温散寒凝；又因病变证机有痰湿，故与小半夏汤合方用之。

郑某，女，45 岁。有 4 年感冒经久不愈病史，近因病友介绍前来诊治。刻诊：发热，怕冷，头痛，周身肌肉关节冷痛沉重，右半身汗多，左半身汗少，手足肿胀不温，倦怠乏力，舌质淡、苔白腻，脉沉弱。辨为寒凝营卫筋脉夹痰湿证，治当调补营卫、散寒化痰。给予乌头桂枝汤与小半夏汤合方：制川乌 10g，桂枝 10g，白芍 10g，生姜 24g，大枣 12 枚，生半夏 24g，炙甘草 10g。6 剂，第 1 次煎 45min 左右，第 2 次煎 20min，合并药液，每日 1 剂，每次服 150mL 左右，每日分早、中、晚服。二诊：感冒症状明显减轻，仍右半身汗多，以前方变白芍为 30g，6 剂。三诊：感冒症状较前又有减轻，汗出明显减少，以前方 6 剂续服。四诊：感冒症状基本消除，仍倦怠乏力，以前方加红参 10g，6 剂。五诊：感冒症状未再出现，仍有周身肌肉关节轻微冷痛，以前方加生附子 3g，6 剂。六诊：周身肌肉关节疼痛消除，又以前方治疗 30 余剂，诸症悉除。随访 1 年，一切尚好。

【用方提示】根据发热、怕冷、汗出辨为营卫不固，再根据周身肌肉关节冷痛辨为寒凝，因倦怠乏力辨为虚，更因肿胀、苔白腻辨为痰湿，以此辨为寒凝营卫筋脉夹痰湿证。方以乌头桂枝汤调补营卫，解散寒凝；以小半夏汤燥湿化痰。方药相互为用，以奏其效。

肌肉风湿

肌肉风湿是指风湿侵犯肌肉以疼痛为主的表现。

【导读】根据肌肉风湿的病变证机是营卫寒湿，治以乌头桂枝汤益气散寒、调和营卫；又因寒湿病变证机比较重，故与麻黄加术汤合方治之。

解某，女，39岁。有多年肌肉风湿病史，近因肌肉重着疼痛加重前来诊治。刻诊：四肢肌肉酸楚重着疼痛，汗出，恶风，舌质淡、苔白略腻，脉浮弱。辨为营卫寒湿郁滞证，治当温阳散寒、除湿通脉。给予乌头桂枝汤与麻黄加术汤合方加味：生川乌10g，桂枝10g，白芍10g，生姜10g，大枣12枚，麻黄10g，白术12g，杏仁12g，川芎15g，羌活10g，炙甘草6g。6剂，水煎服，每日1剂，每日三服。二诊：汗出减少，以前方6剂续服。三诊：酸楚重着减轻，以前方6剂续服。四诊：疼痛好转，以前方6剂续服。五诊：诸症基本解除，以前方6剂续服。六诊：未再出现明显不适，以前方6剂续服。之后，为了巩固疗效，又以前方变汤剂为散剂，每次6g，每日三服，治疗2个月。随访1年，一切尚好。

【用方提示】根据四肢肌肉酸楚重着，再根据苔白略腻辨为湿，因汗出、脉浮弱辨为寒夹虚，以此辨为营卫寒湿郁滞证。方以乌头桂枝汤温阳逐寒、调和营卫；以麻黄加术汤散寒除湿、益气止痛；加羌活散寒除湿、通脉止痛。方药相互为用，以奏其效。

乌头汤合方

乌头汤由『麻黄三两（9g）、芍药三两（9g）、黄芪三两（9g）、炙甘草三两（9g）、川乌咀，以蜜二升，煎取一升，即出乌头、五枚（10g）』所组成，方中乌头既是散寒药又是通经药，还是止痛药；麻黄既是散寒药又是通络药，还是止痛药；黄芪既是益气药又是固卫药；芍药既是敛阴药又是补血药，还是缓急止痛药；甘草既是益气药又是生津药，还是缓急止痛药。方药相互为用，是以益气散寒、通利关节为主的重要治病方，可辨治寒凝夹气血虚证。

冠心病、心绞痛

【导读】根据冠心病、心绞痛的病变证机有气血虚夹寒，治以乌头汤益气补血、温散寒凝；又因病变证机有湿热夹虚，故与半夏泻心汤合方，复因病变证机有瘀血，故与失笑散合方用之。

孙某，男，58岁。有多年冠心病、心绞痛病史，2年来病情加重，近由病友介绍前来诊治。刻诊：心痛如针刺，受凉或活动后加重，手足不温、怕冷，倦怠乏力，面色不荣，口苦口腻，经常口腔溃烂灼热疼痛，舌质暗淡夹瘀紫、苔白厚腻，脉沉弱略涩。辨为寒凝夹虚，湿热夹瘀证，治当散寒补虚，清热活血，给予乌头汤、半夏泻心汤与失笑散合方：制川乌10g，麻黄10g，白芍10g，黄芪10g，黄连3g，黄芩10g，干姜10g，红参10g，大枣12枚，生半夏12g，五灵脂10g，蒲黄10g，炙甘草10g。6剂，第1次煎45min左右，第2次煎20min，合并药液，每日1剂，每次服150mL左右，每日分早、中、晚服。二诊：心痛明显减轻，仍口苦、口腔溃烂灼热疼痛，以前方变黄连为10g，6剂。三诊：心痛较前又有减轻，仍怕冷，以前方变干姜为15g，6剂。四诊：心痛基本消除，仍怕冷，以前方加生附子3g，6剂。五诊：心痛未再出现，怕冷、口苦较前明显减轻，以前方6剂续服。六诊：诸症基本趋于缓解，又以前方治疗60余剂，诸症悉除。之后，又以前方变汤剂为散剂，每次6g，每日分早、中、晚服。随访2年，一切尚好。

【用方提示】根据心痛因受凉加重辨为寒，再根据心痛因活动后加重辨为虚，因口苦口腻辨为湿热，复因口腔灼热疼痛辨为热，更因舌质夹瘀紫辨为瘀，以此辨为寒凝夹虚、湿热夹瘀证。方以乌头汤调补气血，解散寒凝；以半夏泻心汤益气清热，散寒燥湿；以失笑散活血化瘀。方药相互为用，以奏其效。

湿疹

湿疹是指多种内外因素引起的表皮及真皮浅层的炎症性皮肤病。

【导读】根据湿疹的病变证机是寒湿，治以乌头汤散寒胜湿；又因湿郁较甚，故与五苓散合方治之。

赵某，女，58岁。有10余年慢性湿疹病史，多次服用中西药，但未能有效控制症状，病情反复发作，近因病症复发前来诊治。刻诊：丘疹，瘙痒，皮肤肥厚粗糙，色素沉着，皮纹增宽加深，口淡不渴，舌质淡、苔白腻，脉沉。辨为寒湿郁结证，治当祛风散寒、除湿止痒。给予乌头汤与五苓散合方加味：黄芪10g，麻黄10g，白芍10g，川乌10g，猪苓10g，泽泻12g，白术5g，茯苓5g，桂枝5g，荆芥12g，防风12g，薏苡仁30g，炙甘草10g。6剂，水煎服（煎药时加入蜂蜜30mL），每日1剂，每日三服。二诊：丘疹减少，瘙痒减轻，以前方6剂续服。三诊：苔白腻减退，以前方6剂续服。四诊：瘙痒止，以前方6剂续服。五诊：皮肤粗糙较前好转，以前方6剂续服。六诊：诸症基本解除，以前方6剂续服。之后，以前方治疗20余剂，为了巩固疗效，以前方变汤剂为散剂，每次6g，每日三服，治疗2个月。随访1年，一切正常。

【用方提示】根据口淡不渴辨为寒，再根据皮肤肥厚粗糙辨为寒郁不通，因苔白腻辨为湿，以此辨为寒湿郁结证。方以乌头汤温阳逐寒、益气化湿；以五苓散渗利湿浊，兼以化气除湿；加荆芥、防风祛风散寒，薏苡仁健脾渗利湿浊。方药相互为用，以奏其效。

未分化结缔组织病

未分化结缔组织病（UCTD）指具有某些结缔组织病的临床表现，但又不符合任何一种特定疾病的诊断标准，未发现有特征性的临床表现和特异性的实验室指标。发病年龄多在18~67岁，以育龄期女性多见；男女发病比例为1：（4~6）。

【导读】根据未分化结缔组织病的病变证机是阳虚，治以乌头汤温阳散寒益气；又因病变证机有痰湿，故与苓桂术甘汤合方；因病变证机有瘀血，故又与生化汤合方治之。

党某，男，51岁。4年前被诊断为未分化结缔组织病，近由病友介绍前来诊治。刻诊：皮肤盘状斑块，关节晨僵疼痛如针刺，麻木肿胀，手足不温，肢体困重，倦怠乏力，舌质暗淡瘀紫、苔白腻，脉沉弱涩。辨为阳虚痰瘀证，治当温补阳气、燥湿化痰、活血化瘀。给予乌头汤、苓桂术甘汤与生化汤合方：麻黄10g，白芍10g，黄芪10g，生川乌10g，茯苓12g，桂枝10g，白术6g，当归24g，川芎10g，桃仁3g，干姜2g，炙甘草12g。6剂，水煎服（煎药时加入黄酒10mL，童便2mL），每日1剂，每日三服。二诊：关节僵硬略有好转，以前方6剂续服。三诊：手足较前转温，以前方6剂续服。四诊：麻木肿胀明显减轻，以前方6剂续服。五诊：疼痛缓解，以前方6剂续服。六诊：麻木肿胀消除，以前方治疗80余剂，诸症较前又有明显改善。之后，为了巩固疗效，以前方变汤剂为散剂，每次6g，每日三服，治疗6个月。随访1年，一切尚好。

【用方提示】根据手足不温、脉沉弱辨为阳虚，再根据痛如针刺、舌质暗淡瘀紫、脉沉弱涩辨为瘀血，因肢体困重、苔白腻辨为痰阻，以此辨为阳虚痰瘀证。方以乌头汤温阳散寒、益气通脉；以苓桂术甘汤健脾益气、温阳化痰；以生化汤温阳散寒、活血化瘀。方药相互为用，以奏其效。

风湿性关节炎

风湿性关节炎是以游走性多发性关节（膝、踝、肩、肘、腕）疼痛为主的急性或慢性结缔组织炎症的一种疾病。

【导读】根据风湿性关节痛的病变证机是寒湿，治以乌头汤；又因病变证机有郁热，故与白虎加桂枝汤合方；因病变证机有瘀血，故又与蛭虻归草汤合方治之。

苗某，男，47岁。有多年风湿性关节炎病史，近由病友介绍前来诊治。刻诊：膝关节酸楚重着疼痛，因寒湿加重，关节附近皮肤色泽较暗，口干不欲饮水，舌质暗红瘀紫、苔薄黄，脉沉细涩。辨为寒湿夹瘀热证，治当散寒除湿、清热化瘀。给予乌头汤、白虎加桂枝汤与蛭虻归草汤合方：麻黄10g，白芍10g，黄芪10g，生川乌10g，当归12g，水蛭6g，虻虫3g，知母18g，石膏48g，粳米18g，桂枝

9g，炙甘草 10g。6 剂，水煎服，每日 1 剂，每日三服。二诊：膝关节酸楚重着减轻，但仍然疼痛，改生川乌为 6g，加生草乌 6g，6 剂。三诊：疼痛较前减轻，以前方 6 剂续服。四诊：诸症较前均有减轻，以前方 6 剂续服。五诊：酸楚重着疼痛基本消除，以前方治疗 40 余剂。之后，为了巩固疗效，以前方变汤剂为散剂，每次 6g，每日三服，治疗 3 个月，诸症悉除。随访 1 年，未再复发。

【用方提示】根据疼痛因寒湿加重辨为寒，再根据膝关节酸楚重着辨为湿，因舌质暗红瘀紫辨为瘀热，又因口干不欲饮水、苔薄黄辨为寒湿夹热，以此辨为寒湿夹瘀热证。方以乌头汤温阳散寒、除湿止痛；以白虎加桂枝汤清热通阳；以蛭虻归草汤破血逐瘀、通络止痛。方药相互为用，以奏其效。

股骨头缺血性坏死

股骨头坏死性疾病是指股骨头血供障碍引起的股骨头骺部分或全部的骨活性成分死亡。根据临床表现分为小儿股骨头缺血性坏死、成人股骨头缺血性坏死。

【导读】根据股骨头缺血性坏死的病变证机是阳虚寒湿，治以乌头汤；又因阳虚寒湿比较重，故又与阳和汤合方治之。

韩某，女，29 岁。3 年前因外伤引起股骨头缺血性（无菌性）坏死，服用中西药，未能有效控制病情，近由病友介绍前来诊治。刻诊：髋关节僵硬疼痛，活动障碍，下肢冰冷，肌肉萎缩，因活动及受凉加重，肢体沉重，舌质淡、苔白腻，脉沉迟弱。辨为阳虚寒湿证，治当温阳益气、散寒燥湿。给予乌头汤与阳和汤合方：麻黄 10g，白芍 10g，黄芪 10g，生川乌 10g，熟地黄 30g，肉桂 3g，麻黄 2g，鹿角胶 10g，白芥子 6g，干姜 3g，生甘草 3g，炙甘草 6g。6 剂，水煎服，每日 1 剂，每日三服。二诊：髋关节僵硬略有改善，以前方 6 剂续服。三诊：髋关节疼痛减轻，以前方 6 剂续服。四诊：下肢冰冷趋于好转，以前方 6 剂续服。五诊：下肢转温，但仍感怕冷，以前方 6 剂续服。六诊：活动较前灵活，以前方 150 剂续服。之后，为了巩固疗效，以前方变汤剂为散剂，每次 6g，每日三服，治疗 6 个月，诸症悉除。随访半年，一切尚好。

【用方提示】根据下肢冰冷辨为寒盛，再根据因活动加重辨为气虚，因肢体沉重、苔白腻辨为寒湿，又因僵硬疼痛辨为寒湿阻滞，以此辨为阳虚寒湿证。方以乌头汤温阳益气、散寒止痛；以阳和汤补阳散寒、养血通络。

方药相互为用，以奏其效。

支气管哮喘

【导读】根据支气管哮喘的病变证机是寒痰气虚，治以乌头汤散寒化痰益气；又因气虚病变证机比较重，故与四君子汤合方治之。

夏某，女，53岁。有多年支气管哮喘病史，近因哮喘加重前来诊治。刻诊：哮喘，喉中痰鸣，咳痰不爽，手足冰凉，动则气喘，舌质淡红、苔白略腻，脉沉弱。辨为寒痰夹气虚证，治当散寒化痰、健脾益气。给予乌头汤与四君子汤合方加味：麻黄10g，白芍10g，黄芪10g，生川乌15g，红参12g，白术12g，茯苓12g，蛤蚧1对，射干12g，生姜15g，蜂蜜（冲服）10mL，炙甘草10g。6剂，水煎服，每日1剂，每日三服。二诊：哮喘减轻，以前方6剂续服。三诊：喉中痰鸣好转，以前方6剂续服。四诊：手足较前温和，以前方6剂续服。五诊：哮喘缓解，以前方去蛤蚧，6剂。六诊：苔腻消退，以前方6剂续服。七诊：病情稳定，未有明显不适，以前方12剂续服。之后，为了巩固疗效，又以前方变汤剂（仍用蛤蚧）为散剂，每次5g，每日三服，治疗半年。随访1年，一切尚好。

【用方提示】根据哮喘、手足冰凉辨为寒，再根据动则气喘辨为气虚，因咳痰不爽、苔白略腻辨为痰湿，以此辨为寒痰夹气虚证。方以乌头汤逐寒宣肺、益气化痰；以四君子汤健脾益气、杜绝生痰之源；加蛤蚧益气摄纳，射干降肺化痰，生姜宣肺化痰。方药相互为用，以奏其效。

乌头赤石脂丸合方

乌头赤石脂丸由『蜀椒一两（3g）、乌头一分（0.8g）、附子炮、半两（1.5g），赤石脂一两（3g）』所组成，方中乌头既是散寒药又是止痛药；附子既是壮阳药又是温通药；干姜既是宣通药又是醒脾药；蜀椒既是温通药又是止痛药；赤石脂既是固涩药又是补血药。方药相互为用，是以温阳逐寒通脉为主的重要代表方，可辨治寒瘀伤血证。治病若用汤剂，可在原方基础上酌情调整用量。

冠心病、心绞痛

【导读】根据冠心病、心绞痛的病变证机有寒凝，治以乌头赤石脂丸散寒解凝；又因病变证机有痰湿，故与小半夏汤合方，复因病变证机有瘀血，故与失笑散合方用之。

谢某，男，63岁。有多年冠心病、心绞痛病史，1年来病情加重，近由病友介绍前来诊治。刻诊：胸闷似痰阻，心痛如针刺，受凉或活动后加重，手足不温，怕冷，倦怠乏力，肢体沉重，舌质暗淡夹瘀紫、苔白厚腻，脉沉弱略涩。辨为寒凝夹虚、痰湿夹瘀证，治当温阳散寒、化痰活血。给予乌头赤石脂丸、小半夏汤与失笑散合方：制川乌3g，制附子5g，花椒10g，干姜10g，赤石脂10g，桂枝12g，红参10g，白术10g，生半夏24g，生姜24g，五灵脂10g，蒲黄10g，炙甘草12g。6剂，第1次煎45min左右，第2次煎20min，合并药液，每日1剂，每次服150mL左右，每日分早、中、晚服。二诊：心痛减轻，仍怕冷，前方继服6剂。三诊：心痛较前又有减轻，怕冷好转，以前方6剂续服。四诊：心痛较前又有明显减轻，仍胸闷，以前方加陈皮24g，6剂。五诊：心痛基本消除，胸闷较前明显减轻，以前方6剂续服。六诊：诸症基本消除，又以前方治疗50余剂，诸症悉除。之后，以前方变汤剂为散剂，每次6g，每日分早、中、晚服。随访2年，一切尚好。

【用方提示】根据心痛因受凉加重辨为寒，再根据心痛因活动后加重辨为虚，因胸闷似痰阻辨为痰湿，更因舌质夹瘀紫辨为瘀，以此辨为寒凝夹虚、痰湿夹瘀证。方以乌头赤石脂丸温散寒凝止痛；以小半夏汤燥湿化痰；以失笑散活血化瘀止痛。方药相互为用，以奏其效。

冠状动脉粥样硬化性心脏病

冠状动脉粥样硬化性心脏病是指冠状动脉粥样硬化使血管腔狭窄或梗阻，或（和）因冠状动脉功能性改变导致心肌缺血缺氧或坏死而引起的心脏病，简称冠心病，亦称缺血性心脏病。本病对40岁以上的人危害较大，男性发病多于女性。

【导读】根据冠心病的病症表现及病变证机是寒凝，治以乌头赤石脂丸；又因病变证机有瘀血，故与失笑散合方治之。

夏某，女，66岁。有数年冠心病病史，尤其是近3年来心肌缺血比较明显，近因心痛加重前来诊治。刻诊：心痛彻背，背痛彻心，夜间痛甚如针刺，手足不温，因凉诱发，因劳加重，舌质暗紫、苔薄白略腻，脉沉涩。辨为寒凝血瘀证，治当温阳散寒、活血化瘀。给予乌头赤石脂丸与失笑散合方加味：蜀椒6g，生川乌3g，附子3g，干姜6g，赤石脂6g，五灵脂12g，蒲黄12g，人参10g，炙甘草10g。6剂，水煎服（每剂药第一次煎35min，第二次煎20min，合并两次药液），每日1剂，每日三服。二诊：疼痛程度明显减轻、频率减少，复以前方6剂续服。三诊：诸症较前又有好转，以前方6剂续服。四诊：手足温和，能在空调房间停留，以前方6剂续服。五诊：诸症得到有效控制，又以前方治疗30余剂。之后，为了巩固疗效，以前方变汤剂为散剂，每次服2g，每日三服，用药约半年。随访2年，一切基本正常。

【用方提示】根据手足不温、因凉诱发辨为阳虚，又根据夜间痛甚如针刺、舌质暗紫辨为瘀阻；以因劳加重辨为虚，又因苔薄白略腻辨为寒痰，以此辨为寒凝血瘀证。方以乌头赤石脂丸温阳散寒、通脉止痛；以失笑散活血化瘀止痛；加人参益气帅血而行，炙甘草益气缓急止痛，并制约温热药伤气。方药相互为用，以奏其效。

主动脉夹层动脉瘤

主动脉夹层动脉瘤是指主动脉内膜撕裂，动脉压力驱使血液经此缺口进入主动脉壁，破坏中层，将中层纵行剥离而形成的夹层血肿的疾病。

【导读】主动脉夹层动脉瘤是难治性疾病，合理选用中药则能明显控制症状。根据主动脉夹层动脉瘤的病变证机是阳虚寒凝，治当选用乌头赤石脂丸与桂枝汤合方治之。

夏某，女，76岁。在1年前出现心痛如撕裂样，欲窒息感，面色苍白，四肢发凉。经多家医院数次检查，诊断为主动脉夹层动脉瘤，多次服用西药及中药，治疗效果不明显，患者拒绝手术治疗，近由病友介绍前来诊治。刻诊：心痛呈撕裂样（服用硝酸甘油无效），倦怠乏力，手足不温，因活动、受凉及夜间加重，头晕目眩，面色苍白，舌质淡、苔薄白，脉沉弱。辨为阳虚寒凝证，治当温补阳气、逐寒止痛。给予乌头赤石脂丸与桂枝汤合方加味：花椒12g，生川乌3g，附子6g，干姜12g，赤石脂3g，桂枝10g，白芍10g，大枣12枚，生姜10g，炙甘草6g，人参10g。6剂，水煎服，每日1剂，每日三服。二诊：心痛略有减轻，复以前方6剂续服。三诊：手足不温好转，以前方6剂续服。四诊：倦怠乏力好转，以前方6剂续服。五诊：诸症缓解，又以前方治疗60余剂，诸症悉除。之后，以前方变汤剂为散剂，每次服3g，每日三服，以巩固治疗效果。随访半年，一切尚好。

【用方提示】根据手足不温、舌质淡、苔薄白辨为寒，又根据倦怠乏力、脉沉弱辨为气虚，因活动、受凉及夜间加重辨为寒夹虚，以此辨为阳虚寒凝证。方以乌头赤石脂丸温阳逐散、通经止痛；以桂枝汤调和阴阳、补益气血；加人参补益宗气。方药相互为用，以奏其效。

冠心病、心肌缺血

【导读】根据冠心病、心肌缺血的病变证机是寒凝，治以乌头赤石脂丸；又因病变证机有气虚，故与桂枝人参汤合方治之。

谢某，男，68岁。有多年冠心病、心肌缺血病史，近因心痛加重前来诊治。刻诊：心痛及背，因寒及劳累加重或诱发，心中恶寒（自觉寒气直入心中），舌质淡、苔薄白，脉沉弱。辨为寒凝夹气虚证，治当温阳散寒、益气通脉。给予乌头赤石脂丸与桂枝人参汤合方加味：花椒6g，生川乌2g，附子3g，干姜10g，赤石脂6g，桂枝12g，白术10g，通草6g，大枣12枚，红参10g，炙甘草12g。6剂，水煎服，每日1剂，每日三服。二诊：心痛减轻，以前方6剂续服。三诊：心中恶寒好转，以前方6剂续服。四诊：心痛较前又减轻，以前方6剂续服。五诊：心痛基本解除，以前方6剂续服。六诊：未再出现心痛，以前方6剂续服。

之后，为了巩固疗效，又以前方变汤剂为散剂，每次 3g，每日三服，治疗 5 个月。随访 1 年，一切尚好。

【用方提示】根据心痛及背、因寒加重辨为寒，再根据心痛及背、因劳累加重辨为气虚，因舌质淡、脉沉弱辨为虚寒，以此辨为寒凝夹气虚证。方以乌头赤石脂丸温阳逐寒止痛；以桂枝人参汤益气温阳；加大枣补益心气，通草通利血脉；兼制温热药燥化。方药相互为用，以奏其效。

五苓散合方

五苓散由『猪苓去皮、十八铢（2.3g），泽泻一两六铢（3.8g），白术十八铢（2.3g），茯苓十八铢（2.3g），桂枝去皮、半两（1.5g）』所组成，方中茯苓既是利水药又是益气药；猪苓、泽泻既是清热药又是利水药；白术既是益气药又是燥湿药；桂枝既是益气药又是治表药，既是温阳药又是治里药。方药相互为用，是以健脾利水、温阳化气，化水药。方药相互为用，是以健脾利水、温阳化气，兼以解表为主的重要治病方，可辨治寒热湿夹虚证。

冠心病、心绞痛

【导读】根据冠心病、心绞痛的病变证机有水气，治以五苓散渗利水气；又因病变证机有阳虚，故与四逆加人参汤合方，更因病变证机有痰湿，故与小半夏汤合方，复因病变证机有瘀血，故与失笑散合方用之。

马某，男，71岁。有多年冠心病、心绞痛病史，近由病友介绍前来诊治。刻诊：心痛如针刺，胸闷，受凉或活动后加重，手足冰凉、怕冷，倦怠乏力，肢体沉重，口干舌燥不欲饮水，舌质淡红夹瘀紫、苔白厚腻夹黄，脉沉弱略涩。辨为水气夹虚、痰湿夹瘀证，治当渗利水气、温壮阳气、化痰活血。给予五苓散、四逆加人参汤、小半夏汤与失笑散合方：茯苓10g，猪苓10g，泽泻12g，桂枝5g，白术7g，生附子5g，红参3g，干姜5g，生姜24g，生半夏24g，五灵脂10g，蒲黄10g，炙甘草6g。6剂，第1次煎45min左右，第2次煎20min，合并药液，每日1剂，每次服150mL左右，每日分早、中、晚服。二诊：心痛明显减轻，仍胸闷、倦怠乏力，以前方变红参为10g，加陈皮、枳实各15g，6剂。三诊：心痛较前又有明显减轻，胸闷、倦怠乏力好转，仍手足冰凉，以前方变生附子、干姜各为6g，6剂。四诊：心痛较前又有明显减轻，胸闷消除，手足冰凉明显好转，以前方6剂续服。五诊：心痛较前又有明显好转，以前方6剂续服。六诊：诸症基本趋于缓解，又以前方治疗70余剂，诸症悉除。之后，又以前方断断续续服用。

随访 2 年，一切尚好。

【用方提示】根据心痛、口干舌燥不欲饮水辨为水气内停，再根据心痛因受凉或活动后加重辨为虚寒，因胸闷、苔腻辨为痰，更因舌质夹瘀紫辨为瘀，复因手足冰凉辨为阳虚，以此辨为水气夹虚、痰湿夹瘀证。方以五苓散渗利水气；以四逆汤加人参温壮阳气；以小半夏汤燥湿化痰；以失笑散活血化瘀止痛。方药相互为用，以奏其效。

慢性胃炎

【导读】根据慢性胃炎的病变证机是胃脘水气，治以五苓散；又因病变证机有痰湿，故与小半夏加茯苓汤合方治之。

薛某，女，51 岁。有多年慢性胃炎病史，近由病友介绍前来诊治。刻诊：胃脘痞满，不思饮食，脘腹中有水声，大便溏泄，口干舌燥，舌质淡红、苔略黄滑腻，脉浮。辨为胃脘水气证，治当健脾利水、温阳化气。给予五苓散与小半夏加茯苓汤合方：猪苓 10g，泽泻 15g，白术 10g，茯苓 10g，桂枝 8g，姜半夏 24g，生姜 24g，苍术 15g，厚朴 15g，黄连 10g。6 剂，水煎服，每日 1 剂，每日三服。二诊：胃脘痞满减轻，以前方 6 剂续服。三诊：脘腹中有水声减轻，以前方 6 剂续服。四诊：大便基本恢复正常，以前方 6 剂续服。五诊：口干舌燥基本解除，以前方 6 剂续服。六诊：诸症解除，以前方 12 剂续服。七诊：为了巩固疗效，又以前方治疗 12 剂。随访 1 年，一切尚好。

【用方提示】根据胃脘痞满、脘腹中有水辨为水气，再根据口干舌燥辨为水遏津行，因苔黄腻辨为水气夹热，以此辨为胃脘水气证。方以五苓散健脾益气、清热利水，兼以温化；小半夏加茯苓汤醒脾燥湿降逆；加苍术芳香化湿，厚朴行气化湿，黄连清泻郁热。方药相互为用，以奏其效。

下瘀血汤合方

下瘀血汤由『大黄二两（6g），桃仁二十枚（4g），䗪虫熬、去足、二十枚（10g）』所组成，方中大黄既是泻热药又是泻瘀药；䗪虫既是泻热药又是止痛药；桃仁既是活血药又是润燥药。方药相互为用，是以泻热逐瘀为主的重要治病方，可辨治瘀热胶结证。

冠心病、心绞痛

【导读】根据冠心病、心绞痛的病变证机有瘀热，治以下瘀血汤泻热活血化瘀；又因病变证机有阳虚，故与四逆加人参汤合方，更因病变证机有气郁，故与枳实薤白桂枝汤合方用之。

詹某，男，60岁。有多年冠心病、心绞痛病史，近由病友介绍前来诊治。刻诊：心胸烦热疼痛如针刺，胸闷，因情绪异常加重，手足冰凉、怕冷、倦怠乏力，舌质暗红夹瘀紫、苔腻黄白夹杂，脉沉弱。辨为瘀热阳虚夹郁证，治当泻热祛瘀、温阳活血。给予下瘀血汤、枳实薤白桂枝汤与四逆加人参汤合方：大黄6g，桃仁5g，土元10g，桂枝3g，薤白24g，全栝楼15g，枳实5g，厚朴12g，生附子5g，干姜5g，红参3g，炙甘草6g。6剂，第1次煎45min左右，第2次煎20min，合并药液，每日1剂，每次服150mL左右，每日分早、中、晚服。二诊：心痛减轻，仍胸中烦热，以前方加黄连10g，6剂。三诊：心痛较前又有减轻，胸中烦热好转，仍倦怠乏力，以前方变红参为10g，6剂。四诊：心痛较前又有减轻，倦怠乏力好转，以前方6剂续服。五诊：心痛较前又有减轻，仍情绪低落，以前方变枳实为24g，加柴胡15g，6剂。六诊：心痛较前又有明显减轻，仍有轻微手足冰凉，以前方变生附子、干姜各为6g，6剂。七诊：诸症基本消除，又以前方治疗80余剂，诸症悉除。之后，又以前方断断续续服用。随访1年，一切尚好。

【用方提示】根据心痛如针刺、心胸烦热辨为瘀热，再根据因情绪异常加重辨为气郁，因手足冰凉、倦怠乏力辨为阳虚，更因苔腻辨为痰，以此辨为瘀热阳虚夹郁证。方以下瘀血汤泻热祛瘀；以四逆加人参汤温壮阳气；以枳实薤白桂枝汤行气活血，通阳化痰。方药相互为用，以奏其效。

产后腹痛

产后腹痛是指女子分娩后出现以腹痛为主的表现。

【导读】根据产后腹痛的病变证机是瘀热，治以下瘀血汤；又因病变证机有气郁，故与枳实芍药散合方治之。

许某，女，34岁。在5年前因产后引起少腹胀痛，曾多次治疗，但未能有效控制少腹胀痛，近因胀痛加重前来诊治。刻诊：少腹拘急胀痛，固定不移，情绪异常加重，舌质暗红夹瘀紫、苔薄黄，脉沉略涩。辨为瘀热气滞证，治当清热活血、行气化滞。给予下瘀血汤与枳实芍药散合方加味：大黄6g，桃仁4g，䗪虫10g，枳实15g，白芍15g，炙甘草15g。6剂，水煎服，每日1剂，每日三服。二诊：少腹拘急胀痛减轻，以前方6剂续服。三诊：少腹拘急胀痛基本解除，以前方6剂续服。四诊：诸症悉除，又以前方治疗12剂。随访1年，一切尚好。

【用方提示】根据舌质暗红夹瘀紫、苔薄黄辨为瘀热，再根据少腹拘急胀痛、因情绪异常加重辨为气滞，以此辨为瘀热气滞证。方以下瘀血汤泻热祛瘀；以枳实芍药散行气补血、缓急止痛。方药相互为用，以奏其效。

小半夏加茯苓汤合方

小半夏加茯苓汤由『半夏一升（24g）』生姜半斤（24g）、茯苓三两（9g）』所组成，方中半夏既是降逆药又是燥湿药；生姜既是行散药又是化饮药，还是降逆药；茯苓既是利水药又是益气药。方药相互为用，是以温胃降逆、利湿化饮为主的重要治病方，可辨治寒湿郁结夹气虚证。

冠心病、心绞痛

【导读】根据冠心病、心绞痛的病变证机有痰湿夹气虚，治以小半夏加茯苓汤益气燥湿化痰；又因病变证机有湿热，故与半夏泻心汤合方，复因病变证机有阳虚，以四逆汤合方，更因病变证机有气郁，故与枳实薤白桂枝汤合方用之。

李某，女，56岁。有多年冠心病、心绞痛病史，近由病友介绍前来诊治。刻诊：心胸憋闷怕冷疼痛，因情绪异常加重，手足烦热，倦怠乏力，口苦口腻，舌质淡红、苔白腻夹黄，脉沉弱。辨为痰湿气郁、湿热阳虚证，治当燥湿化痰、行气活血、益气清热。给予小半夏加茯苓汤、半夏泻心汤、四逆汤与枳实薤白桂枝汤合方：生半夏24g，生姜24g，茯苓12g，黄连3g，黄芩10g，干姜10g，红参10g，桂枝3g，薤白24g，全栝楼15g，枳实5g，厚朴12g，生附子5g，大枣12枚，炙甘草6g。6剂，第1次煎45min左右，第2次煎20min，合并药液，每日1剂，每次服150mL左右，每日分早、中、晚服。二诊：心痛减轻，仍手足烦热，以前方变黄连为10g，6剂。三诊：心痛较前又有明显减轻，仍心胸憋闷，以前方变枳实为10g，6剂。四诊：心痛较前又有明显减轻，仍倦怠乏力，以前方变红参为12g，6剂。五诊：心痛基本消除，仍情绪低落，以前方变枳实为24g，加柴胡15g，6剂。六诊：心痛未再发作，口苦口腻消除，以前方变黄连为6g，6剂。七诊：诸症基本趋于缓解，又以前方治疗70余剂，诸症悉除。之后，又以前方断断续续服用。随访 1 年，一切尚好。

【用方提示】根据心胸憋闷怕冷辨为寒痰，再根据因情绪异常加重辨为气郁，因手足烦热、口苦辨为湿热，复因倦怠乏力、脉沉弱辨为虚，以此辨为痰湿气郁、湿热阳虚证。方以小半夏加茯苓汤益气燥湿化痰；以半夏泻心汤益气温阳，清热燥湿；以四逆汤温壮阳气；以枳实薤白桂枝汤行气通阳化痰。方药相互为用，以奏其效。

支气管哮喘

【导读】根据支气管哮喘的病变证机是寒痰，治以小半夏加茯苓汤散寒燥湿化痰；又因病变证机有痰郁，故与橘枳姜汤合方治之。

夏某，女，51 岁。有多年支气管哮喘病史，近因哮喘加重前来诊治。刻诊：哮喘，胸中喉中痰鸣，痰多色白黏稠，咽喉如痰阻塞，胸闷，舌质淡、苔白腻，脉沉略弱。辨为寒痰气滞证，治当温阳化痰、行气导滞，给予小半夏加茯苓汤与橘枳姜汤合方加味：生半夏24g，生姜50g，茯苓10g，枳实10g，陈皮50g，麻黄15g，厚朴24g，葶苈子15g，红参10g，炙甘草15g。6 剂，水煎服，每日 1 剂，每日三服。二诊：胸中喉中痰鸣减轻，以前方 6 剂续服。三诊：哮喘好转，以前方 6 剂续服。四诊：痰量减少，以前方 6 剂续服。五诊：诸症得到明显控制，又以前方治疗50 余剂，病情稳定。之后，以前方变汤剂为散剂，每次 6g，每日三服，治疗半年。随访 1 年，一切尚好。

【用方提示】根据痰多色白黏稠辨为寒，再根据咽喉如痰阻塞、苔白腻辨为痰阻气机，因脉沉略弱辨为夹气虚，以此辨为寒痰气滞证。方以小半夏加茯苓汤温肺降逆、醒脾燥湿，杜绝生痰之源；橘枳姜汤行气化痰降逆；加麻黄宣肺平喘，厚朴下气化湿，葶苈子泻肺降逆，红参补益中气、化生气血。方药相互为用，以奏其效。

小柴胡汤合方

小柴胡汤由『柴胡半斤（24g）』黄芩三两（9g）、半夏洗、半升（12g）、人参三两（9g）、炙甘草三两（9g）、生姜切、三两（9g）、大枣擘、十二枚』所组成，方中柴胡既是清热药又是行气药，还是升举药；黄芩既是清热药又是燥湿药；半夏既是清热药又是降逆药；生姜既是降逆药又是燥湿药；人参既是益气药又是生津药；大枣、甘草既是益气药又是缓急药，方药相互为用。是以清热调气益气为主的重要治病方，可辨治寒热郁夹虚证。治病用方既要重视方药用量比例关系，又要重视方药煎煮时间。

冠心病、心绞痛

【导读】根据冠心病、心绞痛的病变证机有寒热夹虚，治以小柴胡汤益气清热散寒；又因病变证机有寒虚，故与乌头汤合方，复因病变证机有瘀血，以失笑散合方用之。

谢某，女，59岁。有多年冠心病、心绞痛病史，近由病友介绍前来诊治。刻诊：心痛如针刺，心烦，情绪低落，因情绪异常加重心痛，手足不温，怕冷，倦怠乏力，口干口苦，舌质淡红夹瘀紫、苔薄黄白夹杂，脉沉弱。辨为寒热夹虚、气郁夹瘀证，治当清热散寒、益气补血、行气化瘀。给予小柴胡汤、乌头汤与失笑散合方：制川乌10g，麻黄10g，白芍10g，黄芪10g，柴胡24g，生半夏12g，生姜10g，红参12g，黄芩10g，大枣12枚，五灵脂10g，蒲黄10g，炙甘草10g。6剂，第1次煎45min左右，第2次煎20min，合并药液，每日1剂，每次服150mL左右，每日分早、中、晚服。二诊：心痛减轻，仍怕冷，以前方加生附子5g，6剂。三诊：心痛较前又有减轻，怕冷明显好转，仍心烦，以前方变黄芩为15g，6剂。四诊：心痛较前又有减轻，怕冷、手足不温消除，以前方6剂续服。五诊：心痛较前又有减轻，仍倦怠乏力，以前方变红参为10g，6剂。六诊：心痛基本消除，又以前方治疗100余剂，诸症悉除。随访1年，一切尚好。

【用方提示】根据心痛如针刺辨为瘀，再根据情绪低落、因情绪异常加重辨为气郁，因手足不温、怕冷辨为寒，复因倦怠乏力、脉沉弱辨为虚，以此辨为寒热夹虚、气郁夹瘀证。方以小柴胡汤益气清热，行气散寒；以乌头汤温通散寒，补益气血；以失笑散活血化瘀止痛。方药相互为用，以奏其效。

肝硬化

肝硬化是以肝脏弥漫性纤维化、再生结节和假小叶形成为特征的各种慢性肝病发展的晚期阶段。35～50岁为发病高峰年龄，男性多于女性。

【导读】根据肝硬化的病变证机是瘀热气虚，治以小柴胡汤；又因病变证机有气虚，故与四君子汤合方；因病变证机有瘀血，故与桂枝茯苓丸合方治之。

雷某，女，43岁。有20余年乙肝病史，5年前又发现肝硬化伴肝结节，在当地及郑州多家医院诊治，症状改善不明显，近因腹胀、乏力加重前来诊治。刻诊：胁肋脘腹疼痛，痞塞不通，短气乏力，口渴，舌质红夹瘀紫、苔薄黄，脉虚弱。辨为气虚瘀热证，治当健脾益气、清热化瘀。给予小柴胡汤、四君子汤与桂枝茯苓丸合方：红参10g，白术10g，茯苓10g，柴胡24g，黄芩15g，姜半夏12g，生姜10g，大枣12枚，桂枝12g，桃仁12g，牡丹皮12g，白芍12g，炙甘草10g。12剂，水煎服，每日1剂，每日三服。二诊：胁肋脘腹疼痛减轻，以前方20剂续服。三诊：短气乏力好转，以前方20剂续服。四诊：诸症基本解除，以前方治疗80余剂，诸症悉除，经B超复查，肝脏结节消失。五诊：病情稳定，未有不适，经B超复查，提示为轻度肝硬化。为了巩固疗效，以前方变汤剂为散剂，每次10g，每日三服。随访4年，身体状况良好。

【用方提示】根据短气乏力、脉虚弱辨为气虚，再根据口渴、苔薄黄辨为热，因舌质红夹瘀紫辨为瘀，以此辨为气虚瘀热证。方以四君子汤健脾益气，以小柴胡汤清热调气，以桂枝茯苓丸活血化瘀。方药相互为用，以奏其效。

病毒性肝炎

病毒性肝炎是多种肝炎病毒引起的一组以肝脏损害为主的传染病。病毒性肝炎分甲型、乙型、丙型、丁型、戊型等。本病多发于婴幼儿、儿童、青少年，男性发病多于女性，有家族聚集现象，以散发为主，无明显季节性。

【导读】辨治病毒性肝炎，与家族有关的比较难治，而与家族无关的则相对容易治疗。根据其病变证机既有郁又有热，故与小柴胡汤和茵陈蒿汤合方治之。

于某，男，31岁。在6年前发现乙肝"大三阳"，大学毕业后在一家医院工作，曾多次服用中西药，数次检查仍是"大三阳"，近1年来出现右胁及胃脘部轻度不适，欲服用中药治疗。刻诊：胁肋脘腹胀闷，表情沉默，不欲言语，口苦，急躁，大便偏干，乏力，舌质红、苔薄黄，脉沉略弱。辨为肝胆郁热证，治当疏利肝胆、清热解郁。给予小柴胡汤与茵陈蒿汤合方加味：柴胡24g，黄芩9g，红参9g，姜半夏12g，炙甘草9g，生姜9g，大枣12枚，茵陈蒿18g，栀子14g，大黄6g，桂枝10g，白芍20g。6剂，水煎服，每日1剂，每日三服。二诊：胁肋脘腹胀闷减轻，以前方6剂续服。三诊：口苦好转，以前方6剂续服。四诊：情绪转佳，以前方6剂续服。之后，以前方因病症变化而酌情加减治疗11个月，经复查，乙肝三大阳转阴，病毒指数降至正常，在治后1年内数次复查，各项指标均正常。随访2年，各项指标均正常。

【用方提示】根据表情沉默、不欲言语辨为肝胆郁滞，再根据舌质红、苔薄黄辨为热，因乏力、脉略弱辨为夹气虚，以此辨为肝胆郁热证。方以小柴胡汤清胆热、调气机、益正气；以茵陈蒿汤清热利湿、导热下行；加白芍柔肝缓急，桂枝通阳，兼防寒药伤阳。方药相互为用，以奏其效。

围绝经期综合征

【导读】根据围绝经期综合征的病变证机是热入血室，治以小柴胡汤；又因郁热比较重，与栀子豉汤合方；因病变证机有气郁，故又与四逆散合方治之。

彭某，女，49岁。有3年围绝经期综合征病史，近由病友介绍前来诊治。刻诊：月经无定期，经期情绪低落，心烦急躁、夜间加重，时时发热，乳房胀痛，欲骂人但能控制，倦怠乏力，头晕目眩，口苦，欲饮水，舌质红、苔薄黄，脉沉。辨为热入血室夹气虚证，治当清热益气、疏肝理气。给予小柴胡汤、栀子豉汤与四逆散合方加味：柴胡24g，黄芩10g，姜半夏12g，红参10g，大枣12枚，生姜10g，栀子15g，淡豆豉10g，枳实12g，白芍12g，香附15g，川芎10g，炙甘草10g。6剂，水煎服，每日1剂，每日三服。二诊：时时发热消退，以前方6剂续服。三诊：倦怠乏力、头晕目眩好转，以前方6剂续服。四诊：情绪好转，以前方6

剂续服。五诊：月经来潮，心烦急躁减轻，以前方 6 剂续服。六诊：乳房胀痛基本解除，以前方 6 剂续服。之后，又以前方治疗 90 余剂，诸症基本恢复正常。为了巩固疗效，以前方变汤剂为散剂，每次 6g，每日三服，治疗 3 个月。随访 1 年，一切尚好。

【用方提示】根据经期情绪低落、心烦急躁加重辨为热入血室，再根据欲骂人且能控制辨为热扰心神，因口苦、欲饮水辨为郁热，倦怠乏力、头晕目眩辨为气虚，因夜间加重辨为热入血室，以此辨为热入血室夹气虚证。方以小柴胡汤清热调气、补益中气；以栀子豉汤清热除烦忧；以四逆散疏肝解郁、调理气机；加香附疏肝行气，川芎行气活血。方药相互为用，以奏其效。

小青龙汤合方

小青龙汤由『麻黄去节，三两（9g），芍药三两（9g），细辛三两（9g），干姜三两（9g），炙甘草三两（9g），桂枝去皮、三两（9g），五味子半升（12g），半夏洗、半升（12g）』所组成，方中麻黄既是宣肺药又是化痰药，还是解表药；桂枝既是宣肺药又是止逆药，还是通经药；干姜、细辛既是温阳药又是化饮药；半夏既是降逆药又是化痰药；五味子既是敛阴药又是益气药；芍药既是补血药又是寒凉药；甘草既是益气药又是化痰药，还是生津药。方药相互为用，既是以解表散寒、宣肺降逆为主的重要治病方，又是以宣肺降逆、散寒化饮为主的重要治病方，可辨治寒饮夹虚证。

慢性支气管炎

【导读】根据慢性支气管炎的病变证机有肺寒，治以小青龙汤宣肺降逆；又因病变证机有阳虚，故与四逆加人参汤合方，复因病变证机有瘀血，以失笑散合方用之。

夏某，女，54岁。有多年慢性支气管炎病史，2年来病情加重，近由病友介绍前来诊治。刻诊：咳嗽，咳痰清稀色白，受凉加重，手足不温，怕冷，倦怠乏力，口唇暗紫，舌质淡夹瘀紫、苔白略腻，脉沉弱。辨为肺寒夹虚夹瘀证，治当宣降散寒、益气温阳、活血化瘀。给予小青龙汤、四逆加人参汤与失笑散合方：麻黄10g，桂枝10g，白芍10g，干姜10g，细辛10g，生半夏12g，五味子12g，生附子5g，红参3g，五灵脂10g，蒲黄10g，炙甘草10g。6剂，第1次煎45min左右，第2次煎20min，合并药液，每日1剂，每次服150mL左右，每日分早、中、晚服。二诊：咳嗽减轻，仍咳痰，以前方加陈皮24g，6剂。三诊：咳嗽较前又有减轻，咳痰减少，仍怕冷，以前方变生附子为6g，干姜为15g，6剂。四诊：咳嗽较前又有减轻，怕冷好转，仍倦怠乏力，以前方变红参为10g，6剂。五诊：咳嗽基本消除，倦怠乏力好转，以前方6剂续服。六诊：诸症基本趋于缓解，又以前方治疗60余剂，诸症悉除。随访1年，一切尚好。

【用方提示】根据咳嗽、咳痰清稀色白辨为寒，再根据怕冷、手足不温辨为阳虚，因口唇暗紫、舌质夹瘀紫辨为瘀，以此辨为肺寒夹虚夹瘀证。方以小青龙汤宣肺散寒，温肺降逆；以四逆加人参汤益气壮阳；以失笑散活血化瘀。方药相互为用，以奏其效。

百日咳

百日咳是由百日咳杆菌引起的急性呼吸道传染病。本病在儿童集体活动中易发生流行；全年均可发病，以冬春季节为多，或延至春末夏初，或发病高峰在 6 ～ 8 月。

【导读】根据百日咳的病症表现及病变证机是既有寒又有热，治当兼顾寒热；治寒最佳用方是小青龙汤，治热最佳用方是紫参汤合白虎汤。

谷某，女，39 岁。1 个月前出现阵发性剧烈性咳嗽，每次咳嗽至少 20 余声，西医诊断为百日咳，经口服及静脉用药，均未能有效控制病情。刻诊：咳嗽剧烈，咳声嘶哑重浊，遇寒加剧，食凉加重，痰黄黏稠，口干欲饮水，舌质红、苔黄或苔薄白，脉沉略数。辨为寒毒夹热证，治当温肺散寒，兼清肺热。给予小青龙汤、紫参汤与白虎汤合方：麻黄 9g，白芍 9g，细辛 9g，干姜 9g，炙甘草 9g，桂枝 9g，五味子 12g，姜半夏 12g，紫参 24g，知母 18g，石膏 48g，粳米 18g。6 剂，水煎服，每日 1 剂，每日三服。二诊：咳嗽明显好转，以前方 6 剂续服。三诊：诸症悉除，为了巩固疗效，又以前方治疗 3 剂，百日咳痊愈。

【用方提示】根据咳嗽剧烈、因寒加重辨为寒，再根据口干欲饮水、舌质红、苔黄辨为寒夹热，以此辨为寒毒夹热证。方以小青龙汤温肺散寒、宣降止逆；以紫参汤、白虎汤清泻郁热，兼益肺气。

血管性水肿

血管性水肿（又称巨大荨麻疹、获得性血管性水肿）是指发生于皮下疏松组织或黏膜的局限性水肿。

【导读】根据血管性水肿的病变证机是肺卫寒郁，治以小青龙汤温肺宣卫散寒；又因病变证机有水气，故与葶苈大枣泻肺汤合方治之。

谢某，男，39 岁。2 年前眼睑、耳垂出现肿胀、色泽淡红、轻度瘙痒等，经某省级医院检查，诊断为血管性水肿，近因病症复发前来诊治。刻诊：眼睑、耳垂水肿，边界不清，瘙痒，声音嘶哑，咳嗽，发热恶寒，口淡不渴，舌质淡、苔薄白，脉浮。辨为肺卫寒郁水气证，治当温肺散寒、宣散水气。给予小青龙汤与葶苈大枣泻肺汤合方加味：麻黄10g，白芍10g，细辛10g，干姜10g，桂枝10g，五味子12g，半夏12g，葶苈子10g，大枣12枚，茯苓15g，薏苡仁24g，炙甘草10g。6剂，水煎服，每日1剂，每日三服。二诊：水肿减轻，以前方加茯苓为24g，6剂。三诊：咳嗽及瘙痒止，以前方6剂续服。四诊：声音嘶哑好转，水肿消退，以前方6剂续服。五诊：诸症基本解除，以前方12剂续服。随访1年，水肿未再发作。

【用方提示】根据咳嗽、发热恶寒辨为肺卫不宣，再根据眼睑、耳垂水肿辨为肺不宣发、水气郁滞，因口淡不渴、苔薄白辨为寒水相结，以此辨为肺卫寒郁水气证。方以小青龙汤宣肺降逆、通调水道；以葶苈大枣泻肺汤降肺行水；加茯苓、薏苡仁健脾利水消肿。方药相互为用，以奏其效。

支气管哮喘

【导读】根据用药"十八反"理论，半夏与附子为相反。笔者在临床中用之不仅没有不良反应，反而还有良好的治疗作用，所以运用半夏配附子辨治病症重在审明病变证机，以法选用。

童某，男，68岁。有多年慢性支气管炎病史，近4年来又出现哮喘，虽多次服用中西药，但病情未能有效控制。近因哮喘发作前来诊治。刻诊：哮喘，咽中浊气堵塞，呼吸不利，因寒加重，夜间小便5次且量多，舌质淡、苔白略腻，脉沉。辨为寒饮郁肺、郁遏阳气证，治当宣肺散寒、温通阳气、降泄浊气。以小青龙汤加附子：麻黄10g，桂枝10g，细辛10g，姜半夏12g，干姜10g，白芍10g，五味子12g，附子5g，炙甘草10g。6剂，水煎服，每日1剂，每日三服。二诊：咽中堵塞减轻，哮喘略有好转，以前方6剂续服。三诊：咽中堵塞解除，仍有哮喘且较前减轻，以前方6剂续服。四诊：呼吸不利好转，夜间小便减为3次，以前方6剂续服。五诊：咽中浊气堵塞基本解除，又以前方6剂续服。之后，以前方汤剂变为散剂，每次6g，每日三服，以巩固疗效。随访1年，病情稳定，未再发作，似有发作，即服用前方6剂给予控制。

【用方提示】张仲景在《伤寒杂病论》中记载小青龙汤"若噎者，去麻黄，加附子一枚，炮"。再根据病症表现为哮喘，咽中浊气堵塞，因寒加重，颇似"若噎者"，以此而选用小青龙汤，又因病症表现中哮喘比较重，所以仍用麻黄宣发肺气、降逆平喘；桂枝温肺化饮；半夏降肺温肺，化饮止咳，燥湿醒脾，断绝饮生之源；干姜温肺散寒、温阳化饮；细辛温阳化饮，助半夏、干姜温肺化饮；五味子收敛肺气，并制温热药散寒化饮而不损伤阴津；白芍补血敛阴，既能滋荣营气，又能利饮利水；附子辛散温通阳气，驱散浊气；炙甘草既能补中荣汗源，又能培土生金和肺气。方药相互为用，以奏其效。

鼻窦炎

鼻窦炎指一个或多个鼻窦发生的炎症。

【导读】根据鼻窦炎的病变证机是寒痰壅窍，治以小青龙汤；又因鼻窍不通比较重，故加白芷、苍耳子以通窍。

徐某，男，18岁。有多年鼻窦炎病史，近因鼻塞不通加重前来诊治。刻诊：头痛，鼻塞不通，鼻涕清稀量多，甚则似流水样，因寒加重，舌质淡、苔白腻，脉略浮。辨为寒痰壅窍证，治当辛温散寒、宣肺通窍。给予小青龙汤加味：麻黄10g，桂枝10g，干姜10g，细辛10g，白芍10，姜半夏12g，五味子12g，白芷15g，苍耳子15g，黄芪10g，炙甘草10g。6剂，水煎服，每日1剂，每日三服。二诊：鼻塞减轻，以前方6剂续服。三诊：鼻涕减少，以前方6剂续服。四诊：头痛止，以前方6剂续服。五诊：鼻塞通畅，以前方6剂续服。六诊：诸症基本解除，以前方6剂续服。之后，以前方变汤剂为散剂，每次6g，每日三服，治疗2个月。随访1年，一切尚好。

【用方提示】根据鼻塞不通、因寒加重辨为寒，再根据鼻涕清稀量多、舌苔白腻辨为痰湿，以此辨为寒痰壅窍证。方以小青龙汤辛温散寒、宣肺通窍；加白芷辛温通窍，苍耳子通鼻开窍，黄芪益气固表。方药相互为用，以奏其效。

小青龙加石膏汤合方

<diamond decorative line>

小青龙加石膏汤由『麻黄去节、三两（9g）、芍药三两（9g）、细辛三两（9g）、干姜三两（9g）、炙甘草三两（9g）、桂枝去皮、三两（9g）、五味子半升（12g）、半夏洗、半升（12g）、石膏二两（6g）』所组成，方中麻黄既是宣肺药又是化痰药，还是解表药；桂枝既是宣肺药又是止逆药，还是通经药；干姜、细辛既是温阳药又是化饮药；半夏既是降逆药又是化痰药，又是寒凉药；芍药既是补血药既是敛阴药又是益气药，五味子药；甘草既是益气药又是化痰药，石膏既是清热药又是生津津药。方药相互为用，是以温肺宣肺降逆，兼以清热为主的基本代表方，可辨治寒饮夹虚夹热证。再则，治病用方，若病无夹热者，用石膏以兼防温热药燥化伤津；若病夹热较轻者，石膏兼以清热；若病夹热较甚者，可酌情加大石膏用量。

<hr>

慢性支气管炎

【导读】根据慢性支气管炎的病变证机有肺寒夹热，治以小青龙加石膏汤宣肺降逆，兼清郁热；又因病变证机有阳虚，故与四逆加人参汤合方，复因病变证机有瘀血，以失笑散合方用之。

霍某，女，59岁。有多年慢性支气管炎病史，近由病友介绍前来诊治。刻诊：咳嗽，早上咳痰清稀色白，受凉加重，下午咳痰夹黄，手足不温，怕冷，倦怠乏力，口唇暗紫，口渴欲饮热水，舌质淡红夹瘀紫，苔白略腻，脉沉弱。辨为肺寒阳虚、郁热夹瘀证，治当宣降散寒、益气温阳、活血化瘀，兼清郁热。给予小青龙加石膏汤、四逆加人参汤与失笑散合方：麻黄10g，桂枝10g，白芍10g，干姜10g，细辛10g，生半夏12g，五味子12g，石膏6g，生附子5g，红参3g，五灵脂10g，蒲黄10g，炙甘草10g。6剂，第1次煎45min左右，第2次煎20min，合并药液，每日1剂，每次服150mL左右，每日分早、中、晚服。二诊：咳嗽减轻，仍下午咳痰夹黄，以前方变石膏为24g，6剂。三诊：咳嗽较前又有减轻，咳痰减少，仍口渴欲饮热水，以前方变石膏为45g，6剂。四诊：咳嗽较前又有减轻，咳痰基本消除，仍倦怠乏力，以前方变红参为6g，6剂。五诊：咳嗽较前又有明显减轻，口渴消除，以前方6剂续服。六诊：诸症基本趋于缓解，又以前方治疗70余剂，诸症悉除。随访1年，一切尚好。

【用方提示】根据咳嗽、咳痰清稀色白辨为寒，再根据怕冷、手足不温辨为阳虚，因口唇暗紫、舌质夹瘀紫辨为瘀，复因下午咳痰夹黄、口渴欲饮热水辨为寒夹热，以此辨为肺寒阳虚、郁热夹瘀证。方以小青龙加石膏汤宣肺散寒，温肺降逆，兼清郁热；以四逆加人参汤益气壮阳；以失笑散活血化瘀。方药相互为用，以奏其效。

支气管哮喘

【导读】运用小青龙加石膏汤的基本思路有二：一是病变证机夹热，加石膏兼清夹热；二是病变证机仅是肺寒而无热，加石膏兼防温热药化燥伤津。治病用方因病变证机可酌情调整石膏用量。根据支气管哮喘的病变证机是肺寒夹热，其治既可加大石膏用量，又可与葶苈大枣泻肺汤合方治之。

周某，男，70岁。有20余年支气管哮喘病史，多次服用中西药，均未能有效控制病情，近因哮喘加重前来诊治。刻诊：哮喘，喉中痰鸣，遇冷加重，痰色时黄时白，形寒肢冷，气短，面色晦暗，口渴欲饮水，舌质红、苔黄略腻，脉沉。辨为寒哮夹热证，治当温阳散寒，兼以清热。给予小青龙加石膏汤与葶苈大枣泻肺汤合方加味：麻黄9g，白芍9g，细辛9g，干姜9g，炙甘草9g，桂枝9g，五味子12g，姜半夏12g，石膏6g，葶苈子10g，大枣12枚，桑白皮18g，红参12g，黄芩12g。6剂，水煎服，每日1剂，每日三服。二诊：哮喘减轻，咳痰减少，以前方6剂续服。三诊：形寒肢冷解除，苔黄腻消除，又以前方6剂续服。四诊：诸症大减，又以前方治疗30余剂。之后，将前方变汤剂为散剂，每次6g，每日三服，治疗3个月。随访2年，一切尚好。

【用方提示】根据哮喘、遇冷加重辨为寒，再根据口渴、舌质红、苔黄辨为寒夹热，因形寒肢冷、气短辨为寒夹气虚，以此辨为寒哮夹热证。方以小青龙加石膏汤温肺散寒、止咳平喘，兼以清热；以葶苈大枣泻肺汤泻肺平喘，兼益正气；加红参补益肺气，桑白皮、黄芩清泻肺中夹热。

慢性阻塞性肺疾病

慢性阻塞性肺疾病是一种重要的慢性呼吸系统疾病，患病人数多，病死率高。

【导读】根据慢性阻塞性肺疾病的病变证机是肺寒夹热，治以小青龙加石膏汤与葶苈大枣泻肺汤合方；又因气虚病变证机比较重，故又与海蛤汤合方治之。

海某，男，68岁。有多年慢性阻塞性肺疾病病史，近由病友介绍前来诊治。刻诊：咳嗽，气喘，因寒及动则加重，痰多清稀色白，时夹黏稠黄痰，倦怠乏力，口渴欲饮热水，舌质淡红、苔白腻，脉虚弱。辨为肺虚寒痰夹热证，治当益肺温阳、宣降肺气，兼益肺气。给予小青龙加石膏汤、葶苈大枣泻肺汤与海蛤汤合方加味：麻黄10g，桂枝10g，干姜10g，细辛10g，白芍10g，姜半夏12g，五味子12g，海马10g，蛤蚧1对，石膏45g，葶苈子10g，大枣10枚，炙甘草10g。6剂，水煎服，每日1剂，每日三服。二诊：动则咳喘减轻，以前方6剂续服。三诊：倦怠乏力好转，减海马为5g，6剂。四诊：痰量减少，未再出现黏稠黄痰，以前方减石膏为30g，6剂。五诊：诸症明显好转，以前方去海马、蛤蚧，6剂。六诊：诸症基本解除，以前方6剂续服。之后，又以前方治疗120余剂，病情稳定，诸症未再发作。为了巩固疗效，以前方变汤剂（仍用海马、蛤蚧）为散剂，每次6g，每日三服，治疗半年。随访1年，诸症缓解，未再发作。

【用方提示】根据咳喘、因寒加重辨为寒，再根据咳喘因动则加重、脉虚弱辨为气虚，因黏稠黄痰、口渴欲饮热水辨为寒夹热，以此辨为肺虚寒痰夹热证。方以小青龙加石膏汤辛温散寒、宣肺降逆，兼清郁热；以葶苈大枣泻肺汤清热降肺益气；以海蛤汤益气补阳、摄纳肺肾。方药相互为用，以奏其效。

小陷胸汤合方

小陷胸汤由『黄连一两（3g）、半夏洗、半升（12g）、栝楼实大者一枚（30g）』所组成，方中黄连既是清诸脏腑之热药又是燥诸腑之湿药；栝楼实既是清热药又是化痰药，还是润燥药；半夏既是降逆药又是燥湿药。方药相互为用，是以清热化痰为主的重要基础方，可辨治痰热郁夹虚证。根据小陷胸汤方药组成特点，一切不可将小陷胸汤局限于某一病变部位。

慢性支气管炎

【导读】根据慢性支气管炎的病变证机有痰热，治以小陷胸汤清热燥湿化痰；又因病变证机有郁热，故与麻杏石甘汤、栀子豉汤合方，复因病变证机有瘀血，以失笑散合方用之。

郑某，女，38岁。有多年慢性支气管炎病史，近由病友介绍前来诊治。刻诊：咳嗽，胸闷，心胸烦热，咳痰黏稠色黄，身热，口苦口腻，口唇暗紫，舌质红夹瘀紫、苔黄腻，脉沉。辨为痰热气逆夹瘀证，治当清热化痰、降逆化瘀。给予小陷胸汤、麻杏石甘汤与失笑散合方：麻黄12g，杏仁10g，石膏24g，黄连3g，全栝楼30g，生半夏12g，栀子15g，淡豆豉10g，五灵脂10g，蒲黄10g，炙甘草6g。6剂，第1次煎45min左右，第2次煎20min，合并药液，每日1剂，每次服150mL左右，每日分早、中、晚服。二诊：咳嗽减轻，仍心胸烦热，以前方加黄芩10g，6剂。三诊：咳嗽较前又有减轻，心胸烦热好转，以前方6剂续服。四诊：咳嗽较前又有减轻，仍口苦口腻，以前方变黄连为6g，6剂。五诊：咳嗽较前又有明显减轻，身热消除，以前方6剂续服。六诊：诸症基本消除，又以前方治疗40余剂，诸症悉除。随访1年，一切尚好。

【用方提示】根据咳嗽、咳痰黏稠色黄辨为痰热，再根据咳嗽、心胸烦热辨为郁热，因口唇暗紫、舌质夹瘀紫辨为瘀，复因口苦口腻辨为湿热，以此辨为痰热气逆夹瘀证。方以小陷胸汤清热燥湿化痰；以麻杏石甘汤宣肺清热，降逆止咳；以失笑散活血化瘀。方药相互为用，以奏其效。

嗜酸细胞性心内膜病

嗜酸细胞性心内膜病是指嗜酸性粒细胞增多或浸润而引起的心内膜纤维化的疾病。

【导读】根据嗜酸细胞性心内膜病的病变证机是痰热，治以小陷胸汤；又因病变证机有瘀血，故与失笑散和桂枝茯苓丸合方治之。

周某，男，32岁。在4年前出现发热、心悸、气短、胸闷、心痛，曾在多家省市级医院数次检查，诊断为嗜酸细胞性心内膜病，近由病友介绍前来诊治。刻诊：心悸，胸闷，心痛如针刺，身热，肢体困重，头昏头沉，口渴，舌质暗夹瘀紫、苔黄厚腻，脉滑数。辨为痰瘀热扰证，治当清热化痰、活血化瘀。可选用小陷胸汤、失笑散与桂枝茯苓丸合方加味：黄连10g，姜半夏12g，全栝楼30g，五灵脂12g，蒲黄12g，桂枝12g，茯苓12g，桃仁12g，牡丹皮12g，白芍12g，水蛭3g，虻虫3g，栀子15g。6剂，水煎服，每日1剂，每日三服。二诊：发热解除，以前方6剂续服。三诊：胸闷、心痛减轻，以前方6剂续服。四诊：肢体困重、头昏头沉解除，以前方6剂续服。五诊：苔黄厚腻消退，又以前方治疗40余剂，诸症悉除。之后，为了巩固疗效，以前方变汤剂为散剂，每次服6g，每日三服，用药约半年。随访半年，一切正常。

【用方提示】根据肢体困重、苔黄厚腻辨为痰热，又根据心痛如针刺，舌质暗夹瘀紫辨为瘀血，因身热、口渴辨为热扰，以此辨为痰瘀热扰证。方以小陷胸汤清热化痰、行气散结；以失笑散活血化瘀止痛；桂枝茯苓丸通经活血，消散瘀结；加水蛭、虻虫破血逐瘀，栀子清泻郁热。方药相互为用，以奏其效。

系统性红斑狼疮心血管病变

系统性红斑狼疮心血管病变是由系统性红斑狼疮在演变过程中损害心血管而引起的疾病。发病以中青年多见，女性多于男性。

【导读】辨治系统性红斑狼疮心血管病变，既要审度原发病，又要权衡并发病，临证只有统筹兼顾，才能避免顾此失彼。根据其病变证机是痰热，治当选用小陷胸汤合栀子豉汤；又因病变证机有瘀血，故与桂枝茯苓丸合方，更因病变证机有气虚，故又与四君子汤合方治之。

任某，女，23岁。2年前在省级某医院诊断为系统性红斑狼疮心血管病变，即住院治疗半年，经复查，各项指标均有明显改善与恢复，但自觉症状表现改善不明显，多次服用中西药，未能有效控制症状。刻诊：心悸，胸闷如窒，呼吸不畅，胸痛如针刺，口渴，倦怠乏力，肢体困重，舌质红夹瘀紫、苔黄腻厚，脉细涩。辨为痰热瘀阻气虚证，治当清热化痰、活血化瘀、补益心气。给予小陷胸汤、栀子豉汤、桂枝茯苓丸与四君子汤合方：黄连10g，姜半夏12g，全栝楼30g，栀子15g，淡豆豉10g，红参12g，白术12g，茯苓12g，炙甘草12g，桂枝12g，桃仁12g，牡丹皮12g，白芍12g。6剂，水煎服，每日1剂，每日三服。二诊：胸闷、胸痛减轻，以前方6剂续服。三诊：倦怠乏力、肢体困重好转，以前方6剂续服。四诊：苔黄腻厚消退，以前方6剂续服。五诊：诸症较前均有减轻，又以前方治疗60余剂，病症悉除。为了巩固疗效，以前方变汤剂为散剂，每次6g，每日三服。随访1年，一切尚好。

【用方提示】根据肢体困重、苔黄腻厚辨为痰热，又根据胸痛如针刺、舌质红夹瘀紫辨为瘀血，因倦怠乏力辨为气虚，以此辨为痰热瘀阻夹气虚证。方以小陷胸汤清热行气化痰；栀子豉汤清宣郁热；以桂枝茯苓丸活血化瘀、通经活络；以四君子汤补益中气。方药相互为用，以奏其效。

脑器质性精神障碍

脑器质性精神障碍是指脑部有明显的病理形态和病理生理改变，如变性、感染、创伤、肿瘤等引起的精神障碍。

【导读】根据颅脑外伤引起的精神障碍的病变证机是痰热，可选用小陷胸汤；又因痰热比较重，故与滚痰丸合方；因病变证机有瘀血，故又与桂枝茯苓丸合方治之。

郑某，男，32岁。2年前因车祸导致颅脑外伤，经住院治疗3个月，外伤痊愈，但精神障碍症状改善不明显，出院后曾多次服用中西药，也没有取得预期治疗效果，近因病情加重前来诊治。刻诊：注意力不集中，记忆力障碍，言语不利，性格粗暴固执，全身疼痛如针刺，头昏，头痛，失眠，急躁易怒，口苦，舌质暗红瘀紫、苔黄厚腻，脉沉涩。辨为痰热瘀血证，治当清热化痰、调理心肝。给予小陷胸汤、滚痰丸与桂枝茯苓丸合方加味：黄连 3g，姜半夏 12g，全栝楼 30g，牡丹皮 12g，桂枝 12g，桃仁 12g，白芍 12g，茯苓 12g，大黄 12g，黄芩 12g，礞石 10g，沉香 5g，水蛭 6g。6 剂，水煎服，每日 1 剂，每日三服。二诊：头痛、头昏好转，以前方 6 剂续服。三诊：未再出现全身疼痛，口苦除，以前方 6 剂续服。四诊：性格粗暴略有改善，未再出现急躁易怒，以前方 6 剂续服。五诊：诸症较前均有改善，以前方 6 剂续服。之后，以前方适当加减变化治疗 120 余剂，诸症悉除。为了巩固疗效，以前方变汤剂为丸剂，每次 6g，每日三服，巩固治疗半年。随访 1 年，一切尚好。

【用方提示】根据口苦、苔黄辨为郁热，再根据全身疼痛如针刺、舌质暗红瘀紫、脉沉涩辨为瘀，因头昏、苔黄厚腻辨为痰热，以此辨为痰热瘀血证。方以小陷胸汤清热燥湿化痰；以桂枝茯苓丸活血化瘀、通经散瘀；以滚痰丸荡涤顽痰；加水蛭破血逐瘀。方药相互为用，以奏其效。

慢性炎症性脱髓鞘性多发性神经病

炎症性脱髓鞘性多发性神经病（又称格林－巴利综合征）是以周围神经和神经根的脱髓鞘及小血管周围淋巴细胞、巨噬细胞炎性反应的自身免疫性疾病。根据临床表现分为急性炎症性脱髓鞘性多发性神经病和慢性炎症性脱髓鞘性多发性神经病。

【导读】根据慢性炎症性脱髓鞘性多发性神经病的病变证机是痰热，治以小陷胸汤；又因病变证机有卫气虚，故与黄芪桂枝五物汤合方；因病变证机有瘀血、阴伤，故又与失笑散和生脉散合方治之。

孔某，女，62 岁。在 3 年前发现下肢无力，软弱不能行走，在洛阳某市级医院风湿科住院 2 周，病情略有好转，但经治疗 2 周后诸症又如前，再用西药治疗则无明显效果。之后到省级某医院 3 次住院治疗，仍未取得明显治疗效果，近因下肢软弱不能行走而前来诊治。刻诊：全身无力，腰酸腿软，不能行走，心悸，胸闷，语言低弱，神疲倦怠，头晕目眩，偶尔肢痛如针刺，肢体困重，舌质暗红瘀紫、苔黄厚腻，脉沉涩。辨为心肾亏虚、痰热瘀阻证，治当补益心肾、清热化痰、活血化瘀。给予小陷胸汤、生脉散、黄芪桂枝五物汤与失笑散合方：人参 6g，麦冬 6g，五味子 10g，黄芪 10g，白芍 10g，桂枝 10g，生姜 18g，大枣 12 枚，黄连 3g，半夏 12g，全栝楼 30g，五灵脂 12g，蒲黄 12g。6 剂，水煎服，每日 1 剂，每日三服。二诊：头晕目眩减轻，以前方 6 剂续服。三诊：腰酸腿软略有好转，但仍不能自主行走，以前方 6 剂续服。四诊：自觉全身较前有力，以前方 6 剂续服。五诊：苔黄厚腻消除，以前方 6 剂续服。之后，以前方并根据病情变化而酌情加减治疗 120 余剂，能自主行走。为了巩固疗效，将前方变汤剂为丸剂，每次 6g，每日三服，治疗 1 年余。随访 1 年，病情稳定，未再加重。

【用方提示】根据心悸、胸闷辨为心气虚，再根据腰酸腿软、不能行走辨为肾气虚，因肢体困重、苔黄厚腻辨为湿热，又因肢痛如针刺、舌质暗红瘀紫辨为瘀，以此辨为心肾亏虚、痰热瘀阻证。方以生脉散益气养阴；以黄芪桂枝五物汤益气温阳、养血通脉；以小陷胸汤清热燥湿化痰；以失笑散活血化瘀止痛。方药相互为用，以奏其效。

粒细胞缺乏症

白细胞减少症是指外周血白细胞绝对计数持续低于 4.0×10^9/L；外周血中性粒细胞绝对计数，成人低于 2.0×10^9/L，儿童低于 1.8×10^9/L，或 10 岁以下儿童低于 1.5×10^9/L，称为中性粒细胞减少症；低于 0.5×10^9/L，称为粒细胞缺乏症。

【导读】根据粒细胞缺乏症的病变证机是痰热，治以小陷胸汤清热化痰；又因病变证机有气血两虚，故与四物汤和当归补血汤合方治之。

郜某，男，57 岁。有 2 年粒细胞缺乏症病史，服用中西药治疗，但效果不理想，近由朋友介绍而前来诊治。刻诊：心悸，面色苍白，头晕目眩，腹胀，肢体困重，失眠多梦，健忘，胸脘痞闷，舌质暗、苔黄厚腻，脉沉细滑。辨为心脾血虚、痰热蕴结证，治以补益心脾、清热化痰。给予小陷胸汤、四物汤与当归补血汤合方加味：当归 15g，熟地黄 15g，白芍 15g，川芎 15g，黄连 3g，半夏 12g，全栝楼 30g，黄芪 30g，阿胶（烊化、冲服）10g，酸枣仁（一半煎，一半研末冲服）45g，陈皮 15g，人参 12g。6 剂，水煎服，每日 1 剂，每日三服。二诊：腹胀减轻，以前方减陈皮为 10g，6 剂。三诊：失眠好转，以前方减酸枣仁为 30g，6 剂。四诊：肢体困重好转，以前方 6 剂续服。五诊：心悸止，以前方 6 剂续服。六诊：诸症较前均明显好转，以前方 6 剂续服。之后，以前方治疗 80 余剂，诸症悉除，为了巩固疗效，以前方变汤剂为丸剂，每次 6g，每日三服，治疗半年。随访半年，一切尚好。

【用方提示】根据心悸、头晕目眩辨为心血虚，再根据腹胀、面色苍白辨为脾血虚，因肢体沉重、苔黄厚腻辨为痰热，又因脉沉细滑辨为血虚夹痰热，以此辨为心脾血虚、痰热蕴结证。方以四物汤补血养血；以当归补血汤补气生血；以小陷胸汤清热燥湿化痰；加阿胶补血养心，酸枣仁养心安神，人参大补元气、化生阴津，陈皮理气和胃。方药相互为用，以奏其效。

垂体瘤

垂体瘤是指垂体增生和凋亡之间平衡失控，肿瘤基因被激活，抑肿瘤基因被抑制，以及生长因子参与等多种因素，使垂体过度增殖又不能启动凋亡信号而渐渐发展为垂体瘤。本病是临床中比较常见的颅内良性肿瘤。

【导读】根据垂体瘤的病变证机是痰热，治以小陷胸汤清热化痰；又因病变证机有气郁，故与四逆散合方；因瘀血比较重，故又与蛭虻归草汤合方治之。

苗某，女，29岁。2006年3月经检查，被诊断为垂体瘤，手术治疗半年后病症又复发，现欲从中医诊治。刻诊：闭经2年，月经因用西药而至，停药则闭，乳汁自溢，时有头痛如针刺，形体肥胖，肢体困重，急躁易怒，情绪低落，偶有头晕目眩，毛发稀少，口渴不欲多饮，舌质暗红瘀紫、苔黄厚腻，脉沉涩。辨为痰郁瘀热证，治当清热化痰、行气化瘀。给予小陷胸汤、四逆散与蛭虻归草汤合方加味：黄连3g，姜半夏12g，全栝楼30g，柴胡12g，白芍12g，枳实12g，水蛭6g，虻虫3g，当归15g，胆南星15g，浙贝母12g，炙甘草12g。6剂，水煎服，每日1剂，每日三服。二诊：舌苔黄厚腻略有减轻，以前方6剂续服。三诊：舌苔黄腻消退，未再出现头痛，以前方减胆南星为10g，6剂。四诊：月经仍未至，以前方加水蛭为10g，6剂。五诊：月经至，且量少色暗，以前方6剂续服。之后，以前方根据病症变化适当加减用药治疗100余剂，诸症基本解除，月经能按期而至，且量少。为了巩固疗效，以前方变汤剂为散剂，每次6g，每日三服，治疗8个月，停药3个月，经检查已怀孕1个月。随访1年，男婴出生，母子身体状况良好。

【用方提示】根据肢体困重、形体肥胖辨为痰湿，再根据急躁易怒、情绪低落辨为肝郁，因头痛如针刺、舌质暗红瘀紫辨为瘀血，又因口渴不欲多饮、苔黄厚腻辨为痰热，以此辨为痰郁瘀热证。方以小陷胸汤清热化痰；四逆散疏肝解郁；蛭虻归草汤破血逐瘀；加胆南星、浙贝母清热涤痰，通络开窍。方药相互为用，以奏其效。

原发性甲状旁腺功能亢进症

甲状旁腺功能亢进症分为原发性、继发性、三发性和假性甲状旁腺功能亢进症。原发性甲状旁腺功能亢进症是由于甲状旁腺本身病变（肿瘤或增生）引起的甲状旁腺激素合成与分泌过多，通过骨与肾的作用，导致血钙增高和血磷降低。

【导读】根据原发性甲状旁腺功能亢进症的病变证机是痰热，治以小陷胸汤；又因病变证机有气虚，故与香砂六君子汤合方治之。

姬某，女，45岁。有6年甲状旁腺功能亢进症病史，多次服用中西药，可治疗效果不理想，近由病友介绍前来诊治。刻诊：颈前结节性肿块，腹胀，嗳气，恶心，肢体困重，倦怠乏力，四肢软弱，因活动加重，肌肉萎缩，大便不爽，舌质淡、苔黄厚腻，脉沉弱。辨为脾胃气虚、痰热阻结证，治当健脾益气、清热化痰。给予小陷胸汤与香砂六君子汤合方：红参10g，白术12g，茯苓12g，炙甘草6g，陈皮5g，木香5g，砂仁5g，半夏12g，黄连3g，全栝楼30g，牡蛎30g，昆布20g，苍术15g。6剂，水煎服，每日1剂，每日三服。二诊：腹胀减轻，以前方6剂续服。三诊：嗳气、恶心减轻，以前方6剂续服。四诊：大便调畅，以前方6剂续服。五诊：四肢软弱、倦怠乏力好转，以前方6剂续服。六诊：颈前结节性肿块较前缩小，舌苔趋于正常，以前方6剂续服。之后，以前方治疗40余剂，颈前结节性肿块较前缩减且仍有，其余诸症基本解除。为了巩固疗效，以前方变汤剂为散剂，每次6g，每日3次，治疗3个月。随访1年，病情稳定，未有不适。

【用方提示】根据腹胀、嗳气辨为脾虚不运、胃虚不降，再根据倦怠乏力、脉沉弱辨为气虚，因肢体困重、苔黄厚腻辨为痰热，以此辨为脾胃气虚、痰热蕴结证。方以香砂六君子汤健脾益气、燥湿化痰；以小陷胸汤清热燥湿化痰；加牡蛎、昆布软坚散结消肿，苍术芳香醒脾化湿。方药相互为用，以奏其效。

毛囊炎

毛囊炎是指由金黄色葡萄球菌感染引起的毛囊化脓性炎症。疖是指急性化脓性毛囊及毛囊周围的炎症。痈是指多个相邻的毛囊及毛囊周围相融合的炎症。

【导读】根据项部毛囊炎的病症表现特点辨为痰热蕴结，治以小陷胸汤清热化痰；又因郁热病变证机比较重，故与栀子豉汤合方；因病变证机有瘀血，故又与蛭虻归草汤合方治之。

耿某，男，22岁。有多年项部毛囊炎病史，服用中西药，以及肌内注射或静脉滴注用药，但未能达到预期治疗效果，近由病友介绍前来诊治。刻诊：丘疹性脓疮，痛如针刺，肢体困重，大便干结，嗜睡，舌质暗红边略有瘀紫、苔黄腻，脉沉涩。辨为痰热瘀血证，治当清热化痰、活血化瘀。给予小陷胸汤、栀子豉汤与蛭虻归草汤合方加味：黄连6g，姜半夏12g，全栝楼30g，栀子14g，淡豆豉10g，当归12g，水蛭6g，虻虫3g，胆南星12g，赤芍15g，炙甘草6g。6剂，水煎服，每日1剂，每日三服。二诊：丘疹样脓疮减轻，以前方6剂续服。三诊：疼痛止，以前方6剂续服。四诊：肢体困重基本解除，以前方6剂续服。五诊：诸症消除，以前方6剂续服。为了防止病症复发，以前方变汤剂为散剂，每次6g，每日三服，治疗2个月。随访1年，一切正常。

【用方提示】根据丘疹性脓疮、苔黄腻辨为痰热，再根据痛如针刺、舌质暗红边略有瘀紫、脉沉涩辨为瘀血，因肢体困重、嗜睡辨为痰湿阻滞，以此辨为痰热瘀血证。方以小陷胸汤清热化痰散结；以栀子豉汤透解郁热；以蛭虻归草汤破血逐瘀；加胆南星清热化痰，赤芍清热凉血散瘀。方药相互为用，以奏其效。

玫瑰糠疹

玫瑰糠疹是指以玫瑰色斑片，附有糠状鳞屑为特征的一种炎症性自限性皮肤病。多发于青年人或中年人，以春秋季多见。

【导读】根据玫瑰糠疹的病变证机是痰热，治以小陷胸汤清热化痰；又因病变证机有虚热伏结，故与青蒿鳖甲汤合方治之。

梁某，女，44岁。2年前上肢出现玫瑰色红斑，细薄鳞屑，轻度瘙痒，经检查，诊断为玫瑰糠疹，经中西药治疗，病情反反复复，近由病友介绍前来诊治。刻诊：玫瑰红斑呈对称性分布，斑片中间有细碎的鳞屑，瘙痒，心胸烦热，口苦，肢体烦重，舌质红、苔黄腻，脉沉滑。辨为郁热痰湿证，治当清热解毒、燥湿化痰。给予小陷胸汤与青蒿鳖甲汤合方加味：青蒿6g，鳖甲15g，生地黄12g，牡丹皮9g，知母6g，黄连3g，姜半夏12g，全栝楼30g，胆南星12g，牛蒡子12g，蝉蜕12g，生甘草12g。6剂，水煎服，每日1剂，每日三服。二诊：瘙痒程度减轻，以前方6剂续服。三诊：瘙痒次数减少，以前方6剂续服。四诊：心胸烦热止，以前方6剂续服。五诊：口苦解除，瘙痒止，以前方6剂续服。六诊：玫瑰红色斑片变淡，以前方6剂续服。之后，以前方治疗30余剂，诸症悉除。随访半年，一切正常。

【用方提示】根据心胸烦热、口苦辨为郁热，再根据肢体烦重、脉沉滑辨为痰湿，因苔黄腻辨为痰热，以此辨为郁热痰湿证。方以青蒿鳖甲汤清透郁热、凉血养阴；以小陷胸汤清热燥湿化痰；加胆南星清热化痰，牛蒡子、蝉蜕辛散透热止痒，生甘草清热益气并调和诸药。方药相互为用，以奏其效。

脂溢性皮炎

脂溢性皮炎是指皮脂分泌活跃部位以暗红色或黄红色斑片上覆以鳞屑或痂皮为主的一种慢性炎症性皮肤病。

【导读】根据脂溢性皮炎的病变证机是痰热，治以小陷胸汤；又因病变证机有瘀血，故与蛭虻归草汤合方；因郁热比较甚，故又与栀子豉汤合方治之。

孙某，男，58岁。有5年脂溢性皮炎病史，服用中西药，即有一定治疗效果，停药则又复发，近由病友介绍前来诊治。刻诊：黄红色斑片，油腻性鳞屑，瘙痒，口苦，舌质暗红瘀紫、苔黄腻，脉沉涩。辨为痰热瘀阻证，治当清热化痰、活血化瘀。给予小陷胸汤、栀子豉汤与蛭虻归草汤合方加味：黄连10g，姜半夏12g，全栝楼30g，栀子14g，淡豆豉10g，水蛭6g，虻虫3g，当归12g，胆南星12g，浙贝母6g，赤芍15g，炙甘草6g。6剂，水煎服，每日1剂，每日三服。二诊：口苦减轻，以前方6剂续服。三诊：瘙痒好转，以前方6剂续服。四诊：黄红色斑片淡化，以前方6剂续服。五诊：油腻性鳞屑好转，以前方6剂续服。六诊：苔黄腻减退，以前方6剂续服。七诊：瘙痒止，黄红色斑片较前减退，以前方6剂续服。之后，以前方治疗20余剂，病症表现得以控制，为了巩固疗效，以前方变汤剂为散剂，每次6g，每日三服，治疗4个月，诸症解除。随访1年，一切正常。

【用方提示】根据油腻性鳞屑辨为痰热，再根据舌质红瘀紫、脉沉涩辨为瘀血，因黄红色斑片辨为痰热熏蒸，以此辨为痰热瘀结证。方以小陷胸汤清热燥湿化痰；栀子豉汤清透郁热；蛭虻归草汤破血逐瘀；加胆南星、浙贝母清热化痰，赤芍清热凉血散瘀。方药相互为用，以奏其效。

慢性腰肌劳损

慢性腰肌劳损（又称腰背肌筋膜炎或功能性腰痛）是指腰骶部肌肉、筋膜、韧带等软组织的慢性损伤，引起局部无菌性炎症，导致腰骶部一侧或两侧呈弥漫性疼痛的一种疾病。

【导读】根据慢性腰肌劳损的病变证机是痰热，治以小陷胸汤；又因病变证机有气虚，故与四君子汤合方；因病变证机有瘀血，故又与蛭虻归草汤合方治之。

贾某，男，57岁。有多年慢性腰肌劳损病史，服用中西药，又用针灸、按摩推拿、理疗等方法治疗，均未取得预期治疗效果，近由病友介绍前来诊治。刻诊：腰背痛如针刺，腰部烦重，因劳累加重，休息后减轻，口苦口腻，舌质暗红瘀紫、苔黄腻，脉沉弱涩。辨为气虚痰热瘀血，治当健脾益气、清热化痰、活血化瘀。给予小陷胸汤、四君子汤与蛭虻归草汤合方：红参12g，白术12g，茯苓12g，黄连10g，半夏12g，全栝楼30g，水蛭6g，虻虫3g，当归12g，炙甘草12g。6剂，水煎服，每日1剂，每日三服。二诊：口苦明显减轻，以前方6剂续服。三诊：苔黄腻减少，以前方6剂续服。四诊：腰背疼痛好转，以前方6剂续服。五诊：口苦口腻、苔黄腻消除，以前方6剂续服。六诊：诸症均有明显好转，以前方治疗30余剂，诸症悉除。随访1年，一切正常。

【用方提示】根据腰背痛如针刺辨为瘀，再根据口苦、苔黄腻辨为湿热，因劳累加重、休息后减轻辨为气虚，以此辨为气虚痰热瘀血证。方以四君子汤健脾益气、生化气血；以小陷胸汤清热化痰、宽胸行气；以蛭虻归草汤破血化瘀。方药相互为用，以奏其效。

宫颈糜烂

宫颈炎是指从子宫颈外口直到宫颈内口黏膜及黏膜下组织发生炎症的疾病。根据其表现分为急性宫颈炎和慢性宫颈炎，慢性宫颈炎又称宫颈糜烂。

【导读】根据宫颈糜烂的病变证机是痰热，治以小陷胸汤；又因病变证机有脾虚，故与完带汤合方治之。

洪某，女，29岁。有3年宫颈糜烂病史，服用中西药，但未能取得预期治疗效果，近由病友介绍前来诊治。刻诊：带下量多、色黄臭秽，腹胀下坠空痛，性交痛，时有性交后阴道出血，肢体困重，倦怠乏力，面色不荣，阴部瘙痒，口苦口腻，舌质红、苔黄腻，脉虚弱。辨为痰热气虚证，治当清热化痰、健脾益气。可选用小陷胸汤与完带汤合方：黄连 5g，姜半夏 12g，全栝楼 30g，白术 30g，苍术 10g，山药 30g，红参 6g，白芍 15g，车前子 10g，陈皮 3g，黑荆芥 3g，柴胡 3g，生甘草 3g。6 剂，水煎服，每日 1 剂，每日 3 服。二诊：小腹下坠空痛略有减轻，以前方 6 剂续服。三诊：阴部瘙痒基本解除，以前方 6 剂续服。四诊：带下减少，以前方 6 剂续服。五诊：性交后未再出现阴道出血，以前方 6 剂续服。六诊：诸症均有明显减轻，以前方 6 剂续服。之后，为了巩固治疗效果，以前方变汤剂为散剂，每次 9g，每日三服，治疗 3 个月。随访 1 年，一切正常。

【用方提示】根据带下量多、色黄臭秽辨为湿热，再根据倦怠乏力、面色不荣辨为气虚，因口苦、苔黄腻辨为痰热，以此辨为痰热气虚证。方以小陷胸汤清热燥湿化痰；以完带汤健脾益气、渗利湿浊、行气止带。方药相互为用，以奏其效。

室上性心动过速

室上性心动过速是指阵发性快速而规则的异位心律。

【导读】根据室上性心动过速的病变证机是痰热，治以小陷胸汤；又因病变证机有气郁痰阻，故与枳实薤白桂枝汤合方治之。

谢某，女，62 岁。有多年室上性心动过速病史，近因心悸、心烦加重前来诊治。刻诊：心悸，心烦，胸闷，胸中憋气，口苦，舌质红、苔黄厚腻，脉浮。辨为痰热气郁证，治当清热化痰、行气宽胸。给予小陷胸汤与枳实薤白桂枝汤合方加味：黄连 3g，半夏 12g，全栝楼 30g，枳实 4g，厚朴 12g，薤白 24g，桂枝 3g，远志 12g。6 剂，水煎服，每日 1 剂，每日三服。二诊：心烦减轻，以前方 6 剂续服。三诊：口苦好转、胸中憋气基本解除，以前方 6 剂续服。四诊：苔黄厚腻消退，以前方 6 剂续服。五诊：诸症基本解除，以前方 6 剂续服。之后，为了巩固疗效，又以前方治疗 20 余剂。随访 1 年，一切尚好。

【用方提示】根据心悸、口苦、苔黄厚腻辨为痰热，再根据胸闷、胸中憋气辨为气郁，以此辨为痰热气郁证。方以小陷胸汤清热降逆、行气化痰；以枳实薤白桂枝汤通阳行气、宽胸化痰；加远志安神开窍化痰。方药相互为用，以奏其效。

泻心汤合方

泻心汤由『大黄二两（6g），黄连、黄芩各一两（3g）』所组成，方中大黄既是泻热药又是燥湿药；黄连、黄芩既是清热药又是燥湿药。方药相互为用，是以清热和胃，泻火止血为主的重要基础方，可辨治一切湿热迫血证。治病用方，若出血较重者，可在原方用药基础上酌情加止血药。

小儿流鼻血

【导读】根据小儿流鼻血的病变证机有湿热，治以泻心汤清泻湿热；又因病变证机有血热，故与百合地黄汤合方用之。

尚某，女，7岁。3年前至今反复出现流鼻血，多次检查没有发现器质性病变，服用中西药但未能控制症状，近由病友介绍前来诊治。刻诊：流鼻血，血色鲜红，大便干结，身热，盗汗，口苦口腻，舌红少苔，脉沉弱。辨为湿热阴虚证，治当清热燥湿、凉血滋阴。给予泻心汤与百合地黄汤合方加味：大黄6g，黄连3g，黄芩3g，百合15g，生地黄50g，生甘草10g。6剂，第1次煎45min左右，第2次煎20min，合并药液，每日1剂，每次服100mL左右，每日分早、中、晚服。二诊：服药第3剂至今未再流鼻血，以前方6剂续服。三诊：未再流鼻血，仍口苦口腻，以前方变黄连、黄芩各为5g，6剂。四诊：未再流鼻血，口苦口腻基本消除，以前方6剂续服。五诊：为了巩固疗效，又以前方治疗12剂，诸症悉除。随访1年，一切尚好。

【用方提示】根据流鼻血、口苦辨为湿热，再根据流鼻血、大便干结辨为热结，因盗汗、舌红少苔辨为阴虚血热，以此辨为湿热阴虚证。方以泻心汤清泻湿热；以百合地黄汤滋阴凉血止血，加生甘草益气清热。方药相互为用，以奏其效。

白喉

白喉是白喉杆菌引起的急性呼吸道传染病。本病四季均可发生，以秋冬季节多见，2~6岁小儿发病率高。

【导读】辨治白喉的常用方是养阴清肺汤，运用养阴清肺汤的病变证机是虚热。根据白喉的病变证机郁热侵扰，治当选用泻心汤和桔梗汤合方泻热利咽；又因病变证机是疫毒迫血，故与清营汤合方清营凉血解毒。

韩某，女，8岁。咽痛1周，静脉用药1周，仍然咽痛，伴有声音嘶哑，特专程邀笔者诊治。刻诊：咽部肿痛，喉中夹痰声，烦躁，谵语，口渴，舌质红、苔薄黄，脉滑略数。检查咽部、软腭、扁桃体充血，白色假膜蔓延超出咽喉部，颈部肿胀，诊断为白喉。辨为疫毒陷心证，治当清心泻火、解毒利咽。给予泻心汤、清营汤与桔梗汤合方：水牛角30g，生地黄15g，玄参9g，竹叶3g，麦门冬9g，丹参6g，黄连5g，银花9g，连翘6g，大黄3g，黄芩3g，桔梗10g，生甘草18g。6剂，水煎服，每日1剂，每日三服。二诊：咽痛缓解，烦躁、谵语解除，以前方6剂续服。三诊：检查咽部白膜消退明显，又以前方6剂续服，病已痊愈。

【用方提示】根据咽部肿痛、口渴辨为热，再根据烦躁、谵语辨为热陷心包，因咽部起白如腐辨为白喉，以此辨为疫毒陷心证。方以清营汤清心解毒、透热益心；以泻心汤清泻心经毒热；以桔梗汤清咽利喉解毒。方药相互为用，以奏其效。

甲状腺功能亢进症所致精神障碍

甲状腺功能亢进症所致精神障碍是指甲状腺功能亢进伴有精神兴奋性增高或抑制，或兴奋与抑制交替出现的临床表现。

【导读】根据甲状腺功能亢进所致精神障碍的病变证机是热伏，治当选用泻心汤清泻伏热；又因病变证机有气郁，故与四逆散合方；因郁热在心肝，治当安神舍魂，故又与酸枣仁汤合方治之。

叶某，女，43岁。10年前被诊断为甲状腺功能亢进症，服用中西药，但症状未能得到有效控制，在3年前又出现精神症状，经检查，诊断为甲状腺功能亢进症所致精神障碍，近因病情加重前来诊治。刻诊：心悸，幻觉，幻听，妄想，烦躁易怒，失眠，恶热，汗多，体重下降，月经紊乱，大便干结，口苦口干，舌质红、苔薄黄，脉弦数。辨为心肝郁热证，治当清透郁热、调理心肝。给予泻心汤、四逆散与酸枣仁汤合方加味：黄连 10g，黄芩 10g，大黄 6g，柴胡 12g，白芍 12g，枳实 12g，炙甘草 12g，酸枣仁（一半研末冲服，一半煎）48g，知母 6g，茯苓 6g，川芎 6g，朱砂（冲服）3g，琥珀（冲服）3g。6 剂，水煎服，每日 1 剂，每日三服。二诊：口苦、恶热消除，大便通畅，以前方 6 剂续服。三诊：烦躁易怒、失眠好转，以前方 6 剂续服。四诊：未再出现幻觉、幻听、妄想，以前方 6 剂续服。五诊：诸症明显好转，以前方 6 剂续服。之后，以前方治疗 60 余剂，诸症悉除。为了巩固疗效，以前方变汤剂为散剂，每次 6g，每日三服，巩固治疗 5 个月。随访 1 年，一切尚好。

【用方提示】根据心悸、恶热辨为心热，再根据烦躁易怒、舌质红、脉弦数辨为肝热，因幻觉、幻听辨为郁热扰心，以此辨为心肝郁热证。方以泻心汤清泻心热、导热下行；以四逆散疏肝行气解郁；以酸枣仁汤养心安神；加琥珀、朱砂清热泻火、重镇安神。方药相互为用，以奏其效。

慢性扁桃体炎

【导读】根据慢性扁桃体炎的病变证机是热结，治以泻心汤清泻积热；又因咽喉不利比较重，故与桔梗汤合方治之。

刘某，男，11 岁。患慢性扁桃体炎已有 5 年，近因疼痛加重前来诊治。刻诊：咽痛，咽肿，咽红，咽中似有痰阻，大便干结（3～4 日 1 次），舌质红、苔薄黄，脉浮略数。辨为热结痰蕴证，治当清热泻火、宣利化痰。给予泻心汤与桔梗汤合方加味：大黄 12g，黄连 3g，黄芩 3g，桔梗 10g，牛蒡子 20g，薄荷 20g，姜半夏 12g，生甘草 20g。6 剂，水煎服，每日 1 剂，每日三服。二诊：咽痛减轻，咽红好转，大便溏泄（1 日 2～3 次），以前方减大黄为 10g，6 剂。三诊：咽痛止，咽肿较前变小，以前方 6 剂续服。四诊：咽中似有痰阻基本消除，以前方 6 剂续服。五诊：诸症基本解除，以前方 6 剂续服。之后，为了巩固疗效，又以前方治疗 12 剂。随访半年，一切尚好。

【用方提示】根据咽痛、大便干结辨为热结，再根据咽中似有痰阻辨为痰蕴，以此辨为热结痰蕴证。方以泻心汤清热燥湿、泻火解毒；以桔梗汤宣利咽喉、消肿止痛；加牛蒡子、薄荷利咽止痛，半夏降逆利咽，并制约寒药凝滞。方药相互为用，以奏其效。

茵陈五苓散合方

茵陈五苓散由『茵陈蒿末十分（30g）』，五苓散五分（15g）』所组成，是利湿清热益气的重要基础方，可治一切湿热夹气虚者。根据张仲景设茵陈五苓散，可辨治湿热气虚寒证。

毛囊炎、湿疹

【导读】根据毛囊炎、湿疹的病变证机有湿热夹气虚，治以茵陈五苓散、黄连粉方利湿燥湿清热益气；又因病变证机有热结，与大承气汤合方，更因病变证机有阳虚，故与四逆汤合方用之。

刘某，男，47岁。有10余年毛囊炎、湿疹病史，服用中西药可未能有效控制症状表现，近由病友介绍前来诊治。刻诊：头部多处毛囊炎，湿疹，流黄水，瘙痒，头沉头昏，头部烦热，大便干结困难3~4天1次，倦怠乏力，手足不温，怕冷，口苦，舌质红，苔黄腻，脉沉略弱。辨为湿热蕴结夹阳虚证，治当清泻热结，利湿益气，给予茵陈五苓散、黄连粉方、大承气汤与四逆汤合方加味：茵陈30g，猪苓10g，泽泻12g，白术10g，茯苓10g，桂枝5g，黄连24g，大黄12g，芒硝（烊化）8g，枳实5g，厚朴24g，生附子5g，干姜5g，炙甘草6g。6剂，第1次煎45分钟左右，第2次煎20分钟，合并药液，每日1剂，每次服150mL左右，每日分早中晚服。二诊：流黄水减少，仍大便干结，以前方变大黄为15g，13剂。三诊：流黄水较前又减少，瘙痒减轻，大便通畅，头部烦热基本消除，仍头沉，以前方变泽泻为30g，13剂。四诊：毛囊炎及湿疹较前明显减轻，手足不温及怕冷基本消除，以前方13剂。五诊：诸证较前明显减轻，又以前方治疗30余剂以巩固疗效。随访1年，一切尚好。

【用方提示】根据湿疹、流黄水辨为湿热，再根据大便干结、头部烦热辨为热结，因倦怠乏力、脉沉略弱辨为气虚，又因手足不温、怕冷辨为阳虚，以此辨为湿热蕴结夹阳虚证，方以茵陈五苓散清利湿热益气；以大承气汤清泻热结，以黄连粉方清热燥湿，以四逆汤温阳散寒，方药相互为用，以奏其效。

慢性非酒精性脂肪性肝病

慢性非酒精性脂肪性肝病是以弥漫性肝细胞大泡性脂肪变，并排除酒精和其他明确原因所致的肝损害的临床病理综合征，包括单纯性脂肪性肝病及其演变的脂肪性肝炎和肝硬化。

【导读】根据慢性非酒精性脂肪性肝病的病变证机是湿热，治以茵陈五苓散；又因病变证机有肝郁，故与四逆散合方；因病变证机有瘀血，故又与桂枝茯苓丸合方治之。

赵某，女，52岁。有多年慢性非酒精性脂肪性肝病（中度脂肪肝）、高脂血症病史，近因头晕目眩、胁肋不适而前来诊治。刻诊：胁肋胀痛，胁下堵塞，胸闷，夜间痛甚，不思饮食，头晕头沉，口苦，舌质红夹瘀紫、苔黄腻，脉沉涩。辨为湿热瘀郁证，治当清热利湿、行气活血。给予茵陈五苓散、四逆散与桂枝茯苓丸合方加味：桂枝12g，茯苓12g，牡丹皮12g，白芍12g，桃仁12g，茵陈蒿30g，猪苓10g，泽泻12g，白术10g，柴胡12g，炙甘草12g，枳实12g，山楂24g。6剂，水煎服，每日1剂，每日三服。二诊：胁下堵塞减轻，以前方6剂续服。三诊：头晕目眩好转，以前方6剂续服。四诊：诸症较前均有好转，以前方治疗30余剂。之后，为了巩固疗效，又以前方变汤剂为散剂，每次10g，每日三服，治疗半年，复查血脂正常，彩超复查仅有轻度脂肪肝。随访1年，一切尚好。

【用方提示】根据头晕头沉、苔黄腻辨为湿热，再根据胁下堵塞、胸闷辨为气郁，因夜间痛甚、舌质红夹瘀紫辨为瘀血，又因头晕头沉辨为湿遏，以此辨为湿热瘀郁证。方以茵陈五苓散泻湿清热，以四逆散疏肝理气，以桂枝茯苓丸活血化瘀，加山楂活血消食降脂。方药相互为用，以奏其效。

母儿血型不合

母儿血型不合是指孕妇与胎儿之间因血型不合而产生的同族血型免疫疾病。母儿血型不合主要有ABO型和Rh血型两类，以ABO血型不合比较常见。

【导读】根据母儿血型不合的病变证机是湿热，治以茵陈五苓散，又因病变证机有肾虚，故与寿胎丸合方治之。

贾某，女，27岁。怀孕3个月，经检查，诊断为母儿血型不合（曾两次怀孕均因母儿血型不合而流产），经其亲戚介绍前来诊治。刻诊：阴道有轻微少量下血，腰酸，耳鸣，倦怠乏力，口苦口腻，舌质红、苔黄略腻，脉沉弱略数。辨为肾虚湿热证，治当清热燥湿、补肾安胎。给予茵陈五苓散与寿胎丸合方：茵陈30g，猪苓10g，泽泻12g，白术10g，茯苓10g，桂枝5g，菟丝子12g，桑寄生6g，川续断6g，阿胶（烊化、冲服）6g，黄芩15g，栀子12g，红参6g。12剂，水煎服，每日1剂，每日三服。二诊：腰酸明显好转，以前方12剂续服。三诊：口苦减轻，以前方12剂续服。四诊：阴道下血止，以前方12剂续服。五诊：诸症悉除，为了巩固疗效，先以前方治疗90余剂，后以前方变汤剂为散剂，每次6g，每日三服，至分娩前30日停药。随访：一切基本正常，胎儿未出现黄疸现象。

【用方提示】根据腰酸、耳鸣辨为肾虚，再根据口苦口腻、苔黄略腻辨为湿热，以此辨为肾虚湿热证。方以茵陈五苓散清热利湿、温阳化气；以寿胎丸补益肾虚、坚固荣胎；加黄芩、栀子清热安胎，红参健脾益气安胎。方药相互为用，以奏其效。

湿疹

【导读】根据湿疹的病变证机是湿热，治以茵陈五苓散；又因湿热比较重，故与苦参汤合方治之。

唐某，男，32岁。有2年湿疹病史，屡经中西药治疗，反复不愈，近因瘙痒加重前来诊治。刻诊：四肢及胸腹部湿疹、瘙痒，疹痒甚于下肢，抓破流黄水，口苦口腻，舌质红、苔黄腻，脉略浮。辨为湿热浸淫证，治当清热利湿止痒。给予茵陈五苓散与苦参汤合方加味：茵陈30g，桂枝10g，茯苓10g，泽泻15g，猪苓10g，白术10g，苦参20g，花椒10g，土茯苓30g，生甘草10g。6剂，水煎服，每日1剂，每日三服。二诊：瘙痒减轻，以前方6剂续服。三诊：湿疹减少，以前方6剂续服。四诊：瘙痒基本消除，以前方6剂续服。五诊：诸症基本解除，以前方6剂续服。六诊：诸症解除，又以前方12剂巩固。随访半年，一切尚好。

【用方提示】根据湿疹、苔黄腻辨为湿热，再根据抓破流黄水、口苦口腻辨为湿热浸淫，以此辨为湿热浸淫证。方以茵陈五苓散清热利湿止痒；以苦参汤清热燥湿止痛；加花椒温阳化湿止痒，土茯苓利湿止痒，生甘草益气缓急止痒。方药相互为用，以奏其效。

茵陈蒿汤合方

茵陈蒿汤由『茵陈蒿六两（18g），栀子擘、十四枚（14g），大黄去皮、二两（6g）』所组成，方中茵陈既是清热药又是利湿药，还是退黄药；大黄既是泻热药又是泻瘀药；栀子既是清热药又是泻瘀药，还是凉血药。方药相互为用，是以清热利湿为主的重要基础方，可治湿热俱重证。根据张仲景设茵陈蒿汤，可辨治湿热夹瘀证。

荨麻疹

【导读】根据荨麻疹的病变证机有湿热，治以茵陈蒿汤清泻湿热；又因病变证机有郁热，故与麻杏石甘汤合方，更因病变证机有阳虚，故与四逆汤合方用之。

詹某，女，57岁。有5年荨麻疹病史，近由病友介绍前来诊治。刻诊：四肢、胸背多处出现红色风疹团成片状，瘙痒难忍，夜间或受凉加重，手足不温，大便干结，口苦口腻，舌质红、苔黄腻，脉沉。辨为湿热郁结阳虚证，治当清热利湿、宣发营卫、温阳散寒。给予茵陈蒿汤、麻杏石甘汤与四逆汤合方加味：大黄6g，茵陈20g，栀子15g，麻黄12g，杏仁10g，石膏24g，生附子5g，干姜5g，炙甘草10g。6剂，第1次煎45min左右，第2次煎20min，合并药液，每日1剂，每次服150mL左右，每日分早、中、晚服。二诊：风疹团减轻，仍大便干结，以前方变大黄为10g，6剂。三诊：风疹团较前又有减轻，瘙痒基本消除，大便基本通畅，仍口苦口腻，以前方加黄连、黄芩各6g，6剂。四诊：风疹团未再出现，口苦口腻消除，以前方6剂续服。五诊：风疹团未再出现，又以前方治疗20剂，诸症悉除。随访1年，一切尚好。

【用方提示】根据红色风疹团辨为郁热，再根据红色风疹团、大便干结辨为热结，因风疹团、口苦口腻辨为湿热，复因风疹受凉加重、手足不温辨为热夹阳虚，以此辨为湿热郁结阳虚证。方以茵陈蒿汤清热利湿；以麻杏石甘汤清宣郁热；以四逆汤益气温阳散寒。方药相互为用，以奏其效。

原发性胆汁性肝硬化

原发性胆汁性肝硬化是以肝内细小胆管的慢性非化脓性破坏、汇管区炎症、慢性胆汁淤积、肝纤维化为特征的慢性进行性胆汁淤积性肝脏疾病。多见于中年女性，男性发病较少。

【导读】根据原发性胆汁性肝硬化的病变证机是湿热，治以茵陈蒿汤清热利湿；又因病变证机有血热，故与清营汤合方治之。

邵某，女，44岁。5年前因胁肋脘腹胀痛，经B超等多项检查，诊断为原发性胆汁性肝硬化，曾服用中西药，但治疗效果不明显，在3个月前住院治疗20余日，近又因症状加重前来诊治。刻诊：身目发黄，烦躁，牙龈出血，口渴，胁胀痛，不思饮食，皮肤瘙痒，大便干结，舌质红绛、苔薄黄腻，脉细数。辨为热毒迫血证，治当清热解毒、凉血散瘀。给予茵陈蒿汤与清营汤合方加味：栀子15g，茵陈蒿18g，大黄6g，水牛角30g，生地黄15g，玄参10g，竹叶10g，麦门冬10g，丹参6g，黄连5g，金银花10g，连翘10g，山楂24g。6剂，水煎服，每日1剂，每日三服。二诊：身目发黄减轻，烦躁好转，以前方6剂续服。三诊：饮食好转，大便通畅，以前方6剂续服。四诊：皮肤瘙痒止，以前方6剂续服。五诊，诸症悉除，又以茵陈蒿汤与桂枝茯苓丸合方为散剂，每次10g，每日三服，巩固治疗1年。随访2年，一切尚好。

【用方提示】根据身目发黄、烦躁、口渴辨为热毒，再根据牙龈出血、舌质红绛辨为血热，因皮肤瘙痒、大便干结辨为热毒侵扰内外，以此辨为热毒迫血证。方以茵陈蒿汤清热利湿退黄；以清营汤清热解毒、凉血止血；加山楂消食和胃。方药相互为用，以奏其效。

胆结石

胆结石是指胆囊和（或）胆管内胆汁的某些成分(胆色素、胆固醇、黏液物质及钙等)在特定情况下由多种致病因素相互作用，某些成分析出、沉淀、凝集成核而形成石状物的疾病。根据结石所在部位分为胆囊结石与胆管结石。

【导读】根据胆结石的病变证机是湿热，治以茵陈蒿汤；又因病变证机有湿阻，故与三金通石汤合方治之。

彭某，女，68 岁。在 10 年前因胁痛，不能食油腻，经 B 超检查诊断为胆管砂粒样结石，因胁痛剧烈而做手术，1 年后又出现胁痛，经 B 超复查又有结石，在某医院门诊治疗半年，症状时轻时重，近由病友介绍前来诊治。刻诊：胁痛，胁下拘急，肢体困重，口苦口黏，舌质红、苔黄厚腻，脉略弦。辨为肝胆湿热证，治当清热燥湿、利胆排石。给予茵陈蒿汤与三金通石汤合方加味：茵陈蒿 18g，栀子 14g，大黄 6g，鸡内金 24g，海金砂 30g，金钱草 24g，滑石 30g，附子 3g，通草 10g，柴胡 15g，枳实 12g，炙甘草 10g。6 剂，水煎服，每日 1 剂，每日三服。二诊：胁痛减轻，以前方 6 剂续服。三诊：肢体困重好转，以前方 6 剂续服。四诊：诸症均有减轻，以前方治疗 30 剂。五诊：诸症悉除。为了巩固疗效，又以前方变汤剂为散剂，每次 10g，每日三服，治疗 3 个月，经 B 超复查，结石排出。随访 1 年，一切尚好。

【用方提示】根据胁痛、肢体困重辨为湿阻，再据口苦、舌质红辨为热，因口黏、苔黄腻辨为湿热，以此辨为肝胆湿热证。方以茵陈蒿利湿清热、导热下行；以三金通石汤清热利胆排石；加柴胡、枳实疏肝利胆、降泄浊逆。方药相互为用，以取其效。

甲状腺功能亢进症

甲状腺功能亢进症是指甲状腺腺体本身产生甲状腺激素过多而引起神经、循环、消化等系统兴奋性增高和代谢亢进为主的一组临床综合征。属于自身免疫性甲状腺病。

【导读】根据甲状腺功能亢进的病变证机是湿热，治以茵陈蒿汤；又因肝热生风，故与羚角钩藤汤合方治之。

庞某，女，41 岁。在 2 年前经检查诊断为甲状腺功能亢进症，常常服用中西药，但症状未能达到有效控制，近由病友介绍前来诊治。刻诊：甲状腺肿大，肢体肌肉震颤，畏光流泪，急躁易怒，眼球轻微突出，失眠噩梦，多汗，形体消瘦，大便干结，口苦口渴，舌质红、苔薄黄，脉沉弦略数。辨为肝热动风证，治当清肝泻火、平息内风。给予茵陈蒿汤与羚角钩藤汤合方：茵陈 18g，大黄 6g，栀子 15g，羚角粉（冲服）5g，钩藤 10g，桑叶 6g，菊花 10g，生地黄 15g，生白芍 9g，川贝母 12g，竹茹 15g，茯神 9g，生甘草 3g。6 剂，水煎服，每日 1 剂，每日三服。二诊：肢体肌肉震颤减轻，以前方减羚羊角为 3g，6 剂。三诊：噩梦止，大便通畅，以前方去大黄，6剂。四诊：急躁易怒未除，以前方加柴胡15g，牡丹皮12g，6剂。五诊：急躁易怒好转，以前方6剂续服。六诊：诸症较前又有减轻，以前方6剂续服。之后，以前方因病症变化酌情加减用药60余剂，诸症基本解除。为了巩固疗效，以前方变汤剂为散剂，每次10g，每日三服，治疗1年，诸症悉除。随访1年，一切尚好。

【用方提示】根据急躁易怒、眼球突出、大便干结辨为肝热，再根据肢体肌肉震颤辨为肝风，以此辨为肝热动风证。方以茵陈蒿汤清肝泻热、导热下行；以羚角钩藤汤清肝泻热、息风止痉。方药相互为用，以奏其效。

会阴及阴道疱疹

会阴及阴道疱疹（又称阴部疱疹）是由单纯性疱疹病毒侵犯生殖器、皮肤及阴道黏膜引起的炎症、水疱、糜烂、溃疡性病变的性传播疾病。

【导读】根据会阴及阴道疱疹的病变证机是湿热，治以茵陈蒿汤和栀子柏皮汤；又因病变证机有瘀血，故与桂枝茯苓丸合方治之。

郑某，女，26岁。在1年前感染会阴及阴道疱疹，痛如针刺，经常服用中西药，可未能彻底治愈，近因病症复发前来诊治。刻诊：会阴及阴道出现多个疱疹且发痒，痛如针刺，带下量多色黄，口苦口渴，舌质暗红瘀紫、苔黄腻，脉沉涩。辨为湿热瘀血证，治当清热燥湿、活血化瘀。给予茵陈蒿汤、栀子柏皮汤与桂枝茯苓丸合方加味：茵陈18g，栀子15g，大黄6g，桃仁12g，桂枝12g，白芍12g，牡丹皮12g，茯苓12g，黄柏6g，苦参15g，地肤子15g，炙甘草3g。6剂，水煎服，每日1剂，每日三服。二诊：疱疹疼痛减轻，以前方6剂续服。三诊：带下减少，以前方6剂续服。四诊：疱疹基本消除，以前方6剂续服。五诊：诸症基本解除，以前方6剂续服。为了巩固治疗效果，以前方治疗20余剂。随访半年，一切正常。

【用方提示】根据带下量多色黄、口苦口渴、苔黄腻辨为湿热，再根据痛如针刺、舌质暗红瘀紫辨为瘀血，以此辨为湿热瘀血证。方以茵陈蒿汤清热利湿，以栀子柏皮汤清热燥湿，以桂枝茯苓丸活血化瘀，加苦参、地肤子以清热燥湿利湿。方药相互为用，以奏其效。

生殖器疱疹

生殖器疱疹（又称阴部疱疹）是由单纯性疱疹病毒侵犯生殖器、皮肤黏膜引起的炎症、水疱、糜烂、溃疡性病变的性传播疾病，其发病率在病毒性传播疾病中最高。

【导读】根据生殖器疱疹的病变证机是湿热，治以茵陈蒿汤和四妙丸合方；又因病变证机有瘀血，故与桂枝茯苓丸合方治之。

牛某，男，27 岁。在 5 年前龟头、冠状沟、尿道口出现红斑、小丘疹、糜烂脓疱等，经检查诊断为生殖器疱疹，静脉注射及口服西药，病情趋于好转，约半个月后症状消失，可 1 个月后症状又复发，再次用西药治疗，则效果不明显，经常服用中西药却没有达到治疗效果，近由病友介绍前来诊治。刻诊：阴茎头及阴茎有多个丘疹，发痒，有的为脓疱，痛如针刺，尿道口分泌物多，全身不适，口苦口渴，舌质暗红瘀紫、苔黄腻，脉沉涩。辨为湿热浸淫、瘀血阻滞证，治当清热燥湿、活血化瘀。给予茵陈蒿汤、四妙丸与桂枝茯苓丸合方：茵陈 18g，栀子 15g，大黄 6g，桃仁 12g，桂枝 12g，白芍 12g，牡丹皮 12g，茯苓 12g，黄柏 24g，薏苡仁 24g，苍术 12g，怀牛膝 12g。6 剂，水煎服，每日 1 剂，每日三服。二诊：瘙痒、疼痛减轻，以前方 6 剂续服。三诊：瘙痒止，疼痛略有，脓疱好转，以前方 6 剂续服。四诊：尿道口分泌物明显减少，以前方 6 剂续服。五诊：丘疹、脓疱基本消除，以前方 6 剂续服。六诊：诸症基本解除，未有其他明显不适，以前方 6 剂续服。之后，为了巩固疗效，以前方治疗 30 余剂，诸症悉除。随访 1 年，一切正常。

【用方提示】根据脓疱、尿道口分泌物多、苔黄腻辨为湿热，再根据痛如针刺、舌质暗红瘀紫、脉沉涩辨为瘀热，以此辨为湿热浸淫、瘀血阻滞证。方以茵陈蒿汤清热燥湿利湿；以四妙丸苦寒燥湿、苦温化湿、导热利湿；以桂枝茯苓丸活血化瘀、散结消癥。方药相互为用，以奏其效。

慢性非酒精性脂肪肝病

慢性非酒精性脂肪肝病是指除酒精外，由其他明确的损肝因素所致的，以弥漫性肝细胞大泡性脂肪变为主要临床特征的疾病。

【导读】根据慢性非酒精性脂肪肝病的病变证机是湿热，治以茵陈蒿汤合方；又因病变证机有中虚湿热，故与半夏泻心汤合方治之。

徐某，男，58岁。有多年慢性非酒精性脂肪肝病病史，近由朋友介绍前来诊治。刻诊：胁肋拘急胀痛，倦怠乏力，恶心，腹胀，不思饮食，口苦口腻，舌质红、苔黄腻，脉沉滑。经检查，肝大、丙氨酸氨基转移酶升高。辨为湿热夹气虚证，治当清热利湿，兼益中气。给予茵陈蒿汤与半夏泻心汤合方加味：茵陈20g，栀子15g，大黄6g，黄连3g，黄芩10g，姜半夏12g，干姜10g，红参10g，白术10g，大枣12枚，炙甘草10g。6剂，水煎服，每日1剂，每日三服。二诊：恶心好转，腹胀减轻，以前方6剂续服。三诊：胁肋拘急胀痛基本解除，以前方6剂续服。四诊：饮食转佳，以前方6剂续服。五诊：口苦、腹胀、恶心止，以前方6剂续服。六诊：诸症基本解除，以前方6剂续服。七诊：经复查，丙氨酸氨基转移酶恢复正常，以前方30剂续服。八诊：肝脏轻度肿大，以前方30剂续服。之后，为了巩固疗效，以前方变汤剂为散剂，每次6g，每日三服，治疗半年。又经复查，肝大消除，丙氨酸氨基转移酶正常。随访1年，一切尚好。

【用方提示】根据胁肋拘急胀痛、苔黄腻辨为湿热，再根据恶心、不思饮食辨为热扰脾胃，因倦怠乏力辨为气虚，以此辨为湿热夹气虚证。方以茵陈蒿汤清热利湿；以半夏泻心汤健脾益气、清热温阳；加白术健脾益气、生化气血。方药相互为用，以奏其效。

越婢加术汤合方

越婢加术汤由『麻黄六两（18g），石膏半斤（24g），生姜三两（9g），大枣十五枚，甘草二两（6g），白术四两（12g）』所组成，方中麻黄既是宣散药又是利水药；石膏既是清热药又是生津药；生姜既是宣散药又是降逆药，还是利水药；白术既是益气药又是燥湿药；大枣、甘草既是益气药又是缓急药，还是生津药。方药相互为用，是以清宣郁热、散水消肿为主的重要基础方，可辨治寒热水湿夹虚证。

两手末梢循环障碍肿胀

【导读】根据两手末梢循环障碍肿胀的病变证机有寒热夹虚，治以越婢加术汤益气制水散水；又因病变证机有阴虚水气，故与猪苓汤合方，更因病变证机有阳虚，故与四逆汤合方用之。

马某，男，33岁。有3年两手末梢循环障碍肿胀病史，近由病友介绍前来诊治。刻诊：手指手掌手背肿胀如有水状，肿胀处既热又怕凉，倦怠乏力，手足不温，口渴欲饮热水，舌红少苔，脉沉细。辨为寒热夹阴阳虚证，治当温阳散寒、清热育阴、渗利水气。给予越婢加术汤、猪苓汤与四逆汤合方：麻黄20g，石膏24g，生姜9g，大枣15枚g，白术12g，猪苓10g，滑石10g，泽泻10g，茯苓10g，阿胶珠10g，生附子5g，干姜5g，炙甘草10g。6剂，第1次煎45min左右，第2次煎20min，合并药液，每日1剂，每次服150mL左右，每日分早、中、晚服。二诊：手指手掌手背肿胀略有减轻，肿胀仍如水状，以前方变茯苓为20g，6剂。三诊：手指手掌手背肿胀较前又有减轻，肿胀如水状基本消除，仍口渴欲饮热水，以前方加生地黄15g，6剂。四诊：手指手掌手背肿胀较前又有减轻，手足不温较前好转，以前方6剂续服。五诊：手指手掌手背肿胀较前又有减轻，以前方6剂续服。六诊：手指手掌手背肿胀较前又有明显减轻，又以前方治疗40余剂，诸症悉除。随访1年，一切尚好。

【用方提示】根据手指、手掌、手背肿胀如水状辨为水气郁结，再根据肿胀处既热又怕凉辨为寒热夹杂，因肿胀、倦怠乏力、手足不温辨为阳虚水气，复因肿胀、口渴欲饮热水、舌红少苔辨为阴虚水气，以此辨为寒热夹阴阳虚证。方以越婢加术汤益气宣散，消散肿胀；以猪苓汤育阴利水消肿；以四逆汤温阳散寒，化水消肿。方药相互为用，以奏其效。

慢性肺源性心脏病

慢性肺源性心脏病（简称慢性肺心病）是由于肺组织、肺血管或胸廓的慢性病变引起肺组织结构和（或）功能异常，产生肺血管阻力增加，肺动脉压力增高，使右心室扩张或（和）肥厚，伴或不伴右心功能衰竭的心脏疾病。病以冬季或寒冷地区、高原地区、潮湿地区为多发，发病年龄多见于40岁以上人群，发病常常有明显外因。

【导读】根据慢性肺源性心脏病的病变证机是心肺阳郁，治以越婢加术汤；又因水气病变证机比较重，故与猪苓汤合方治之。

白某，男，72岁。有多年肺源性心脏病病史，近因咳喘、水肿加重前来诊治。刻诊：咳嗽，气喘，心悸，胸闷，颜面及四肢水肿，身体烦热，舌质红、苔薄黄，脉沉。辨为心肺阳郁水气证，治当清宣郁热、散水消肿。给予越婢加术汤与猪苓汤合方加味：麻黄18g，石膏24g，生姜10g，大枣15枚，炙甘草6g，白术12g，茯苓10g，泽泻10g，猪苓10g，滑石10g，阿胶（烊化、冲服）10g，杏仁15g，葶苈子15g。6剂，每日1剂，水煎服，每日三服。二诊：水肿略有消退，以前方6剂续服。三诊：咳喘、心悸减轻，以前方6剂续服。四诊：水肿较前减轻，以前方6剂续服。五诊：胸闷解除，以前方6剂续服。六诊：诸症基本解除，以前方6剂续服。七诊：为了巩固疗效，又以前方治疗30余剂，病情稳定。之后，以前方变汤剂（每剂加蛤蚧1对）为散剂，每次6g，每日三服，治疗半年。随访1年，一切尚好。

【用方提示】根据身体烦热、舌质红辨为郁热，再根据颜面及四肢水肿辨为水热浸淫，因咳嗽、心悸辨为郁热在心肺，以此辨为心肺郁热水气证。方以越婢加术汤清宣郁热、散水消肿；以猪苓汤清热利水消肿；加杏仁降肺止逆，葶苈子泻肺行水消肿；散剂加蛤蚧益气摄纳、治病求本。方药相互为用，以奏其效。

越婢加半夏汤合方

越婢加半夏汤由『麻黄六两（18g）石膏半斤（24g），生姜三两（9g），大枣十五枚，甘草二两（6g），半夏半升（12g）』所组成，方中麻黄既是宣肺药又是利水药；石膏既是清热药又是生津药；生姜既是宣散药又是降逆药，还是散水药；半夏既是降逆药又是化痰药；大枣、甘草既是益气药又是缓急药，还是生津药。方药相互为用，是以温肺化饮、清热散水为主的重要基础方，主治寒热痰湿夹虚证。

══════ 冠心病心衰、心肌缺血、心律不齐 ══════

【导读】根据冠心病心衰、心肌缺血、心律不齐的病变证机有寒热夹气逆，治以越婢加半夏汤清热散寒降逆；又因病变证机有气郁，故与枳实薤白桂枝汤合方，更因病变证机有阳虚，故与四逆加人参汤合方用之。

许某，女，72岁。有多年冠心病病史，3年前至今又有冠心病心衰、心肌缺血、心律不齐，近由病友介绍前来诊治。刻诊：心悸，心烦急躁，胸中憋气，颜面及下肢水肿，咳嗽，倦怠乏力，手足不温，口渴，舌质淡红、苔薄黄白夹杂，脉沉弱。辨为寒热气逆夹阳虚证，治当宣散水气、行气通阳、温阳散寒。给予越婢加半夏汤、枳实薤白桂枝汤与四逆加人参汤合方：麻黄20g，石膏24g，生半夏12g，枳实5g，薤白24g，全栝楼15g，厚朴12g，桂枝3g，生附子5g，干姜5g，红参3g，生姜10g，大枣15枚，炙甘草12g。6剂，第1次煎45min左右，第2次煎20min，合并药液，每日1剂，每次服150mL左右，每日分早、中、晚服。二诊：心悸减轻，仍胸中憋闷、倦怠乏力，以前方变枳实为15g，红参为6g，6剂。三诊：心悸较前又有减轻，胸中憋气好转，仍口渴，以前方变石膏为45g，6剂。四诊：心悸基本消除，心烦急躁好转，咳嗽消除，仍倦怠乏力，以前方变红参为10g，6剂。五诊：颜面及下肢水肿较前好转，仍手足不温，以前方变生附子、干姜各为6g，6剂。六诊：颜面及下肢水肿基本消退，又以前方治疗100余剂，诸症悉除。随访1年，一切尚好。

【用方提示】根据心悸、咳嗽、水肿辨为水气郁结，再根据胸中憋闷、心烦急躁辨为气郁，因倦怠乏力、手足不温辨为阳虚，复因舌质淡红、苔黄白夹杂辨为寒热夹杂，以此辨为寒热气逆夹阳虚证。方以越婢加半夏汤益气宣散降逆；以枳实薤白桂枝汤行气通阳，化痰止咳；以四逆加人参汤益气温阳散寒。方药相互为用，以奏其效。

慢性支气管哮喘

慢性支气管哮喘是气管、支气管黏膜及其周围组织的慢性非特异性状态。

【导读】根据慢性支气管哮喘的病变证机是寒饮郁肺夹热，治以越婢加半夏汤；又因痰热病变证机比较重，故与小陷胸汤合方；因病变证机夹水气，故又与葶苈大枣泻肺汤合方治之。

程某，男，63岁。有多年慢性支气管炎病史，近因咳喘加重前来诊治。刻诊：咳嗽，气喘，因寒加重，痰多黄白夹杂，咳痰不爽，胸闷，颜面肿胀，口渴欲饮热水，舌质淡红、苔黄腻，脉浮略数。辨为寒饮郁肺夹热水气证，治当温肺化饮、清热散水。给予越婢加半夏汤、小陷胸汤与葶苈大枣泻肺汤合方加味：麻黄18g，石膏24g，生姜10g，大枣15枚，生甘草6g，姜半夏12g，黄连3g，全栝楼30g，葶苈子10g，杏仁15g，厚朴15g。6剂，水煎服，每日1剂，每日三服。二诊：咳喘减轻，以前方6剂续服。三诊：痰多减少，以前方6剂续服。四诊：胸闷好转，以前方6剂续服。五诊：颜面肿胀减轻，以前方6剂续服。六诊：诸症较前又有减轻，以前方6剂续服。七诊：诸症基本解除，为了巩固疗效，又以前方治疗30余剂。之后，以前方变汤剂为散剂，每次6g，每日三服，治疗2个月。随访1年，一切尚好。

【用方提示】根据咳嗽、气喘因寒加重辨为寒，再根据痰多黄白夹杂、口渴欲饮热水辨为寒夹热，因颜面肿胀辨为水气浸淫，又因咳痰不爽、苔黄腻辨为水气痰热，以此辨为寒饮郁肺夹热水气证。方以越婢加半夏汤温肺清热、宣利水气；以小陷胸汤清热降逆、燥湿化痰；以葶苈大枣泻肺汤泻肺行水；加杏仁降肺化痰，厚朴下气化湿。方药相互为用，以奏其效。

真武汤合方

真武汤由『茯苓三两（9g），芍药三两（9g），生姜切、三两（9g），白术二两（6g），附子炮、去皮、破八片、一枚（5g）』所组成，方中附子既是温阳药又是主水药；生姜既是降逆药又是散水药；白术既是益气药又是制水药；茯苓既是益气药又是利水药；芍药既是敛阴药又是补血药，芍药还是缓急药。方药相互为用，是以温阳利水为主的重要基础方，可辨治寒湿虚瘀伤血证。

冠心病心衰、心肌缺血、心律不齐

【导读】根据冠心病心衰、心肌缺血、心律不齐的病变证机有阳虚水气，治以真武汤温阳利水；又因病变证机有气郁，故与枳实薤白桂枝汤合方，更因病变证机有阳虚，故与四逆加人参汤合方，复因病变证机有风痰，故与藜芦甘草汤合方用之。

孙某，男，68岁。有多年冠心病心力衰竭、心肌缺血、心律不齐病史，近由病友介绍前来诊治。刻诊：心悸，胸中憋气，情绪急躁，怕冷，颜面及下肢水肿，倦怠乏力，手指麻木颤抖，口淡不渴，舌质淡红、苔白腻，脉沉弱。辨为阳虚水气、气郁风痰证，治当益气温阳利水、行气化痰息风。给予真武汤、枳实薤白桂枝汤、藜芦甘草汤与四逆加人参汤合方：制附子5g，白术6g，生姜10g，白芍10g，茯苓10g，枳实5g，薤白24g，全栝楼15g，厚朴12g，桂枝3g，生附子5g，干姜5g，藜芦1.5g，红参3g，炙甘草12g。6剂，第1次煎45min左右，第2次煎20min，合并药液，每日1剂，每次服150mL左右，每日分早、中、晚服。二诊：心悸减轻，仍手指颤抖，以前方变藜芦为2.5g，6剂。三诊：心悸较前又有减轻，仍胸中憋闷，以前方变枳实为15g，6剂。四诊：心悸较前又有减轻，仍有颜面及下肢水肿，以前方变茯苓为24g，6剂。五诊：心悸基本消除，颜面及下肢水肿较前好转，仍倦怠乏力，以前方变红参为6g，6剂。六诊：颜面及下肢水肿较前又有减轻，仍倦怠乏力，以前方6剂续服。七诊：颜面及下肢水肿基本消退，倦怠乏力好转，又以前方治疗 100 余剂，诸症悉除。随访 1 年，一切尚好。

【用方提示】根据心悸、水肿、怕冷辨为阳虚水气，再根据胸中憋闷、情绪急躁辨为气郁，因倦怠乏力、脉沉弱辨为阳虚，复因手指麻木颤抖、苔腻辨为风痰，以此辨为阳虚水气、气郁风痰证。方以真武汤温阳利水；以枳实薤白桂枝汤通阳行气解郁；以藜芦甘草汤息风化痰；以四逆加人参汤益气温阳散寒。方药相互为用，以奏其效。

慢性肺源性心脏病

【导读】真武汤是主治阳虚水气证的基本代表方。根据慢性肺源性心脏病的病变证机以阳虚为主，治当选用真武汤；又因心肺阳虚比较重，故与四逆加人参汤合方治之。

李某，女，56 岁。有 10 余年风湿性心脏病，2 年来又出现下肢水肿，偶有颜面水肿，病情反复发作，近因咳喘明显而前来诊治。刻诊：气喘，心悸，下肢水肿，痰稀色白，手足不温，小便不利，头晕目眩，动则喘甚，舌质淡、苔薄白腻，脉虚。辨为心肺水气证，治当温补阳气、利水消肿。给予真武汤与四逆加人参汤合方加味：茯苓 9g，白芍 9g，生姜 9g，白术 6g，炙甘草 6g，干姜 5g，附子 5g，生川乌（因无生附子，故以生川乌代）5g，红参 3g，车前子 15g，牛膝 24g，薏苡仁 15g。6 剂，水煎服，每日 1 剂，每日三服。二诊：气喘、心悸好转，以前方 6 剂续服。三诊：手足转温，下肢水肿减轻，又以前方 6 剂续服。四诊：动则喘甚明显减轻，又以前方治疗 50 剂。将前方变汤剂为散剂，每次 6g，每日三服，巩固治疗半年。随访 2 年，一切尚好。

【用方提示】根据气喘、心悸辨为心肺气虚，再根据下肢水肿、痰稀色白、小便不利辨为水气内停，因手足不温、舌质淡、脉虚辨为阳气不足，以此辨为心肺水气证。方以四逆加人参汤温阳散寒、补益肺气、气化水气；以真武汤通阳利水、气化水津；加车前子、薏苡仁渗利水湿、消除水肿，牛膝补益肾气、使水下行。方药相互为用，以奏其效。

肾小球肾炎

肾小球肾炎是指双侧肾脏肾小球呈现变态反应性疾病。

【导读】根据肾小球肾炎的病变证机是阳虚水气，治以真武汤；又因脾肾虚弱比较明显，故与苓桂术甘汤和四君子汤合方治之。

郑某，女，32岁。于2005年3月出现眼睑水肿，经检查，诊断为急性肾小球肾炎，即住院20余日，病情得到控制，出院约6个月后病情复发，又住院1周。之后，又多次服用中西药，没有达到远期治疗效果，因病情复发前来就诊。刻诊：眼睑及下肢水肿，神疲倦怠，手足不温，腰酸，腹胀，肢体困重，口淡，舌质淡、苔白厚腻，脉沉。尿常规检查，尿蛋白（+++）。辨为脾肾虚弱、水气寒郁证，治当温阳化湿、利水消肿。给予真武汤、苓桂术甘汤与四君子汤合方加味：附子10g，白术12g，生姜10g，白芍10g，茯苓12g，桂枝10g，红参12g，炙甘草12g，黄芪18g，厚朴15g，杜仲15g，桑寄生25g。6剂，水煎服，每日1剂，每日2～3次。二诊：手足转温、眼睑水肿基本消退，予前方6剂。三诊：腹胀好转，手足温和，以前方6剂续服。四诊：舌苔白厚腻基本消除，下肢水肿基本消退，以前方6剂续服。五诊：经尿常规检查，尿蛋白（+），以前方6剂。之后，以前方根据病症变化适当加减用药治疗60余剂，经复查尿常规，尿蛋白（-）。为了巩固疗效，以前方变汤剂为散剂，每次6g，每日三服，治疗3个月。随访1年，一切尚好。

【用方提示】根据神疲、腰酸辨为肾虚，再根据倦怠、腹胀辨为脾虚，因眼睑及下肢水肿辨为水气，又因手足不温、口淡、苔白腻辨为寒湿，更因倦怠乏力辨为气虚，以此辨为脾肾虚弱、水气寒郁证。方以真武汤温阳利水，以苓桂术甘汤温阳化湿，以四君子汤补益脾肾，加黄芪补益中气，厚朴行气化湿，杜仲、桑寄生补肾强健筋骨。方药相互为用，以奏其效。

肾积水

肾积水是指尿路不畅或阻塞所引起的肾盂肾盏扩大伴有肾组织萎缩的病变。

【导读】根据肾积水的病变证机是阳虚水气，治以真武汤温阳化水；又因病变证机有瘀血，故与桂枝茯苓丸合方；因病变证机有痰湿阻滞，故又与二陈汤合方治之。

李某，男，75岁。在1999年发现肾结石，经碎石治疗；2000年肾结石复发，又经碎石治疗；2002年发现左右肾均有结石，服用中西药保守治疗；在2005年因肾区疼痛，经B超检查发现左肾萎缩、功能丧失，右肾疼痛，诊断为肾结石、肾积水、肾萎缩，住院治疗5周，症状得到有效控制，但出院后病情反复发作，近由病友介绍前来诊治。刻诊：尿频，尿不尽，腰痛如针刺，疼痛拒按，小腹胀痛，手足不温，恶心，口淡不渴，舌质暗淡瘀紫、苔白厚腻，脉沉涩。辨为寒水痰瘀证，治当温阳化瘀、利水化痰。给予真武汤、桂枝茯苓丸与二陈汤合方加味：茯苓 12g，白芍 10g，生姜 18g，附子 5g，白术 6g，桂枝 12g，桃仁 12g，牡丹皮 12g，姜半夏 15g，陈皮 15g，炙甘草 6g，乌梅 2g，瞿麦 15g，通草 6g。6 剂，水煎服，每日 1 剂，每日三服。二诊：腰痛略有减轻，以前方 6 剂续服。三诊：小腹胀痛略好转，以前方 6 剂续服。四诊：尿不尽明显好转，以前方 6 剂续服。五诊：腰痛减轻，以前方 6 剂续服。六诊：腰痛得到控制，以前方 6 剂续服。之后，以前方治疗 10 余剂，病情稳定。为了巩固疗效，以前方变汤剂为散剂，每次 6g，每日三服，嘱其坚持服用。随访 1 年，一切尚好。

【用方提示】根据手足不温、口淡不渴辨为寒，再根据腰痛如针刺、脉沉涩辨为瘀，因尿频、尿不尽辨为寒水浸淫，又因苔白厚腻辨为痰阻，以此辨为寒水痰瘀证。方以真武汤温阳利水，以桂枝茯苓丸活血化瘀，以二陈汤燥湿化痰，加瞿麦、通草通利小便。方药相互为用，以奏其效。

泌尿系感染

泌尿系感染是指由细菌引起的肾盂肾炎、膀胱炎、尿道炎等病变的总称。

【导读】根据泌尿系感染的病变证机是阳虚，治以真武汤温阳化气；又因病变证机有水结，故与萆薢分清饮合方治之。

詹某，女，42 岁。有多年慢性膀胱炎、慢性肾盂肾炎病史，在服用中西药期间有治疗效果，但停药后又复发，曾连续静脉滴注西药 4 个疗程（1 个疗程 6 日），也未能取得预期治疗效果，近由病友介绍前来诊治。刻诊：尿频，尿急，时有尿痛，手足不温，畏寒怕冷，倦怠乏力，小腹拘急，腰酸困痛，口淡不渴，舌质淡、苔薄白，脉沉弱。辨为阳虚水结证，治当温补肾阳、通利小便。给予真武汤与萆薢分清饮合方加味：茯苓 10g，白芍 10g，生姜 10g，白术 6g，附子 5g，益智仁 12g，川萆薢 12g，石菖蒲 12g，乌药 12g，鹿角胶 12g，杜仲 12g，黄芪 15g。6 剂，水煎服，每日 1 剂，每日三服。二诊：尿频减轻，尿急好转，以前方 6 剂续服。三诊：手足转温，畏寒怕冷止，以前方 6 剂续服。四诊：腰酸困痛解除，以前方 6 剂续服。之后，以前方治疗 20 余剂，诸症悉除，为了巩固疗效，以前方变汤剂为丸剂，每次 6g，每日三服，治疗 2 个月。随访 1 年，一切尚好。

【用方提示】根据手足不温、畏寒怕冷辨为阳虚，再根据尿频、小腹拘急辨为水结膀胱，因腰酸困痛辨为肾虚不温、水气浸淫，以此辨为阳虚水结证。方以真武汤温阳利水；以萆薢分清饮温阳分清化浊；加鹿角胶温补肾阳，杜仲温肾壮阳止痛，黄芪补益中气。方药相互为用，以奏其效。

乳糜尿

乳糜尿是指乳糜液或淋巴液进入尿中，使尿液呈乳白色的混浊液，称为乳糜尿。

【导读】根据乳糜尿的病变证机是肾虚，治以真武汤温补肾阳；又因病变证机有寒湿，故与萆薢分清饮合方治之。

贾某，男，59岁。在1年前因前列腺手术而出现小便混浊，多次检查均未发现明显器质性病变，服药期间，小便混浊略有改善，停药后又出现小便混浊，自觉术后全身不适，近由病友推荐而前来诊治。刻诊：小便色白如米泔、时呈膏状，腰酸，手足不温，困倦乏力，自觉气憋小腹而不能上行胸中，耳鸣，口淡不渴，舌质淡、苔白厚腻，脉沉弱。辨为肾虚寒湿证，治当温补肾阳、散寒化湿。给予真武汤与萆薢分清饮合方加味：茯苓10g，白芍10g，生姜10g，白术10g，附子5g，乌药12g，益智仁12g，川萆薢12g，石菖蒲12g，红参12g，苍术24g。6剂，水煎服，每日1剂，每日三服。二诊：服药3剂，小便混浊色白略有改善，以前方6剂续服。三诊：气憋小腹未再出现，手足温和，以前方6剂续服。四诊：苔白厚腻基本消退，以前方6剂续服。五诊：腰酸止，以前方6剂续服。六诊：小便恢复正常，以前方6剂续服。六诊：诸症基本解除，以前方6剂续服。之后，为了巩固疗效，以前方治疗20余剂。随访半年，一切尚好。

【用方提示】根据小便色白如米泔、时呈膏状辨为肾虚不固，再根据手足不温、口淡不渴辨为寒湿，因气憋小腹而不能上行胸中、苔白厚腻辨为寒湿阻滞，又因困倦乏力辨为气虚，以此辨为肾虚寒湿证。方以真武汤温阳化湿利浊；以萆薢分清饮温阳补肾、分清化浊；加红参补益肾气，苍术醒脾燥湿化浊。方药相互为用，以奏其效。

糖尿病酮症酸中毒

糖尿病酮症酸中毒是血糖急剧升高所引起的胰岛素严重不足而诱发的酸中毒，是糖尿病发展过程中的一种急性并发症。

【导读】根据糖尿病酮症酸中毒的病变证机是阳虚水气，治以真武汤温阳利水；又因病变证机有气虚，故与四君子汤合方；因病变证机有气虚不固，故又与海蛤汤合方治之。

朱某，女，65岁。有15年糖尿病病史，在1年前又出现糖尿病酮症酸中毒，虽多次服用中西药，但病情未能得到有效控制，近由病友介绍前来诊治。刻诊：呼吸深快，呼气中夹有烂苹果味，腰酸，倦怠乏力，头晕目眩，眼眶下陷，动则气喘，肢体水肿，小便少，口淡不渴，舌质淡、苔白腻，脉沉弱。辨为肺肾气虚、水气内停证，治当补益肺肾、温阳利水。给予真武汤、四君子汤与海蛤汤合方加味：红参15g，白术15g，茯苓15g，炙甘草15g，海马10g，蛤蚧1对，白芍10g，生姜10g，附子5g，山药15g，杜仲12g，牛膝24g。6剂，水煎服，每日1剂，每日三服。二诊：呼吸深快好转，减海马为5g，6剂。三诊：腰酸减轻，以前方6剂续服。四诊：肢体水肿较前消退，以前方6剂续服。五诊：头晕目眩止，以前方6剂续服。六诊：呼气中夹有烂苹果味明显减轻，以前方6剂续服。七诊：诸症均有好转，以前方6剂续服。之后，以前方治疗20余剂，诸症悉除。为了巩固治疗糖尿病，以原方变汤剂为散剂，每次6g，每日三服，坚持服用。随访1年，一切正常。

【用方提示】根据呼吸深快、倦怠乏力辨为肺气虚，再根据腰酸、脉沉弱辨为肾气虚，因肢体水肿、小便少辨为水气内停，又因口淡不渴辨为寒，以此辨为肺肾气虚、水气内停证。方以四君子汤补益中气；以海蛤汤摄纳肺肾之气；以真武汤温阳利水；加山药补益肺肾，杜仲、牛膝补肾强健筋骨。方药相互为用，以奏其效。

淋病

淋病是由淋病双球菌引起的泌尿、生殖器黏膜的炎性病变。淋病分急性淋病与慢性淋病。淋病传播途径主要有直接传播、间接传播和产道感染。

【导读】根据淋病的病变证机是阳虚，治以真武汤；又因病变证机湿浊蕴结，故与萆薢分清饮合方治之。再则，辨治淋病的病变证机以热证居多，寒证偏少。

杨某，女，34岁。有淋病病史6年余，服用中西药即有治疗效果，但停药又复发，近因病症复发前来诊治。刻诊：尿频，尿急，尿痛，会阴部酸痛，带下量多色白，腰膝酸软，手足不温，倦怠乏力，舌质淡、苔白腻，脉沉弱。辨为阳虚湿浊证，治当温补阳气、气化湿浊。给予真武汤与萆薢分清饮合方加味：茯苓10g，白芍10g，生姜10g，附子5g，白术6g，益智仁12g，川萆薢12g，石菖蒲12g，乌药12g，牛膝30g，薏苡仁30g。6剂，水煎服，每日1剂，每日三服。二诊：尿频、尿急、尿痛明显好转，以前方6剂续服。三诊：会阴部酸痛基本解除，以前方6剂续服。四诊：带下止，以前方6剂续服。五诊：诸症较前均有明显减轻，以前方6剂续服。为了巩固治疗效果，以前方治疗12剂。随访半年，一切正常。

【用方提示】根据手足不温、脉沉弱辨为阳虚，再根据倦怠乏力辨为气虚，因带下量多色白、苔白腻辨为湿浊，以此辨为阳虚湿浊证。方以真武汤温阳散寒除湿；以萆薢分清饮温化阳气、开窍利湿；加牛膝强健筋骨、通下湿浊，薏苡仁健脾益气、渗利湿浊。方药相互为用，以奏其效。

生殖器念珠菌病

生殖器念珠菌病是由念珠菌通过性接触传染，病变累及生殖器官的感染性传染病。根据其临床表现特征分为急性生殖器念珠菌病、亚急性生殖器念珠菌病和慢性生殖器念珠菌病。

【导读】根据生殖器念珠菌病的病变证机是阳虚，治以真武汤；又因病变证机有湿蕴，故与萆薢分清饮合方；因病变证机夹寒痰，故与二陈汤合方治之。

崔某，男，38岁。在4年前发现包皮阴茎头潮红，并有诸多散在的红色小丘疹，经医院检查，诊断为生殖器念珠菌病，服用中西药，但病症常常反复发作，近由病友介绍前来诊治。刻诊：包皮阴茎头暗红，冠状沟包皮内皮肤轻度糜烂，尿急，尿道口溢黏液，手足不温，倦怠乏力，舌质淡，苔白腻，脉沉弱。辨为阳虚痰湿证，治当温补阳气、气化湿浊。给予真武汤、萆薢分清饮与二陈汤合方：白芍10g，附子5g，白术6g，益智仁12g，川萆薢12g，石菖蒲12g，乌药12g，半夏15g，陈皮15g，茯苓12g，生姜18g，乌梅2g，炙甘草6g。6剂，水煎服，每日1剂，每日三服。二诊：尿道口溢黏液减少，以前方6剂续服。三诊：舌苔白腻好转，以前方6剂续服。四诊：手足转温，以前方6剂续服。五诊：糜烂基本愈合，以前方6剂续服。六诊：尿急止，以前方6剂续服。七诊：诸症明显好转，以前方6剂续服。之后，为了巩固疗效，以前方变汤剂为散剂，每次 6g，每日三服，治疗 4 个月，诸症悉除。随访 1 年，一切正常。

【用方提示】根据手足不温、舌质淡辨为阳虚，再根据尿道口溢黏液、苔白腻辨为湿浊，因倦怠乏力、脉沉弱辨为气虚，以此辨为阳虚痰湿证。方以真武汤温阳化湿、渗利湿浊；以草薢分清饮温阳利湿、分利湿浊；以二陈汤醒脾理气、燥湿化痰。方药相互为用，以奏其效。

肾病综合征

【导读】根据肾病综合征的病变证机是阳虚水气，治以真武汤温阳利水；又因病变证机有气虚，故与桂枝人参汤合方；因病变证机夹痰湿，故与二陈汤合方治之。

曹某，男，36 岁。有 3 年肾病综合征病史，近因肢体水肿加重前来诊治。刻诊：肢体水肿，腰酸困痛，小便不利，手足不温，倦怠乏力，不思饮食，大便溏泄，舌质胖淡、苔白厚腻，脉沉弱。经尿常规检查，蛋白尿（++++）。辨为脾肾阳虚、水气浸淫证，治当温补脾肾、利水消肿。给予真武汤、桂枝人参汤与二陈汤合方：茯苓 12g，白芍 9g，生姜 18g，白术 10g，附子 5g，桂枝 12g，红参 10g，干姜 10g，半夏 15g，陈皮 15g，阿胶（烊化、冲服）10g，炙甘草 12g。6 剂，水煎服，每日 1 剂，每日三服。二诊：小便较前通畅，以前方 6 剂续服。三诊：水肿略有减轻，以前方 6 剂续服。四诊：大便恢复正常，以前方 6 剂续服。五诊：经复查尿常规，蛋白尿（++），肢体水肿消退，以前方 6 剂续服。六诊：腰酸困痛基本解除，以前方 6 剂续服。七诊：苔腻消失，以前方 6 剂续服。八诊：经复查尿常规，蛋白尿（+），又以前方治疗 120 余剂，再查尿常规，蛋白尿（-）。之后，为了巩固疗效，以前方变汤剂为散剂，每次 6g，每日三服，治疗 4 个月。随访 1 年，一切尚好。

【用方提示】根据腰酸困痛、手足不温辨为肾阳虚，再根据不思饮食、倦怠乏力辨为脾虚，因肢体水肿、小便不利辨为水气内停，又因苔白厚腻辨为水湿蕴结，以此辨为脾肾阳虚、水气浸淫证。方以真武汤温阳利水；以桂枝人参汤温阳健脾、化生气血；以二陈汤醒脾理气化痰。方药相互为用，以奏其效。

栀子柏皮汤合方

栀子柏皮汤由『栀子擘、十五个（15g），炙甘草、一两（3g），黄柏二两（6g）』所组成，方中黄柏既是清热药又是燥湿药；栀子既是清热药又是燥湿药，还是凉血药；甘草既是益气药又是缓急药。方药相互为用，是以清热燥湿为主的重要基础方，可辨治湿热浸淫气虚证。治病用方，若无黄疸且病变证机是湿热以热为主者，则可以法选之。

=== 突发性耳聋 ===

【导读】根据突发性耳聋的病变证机有湿热，治以栀子柏皮汤清热燥湿；又因病变证机有气郁，故与四逆散合方，更因病变证机有风痰，故与藜芦甘草汤合方用之。

徐某，女，36岁。3个月突发性耳聋，虽住院及门诊经中西药治疗，但耳聋症状依然没有改善，近由病友介绍前来诊治。刻诊：耳聋（听不到任何东西），情绪低落，心烦急躁，口苦，面肌麻木抽动，舌质红、苔黄腻，脉沉弱。辨为湿热气郁风痰证，治当清热燥湿，疏理气机、息风化痰。给予栀子柏皮汤、四逆散与藜芦甘草汤合方加味：栀子15g，黄柏6g，柴胡12g，白芍12g，枳实12g，藜芦1.5g，红参6g，炙甘草12g。6剂，第1次煎45min左右，第2次煎20min，合并药液，每日1剂，每次服150mL左右，每日分早、中、晚服。二诊：耳聋略有减轻，仍面肌麻木，以前方变藜芦为2.5g，6剂。三诊：耳聋较前又有略微减轻，面肌麻木略有好转，以前方6剂续服。四诊：耳聋较前又有略微减轻，仍口苦，以前方变黄柏为15g，6剂。五诊：耳聋较前又有略微减轻，口苦好转，以前方6剂续服。六诊：耳聋较前又有明显减轻，又以前方治疗60余剂，诸症悉除。随访1年，一切尚好。

【用方提示】根据耳聋、口苦辨为湿热，再根据情绪低落、心烦急躁辨为气郁，因面肌麻木抽动、苔腻辨为风痰，以此辨为阳虚气郁风痰证。方以栀子柏皮汤清热燥湿；以四逆散疏理气机；以藜芦甘草汤息风化痰，加红参补益中气。方药相互为用，以奏其效。

自身免疫性肝炎

自身免疫性肝炎是以高免疫球蛋白血症、循环自身抗体和组织学上有界面性肝炎及汇管区浆细胞浸润为特征的肝脏慢性炎症。该病以女性多见，其中，10～30岁及40岁呈两个发病高峰。

【导读】根据自身免疫性肝炎的病变证机是肝热，治以栀子柏皮汤；又因病变证机有肾虚，故与六味地黄丸合方治之。

冯某，女，39岁。3年前出现易于疲劳，上腹不适，满月面容，体毛增多，皮肤皱纹，月经不调等。在郑州、上海等地检查，实验室检查提示，血清γ-球蛋白和IgG升高，诊断为自身免疫性肝炎，经中西药治疗，但症状改善不明显。刻诊：脘腹不适，口苦口干，倦怠嗜卧，腰酸腿软，耳鸣，盗汗，满月面容，体毛增多，皮肤皱纹，月经不调，舌质红、苔薄黄，脉虚弱。辨为肝热肾虚证，治当清泻肝热、滋补阴津。给予栀子柏皮汤与六味地黄丸合方加味：栀子15g，炙甘草12g，黄柏6g，熟地黄24g，山药12g，山茱萸12g，茯苓10g，泽泻10g，牡丹皮10g，黄连10g，白术15g。6剂，水煎服，每日1剂，每日三服。二诊：脘腹不适好转，口苦口干减轻，以前方6剂续服。三诊：腰酸腿软好转，以前方6剂续服。四诊：倦怠、耳鸣减轻，以前方治疗80余剂，满月面容、皮肤皱纹、月经不调均恢复正常。复查血清γ-球蛋白和IgG，均恢复正常。之后，以前方变汤剂为散剂，每次10g，每日三服，巩固治疗半年。随访2年，一切尚好。

【用方提示】根据口苦口干、苔薄黄辨为肝热，再根据腰酸腿软、耳鸣、盗汗、脉虚弱辨为肾虚，以此辨为肝热肾虚证。方以栀子柏皮汤清泻肝热；以六味地黄丸滋补肾虚；加黄连清热燥湿，白术健脾益气。方药相互为用，以奏其效。

慢性胆囊炎

【导读】根据慢性胆囊炎的病变证机是热郁气滞，治以栀子柏皮汤；又因病变证机有胆热气虚，故与小柴胡汤合方清热益气。

蒋某，女，45岁。有多年慢性胆囊炎病史，近由病友介绍前来诊治。刻诊：

胃脘痞闷，腹胀，胆区隐痛，劳累加重，不思饮食，心烦，口渴，舌质红、苔黄腻，脉沉略弱。辨为热郁气滞伤气证，治当清热除烦、行气消胀，兼以益气。给予栀子柏皮汤与小柴胡汤合方加味：栀子 15g，黄柏 12g，枳实 4g，柴胡 24g，红参 10g，黄芩 10g，姜半夏 12g，生姜 10g，大枣 12 枚，生麦芽 24g，生白芍 10g，炙甘草 12g。6 剂，水煎服，每日三服。二诊：胃脘痞闷减轻、饮食转佳，以前方 6 剂续服。三诊：胆区隐痛止，腹胀基本解除，以前方 6 剂续服。四诊：诸症较前好转，以前方 6 剂续服。五诊：诸症基本解除，以前方 6 剂续服。六诊：为了巩固疗效，以前方治疗 20 余剂。随访 1 年，一切尚好。

【用方提示】根据心烦、舌质红辨为热，再根据腹胀、胃脘痞闷辨为气滞，因劳累加重辨为热伤气，又因苔黄腻辨为湿热，以此辨为热郁气滞伤气证。方以栀子柏皮汤清泻郁热；以小柴胡汤清热调气益气；加生麦芽消食和胃，生白芍缓急止痛，枳实行气宽中。方药相互为用，以奏其效。

枳实薤白桂枝汤合方

枳实薤白桂枝汤由『枳实四枚（4g）』厚朴四两（12g）、薤白半斤（24g）、桂枝一两（3g）、栝楼实捣、一枚（15g）』所组成，薤白既是通阳药又是行气开胸药；栝楼实既是化痰药又是润燥药，还是行气宽胸药；枳实既是行气药又是清降药；厚朴既是行气药又是温降药；桂枝既是通经药又是化瘀药，还是益气药。方药相互为用，是以通阳行气、宽胸化痰为主的重要基础方，可辨治气郁痰阻夹瘀证。根据方药组成及作用特点，治病用方不能仅仅局限于心，更可治肺、治胸胁。

冠心病、慢性胃炎

【导读】根据冠心病、慢性胃炎的病变证机有气郁痰阻，治以枳实薤白桂枝汤行气宽胸化痰；又因病变证机有寒热夹虚，故与半夏泻心汤合方，更因病变证机有风痰，故与藜芦甘草汤合方用之。

马某，女，56岁。有多年冠心病、慢性胃炎病史，近由病友介绍前来诊治。刻诊：心胸闷痛，因情绪异常加重，胃脘胀痛食凉加重，倦怠乏力，手指颤抖，口苦口腻，舌质红、苔腻黄白夹杂，脉沉弱。辨为气郁痰阻、寒热夹虚证，治当行气化痰、清热散寒、益气息风。给予枳实薤白桂枝汤、半夏泻心汤与藜芦甘草汤合方：枳实5g，厚朴12g，薤白24g，全栝楼15g，桂枝3g，黄连3g，黄芩10g，红参10g，生半夏12g，干姜10g，大枣12枚，藜芦1.5g，炙甘草12g。6剂，第1次煎45min左右，第2次煎20min，合并药液，每日1剂，每次服150mL左右，每日分早、中、晚服。二诊：心胸闷痛减轻，仍口苦，以前方变黄连为6g，6剂。三诊：心胸闷痛较前又有减轻，口苦口腻略有好转，以前方变黄连为10g，6剂。四诊：心胸闷痛较前又有减轻，胃脘胀痛基本消除，仍手指颤抖，以前方变藜芦为2.5g，6剂。五诊：心胸闷痛基本消除，手指颤抖较前好转，以前方6剂续服。六诊：心胸闷痛未再发作，又以前方治疗80余剂，诸症悉除。随访1年，一切尚好。

【用方提示】根据心胸闷痛、因情绪异常加重辨为气郁，再根据心胸闷痛、苔腻辨为痰阻，因手指颤抖辨为风，复因口苦口腻辨为湿热，更因胃脘胀痛食凉加重辨为寒，以此辨为气郁痰阻、寒热夹虚证。方以枳实薤白桂枝汤行气宽胸，通阳化痰；以半夏泻心汤平调寒热，益气通降；以藜芦甘草汤息风化痰。方药相互为用，以奏其效。

慢性阻塞性肺疾病

慢性阻塞性肺疾病是一组以气流受限为特征的肺部疾病，气流受限不完全可逆，呈进行性发展，但是可以预防和治疗的疾病。本病以秋冬季节或季节交替时及寒冷地域为多发，各种年龄及人群均可发病。

【导读】张仲景论枳实薤白桂枝汤是主治胸痹的重要代表方。运用与理解胸痹的病变部位不能仅仅局限在心，对于慢性阻塞性肺疾病出现枳实薤白桂枝汤主治病症表现，即能取得良好治疗效果。又因病变证机有虚寒，故与理中丸合方；因有瘀血，故又与失笑散合方治之。

梁某，男，68岁。有20余年慢性支气管炎，又有5年支气管哮喘，2年前又诊断为慢性阻塞性肺疾病，因病症加重前来诊治。刻诊：咳嗽、哮喘，咳痰色白，喉中痰鸣，烦躁，面色晦暗，动则喘甚，汗出，心悸，手足不温，杵状指、色暗紫、舌质暗紫、苔白厚腻，脉沉涩。辨为痰瘀气虚证，治当温中益气、化瘀化痰。给予枳实薤白桂枝汤、理中丸与失笑散合方加味：红参9g，干姜9g，炙甘草9g，白术9g，枳实4g，厚朴12g，薤白24g，桂枝3g，栝楼实15g，五灵脂10g，蒲黄10g，巴戟天15g。6剂，水煎服，每日1剂，每日三服。二诊：手足转温，哮喘减轻，未再出现烦躁，以前方6剂续服。三诊：诸症得到有效控制，仍有轻微咳痰，又以前方6剂续服。四诊：自觉精力与体力恢复良好，又以前方30剂续服。五诊：电话联系，诸症悉除，杵状指色泽恢复正常，仍欲巩固治疗，将前方汤剂变为散剂，每次6g，每日三服，治疗半年。随访1年，一切尚好。

【用方提示】根据咳喘、咳痰、喉中痰鸣辨为痰阻于肺，再根据动则喘甚、汗出、心悸辨为气虚，因面色晦暗、舌质暗紫、脉涩辨为瘀血，以此辨为气虚痰瘀证。方以理中丸温阳散寒、补益肺气；以枳实薤白桂枝汤通阳行气、化痰行瘀；以失笑散活血化瘀；加巴戟天温补肾阳、益肾纳气。方药相互为用，以奏其效。

风湿性心脏病、二尖瓣关闭不全

正常的二尖瓣关闭功能取决于瓣叶、瓣环、腱索、乳头肌、左心室这五个部分的完整结构和正常功能。这五个部分中的任一部分发生结构和功能的异常均可引起二尖瓣关闭不全。

【导读】根据二尖瓣关闭不全的病变证机是气郁痰阻，治以枳实薤白桂枝汤；又因病变证机有瘀血，故与桂枝茯苓丸合方治之。

谢某，女，38 岁。在 3 年前出现心悸、胸闷、呼吸困难，经检查，诊断为风湿性心脏病、二尖瓣关闭不全，数经中西药治疗，病情常反反复复，近由病友介绍前来诊治。刻诊：心悸，胸闷，呼吸困难，失眠多梦，胸痛如刺，偶尔咯血，因情绪异常加重，舌质暗夹瘀斑、苔薄白、脉涩。辨为气血郁瘀证，治当行气解郁、活血化瘀。给予枳实薤白桂枝汤与桂枝茯苓丸合方加味：枳实 4g，厚朴 12g，薤白 24g，桂枝 12g，全栝楼 15g，茯苓 12g，桃仁 12g，牡丹皮 12g，白芍 12g，炒蒲黄 10g，杏仁 24g，炙甘草 10g。6 剂，水煎服，每日 1 剂，每日三服。二诊：心悸好转，以前方 6 剂续服。三诊：呼吸困难减轻，以前方 6 剂续服。四诊：呼吸困难解除，以前方 6 剂续服。五诊：用药后未再咯血，胸痛不明显，又以前方治疗 30 余剂。之后，为了巩固疗效，以前方变汤剂为散剂，每次服 6g，每日三服，用药约半年。随访 1 年，未再出现明显不适。

【用方提示】根据心悸、胸闷、因情绪异常加重辨为气郁，又根据胸痛如刺、舌质暗夹瘀斑、脉涩辨为血瘀，因呼吸困难辨为肺气郁，以此辨为气血郁瘀证。方以枳实薤白桂枝汤行气通阳、宽胸解郁；以桂枝茯苓丸活血化瘀；加炒蒲黄活血止血，杏仁肃降肺气，炙甘草益气和中，兼防活血药行气药伤气。方药相互为用，以奏其效。

支气管哮喘

【导读】根据支气管哮喘的病变证机是气郁痰阻，治以枳实薤白桂枝汤；又因病变证机有寒饮，故与苓甘五味姜辛汤合方；因病变证机有气虚，故又与四君子汤合方治之。

蔡某，女，55 岁。有多年支气管哮喘病史，近由病友介绍前来诊治。刻诊：哮喘，胸中、喉中痰鸣，胸胁胀闷，心中痞塞，动则气喘，手足不温，舌质淡红、苔薄白，脉沉弱。辨为气郁痰阻伤气证，治当通阳行气、宽胸化痰，兼以益气。给予枳实薤白桂枝汤、苓甘五味姜辛汤与四君子汤合方：枳实 5g，厚朴 12g，薤白 24g，桂枝 10g，全栝楼 15g，茯苓 12g，细辛 10g，干姜 10g，五味子 12g，姜半夏 12g，红参 12g，白术 12g，炙甘草 12g。6 剂，水煎服，每日 1 剂，每日三服。二诊：哮喘减轻，以前方 6 剂续服。三诊：胸中痰鸣好转，以前方 6 剂续服。四诊：哮喘好转明显，喉中痰鸣减轻，以前方 6 剂续服。五诊：心中痞塞解除，以前方 6 剂续服。六诊：哮喘止，痰鸣基本解除，以前方 6 剂续服。七诊：诸症基本解除，以前方 6 剂续服。之后，为了巩固疗效，以前方治疗 60 余剂，诸症悉除。随访 1 年，一切尚好。

【用方提示】根据哮喘、手足不温辨为寒，再根据胸胁胀闷、心中痞塞辨为气滞，因动则气喘、脉沉弱辨为气虚，以此辨为气郁痰阻伤气证。方以枳实薤白桂枝汤通阳宽胸、行气化痰；以苓甘五味姜辛汤温肺化饮；以四君子汤健脾益气、化生气血。方药相互为用，以奏其效。

泽漆汤合方

泽漆汤由『半夏半升（12g）、紫参（一作紫菀）五两（15g）、泽漆以东流水五斗，煮取一斗五升、三斤（150g）、生姜五两（15g）、白前五两（15g）、甘草、黄芩、人参、桂枝各三两（9g）』所组成，方中泽漆既是清热药又是化痰药；黄芩既是清热药又是燥湿药；紫参既是清热药又是散结药；半夏既是降逆药又是化痰药；桂枝既是温阳药又是降逆药，还是宣散药；生姜既是宣散药，又是降逆药；白前既是宣降药又是化痰药；人参既是益气药又是生津药；甘草既是益气药又是生津药，还是缓急药。方药相互为用，是以清热益肺、温通化痰为主的重要治病方，可辨治肺热夹寒气虚证。

治病用方注意事项有二：一是根据病变证机既可用紫参，又可用紫菀，也可因病症表现而选择紫参或紫菀；二是用泽漆先以30g为始，因病变证机可渐渐加大用量。

间质性肺疾病

【导读】根据间质性肺疾病的病变证机有肺热伤气，治以泽漆汤清热化痰益气；又因病变证机有阳虚，故与四逆汤合方，更因病变证机有瘀血，故与失笑散合方用之。

詹某，女，61岁。有多年间质性肺疾病病史，近由病友介绍前来诊治。刻诊：咳嗽，气喘，痰稠色黄，手足不温，怕冷，倦怠乏力，口渴欲饮热水，舌质红夹瘀紫、苔黄腻夹白，脉沉弱。辨为肺热伤气、阳虚夹瘀证，治当清热益气、温阳化瘀。给予泽漆汤、四逆汤与失笑散合方：泽漆30g，紫参15g，生半夏12g，生姜15g，桂枝10g，红参10g，黄芩10g，白前15g，生附子5g，干姜5g，五灵脂10g，蒲黄10g，炙甘草10g。6剂，第1次煎45min左右，第2次煎20min，合并药液，每日1剂，每次服150mL左右，每日分早、中、晚服。二诊：咳嗽、气喘减轻，仍痰稠色黄，以前方变黄芩为15g，6剂。三诊：咳嗽、气喘较前又有减轻，仍怕冷，以前方变干姜为10g，6剂。四诊：咳嗽、气喘较前又有减轻，怕冷好转，以前方 6 剂续服。五诊：咳嗽、气喘较前又有减轻，其余诸症基本消除，以前方 6 剂续服。六诊：咳嗽、气喘较前又有减轻，又以前方治疗 120 余剂，诸症悉除。之后，又以前方变汤剂为散剂，每次 6g，每日分早、中、晚服。随访 1 年，一切尚好。

【用方提示】根据咳嗽、痰稠色黄辨为肺热，再根据手足不温、怕冷辨为阳虚，因倦怠乏力、脉沉弱辨为气虚，复因舌质夹瘀紫辨为瘀，以此辨为肺热伤气、阳虚夹瘀证。方以泽漆汤益气清热，化痰降逆；以四逆汤温阳散寒；以失笑散活血化瘀。方药相互为用，以奏其效。

肺癌

肺癌是指支气管黏膜或腺体的恶性肿瘤，亦即原发性支气管肺癌的简称。本病男性多发。

【导读】治疗肺癌，其早期或中期的最佳治疗方法是手术，也可采用中西医结合治疗肺癌。根据肺癌的病症表现及病变证机是热毒，治以泽漆汤清解热毒；又因病变证机有痰阻，故与小陷胸汤合方治之。

曹某，男，78 岁。有 30 余年咳嗽病史，4 个月前在某省级医院诊断为支气管肺癌，该患者既不欲手术，又不欲化疗，服用中西药，但咳嗽、咳痰、胸闷没有得到有效控制。刻诊：咳嗽，痰中带血，气喘，痰稠色黄，口渴欲饮水，倦怠，舌质暗红、苔薄黄略腻，脉沉数。辨为热毒蕴肺证，治当清热解毒、化痰止咳。给予泽漆汤与小陷胸汤合方加味：姜半夏 12g，紫参 15g，泽漆 60g，生姜 15g，白前 15g，炙甘草 9g，黄芩 9g，红参 9g，白术 9g，桂枝 9g，黄连 3g，全栝楼 30g。6 剂，水煎服（先煎泽漆约 150min，取泽漆药液再煎余药），每日 1 剂，每日三服。二诊：咳嗽减轻，痰中带血未再出现，以前方 6 剂续服。三诊：痰稠色黄解除，又以前方 6 剂续服。四诊：诸症得到有效控制，又以前方变汤剂为散剂，每次 6g，每日三服，巩固治疗半年。随访 1 年，病情稳定。

【用方提示】根据口渴欲饮水、舌质暗红辨为热，再根据痰稠色黄、苔黄腻辨为痰热，因倦怠辨为气虚，以此辨为热毒蕴肺证。方以泽漆汤清宣肺热、降泄浊逆，兼益肺气；以小陷胸汤清热涤痰、宽胸降逆；加白术健脾益气、杜绝生痰之源。方药相互为用，以奏其效。

慢性阻塞性肺疾病

【导读】根据慢性阻塞性肺疾病的病变证机是痰热伤肺，治以泽漆汤；又因病变证机夹气虚比较明显，故与四君子汤合方治之。

吴某，男，61岁。有多年慢性阻塞性肺疾病病史，近因咳喘、水肿加重前来诊治。刻诊：气喘，咳嗽，呼吸困难，动则加重，胸满，烦躁，咳痰色黄不爽，口渴欲饮，舌质暗红、苔黄腻，脉滑数。辨为痰热伤肺证，治当清热化痰、补益肺气。给予泽漆汤与四君子汤合方加味：姜半夏12g，紫参15g，泽漆50g，生姜15g，白前15g，黄芩10g，红参10g，桂枝10g，白术10g，茯苓10g，射干10g，炙甘草10g。6剂，水煎服（先煎泽漆60min，后取泽漆药液再煎余药），每日1剂，每日三服。二诊：胸满、烦躁减轻，以前方6剂续服。三诊：痰量减少，以前方6剂续服。四诊：咳喘减轻，以前方6剂续服。五诊：呼吸困难基本解除，以前方6剂续服。六诊：诸症较前又有好转，以前方6剂续服。七诊：诸症基本解除，以前方6剂续服。之后，为了巩固疗效，以前方变汤剂为散剂，每次6g，每日三服，治疗半年。随访1年，一切尚好。

【用方提示】根据咳喘、舌质暗红辨为肺热，再根据呼吸困难、动则加重辨为气虚，因咳痰色黄、苔黄腻辨为痰热，以此辨为痰热伤肺证。方以泽漆汤清热化痰，兼益肺气；以四君子汤补益肺脾、化生气血、杜绝生痰之源。方药相互为用，以奏其效。

炙甘草汤合方

炙甘草汤由『炙甘草四两（12g）、人参二两（6g）、生地黄一斤（48g）、桂枝去皮，三两（9g）、阿胶二两（6g）、麦门冬去心，半升（12g）、麻仁半升（12g）、大枣擘，三十枚（12g）』所组成，方中炙甘草既是益气药又是助阳药，既是生津药又是化阴药；人参既是益气药又是生津药；桂枝既是温阳药又是通经药；生姜既是宣通药又是降逆药；麦冬既是清热药又是滋阴药；麻仁既是滋阴药又是补血药；阿胶既是补血药又是化阴药；生地黄既是清热药又是滋阴药，既是补血药又是凉血药。方药相互为用，是以养血滋阴、益气温阳为主的重要治病方，可辨治气血阴阳俱虚证。

焦虑抑郁症

【导读】根据焦虑抑郁症的病变证机有心阴阳俱虚，治以炙甘草汤滋补阴阳；又因病变证机有气郁，故与四逆散合方，更因病变证机有风痰，故与藜芦甘草汤合方用之。

郑某，女，56岁。有多年焦虑抑郁症病史，近由病友介绍前来诊治。刻诊：心烦急躁，不欲言语，情绪低落，心悸，失眠多梦，手足心热，盗汗，口唇干燥，倦怠乏力，肌肉蠕动，舌质淡、苔白厚腻，脉沉细弱。辨为阴阳俱虚、气郁风痰证，治当调补阴阳、行气解郁、息风化痰。给予炙甘草汤、藜芦甘草汤与四逆散合方：红参6g，生姜10g，生地黄50g，桂枝10g，麻仁12g，麦冬12g，阿胶珠6g，大枣30枚g，藜芦1.5g，柴胡12g，白芍12g，枳实12g，炙甘草12g。6剂，第1次煎45min左右，第2次煎20min，合并药液，每日1剂，每次服150mL左右，每日分早、中、晚服。二诊：心悸减轻，仍失眠多梦，以前方加龙骨、牡蛎各24g，6剂。三诊：心悸较前又有减轻，失眠多梦较前略有好转，以前方变龙骨、牡蛎各为30g，6剂。四诊：心烦急躁较前又有减轻，仍盗汗，以前方变牡蛎为40g，6剂。五诊：心烦急躁较前又有减轻，盗汗止，以前方6剂续服。六诊：心烦急躁基本消除，情绪低落较前又有好转，以前方6剂续服。七诊：诸证较前基本趋于缓解，又以前方治疗120余剂，诸症悉除。随访1年，一切尚好。

【用方提示】根据心烦急躁、盗汗辨为心阴虚，再根据失眠、舌质淡辨为阳虚，因情绪低落、不欲言语辨为气郁，复因肌肉蠕动、舌苔腻辨为风痰，以此辨为阴阳俱虚、气郁风痰证。方以炙甘草汤滋补阴阳；四逆散疏利气机；藜芦甘草汤息风化痰。方药相互为用，以奏其效。

缩窄性心包炎

缩窄性心包炎是指心脏被致密厚实的纤维化或钙化心包所包围，使心室期充盈受限而产生一系列循环障碍的病症。

【导读】根据缩窄性心包炎的病变证机是心阴阳俱虚，治以炙甘草汤；又因病变证机有气郁痰阻，故与枳实薤白桂枝汤合方治之。

陈某，男，46岁。在半年前出现心悸、活动后加重，呼吸困难，倦怠乏力，食欲不佳。经仪器检查，诊断为缩窄性心包炎，即住院治疗，病情虽有改善，但未能彻底解除症状，出现不适后虽继续服用中西药，但仍然不能改善病情。刻诊：心悸，呼吸困难，手足心热且全身怕冷，咽干口燥且不欲饮水，倦怠乏力，焦虑急躁，头沉，因情绪异常及活动后加重，舌红苔腻，脉虚弱。辨为气郁痰阻、阴阳俱虚证，治当行气化痰、滋补阴阳。给予炙甘草汤与枳实薤白桂枝汤合方：枳实5g，厚朴12g，薤白24g，全栝楼15g，炙甘草12g，生姜10g，人参6g，生地黄48g，桂枝10g，阿胶（烊化、冲服）6g，麦冬12g，麻仁12g，大枣30枚。6剂，水煎服，每日1剂，每日三服。二诊：心悸减轻，以前方6剂续服。三诊：呼吸困难好转，以前方6剂续服。四诊：焦虑急躁缓解，以前方6剂续服。五诊：手足心热且全身怕冷解除，又以前方治疗20余剂，诸症悉除。随访1年，一切尚好。

【用方提示】根据因情绪异常加重辨为气郁，因头沉、苔腻辨为痰阻，又因手足心热且全身怕冷、脉虚弱辨为阴阳俱虚，以此辨为气郁痰阻、阴阳俱虚证。方以枳实薤白桂枝汤行气通阳、化痰散结；以炙甘草汤益气助阳、补血滋阴。方药相互为用，以奏其效。

β 受体过敏综合征（一）

β 受体过敏综合征是指体内内分泌或游离的内源性儿茶酚胺正常，而自主神经功能失调引起以心脏 β 受体呈高敏状态或功能亢进为主要表现的心血管临床综合征。本病又称高动力 β 受体循环状态或 β 受体反应性亢进。多见于青年人，女性多于男性。

【导读】根据 β 受体过敏综合征的病变证机是心阴阳俱虚证，治当选用炙甘草汤；又因病变证机有虚风内生，故与桂枝加龙骨牡蛎汤合方治之。

叶某，女，36 岁。在 3 年前出现心悸，头昏，胸闷，倦怠乏力，喜叹气，手足麻木、发凉、颤抖，手心汗出，低热等，曾在郑州、北京等地检查与治疗，最后诊断为 β 受体过敏综合征，虽服用中西药，但治疗效果不理想，特前来诊治。刻诊：心悸，胸闷，手足麻木、颤抖，失眠多梦，五心烦热且畏寒怕冷，倦怠乏力，喜叹气，舌红、苔薄白，脉虚弱。辨为阴阳俱虚夹风证，治当温补阳气、滋补阴血、平息内风。给予炙甘草汤与桂枝加龙骨牡蛎汤合方：炙甘草 12g，生姜 10g，红参 6g，生地黄 48g，桂枝 10g，阿胶（烊化、冲服）6g，麦冬 12g，麻仁 12g，大枣 30 枚，白芍 9g，龙骨 9g，牡蛎 9g，天麻 15g。6 剂，水煎服，每日 1 剂，每日三服。二诊：心悸、头昏略有减轻，以前方 6 剂续服。三诊：倦怠乏力好转，以前方 6 剂续服。四诊：手足颤抖明显好转，以前方 6 剂续服。五诊：诸症大减，又以前方治疗 40 余剂，病症解除。为了巩固疗效，以前方变汤剂为散剂，每次服 6g，每日三服，用药半年。随访 2 年，一切尚好。

【用方提示】根据五心烦热、舌红辨为阴虚，又根据畏寒怕冷、苔薄白辨为阳虚，因倦怠乏力、脉虚弱辨为气虚，又因手足麻木、颤抖辨为夹风，以此辨为阴阳俱虚夹风证。方以炙甘草汤益气助阳、补血滋阴；以桂枝加龙骨牡蛎汤调和阴阳、潜阳息风；加天麻平息内风。方药相互为用，以奏其效。

====== β 受体过敏综合征（二）======

【导读】根据 β 受体过敏综合征的病变证机是心阴阳俱虚证，治以炙甘草汤；又因病变证机有气郁，故与四逆散合方治之。

周某，女，63 岁。有多年 β 受体过敏综合征病史，近由病友介绍前来诊治。刻诊：心悸，气短，失眠多梦，心烦，因情绪异常加重，手足不温，畏寒怕冷，咽中似有痰阻，口渴欲饮水，舌红少苔，脉沉细弱。辨为心阴阳俱虚夹痰郁证，治当滋补阴阳、养心安神、行气化痰。给予炙甘草汤与四逆散合方加味：红参 6g，生地黄 48g，桂枝 10g，阿胶珠 6g，麦门冬 12g，麻仁 12g，大枣 20 枚，生姜 10g, 柴胡 12g, 枳实 12g, 白芍 12g, 生川乌 6g, 生半夏 12g, 炙甘草 12g。6 剂,
水煎服, 每日 1 剂, 每日三服。二诊: 心悸、气短好转, 以前方 6 剂续服。三诊:
手足转温、畏寒怕冷减轻, 以前方 6 剂续服。四诊: 咽中似有痰阻减轻, 以前方
6 剂续服。五诊: 情绪好转, 心悸、心烦止, 失眠多梦较前好转, 以前方 6 剂续服。
六诊: 诸症基本解除, 以前方 6 剂续服。之后, 为了巩固疗效, 以前方治疗 50 余剂。
随访 1 年, 一切尚好。

　　【用方提示】根据心悸、舌红少苔辨为阴虚, 再根据手足不温、畏
寒怕冷辨为阳虚, 因咽中似有痰阻辨为痰郁, 又因情绪异常加重辨为
气郁, 以此辨为心阴阳俱虚夹痰郁证。方以炙甘草汤滋补心阴、温补
心阳; 以四逆散疏肝解郁; 加生川乌温阳逐寒, 生半夏醒脾燥湿化痰。
方药相互为用, 以奏其效。

竹叶汤合方

竹叶汤由『竹叶一把（10g），葛根三两（9g），防风、桔梗、桂枝、人参、甘草各一两（3g），附子炮、一枚（5g），大枣十五枚，生姜五两（15g）』所组成，方中竹叶既是清热药又是利水药；葛根既是清热药又是行散药；桂枝既是通经药又是生津药；防风既是行散药又是润燥药；附子既是温通药又是温阳药；人参既是益气药又是生津药；桔梗既是清热药又是宣利药；大枣、甘草既是益气药又是生津药，还是缓急药。方药相互为用，是以解肌散邪、扶阳清热为主的重要治病方，可辨治寒热虚夹瘀证。

长期低热

【导读】根据长期低热的病变证机有阳虚郁热，治以竹叶汤益气温阳清热；又因病变证机有风痰，故与藜芦甘草汤合方用之。

杨某，男，38岁。有4年低热病史，近由病友介绍前来诊治。刻诊：身热（37.4℃），怕冷，手足不温，头汗多，手指时时抽搐，倦怠乏力，心烦，口渴欲饮热水，舌质红、苔腻黄白夹杂，脉沉弱。辨为阳虚郁热夹风痰证，治当温阳清热、息风化痰。给予竹叶汤与藜芦甘草汤合方：竹叶10g，葛根10g，防风3g，桔梗3g，桂枝3g，红参3g，制附子5g，生姜15g，大枣15枚，藜芦1.5g，炙甘草3g。6剂，第1次煎45min左右，第2次煎20min，合并药液，每日1剂，每次服150mL左右，每日分早、中、晚服。二诊：身热减轻，仍倦怠乏力，以前方变红参为10g，6剂。三诊：身热较前又有减轻，倦怠乏力好转，仍怕冷，以前方变附子为10g，6剂。四诊：身热较前又有减轻，怕冷明显好转，仍手指抽搐，以前方变藜芦为2.5g，6剂。五诊：身热（36.9℃）基本正常，其余诸症基本消除，以前方6剂续服。六诊：身热（36.7℃）消除，又以前方治疗30余剂以巩固疗效。随访1年，一切尚好。

【用方提示】根据身热、手足不温辨为阳虚，再根据身热、舌质红辨为郁热，因头汗出、脉虚弱辨为卫虚，复因手指时时抽搐、苔腻辨为风痰，更因口渴欲饮热水、苔黄白夹杂辨为寒热夹杂，以此辨为阳虚郁热风痰证。方以竹叶汤益气温阳清热，固护营卫；藜芦甘草汤息风化痰止抽。方药相互为用，以奏其效。

多汗症

多汗症是指交感神经过度兴奋引起局部或全身汗腺分泌过多汗液的一种临床表现。根据汗出原因分为生理性多汗和病理性多汗。

【导读】根据多汗症的病变证机是阳虚夹热，治以竹叶汤；又因阳虚夹热较甚，故与附子泻心汤合方治之。

赵某，女，35岁。在5年前发现手部、腋下汗出如水淋漓，在郑州等地经多家省市级医院检查，未发现器质性病变，服用中西药则没有治疗效果，近由其同事介绍前来诊治。刻诊：手部、腋下汗出如水淋漓，手心发凉，口渴欲饮热水，心胸烦热，舌质淡红、苔薄黄，脉沉弱。辨为阳虚郁热证，治当益气助阳、清解郁热。给予竹叶汤与附子泻心汤合方：竹叶10g，葛根10g，防风3g，桔梗3g，桂枝3g，红参10g，附子10g，大枣15枚，生姜15g，大黄6g，黄连6g，黄芩6g，炙甘草3g。6剂，水煎服，每日1剂，每日三服。二诊：汗出减少，以前方6剂续服。三诊：心胸烦热解除，以前方6剂续服。四诊：汗出较前减少，以前方6剂续服。五诊：手部略有汗出，以前方6剂续服。六诊：腋下汗出止，以前方6剂续服。之后，又以前方治疗20余剂。随访半年，一切正常。

【用方提示】根据手心发凉、脉沉弱辨为阳虚，再根据心胸烦热、苔薄黄辨为郁热，因口渴欲饮热水辨为阳虚夹热，以此辨为阳虚郁热证。方以竹叶汤清解郁热，兼益气助阳；以附子泻心汤清泻郁热，兼温助阳气。方药相互为用，以奏其效。

竹叶石膏汤合方

竹叶石膏汤由『竹叶二把（20g）』石膏一斤（48g）、半夏洗、半升（12g）、麦门冬去心、一升（24g）、人参二两（6g）、甘草炙、二两（6g）、粳米半升（12g）』所组成，竹叶既是清热药又是凉血药；石膏既是清热药又是生津药；人参既是益气药又是生津药；半夏既是降逆药又是燥湿药；麦冬既是清热药又是滋阴药；粳米既是益气药又是化阴药；甘草既是益气药又是生津药，还是缓急药。方药相互为用，是以清热养阴益气为主的重要治病方，可辨治热伤气阴夹湿证。

慢性胃炎、长期低热

【导读】根据慢性胃炎、长期低热的病变证机有气虚郁热，治以竹叶石膏汤益气清热；又因病变证机有营卫虚弱，故与桂枝汤合方用之。

夏某，女，58岁。有多年慢性胃炎病史，3年前至今又有低热不除，近由病友介绍前来诊治。刻诊：胃脘灼热疼痛，恶心呕吐，身热（37.5℃），怕冷，手足不温，自汗，倦怠乏力，心烦，口渴，舌质淡红、苔薄黄白夹杂，脉沉弱。辨为气虚郁热、营卫虚弱证，治当益气清热、调补营卫。给予竹叶石膏汤与桂枝汤合方：竹叶20g，石膏50g，生半夏12g，麦冬24g，红参6g，粳米12g，桂枝10g，白芍10g，大枣12枚，生姜10g，炙甘草10g。6剂，第1次煎45min左右，第2次煎20min，合并药液，每日1剂，每次服150mL左右，每日分早、中、晚服。二诊：胃脘灼热减轻，低热好转，仍胃脘疼痛，以前方变白芍为20g，6剂。三诊：胃脘灼热基本消除，胃痛缓解，低热较前又有好转，仍怕冷，以前方变桂枝、生姜各为15g，6剂。四诊：胃脘灼热未再出现，低热基本消除，以前方6剂续服。五诊：诸症基本消除，又以前方治疗30余剂巩固疗效。随访1年，一切尚好。

【用方提示】根据胃脘灼热辨为胃热，再根据倦怠乏力辨为气虚，因身热、怕冷、汗出辨为营卫虚弱，复因苔薄黄白夹杂辨为寒热夹杂，以此辨为气虚郁热、营卫虚弱证。方以竹叶石膏汤益气清热，降逆和胃；以桂枝汤调补营卫。方药相互为用，以奏其效。

免疫功能低下

免疫功能低下是指人体抵御外来侵害的能力低下。

【导读】根据免疫功能低下的病变证机是热伤气，治以竹叶石膏汤；又因病变证机夹气郁，故与四逆散合方治之。

郑某，女，33岁。有低热已年余，经多家省市级医院检查，均未发现器质性病变，诊断为免疫功能低下，屡经中西药治疗，但未能有效控制低热，近由病友介绍前来诊治。刻诊：低热（37.2℃），气短，心烦，情绪低落，急躁易怒，恶心，口渴欲饮，舌质红、苔薄黄，脉细弱数。辨为热伤气阴夹郁证，治当清热益气、养阴疏肝。给予竹叶石膏汤与四逆散合方加味：竹叶20g，石膏48g，姜半夏12g，麦冬24g，红参6g，升麻6g，粳米12g，柴胡12g，枳实12g，白芍12g，炙甘草20g。6剂，水煎服，每日1剂，每日三服。二诊：低热消退，以前方6剂续服。三诊：低热未再发作，以前方6剂续服。四诊：情绪好转，以前方6剂续服。五诊：诸症基本解除，以前方治疗12剂。随访半年，一切尚好。

【用方提示】根据低热、苔薄黄辨为郁热，再根据气短、脉细弱数辨为虚热，因情绪低落、急躁易怒辨为肝郁，以此辨为热伤气阴夹郁证。方以竹叶石膏汤清热益气降逆；以四逆散疏肝解郁；加升麻透解郁热。方药相互为用，以奏其效。

竹皮大丸合方

竹皮大丸由『生竹茹二分（6g）、石膏二分（6g）、桂枝一分（3g）、甘草七分（21g）、白薇一分（3g）』所组成，方中竹茹既是清热药又是降逆药；石膏既是清热药又是生津药；白薇既是清热药又是凉血药，还是通利药；桂枝既是通阳药又是宣散药；甘草既是益气药又是生津药。方药相互为用，是以清热和胃，补虚通阳为主的重要治病方，可辨治郁热伤气夹寒证。

慢性胃炎、慢性胆囊炎

【导读】根据慢性胃炎、慢性胆囊炎的病变证机有虚热烦逆，治以竹皮大丸益气通阳；又因病变证机有寒热夹虚，故与小柴胡汤合方，复因病变证机有瘀血，故与失笑散合方用之。

徐某，男，50岁。有多年慢性胃炎、慢性胆囊炎病史，近由病友介绍前来诊治。刻诊：脘腹胁肋灼热胀痛，时有痛如针刺，恶心呕吐，呕后胃中舒服，心胸烦热，胸胃浊气上冲咽喉，手足不温，倦怠乏力，口苦，舌质淡红夹瘀紫、苔薄黄白夹杂，脉沉弱。辨为虚热烦逆、寒热夹瘀证，治当清热除烦、益气散寒、活血化瘀。给予竹皮大丸、小柴胡汤与失笑散合方：竹茹6g，石膏6g，桂枝3g，白薇3g，柴胡24g，生半夏12g，黄芩10g，红参10g，五灵脂10g，蒲黄10g，大枣12枚，生姜10g，炙甘草21g。6剂，第1次煎45min左右，第2次煎20min，合并药液，每日1剂，每次服150mL左右，每日分早、中、晚服。二诊：脘腹胁肋胀痛减轻，仍胃脘灼热，以前方变石膏、白薇各为20g，6剂。三诊：脘腹胁肋胀痛较前又有减轻，胃脘灼热好转，仍恶心呕吐，以前方变竹茹为30g、生姜为15g，6剂。四诊：脘腹胁肋灼热胀痛基本消除，仍心胸烦热、胸胃浊气上冲咽喉，以前方变桂枝为10g，竹茹为40g，6剂。五诊：心胸烦热基本消除，仍口苦，以前方变黄芩为12g，6剂。六诊：诸症基本消除，又以前方治疗50余剂，诸症悉除。随访1年，一切尚好。

【用方提示】根据脘腹胁肋灼热、倦怠乏力辨为虚热，再根据胸胃浊气上逆咽喉辨为浊热气逆，因手足不温、倦怠乏力辨为阳气不足，复因时有痛如针刺、舌质夹瘀紫辨为瘀，以此辨为虚热烦逆、寒热夹瘀证。方以竹皮大丸清热降逆通阳；以小柴胡汤益气调理寒热；以失笑散活血化瘀。方药相互为用，以奏其效。

妊娠呕吐

【导读】根据妊娠呕吐的病变证机是虚热，治以竹皮大丸；又因病变证机有夹气虚，故与橘皮竹茹汤合方清热益气降逆。

田某，女，31岁。妊娠40余日，呕吐剧烈，服用中西药，但未能得到有效控制，由亲戚介绍前来诊治。刻诊：恶心，食入即吐，心胸烦热，面色萎黄，口渴欲饮，舌质红、苔薄黄，脉虚数。辨为虚热烦逆证，治当清热和胃、补虚通阳。给予竹皮大丸与橘皮竹茹汤合方加味：石膏12g，桂枝6g，白薇6g，陈皮48g，竹茹48g，大枣30枚，红参6g，生姜24g，砂仁10g，白术10g，炙甘草20g。6剂，水煎服，每日1剂，每日三服。二诊：恶心减轻，以前方6剂续服。三诊：呕吐减轻，以前方6剂续服。四诊：恶心、呕吐基本解除，以前方6剂续服。五诊：诸症基本解除，以前方6剂续服。六诊：诸症悉除，以前方12剂巩固疗效。

【用方提示】根据食入即吐、舌质红辨为胃热上逆，再根据面色萎黄、脉虚数辨为虚热，以此辨为虚热烦逆证。方以竹皮大丸清热通阳、和胃降逆；以橘皮竹茹汤清热益气、和胃降逆；加砂仁醒脾和胃安胎，白术健脾益气安胎。方药相互为用，以奏其效。

猪苓汤合方

猪苓汤由『猪苓去皮、茯苓、泽泻、阿胶、滑石碎各一两（3g）』所组成，方中猪苓、泽泻既是清热利水药又是利水药；茯苓既是利水药又是益气药；滑石既是清热药又是利水药，还是降逆药；阿胶既是补血药又是化阴药。方药相互为用，是以清热育阴利水为主的重要代表方，可辨治湿热夹血虚证，治病用方作为汤剂方，应在原方用量基础上加大4倍。

内分泌失调眼睑水肿

【导读】根据内分泌失调眼睑水肿的病变证机有阴虚水气，治以猪苓汤利水育阴；又因病变证机有湿热，故与栀子柏皮汤合方，复因病变证机有阳虚，故与四逆加人参汤合方用之。

郑某，女，61岁。有多年内分泌失调眼睑水肿病史，多次检查未发现明显器质性病变，服用中西药但未能有效控制眼睑水肿，近由病友介绍前来诊治。刻诊：眼睑水肿如卧蚕，头沉头重，盗汗，颧红，自汗，心胸烦热，手足不温，倦怠乏力，口腻，舌质淡红，苔黄腻，脉沉弱。辨为阴虚水气、湿热阳虚证，治当育阴利水、清热利湿、益气温阳。给予猪苓汤、栀子柏皮汤与四逆加人参汤合方：猪苓10g，茯苓10g，泽泻10g，滑石10g，阿胶珠10g，栀子15g，黄柏6g，红参3g，干姜5g，生附子3g，炙甘草6g。6剂，第1次煎45min左右，第2次煎20min，合并药液，每日1剂，每次服150mL左右，每日分早、中、晚服。二诊：眼睑水肿略有减轻，仍盗汗、颧红，以前方加生地黄24g，6剂。三诊：眼睑水肿较前又有减轻，盗汗、颧红好转，仍自汗，以前方变红参为6g，6剂。四诊：眼睑水肿较前又有减轻，自汗好转，心胸烦热基本消除，以前方6剂续服。五诊：眼睑水肿基本消除，仍手足不温，以前方变干姜为10g，6剂。六诊：诸症基本消除，又以前方治疗30余剂，诸症悉除。随访1年，一切尚好。

【用方提示】根据眼睑水肿、盗汗、颧红辨为阴虚水气，再根据自汗、手足不温辨为阳虚，因头沉头重、苔黄腻辨为湿热，以此辨为阴虚水气、湿热阳虚证。方以猪苓汤育阴利水消肿；以栀子柏皮汤清热燥湿消肿；以四逆加人参汤益气温阳化水。方药相互为用，以奏其效。

非淋菌性尿道炎

非淋菌性尿道炎是以性接触为主要传播途径，以尿道炎为主要表现的一种泌尿生殖道炎症。

【导读】根据非淋菌性尿道炎的病变证机是阴虚水气，治以猪苓汤；又因病变证机有阴虚热扰，故与知柏地黄丸合方治之。

徐某，男，42岁。有3年慢性非淋菌性尿道炎病史，多次服用中西药，但未能达到治疗目的，近由病友介绍前来诊治。刻诊：尿道外口红肿、瘙痒、疼痛，晨起首次排尿前尿道外口夹有少量脓性分泌物，口干口苦，五心烦热，舌红少苔，脉细滑。辨为阴虚湿热证，治当滋补阴津、清热利湿。给予猪苓汤与知柏地黄丸合方加味：熟地黄24g，山药12g，山茱萸12g，牡丹皮10g，黄柏6g，知母6g，泽泻10g，茯苓10g，猪苓10g，滑石10g，阿胶珠10g，败酱草30g。6剂，水煎服，每日1剂，每日三服。二诊：尿道外口红肿、瘙痒、疼痛减轻，以前方6剂续服。三诊：晨起尿道口夹有少量脓性分泌物明显减少，以前方6剂续服。四诊：瘙痒缓解，疼痛消除，以前方6剂续服。五诊：五心烦热除，以前方6剂续服。六诊：诸症较前大减，以前方6剂续服。七诊：病情控制，未有明显不适，以前方6剂续服。之后，为了巩固疗效，以前方治疗30余剂，诸症悉除。随访半年，一切正常。

【用方提示】根据五心烦热、舌红少苔辨为阴虚，再根据尿道口夹有少量脓性分泌物辨为湿热，因尿道外口红肿、疼痛辨为热灼脉络，以此辨为阴虚湿热证。方以知柏地黄丸滋补阴津、清热燥湿；以猪苓汤清热利湿育阴；加败酱草清热解毒。方药相互为用，以奏其效。

肾病综合征

【导读】根据肾病综合征的病变证机是阴虚水气，治以猪苓汤；又因水气病变证机比较重，故与茯苓泽泻汤合方治之。

夏某，女，50岁。有多年肾病综合征病史，近由病友介绍前来诊治。刻诊：

眼睑及肢体水肿，小便不利，腰酸困，头晕目眩，大便干结，手足心热，舌红少苔，脉细弱。经尿常规检查，尿蛋白（+++）。辨为肾阴虚水气证，治当滋补肾阴、渗利水气。给予猪苓汤与茯苓泽泻汤合方：猪苓 10g，茯苓 24g，泽泻 12g，阿胶珠 10g，滑石 10g，山药 12g，山茱萸 12g，桂枝 6g，白术 10g，大黄 6g，生姜 12g，炙甘草 6g。6 剂，水煎服，每日 1 剂，每日三服。二诊：水肿略有减轻，以前方 6 剂续服。三诊：手足心热好转，以前方 6 剂续服。四诊：大便通畅，减大黄为 3g，6 剂。五诊：腰酸困基本解除，以前方 6 剂续服。六诊：水肿基本消退，以前方 12 剂续服。七诊：诸症基本解除，经复查尿常规，蛋白尿（+），以前方 12 剂续服。之后，为了巩固疗效，以前方变汤剂为散剂，每次 6g，每日三服，治疗 4 个月，又经复查尿常规，蛋白尿（-）。随访 1 年，一切尚好。

【用方提示】根据水肿、小便不利辨为水气内停，再根据手足心热、少苔辨为阴虚，因大便干结辨为热结，以此辨为肾阴虚水气证。方以猪苓汤利水育阴清热；以茯苓泽泻汤健脾制水；加大黄泻热通便，山药益气化阴，山茱萸固涩肾精。方药相互为用，以奏其效。

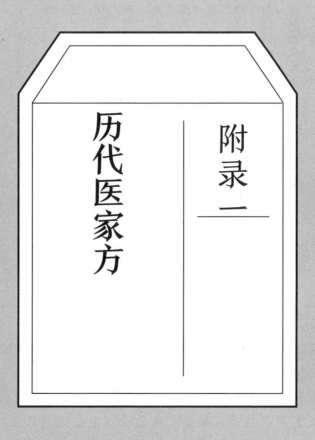

附录二

历代医家方

大定风珠合方

大定风珠由『生白芍六钱（18g），阿胶三钱（9g），生龟板四钱（12g），干地黄六钱（18g），麻仁二钱（6g），五味子二钱（6g），生牡蛎四钱（12g），麦门冬连心、六钱（18g），炙甘草四钱（12g），鸡子黄生、二枚（2枚），鳖甲生、四钱（12g）』所组成，方中白芍药既是敛阴药又是泻肝药；阿胶既是补血药又是化阴药，还是止血药；鳖甲、龟板既是滋阴药又是软坚药；干地黄既是滋阴药又是凉血药；麻仁既是滋阴药又是补血药；五味子既是益阴药又是益气药，还是收敛药；牡蛎既是敛阴药又是安神药；麦冬既是清热药又是滋阴药；鸡子黄既是清热药又是滋阴药；甘草既是益气药又是生津药，是以滋阴息风为主的重要治病方，可辨治阴虚生风证。

注意缺陷与多动障碍

注意缺陷与多动障碍是以注意力不集中，注意持续时间短暂，活动过度和冲动为主的一种疾病。

【导读】根据注意缺陷与多动障碍的病变证机是阴虚生风，治以大定风珠；又因手足躁动比较重，故与牵正散合方息风止痉。

马某，男，6岁。其母介绍，在4年前发现儿子行为异常，经省市级多家医院检查，诊断为注意缺陷与多动障碍，4年来虽经常服用中西药，可治疗效果不理想，近经朋友介绍前来诊治。刻诊：注意力不集中，坐卧不宁，手足躁动，克制力差，盗汗，手足心热，记忆力较差，口干唇燥，舌红少苔，脉细数。辨为阴虚夹风证，治当滋补阴津、清热息风。给予大定风珠与牵正散合方：生白芍18g，阿胶（烊化、冲服）10g，生龟板12g，生地黄18g，麻仁6g，五味子6g，生牡蛎12g，麦冬18g，炙甘草12g，鸡子黄（待药稍凉时加入鸡子黄）2枚，生鳖甲12g，白附子3g，白僵蚕3g，全蝎3g。6剂，水煎服，每日1剂，每日六服。二诊：盗汗略有好转，以前方6剂续服。三诊：手足心热减轻，以前方6剂续服。

四诊：口干唇燥好转，以前方6剂续服。五诊：手足躁动较前减轻，以前方6剂续服。之后，以前方治疗50余剂。为了巩固疗效，以前方变汤剂为丸剂，每次3g，每日三服，治疗用药1年余，诸症基本恢复正常。随访1年，一切尚好。

【用方提示】根据盗汗、手足心热、舌红少苔辨为阴虚，再根据坐卧不宁、手足躁动辨为阴虚夹风，因注意力不集中、记忆力较差辨为阴虚不能滋养心神，以此辨为阴虚夹风证。方以大定风珠滋补阴血、潜阳息风；以牵正散祛风止痉定搐。方药相互为用，以奏其效。

导痰汤合方

导痰汤由『半夏汤洗七次、四两（120g）、天南星炮、去皮一两（30g）、橘皮一两（30g）、枳实去瓤、麸炒一两（30g）、赤茯苓去皮、一两（30g）、炙甘草半两（15g）』所组成，方中半夏既是燥湿化痰药又是降逆药；天南星既是化痰药又是开窍药；橘皮既是理气药又是降逆药；枳实既是行气药又是化饮药；茯苓既是益气药又是渗利药；甘草既是益气药又是化痰药，还是生津药。方药相互为用，是以涤痰行气为主的重要治病方，可辨治寒痰气滞证。根据原方用量，若作汤剂时可用原方剂量的1/10。

性欲低下

性欲低下是指在正常年龄范围之内以性生活接受能力和初始性行为水平低下为特征的一种抑制状态性疾病。

【导读】根据性欲低下的病变证机是痰阻，治以导痰汤；又因病变证机有寒凝，故与细辛饮合方治之。

杨某，男，34岁。有3年性欲低下病史，多次服用中西药，均未能取得治疗效果，近由病友介绍前来诊治。刻诊：性欲低下，形体肥胖，肢体困重，大便不爽，舌质淡、苔白腻厚，脉沉滑。辨为寒痰阻滞证，治当温阳散寒、燥湿化痰。给予导痰汤与细辛饮合方：姜半夏12g，陈皮12g，生天南星3g，枳实3g，茯苓3g，炙甘草6g，细辛10g，桂枝10g，吴茱萸12g，白术15g，白芥子12g。6剂，水煎服，每日1剂，每日三服。二诊：大便较前通畅，以前方6剂续服。三诊：大便基本恢复正常，以前方6剂续服。四诊：舌苔仍厚腻，加生天南星为6g，6剂。五诊：性欲低下好转，以前方6剂续服。六诊：肢体困重解除，以前方6剂续服。之后，以前方治疗20余剂，性欲基本恢复正常。随访半年，一切尚好。

【用方提示】根据形体肥胖、肢体困重辨为痰湿，再根据舌质淡、苔白腻厚辨为寒痰，因脉沉滑辨为痰湿内盛，以此辨为寒痰阻滞证。方以导痰汤温阳散寒、燥湿化痰、行气和中；以细辛饮温阳通经、散寒化饮；加吴茱萸温阳散寒化湿，白术健脾燥湿、杜绝痰生之源，白芥子温阳通络化痰。方药相互为用，以奏其效。

香砂六君子汤合方

香砂六君子汤由『人参一钱（3g）、白术二钱（6g）、茯苓二钱（6g）、甘草七分（2g）、陈皮八分（2.4g）、半夏一钱（3g）、木香七分（2g）、砂仁八分（2.4g）』所组成，方中人参既是益气药又是生津药；白术既是益气药又是燥湿药；茯苓既是益气药又是利湿药；木香既是行气药又是化湿药；还是降泄药；砂仁既是行气药又是化湿药，还是升举药；半夏既是降逆药又是燥湿药；陈皮既是行气药又是化湿化痰药；甘草既是益气药又是生津药，是以健脾益气、燥湿行气为主的代表方，可辨治脾胃虚弱、痰湿气滞证。

慢性弯曲菌肠炎

弯曲菌病是由弯曲菌引起的消化道炎症或溃疡的全身性疾病。根据弯曲菌致病特点与临床表现，主要分为弯曲菌肠炎与幽门螺杆菌感染。

【导读】根据慢性弯曲菌肠炎的病变证机是寒湿，治以香砂六君子汤；又因寒湿病变证机比较重，故与厚朴温中汤合方治之。

章某，男，36岁。在3年前出现腹痛、腹泻、里急后重、便脓血、肌肉酸痛，曾诊断为细菌性痢疾，服用中西药，症状表现虽有好转，但未能彻底解除，常常反复发作，在半年前又经检查，诊断为慢性弯曲菌肠炎，口服中西药及静脉滴注抗生素类药，仍未取得明显治疗效果，近因症状加重前来诊治。刻诊：腹痛，腹泻，便脓血，倦怠乏力，头晕目眩，手足不温，口淡，舌质淡、苔腻略黄，脉虚弱。辨为寒湿气虚证，治当健脾益气、温阳燥湿。给予香砂六君子汤与厚朴温中汤合方加味：红参10g，白术10g，茯苓10g，炙甘草10g，厚朴15g，陈皮15g，草豆蔻仁10g，木香8g，砂仁10g，干姜6g，黄连10g。6剂，水煎服，每日1剂，每日三服。二诊：腹泻止，腹痛减轻，以前方6剂续服。三诊：便脓血除，手足转温，以前方6剂续服。四诊：诸症悉除，又以前方6剂续服。随访半年，一切尚好。

【用方提示】根据手足不温、口淡辨为寒，再根据腹泻日久不愈、苔腻辨为湿，因倦怠乏力、头晕目眩辨为气虚，又因苔黄腻辨为夹郁热，以此辨为寒湿气虚证。方以香砂六君子汤健脾益气、理气燥湿；厚朴温中汤温暖脾胃、燥湿止泻；加黄连兼清郁热。方药相互为用，以奏其效。

阳和汤合方

◇◇◇◇◇◇◇◇◇◇◇◇◇◇◇◇◇◇◇◇◇

阳和汤由『熟地黄一两（30g），肉桂去皮、研粉，一钱（3g），麻黄五分（1.5g），鹿角胶三钱（9g），白芥子二钱（6g），姜炭五分（1.5g），生甘草一钱（3g）』所组成，方中熟地黄既是补血药，又是散结药；鹿角胶既是补阳药，又是化阴药；肉桂既是温阳药又是散寒药；干姜炭既是温阳药又是通血脉药；麻黄既是通络药又是行散温通药；白芥子既是温通药又是化痰药；甘草既是益气药又是生津药，还是化痰药。方药相互为用，是以温阳补血、散寒通滞为主的重要治病方，可辨治寒凝血虚坏疽证。根据方药组成及用药特点，可辨治一切肌肉关节寒凝血虚证。

阴囊炎

阴囊炎是指阴囊皮肤及皮下感染引起的炎症性疾病。根据其临床表现分为阴囊丹毒、阴囊急性蜂窝织炎和特发性阴囊坏疽。

【导读】根据阴囊炎的病变证机是寒湿，治以阳和汤；又因病变证机有痰浊，故与萆薢分清饮合方治之。

韩某，男，25岁。在2年前出现阴囊皮肤瘙痒，夜间加重，继而出现轻度糜烂，外用西药，症状缓解，约半个月之后，病症复发，又外用西药，但疗效不明显，改用内服中药结合外用西药，症状得以控制，大约1个月后，病症又复发，虽多次服用中西药，可阴囊湿疹总是反复发作，近由病友介绍前来诊治。刻诊：阴囊皮肤瘙痒并有轻度糜烂流水，皮肤色素深着，口淡不渴，舌质淡、苔白腻，脉沉滑。辨为寒湿痰浊证，治当温阳散寒、胜湿化痰。给予阳和汤与萆薢分清饮合方：熟地黄30g，肉桂3g，麻黄3g，鹿角胶9g，白芥子6g，干姜炭3g，益智仁12g，川萆薢12g，石菖蒲12g，乌药12g，生天南星12g，生甘草3g。6剂，水煎服，每日1剂，每日三服。二诊：瘙痒减轻，以前方6剂续服。三诊：糜烂好转，以前方6剂续服。四诊：苔腻基本消除，以前方6剂续服。五诊：瘙痒止，以前方6剂续服。六诊：诸症悉除，以前方6剂巩固疗效。随访1年，阴囊湿疹未再复发。

【用方提示】根据口淡不渴、舌质淡辨为寒，再根据皮肤色素深着、苔白腻、脉沉滑辨为痰湿，因糜烂流水辨为湿浊，以此辨为寒湿痰浊证。方以阳和汤温阳散寒、温化寒痰；以萆薢分清饮温化寒湿、分清利浊；加生天南星燥湿化痰。方药相互为用，以奏其效。

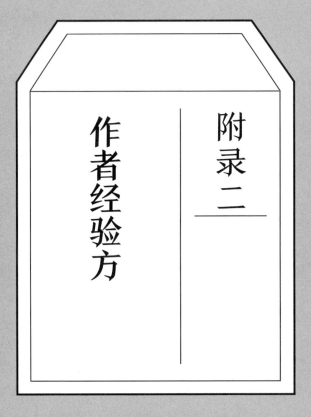

附录二

作者经验方

补中棕艾汤合方

◇◇◇◇◇◇◇◇◇◇◇◇◇◇◇◇◇◇◇◇◇

补中棕艾汤由『黄芪 24g，人参 12g，白术 15g，升麻 6g，柴胡 3g，陈皮 12g，当归 15g，棕榈 12g，艾叶 12g，海螵蛸 12g，炙甘草 10g』所组成，方中黄芪既是益气药又是固表药；人参既是益气药又是生津药；白术既是益气药又是燥湿药；柴胡既是益气药又是燥湿药；当归既是行气药又是化湿药；陈皮既是行气药又是行散药；升麻既是理气药又是行散药；艾叶既是止血药又是活血药；棕榈既是止血药又是活血药；海螵蛸既是止血药又是消瘀药；甘草既是温阳药又是化瘀药；既是益气药又是生津药。方药相互为用，是以益气止血为主的基础方，可辨治气虚出血证。

IgA 肾病

IgA 肾病是指肾小球系膜区以 IgA 或 IgA 沉积为主的原发性肾小球病。本病好发于青少年，多见于男性。

【导读】根据 IgA 肾病的病变证机是脾虚不固，治以补中棕艾汤；又因病变证机有阳虚出血，故与胶姜汤合方治之。

夏某，男，27 岁。有 3 年 IgA 肾病病史，每次尿常规检查，均有红细胞（为 5 ~ 20 个），近期因劳累病情加重前来诊治。刻诊：尿血，面色不荣，自汗，腰酸，头晕目眩，面色苍白，食则腹胀，大便溏泄，腰酸，倦怠嗜卧，舌质淡、苔薄白，脉沉弱。辨为脾肾气虚、脉络不固证，治当补益脾肾、固摄脉络。给予补中棕艾汤与胶姜汤合方：黄芪 24g，人参 12g，白术 15g，升麻 6g，柴胡 3g，陈皮 12g，当归 15g，棕榈 12g，艾叶 12g，炙甘草 10g，海螵蛸 12g，阿胶（烊化、冲服）12g，干姜 12g。6 剂，水煎服，每日 1 剂，每日三服。二诊：诸症略有改善，以前方 6 剂续服。三诊：自汗止，头晕目眩减轻，以前方 6 剂续服。四诊：腰酸止，大便恢复正常，以前方 6 剂续服。五诊：经复查尿常规，仍有红细胞（2 ~ 4 个），以前方 6 剂续服。之后，以前方因病症变化而加减用药治疗 40 余剂，经复查尿常规，已无红细胞。为了巩固疗效，以前方变汤剂为散剂，每次 6g，每日三服，治疗 3

个月。随访半年，一切尚好。

【用方提示】根据食则腹胀辨为脾虚，再根据腰酸辨为肾虚，因倦怠、自汗、脉沉弱辨为气虚，又因尿血辨为气虚不固，更因面色苍白辨为夹血虚，以此辨为脾肾气虚、脉络不固证。方以补中棕艾汤补益中气、固摄脉络，以胶姜汤温阳补血止血。方药相互为用，以奏其效。

川芎乌芥汤合方

川芎乌芥汤由『生川乌3g，生草乌3g，白芥子9g，川芎12g，当归15g，炙甘草12g』所组成，方中川乌、草乌既是散寒药，又是温通药，还是止血药；白芥子既是温通药又是化痰药；当归既是活血药又是补血药；川芎既是行气药又是活血药；甘草既是益气药又是生津药，还是缓急止痛药。方药相互为用，是以逐寒化痰、补益气血为主的重要治病用方，可辨治风湿性关节炎、类风湿性关节炎及骨质增生等属于寒湿骨节痛证者。

血栓闭塞性脉管炎

血栓闭塞性脉管炎是周围血管缓慢进展的节段性炎症性闭塞性血管疾病。多见于青壮年男性，北方较南方多见，冬季多发。

【导读】根据血栓闭塞性脉管炎的病症表现及病变证机是寒凝脉络，故选用川芎乌芥汤；又因病变证机有寒痰，故与阳和汤合方治之。

贾某，男，29岁。有2年余血栓闭塞性脉管炎病史，住院期间症状改善比较明显，之后，症状表现反反复复，时轻时重，虽服用中西药，但治疗效果不理想，近因病友介绍前来诊治。刻诊：下肢麻木、酸胀、冰凉，间歇性跛行，疼痛夜间加重，因寒亦加重，口淡，舌质暗淡、苔薄白，脉沉紧。辨为寒凝脉络证，治当温阳散寒、舒达经脉。给予川芎乌芥汤与阳和汤合方：生川乌6g，生草乌6g，白芥子9g，川芎12g，当归15g，炙甘草12g，熟地黄30g，肉桂3g，麻黄3g，鹿角胶9g，干姜炭3g，生甘草3g。6剂，每日1剂（每剂药第一次煎50min，第二次煎30min，合并2次药液），每日三服。二诊：下肢无力、麻木、酸胀减轻，以前方6剂续服。三诊：下肢冰凉略有好转，以前方6剂续服。四诊：诸症较前又有好转，以前方6剂续服。五诊：诸症大减，又以前方根据病症变化加减治疗30余剂，症状表现解除。之后，以前方变汤剂为散剂，每次5g，每日三服，巩固治疗3个月。随访1年，一切尚好。

【用方提示】根据下肢不温、舌质淡、苔薄白辨为寒虐，又根据舌质暗淡、疼痛夜间加重辨为寒凝，以此辨为寒凝脉络证。方以川芎乌芥汤温阳逐寒、通络止痛；以阳和汤温补阳气、滋补阴血、益气通络。方药相互为用，以奏其效。

桂苓生化汤合方

桂苓生化汤由『桂枝12g，茯苓12g，白芍12g，桃仁12g，牡丹皮12g，川芎12g，当归12g，炙甘草12g，干姜10g，香附10g』所组成，方中桂枝既是通经药又是温阳药；茯苓既是利水药又是益气药；白芍既是敛阴药又是泻瘀药；桃仁既是活血药又是润燥药；牡丹皮既是清热药又是散瘀药，还是凉血药；川芎既是活血药又是行气药；当归既是补血药又是活血药；干姜既是温阳药又是温通药；香附既是行气药又是活血药；甘草既是益气药又是生津药。方药相互为用，是以活血化瘀、通经散寒为主的重要治病方，可辨治寒瘀症积证。

功能失调性子宫出血

功能失调性子宫出血（简称功血）是指调节生殖的内分泌（下丘脑—垂体—卵巢轴）神经机制失常引起的异常子宫出血，而全身及内外生殖器官无器质性病变。本病为妇科常见病、多发病。根据其发病特点分为无排卵性功能失调性子宫出血和排卵性功能失调性子宫出血。

【导读】根据功能性子宫出血的病变证机是寒瘀，治以桂苓生化汤；又因出血病变证机比较重，故与棕艾藕茜汤合方治之。

常某，女，32岁。4年前至今月经淋漓不止，在郑州几家省级医院检查，均诊断为功能失调性子宫出血，曾几次住院治疗，均未取得预期治疗效果，近因出血不止，患者拒绝手术而前来诊治。刻诊：经血漏下不止时夹血块，夜间小腹痛如针刺拒按，每次疼痛2～3min，手足不温，舌质暗淡边略紫、苔薄白，脉沉涩。辨为寒瘀阻滞证，治当活血化瘀、温经止血。给予桂苓生化汤与棕艾藕茜汤合方：桂枝12g，茯苓12g，白芍12g，桃仁12g，牡丹皮12g，川芎12g，当归12g，干姜10g，香附10g，艾叶15g，棕榈12g，茜草12g，藕节15g，炙甘草12g。6剂，水煎服，每日1剂，每日三服。二诊：经血仍然漏下不止，但夜间腹痛次数减少，以前方6剂续服。三诊：经血漏下较前减少，腹痛解除，以前方6剂续服。四诊：

漏下止，以前方6剂续服。之后，为了巩固治疗效果，以前方变汤剂为散剂，每次6g，每日三服，治疗3个月。随访半年，漏下未再复发。

【用方提示】根据漏下夹血块、痛如针刺辨为瘀血，再根据手足不温、苔薄白辨为寒，以此辨为寒瘀阻滞证。方以桂苓生化汤活血化瘀、温经通脉；以棕艾藕茜汤固涩止漏、止血之中兼以化瘀。方药相互为用，化瘀不伤血，止血不留瘀，达到治疗寒瘀出血漏下不止的目的。

桂枝增液汤合方

桂枝增液汤由『桂枝10g，白芍10g，生姜10g，炙甘草6g，大枣12枚，生地黄18g，麦门冬18g，玄参18g，百合15g』所组成，方中桂枝既是治表药又是温里药，既是行散药又是通经药；白芍既是益营药又是固表药；生姜既是行散药又是降逆药；麦冬既是滋阴药又是清热药；百合既是滋阴药又是安神药；甘草既是益气药又是生津药。方药相互为用，是以滋补阴津、解表散寒为主的重要治病方。

=== 荨麻疹 ===

荨麻疹是指皮肤、黏膜小血管反应性扩张及渗透性增加而引起的一种局限性水肿反应。

【导读】根据荨麻疹的病变证机是阴虚，治以桂枝增液汤既滋阴又透达；又因阴虚病变证机比较甚，故与二至丸合方治之。

史某，女，47岁。在5年前上肢、腹部出现丘疹、瘙痒，以及头痛、眼胀痛、腹痛等，经多家医院检查，诊断为胆碱能性荨麻疹，服用中西药均有治疗效果，但停药后又复发，近因病症复发前来诊治。刻诊：风疹团，瘙痒，目胀，目痛，恶心，口渴，舌红少苔，脉细数。辨为肝肾阴虚证，治当滋补阴津、养血止痒。给予桂枝增液汤与二至丸合方加味：女贞子15g，墨旱莲15g，桂枝10g，白芍10g，生姜10g，大枣12枚，生地黄18g，麦冬18g，玄参18g，百合15g，蝉蜕15g，炙甘草6g。6剂，水煎服，每日1剂，每日三服。二诊：丘疹团减少，以前方6剂续服。三诊：瘙痒好转，以前方6剂续服。四诊：目胀、目痛消除，以前方6剂续服。五诊：风疹团减退，以前方6剂续服。六诊：诸症悉除，以前方12剂续服。之后，为了巩固疗效，以前方变汤剂为散剂，每次6g，每日三服，治疗2个月。随访1年，一切正常。

【用方提示】根据舌红少苔、脉细数辨为阴虚，再根据目胀、目痛辨为肝肾阴虚、阴津不得滋荣，以此辨为肝肾阴虚证。方以二至丸滋补阴津；以桂枝增液汤清热凉血、养阴生津、辛散透达；加蝉蜕疏散止痒。方药相互为用，以奏其效。

化瘀养阴汤合方

化瘀养阴汤由「当归12g，赤芍12g，桃仁10g，桂枝10g，蒲黄8g，丹参10g，生地黄12g，黄精12g，沙参12g，川楝子9g，砂仁8g」所组成，方中当归既是补血药又是活血药；赤芍既是凉血药又是化瘀药；桃仁既是活血药又是润燥药；桂枝既是通经药又是通阳药；蒲黄既是活血药又是止血药；丹参既是清热药又是活血药；生地黄既是滋阴药又是凉血药；黄精、沙参既是滋阴药又是益气药；川楝子既是清热药又是行气药；砂仁既是行气药又是消食药。方药相互为用，是以滋阴化瘀行气为主的重要治病方，可辨治阴虚血瘀证。

慢性胃炎

【导读】根据慢性胃炎的病变证机是阴虚夹瘀，治以化瘀养阴汤；又因夹气虚，故加红参益气。

刘某，女，56岁。有多年慢性胃炎病史，1年前经纤维胃镜检查，诊断为慢性萎缩性胃炎伴黏膜腺体不典型增生、红斑性胃炎，半年来经常服用中西药，但治疗效果不明显，近由病友介绍前来诊治。刻诊：胃胀痛以胀为主，疼痛固定不移，饥不思食，手足心热，面部潮热，倦怠，四肢无力，舌红略夹瘀斑、少苔，脉细数。辨为阴虚夹瘀证，治当益胃养阴、活血化瘀。给予化瘀养阴汤加味：当归12g，赤芍12g，桃仁10g，桂枝10g，蒲黄10g，丹参10g，生地黄12g，黄精12g，沙参12g，川楝子9g，砂仁8g，红参10g，五灵脂10g。6剂，水煎服，每日1剂，每日三服。二诊：胃胀痛减轻，饮食好转，以前方6剂续服。三诊：手足心热、面部潮热解除，以前方6剂续服。四诊：诸症均较前减轻，又以前方治疗100余剂。之后，复经纤维胃镜检查，胃黏膜基本恢复正常。随访1年，一切尚好。

【用方提示】根据饥不思食、手足心热辨为阴虚，再根据疼痛固定不移、舌夹瘀斑辨为瘀阻，因倦怠、四肢无力辨为夹气虚，以此辨为阴虚夹瘀证。方以化瘀养阴汤滋补阴津、活血化瘀；加红参补益中气，五灵脂活血化瘀止痛。方药相互为用，以奏其效。

睾丸鞘膜积液

睾丸鞘膜积液是指睾丸鞘膜的分泌、吸收功能失常，导致睾丸鞘膜腔内积聚过量液体的囊性病变。

【导读】根据睾丸鞘膜积液的病变证机是瘀血阴虚，治以化瘀养阴汤；又因瘀血病变证机比较重，故与蛭虻归草汤合方治之。

尚某，男，43岁。在5年前发现睾丸胀痛、有牵拉下坠感，当时未引起重视，约2个月后，症状表现加重，在郑州几家医院检查，诊断为睾丸鞘膜积液，住院治疗2周，出院后症状表现时轻时重，服用中西药则症状解除，可停药后又复发，近因睾丸胀痛、下坠感加重前来诊治。刻诊：睾丸下坠胀痛如针刺，五心烦热，舌质暗红边夹瘀紫、少苔，脉沉细涩。辨为阴虚瘀结证，治当滋补阴津、活血化瘀。给予化瘀养阴汤与蛭虻归草汤合方：当归12g，赤芍12g，桃仁10g，桂枝10g，蒲黄8g，丹参10g，生地黄12g，黄精12g，沙参12g，川楝子10g，砂仁8g，水蛭6g，虻虫3g，炙甘草12g。6剂，水煎服，每日1剂，每日三服。二诊：五心烦热减轻，以前方6剂续服。三诊：五心烦热止，以前方6剂续服。四诊：睾丸下坠好转，以前方6剂续服。五诊：睾丸疼痛基本消除，以前方6剂续服。六诊：诸症基本解除，以前方6剂续服。之后，为了巩固疗效，以前方治疗30余剂，诸症悉除。随访1年，一切正常。

【用方提示】根据睾丸下坠胀痛感如针刺辨为瘀血，再根据五心烦热、少苔辨为阴虚，因舌质暗红边夹瘀紫、脉沉细涩辨为阴虚夹瘀，以此辨为阴虚瘀结证。方以化瘀养阴汤清热凉血、养阴化瘀；以蛭虻归草汤破血逐瘀，兼防化瘀药伤血。方药相互为用，以奏其效。

甲状旁腺功能减退性肌病

甲状旁腺功能减退性肌病是指甲状腺功能减退合并肌肉病变的临床表现。

【导读】运用化瘀养阴汤辨治内分泌性肌病的病变证机是阴虚瘀血，临证因病情随症加减用药，则是取得最佳疗效的关键。

郑某，女，42岁。3年前被诊断为甲状旁腺功能减退性肌病，近由病友介绍前来诊治。刻诊：足部、小腿及手部僵硬，手足抽搐，肌肉无力，面肌、咀嚼肌颤动，五心烦热，盗汗，舌质暗红夹瘀紫、少苔，脉沉细涩。辨为阴虚瘀血证，治当滋补阴津、活血化瘀。给予化瘀养阴汤加味：当归12g，赤芍12g，桃仁10g，桂枝10g，蒲黄

8g，丹参 10g，生地黄 12g，黄精 12g，沙参 12g，川楝子 9g，砂仁 8g，龙骨 24g，五味子 12g。6 剂，水煎服，每日 1 剂，每日三服。二诊：盗汗减轻，以前方 6 剂续服。三诊：手足抽搐次数减少、程度减轻，以前方 6 剂续服。四诊：五心烦热止，以前方 6 剂续服。五诊：足部、小腿及手部僵硬明显缓解，以前方 6 剂续服。六诊：手足抽搐未再出现，以前方治疗 60 余剂。之后，为了巩固疗效，以前方变汤剂为散剂，每次 6g，每日三服，治疗半年。随访 1 年，一切正常。

【用方提示】根据五心烦热、盗汗辨为阴虚，再根据舌质暗红夹瘀紫辨为瘀，因足部、小腿及手部僵硬、手足抽搐辨为阴虚不得滋荣，以此辨为阴虚瘀血证。方以化瘀养阴汤滋补阴津、清热凉血、活血化瘀；加龙骨潜阳安神，五味子益气敛阴。方药相互为用，以奏其效。

神经性关节病

神经性关节病是继发于中枢神经或周围神经深感觉神经损害而引起的破坏性关节疾病。

【导读】根据神经性关节病的病变证机是阴虚夹热，治以化瘀养阴汤；又因瘀血病变证机比较重，故与活络效灵丹合方治之。

宋某，女，56 岁。有 12 年神经性关节病病史，近因关节肿大、疼痛加重前来诊治。刻诊：关节肿大、痛如针刺，夜间痛甚，关节活动受限，关节积液（血样液体），盗汗，口干咽燥，舌质暗红瘀紫、少苔，脉沉细涩。辨为阴虚瘀血证，治当滋补阴津、活血化瘀。给予化瘀养阴汤与活络效灵丹合方：当归 15g，赤芍 12g，桃仁 10g，桂枝 10g，蒲黄 8g，丹参 15g，生地黄 12g，黄精 12g，沙参 12g，川楝子 10g，砂仁 8g，乳香 15g，没药 15g。6 剂，水煎服，每日 1 剂，每日 3 服。二诊：夜间疼痛减轻，以前方 6 剂续服。三诊：盗汗好转，以前方 6 剂续服。四诊：舌上生薄白苔，以前方 6 剂续服。五诊：关节疼痛明显好转，以前方 6 剂续服。六诊：关节活动较前灵活，以前方 12 剂续服。之后，为了巩固疗效，以前方变汤剂为散剂，每次 6g，每日三服，治疗半年。随访 1 年，病情稳定，一切正常。

【用方提示】根据盗汗、口干咽燥、少苔辨为阴虚，再根据夜间痛甚、舌质暗红瘀紫辨为瘀，因脉沉细涩辨为阴虚夹瘀，以此辨为阴虚瘀血证。方以化瘀养阴汤滋补阴津、活血化瘀；以活络效灵丹活血消肿、通络止痛。方药相互为用，以奏其效。

海蛤汤合方

海蛤汤由『蛤蚧1对，海马10g』所组成，方中蛤蚧既是补阳药又是益气药；海马既是壮阳药又是化阴药。方药相互为用，是以益气补阳为主的重要基础方，可辨治肾虚不固证。

子宫脱垂

子宫脱垂是指子宫从正常位置沿阴道下降至宫颈外口达坐骨棘水平以下，甚至子宫全部脱出阴道口以外的疾病。常合并阴道前壁脱垂和阴道后壁脱垂。

【导读】根据子宫脱垂的病变证机是肾虚气陷，治以海蛤汤；又因病变证机有气陷，故与升陷汤合方；因病变证机有寒湿，故又与平胃散合方治之。

崔某，女，72岁。有40年子宫脱垂病史，近由其亲戚介绍而前来诊治。刻诊：腰骶酸痛下坠，小腹沉坠，因活动加剧、卧则减轻或消退，手足不温，倦怠乏力，头晕目眩，夜间小便5次以上，舌质淡、苔白厚腻，脉沉弱。辨为肾虚寒湿证，治当补益肾气、温阳化湿。给予海蛤汤、升陷汤与平胃散合方加味：生黄芪18g，知母10g，柴胡5g，桔梗5g，升麻3g，海马10g，蛤蚧1对，苍术12g，厚朴10g，陈皮6g，罂粟壳10g，炙甘草3g。6剂，水煎服，每日1剂，每日三服。二诊：头晕目眩减轻，以前方6剂续服。三诊：子宫脱垂好转，以前方减罂粟壳为6g，6剂。四诊：夜间小便减为3次，以前方6剂续服。五诊：子宫脱垂又较前有好转，以前方减罂粟壳为3g，6剂续服。六诊：诸症除子宫脱垂未恢复正常外，其余症状均已解除。为了巩固治疗效果，以前方变汤剂为散剂，每次3g，每日三服，坚持治疗。随访1年，一切良好。

【用方提示】根据腰骶酸痛下坠、夜间小便5次以上辨为肾虚，再根据因活动加剧辨为气虚，因小腹沉坠、苔白厚腻辨为寒湿，以此辨为肾虚寒湿证。方以升陷汤益气升阳；海蛤汤摄纳肾气、固护元气；平胃散散寒燥湿；加罂粟壳益气固涩。方药相互为用，以奏其效。

黄阿大补汤合方

〰〰〰〰〰〰〰〰〰〰〰〰

黄阿大补汤由『黄连12g，黄芩6g，白芍6g，鸡子黄2枚，阿胶9g，黄柏10g，知母15g，大黄3g，龟板24g，猪脊髓24g，生地黄24g』所组成，方中黄连、黄芩、黄柏既是清热药又是燥湿药；白芍既是补血药又是敛阴化阴药；鸡子黄既是补血药又是清热药；阿胶既是补血药又是滋阴药，还是止血药；知母既是清热药又是滋阴药；大黄既是清热药又是泻瘀药；龟板既是滋阴药又是泻热药又是软坚药；猪脊髓既是清热药又是滋阴凉血药；生地黄既是凉血药又是滋阴药。方药相互为用，是以泻火滋阴为主的重要治病方，可辨治郁热内扰、阴津亏虚证。

═══════ 阳强 ═══════

阳强（又称性功能亢进）是指与性欲无关的阴茎持续勃起状态，或指不分任何条件和环境的约束而有性要求，属于男性的一种特殊疾病。

【导读】根据阳强的病变证机是热扰阴虚，治以黄阿大补汤；又因阴虚比较重，故应随症加减用药。

任某，男，46岁。有2年余阳强病史，在郑州多家省市级医院检查，均未发现明显异常病理变化，服用中西药但没有治疗效果，近由其病友推荐前来诊治。刻诊：阳强，心烦急躁，腰酸，盗汗，五心烦热，舌质红、苔薄黄，脉细数。辨为心火内扰、肾阴亏虚证，治当清心泻火、育阴益肾。给予黄阿大补汤加味：黄连12g，黄芩6g，白芍6g，鸡子黄（待药稍凉时兑入）3枚，阿胶（烊化、冲服）10g，黄柏10g，知母15g，大黄3g，龟板24g，生地黄24g，玄参24g，麦冬24g。6剂，水煎服（煎药时加入猪脊髓30g，蜂蜜30mL），每日1剂，每日三服。二诊：五心烦热减轻，以前方6剂续服。三诊：阳强减轻，心烦急躁止，以前方6剂续服。四诊：阳强明显减轻，盗汗止，以前方6剂续服。五诊：阳强基本解除，以前方6剂续服。六诊：腰酸消除，以前方6剂续服。之后，又以前方治疗12剂，诸症悉除。随访半年，一切尚好。

【用方提示】根据阳强、心烦急躁、舌质红、苔薄黄辨为心热内扰，再根据腰酸、脉细数辨为肾阴亏虚，因五心烦热、盗汗辨为虚热内扰，以此辨为心火内盛、肾阴亏虚证。方以黄阿大补汤清心热，育肾阴，益阴血，降虚火，加玄参、麦冬以清心凉血益阴。方药相互为用，以奏其效。

苦参矾石汤合方

苦参矾石汤由『苦参24g，矾石10g，芒硝30g』所组成，方中苦参既是清热药又是燥湿药；矾石既是燥湿药又是消肿药；芒硝既是泻热药又是软坚药；花椒既是温化药又是止痒药；土茯苓既是清热药又是燥湿药，本方是以清热燥湿通阳为主的重要治病方，可辨治湿热阳郁证。用方治病，既可外用，又可内服，若是治疗湿疹及脚气，最好选择外用加内服。

足菌肿

足菌肿是指真菌或放线菌侵入皮肤、皮下组织、肌肉、筋膜、骨骼，形成诸多窦道及瘘管而引起的慢性肉芽肿疾病。根据致病原因分为真菌性足菌肿和放线菌性足菌肿。

【导读】根据足菌肿的病变证机是湿热，治以苦参矾石汤清热燥湿；又因病变证机有寒湿，故与鸡鸣散合方治之。

夏某，女，47岁。有5年足菌肿病史，近由病友介绍前来诊治。刻诊：丘疹，脓疱，结节，足踝筋腱收缩，脚趾发凉，口渴欲饮热水，舌质淡红、苔黄夹白腻，脉沉滑。辨为寒湿夹热证，治当散寒燥湿，兼清郁热。给予苦参矾石汤与鸡鸣散合方：槟榔15g，陈皮30g，木瓜30g，吴茱萸10g，紫苏叶10g，桔梗15g，生姜（带皮）15g，苦参24g，矾石10g，芒硝12g，花椒12g，土茯苓30g。6剂，水煎服，每剂煎2次，混合两次药液共1000mL，其中，每日3次内服，每服100mL，局部外洗2次，每次用350mL。二诊：脓疱减轻，以前方6剂续服。三诊：丘疹减少，以前方6剂续服。四诊：脚趾发凉好转，以前方6剂续服。五诊：脓疱较前明显减轻，以前方6剂续服。六诊：丘疹消退，以前方治疗60余剂，诸症基本解除。之后，为了巩固疗效，以前方变汤剂为散剂，每次6g，每日三服，治疗3个月。随访1年，一切尚好。

【用方提示】根据脚趾发凉辨为寒，再根据脓疱、脉沉滑辨为湿，因口渴欲饮热水、苔黄夹白腻辨为寒夹热，以此辨为寒湿夹热证。方以鸡鸣散温阳散寒、行气化湿；以苦参矾石汤清热燥湿、利湿止痒。方药相互为用，以奏其效。

清肝明目饮合方

◇◇◇◇◇◇◇◇◇◇◇◇◇◇◇◇◇◇◇

清肝明目饮由『青葙子12g，草决明15g，钩藤12g，菊花12g，谷精草15g』所组成，方中青葙子、谷精草既是清热药又是明目药；草决明既是清热药又是通利药；钩藤既是清热药又是息风药；菊花既是清热药又是明目息风药，是以清肝明目为主的重要基础方，可辨治肝热上扰证。

=== 视神经脊髓炎 ===

视神经脊髓炎是视神经和脊髓同时或相继受累的急性或亚急性脱髓鞘病变。

【导读】根据视神经脊髓炎的病变证机是肝热，治以清肝明目饮清泻肝热；又因病变证机有瘀血，故与抵当汤合方；因筋脉挛急比较重，故又与生脉散合方治之。

谢某，男，41岁。2年前在省级某医院诊断为视神经脊髓炎，住院治疗近2个月，住院期间虽有治疗效果，但症状改善不明显，近因症状加重前来诊治。刻诊：阵发性强直性痉挛，眼眶、眼球疼痛如针刺，口干咽燥，盗汗，倦怠乏力，肢体麻木不仁，活动不便，因劳加重，大便干结，舌质暗红瘀紫、苔薄黄、脉沉涩。辨为气阴两虚、瘀热生风证，治当益气养阴、清热化瘀、明目利窍。给予生脉散、抵当汤与清肝明目饮合方：人参10g，麦冬10g，五味子15g，水蛭6g，虻虫3g，桃仁6g，大黄9g，青葙子12g，草决明15g，钩藤12g，菊花12g，谷精草15g，生甘草3g。6剂，水煎服，每日1剂，每日三服。二诊：大便通畅，以前方减大黄为6g，6剂。三诊：眼眶、眼球疼痛略有减轻，以前方6剂续服。四诊：口干咽燥、盗汗止，以前方6剂续服。五诊：阵发性强直性痉挛减轻，以前方6剂续服。六诊：诸症较前均有好转，以前方6剂续服。之后，以前方根据病症变化酌情加减用药治疗120余剂，诸症得到有效控制。为了巩固疗效，以前方变汤剂为丸剂，每次6g，每日三服，继续巩固治疗。随访1年，一切尚好。

【用方提示】根据倦怠乏力、因劳加重辨为气虚，再根据口干咽燥、盗汗辨为阴虚，因阵发性强直性痉挛辨为瘀热生风，又因舌质暗红瘀紫、脉沉涩辨为瘀热，以此辨为气阴两虚、瘀热生风证。方以生脉散益气养阴；以抵当汤泻热逐瘀；以清肝明目饮清肝热、利肝窍、和筋脉。方药相互为用，以奏其效。

四逆肾气汤合方

四逆肾气汤由『柴胡10g，枳实15g，白芍10g，生地黄24g，山药12g，山茱萸12g，茯苓9g，牡丹皮9g，泽泻9g，附子3g，桂枝3g，炙甘草10g』所组成，方中柴胡既是行气药又是清热药；枳实既是行气药又是降逆药；芍药既是清热药又是补血药；生地黄既是滋阴药又是凉血药；山药既是益气药又是固精药；茯苓既是益气药又是利湿药；泽泻既是清热药又是利水药；牡丹皮既是清热药又是凉血药；附子既是温阳药又是温阳药；桂枝既是通经药又是温阳药，还是散瘀药；还是益气药。方药相互为用，是以疏肝滋阴温阳为主的治病用方，可辨治肝郁阴阳俱虚证。

黄褐斑

黄褐斑是指颜面部对称性色素沉着性皮肤病。

【导读】根据黄褐斑的病变证机既有气郁，又有肾虚，故治以四逆肾气汤；又因病变证机夹气虚，故加人参健脾益气。

邵某，女，36岁。在2年前发现前额、颧部色素沉着，近1年来逐渐加重，服用中西药，色素沉着没有得到改善，近由其同事介绍前来诊治。刻诊：黄褐斑，腰酸，耳鸣，情绪抑郁，乳房作胀，舌质淡、苔薄黄，脉沉细弱。辨为肝郁肾虚证，治当行气解郁、补肾益虚。给予四逆肾气汤加味：柴胡10g，枳实10g，白芍10g，生地黄24g，山药12g，山茱萸12g，茯苓10g，牡丹皮10g，泽泻10g，附子3g，桂枝3g，红参10g，炙甘草10g。6剂，水煎服，每日1剂，每日三服。二诊：乳房作胀好转，以前方6剂续服。三诊：乳房作胀基本解除，以前方6剂续服。四诊：耳鸣好转，以前方6剂续服。五诊：腰酸解除，以前方6剂续服。六诊：黄褐斑略有减轻，患者信心倍增，又以前方治疗40余剂，黄褐斑明显淡化。为了巩固疗效，以前方变汤剂为丸剂，每次6g，每日三服，治疗4个月，面部色泽恢复正常。随访1年，一切正常。

【用方提示】根据乳房作胀、情绪抑郁辨为肝郁，再根据腰酸、耳鸣辨为肾虚，因苔薄黄辨为肝郁夹热，以此辨为肝郁肾虚证。方以四逆肾气汤疏肝解郁、调理气机、滋补阴阳、渗利湿浊，加人参健脾益气、生津化血。方药相互为用，以奏其效。

桃红黄茜汤合方

桃红黄茜汤由『桃仁 12g，红花 12g，生地黄 15g，赤芍 12g，当归 15g，川芎 6g，茜草 12g，炒蒲黄 10g，棕榈 15g』所组成，方中桃仁既是活血药又是润燥药；红花既是活血药又是补血药；生地黄既是滋阴药又是凉血药；赤芍既是凉血药又是散瘀药；当归既是补血药又是活血药；川芎既是活血药又是行气药；茜草既是止血药又是化瘀药；炒蒲黄既是活血药又是止血药；棕榈既是止血药又是补血药；是以方中既用活血药为主的重要治病方，达到活血不动血、止血不留瘀。

========== 血精症 ==========

血精症是指精液由正常的乳白色变为血红色、红褐色或混有血丝。

【导读】根据血精症的病变证机是瘀热出血，治以桃红黄茜汤；又因病变证机有血热，故与犀角地黄汤合方治之。

司某，男，26 岁。在 3 年前发现精液为红色，在当地医院检查：精液中有大量红细胞，疑为精囊腺炎、前列腺炎等，服用中西药治疗效果不明显，近由病友介绍前来诊治。刻诊：精液色泽暗红，时夹血丝，略有会阴、阴茎不适，舌质暗红、苔薄黄，脉沉涩。辨为瘀热出血证，治当活血化瘀、凉血止血。给予桃红黄茜汤与犀角地黄汤合方：桃仁 12g，红花 12g，赤芍 12g，当归 15g，川芎 6g，茜草 12g，炒蒲黄 10g，棕榈 15g，水牛角 30g，生地黄 24g，白芍 10g，牡丹皮 6g。6 剂，水煎服，每日 1 剂，每日三服。二诊：会阴、阴茎不适减轻，以前方 6 剂续服。三诊：会阴、阴茎不适消除，以前方 6 剂续服。四诊：精液色泽轻微暗红，以前方 6 剂续服。五诊：精液色泽基本恢复正常，以前方 6 剂续服。六诊：诸症悉除，以前方 6 剂续服。之后，患者要求巩固疗效，以前方变汤剂为散剂，每次 6g，每日三服，治疗 2 个月。随访 1 年，一切正常。

【用方提示】根据精液色泽暗红辨为热，再根据舌质暗红、脉沉涩辨为瘀血，以此辨为瘀热出血证。方以桃红黄茜汤活血化瘀、清热凉血，化瘀止血；以犀角地黄汤清热凉血、散瘀止血。方药相互为用，以奏其效。

醒神导痰汤

◇◇◇◇◇◇◇◇◇◇◇◇◇◇

醒神导痰汤由『九节菖蒲 12g，香附 15g，柴胡 12g，远志 15g，五味子 12g，龙骨 12g，茯苓 12g，半夏 12g，天南星 6g，橘皮 6g，枳实 6g，炙甘草 3g』所组成，方中九节菖蒲既是开窍药又是化湿药；香附既是行气药又是开窍药；柴胡既是行气药又是清热药；远志既是开窍药又是化痰药；五味子既是敛阴药又是益气药，还是化痰药；龙骨既是潜阳药又是安神药；茯苓既是安神药，还是益气药，还是利湿药；半夏既是燥湿药又是降逆药；天南星既是化痰药又是开窍药；橘皮既是行气药又是化湿药；枳实既是行气药又是降逆药，还是清热药；甘草既是益气药又是生津药，还是化痰药。方药相互为用，是以醒神开窍、行气化痰为主的重要治病方，可辨治气郁痰阻窍闭证。

═══════ 焦虑症 ═══════

【导读】醒神导痰汤是笔者辨治痰阻心窍证的经验方，运用醒神导痰汤辨治焦虑症的审机要点是痰阻心窍，治在化痰醒神开窍。

谢某，女，49 岁。有多年焦虑症病史。服用中西药有一定治疗效果，可停药则诸症状又复发，近由病友介绍前来诊治。刻诊：忧心忡忡，心烦意乱，整日紧张不安，夜间噩梦不断，遇到问题总是往最坏处想，手足不温，倦怠乏力，肢体困重，舌质暗淡、苔白厚腻，脉沉迟。辨为寒痰扰心夹气虚证，治当温阳散寒、化痰醒神，兼以益气。给予醒神导痰汤加味：九节菖蒲 12g，香附 15g，柴胡 12g，远志 15g，五味子 12g，龙骨 12g，茯苓 12g，姜半夏 12g，生天南星 10g，陈皮 6g，枳实 6g，人参 10g，酸枣仁（一半研末冲服，一半煎）40g，炙甘草 3g。6 剂，水煎服，每日 1 剂，每日三服。二诊：苔腻好转，手足转温，以前方 6 剂续服。三诊：紧张不安略有好转，以前方 6 剂续服。四诊：肢体困重基本消除，心烦意乱止，以前方治疗 80 余剂，诸症得到有效控制。为了巩固疗效，以前方变汤剂为散剂，每次 6g，每日三服，治疗 1 年余。随访 1 年，一切尚好。

【用方提示】根据手足不温、舌质暗淡辨为寒，再根据肢体困重、苔白厚腻辨为痰，因忧心忡忡、紧张不安、夜间噩梦不断辨为痰阻心窍，又因倦怠乏力辨为气虚，以此辨为寒痰扰心夹气虚证。方以醒脾导痰汤温阳散寒、化痰醒神；加人参补气健脾、生化气血，酸枣仁养心安神。方药相互为用，以奏其效。

蛭虻归草汤合方

蛭虻归草汤由『水蛭6g，虻虫3g，当归15g，炙甘草6g』所组成，方中水蛭、虻虫既是破血药又是利水药；当归既是活血药又是补血药；甘草既是益气药又是生津药，还是缓急药，是以逐瘀通络为主的重要基础方，可辨治瘀血症积证。若夹血虚者，方中当归即补血活血；若无血虚者，当归即活血，兼防逐瘀药伤血。

亚急性甲状腺炎

亚急性甲状腺炎是指由病毒感染引起甲状腺发生变态反应的非化脓性炎症。

【导读】根据亚急性甲状腺炎的病变证机是瘀血，治以蛭虻归草汤破血逐瘀；又因病变证机有阴虚，故与大补阴丸和增液汤合方治之。

孙某，男，36岁。在1年前出现发热、多汗、心悸、甲状腺肿大且较硬、触压疼痛，实验室检查，血清T3、T4升高，诊断为亚急性甲状腺炎，住院治疗3周，可出院后诸症又复发，经中西药治疗，病症改善不明显，近由病友介绍前来诊治。刻诊：甲状腺肿大，喉痛如针刺且夜间加重，急躁易怒，口渴喜饮，盗汗，头晕目眩，遗精频繁，大便干结，口干咽燥，舌质暗红瘀紫、少苔，脉细涩。辨为肝肾阴虚、瘀血阻滞证，治当滋补肝肾、活血化瘀。给予蛭虻归草汤、大补阴丸与增液汤合方：熟地黄15g，龟板18g，黄柏12g，知母12g，生地黄24g，麦冬24g，玄参30g，当归15g，水蛭6g，虻虫3g，炙甘草6g，金樱子15g，沙苑子15g。6剂，水煎服（煎药时加入猪脊髓50g，蜂蜜10mL），每日1剂，每日三服。二诊：咽喉疼痛减轻，以前方6剂续服。三诊：盗汗止，以前方6剂续服。四诊：大便通畅，以前方6剂续服。五诊：疼痛基本解除，以前方6剂续服。六诊：近2周未有遗精，以前方减金樱子为10g，沙苑子10g，6剂。之后，以前方因病症变化并酌情加减用药20余剂，诸症悉除。随访1年，一切尚好。

【用方提示】根据急躁易怒、少苔辨为肝阴虚，再根据遗精频繁辨为肾阴虚，因痛如针刺且夜间加重、舌质暗红瘀紫、脉细涩辨为瘀血，以此辨为肝肾阴虚、瘀血阻滞证。方以大补阴丸滋补阴血、清热泻火；增液汤滋补阴津；蛭虻归草汤破血逐瘀；加金樱子、沙苑子益肾、固精、止遗。方药相互为用，以奏其效。

皮肌炎

皮肌炎是一种皮肤和肌肉的弥漫性非感染性的急性、亚急性或慢性炎症性疾病。该病可发生于任何年龄，女性多于男性。

【导读】根据皮肌炎的病变证机是瘀血，治以蛭虻归草汤破血逐瘀；又因病变证机有血热，故与清营汤合方治之。

党某，女，46岁。5年前掌指关节和指间关节出现紫红色丘疹、丘斑，肌肉运动疼痛，肌无力。当时未引起重视，2个月后加重，经郑州几家省市级医院检查，诊断为皮肌炎，住院治疗2周，出院后继续服用中西药，但症状未能达到有效控制，近由病友介绍前来诊治。刻诊：紫红色丘斑，肌肉运动疼痛，肌无力，口干咽燥，舌质暗红瘀紫、少苔，脉沉细涩。辨为血热瘀滞证，治当清热凉血、活血化瘀。给予蛭虻归草汤与清营汤合方：水牛角30g，生地黄15g，玄参10g，竹叶3g，麦冬10g，丹参6g，金银花10g，黄连10g，连翘6g，水蛭6g，虻虫3g，当归12g，炙甘草6g。6剂，水煎服，每日1剂，每日三服。二诊：口干咽燥减轻，以前方6剂续服。三诊：肌肉运动疼痛好转，以前方6剂续服。四诊：丘斑色泽淡化，以前方6剂续服。五诊：肌肉运动疼痛明显好转，以前方6剂续服。六诊：丘斑基本消退，以前方12剂续服。七诊：诸症基本解除，又以前方治疗40余剂。随访1年，一切正常。

【用方提示】根据紫红色丘斑、口干咽燥辨为血热，再根据舌质暗红瘀紫、脉沉细涩辨为瘀血，以此辨为血热瘀滞证。方以清营汤清热解毒、凉血养阴；以蛭虻归草汤破血逐瘀，兼益气补血。方药相互为用，以奏其效。

纤维肌痛综合征

纤维肌痛综合征是以枕部、颈部、肩部、胸廓、下背部、股部为主的纤维组织、肌肉、肌腱、韧带，以及其他部位出现疼痛、僵硬的一种疾病。根据发病特点分为继发性纤维肌痛综合征和原发性纤维肌痛综合征，本病以女性为多见。

【导读】根据纤维肌痛综合征的病变证机是气郁，治以柴胡疏肝散；又因病变证机有瘀血，故与蛭虻归草汤合方治之。

夏某，女，49岁。4年前出现全身性广泛性对称性疼痛，经多次检查，最后诊断为纤维肌痛综合征，屡屡服用中西药，但未能取得预期治疗效果，近因疼痛加重前来诊治。刻诊：全身性广泛性对称性肌肉筋脉痛如针刺，因情绪异常加重，身热急躁易怒，舌质暗红夹瘀紫、苔薄黄，脉沉涩。辨为郁瘀阻滞证，治当疏肝理气、活血化瘀。给予柴胡疏肝散与蛭虻归草汤合方加味：柴胡12g，陈皮12g，川芎10g，枳实10g，白芍10g，香附10g，水蛭6g，虻虫3g，当归12g，桃仁12g，红花10g，炙甘草6g。6剂，水煎服，每日1剂，每日三服。二诊：疼痛略有减轻，自觉身体发热，以前方加白芍为30g，柴胡为15g，6剂。三诊：身热消除，以前方减柴胡为12g，6剂。四诊：疼痛明显好转，以前方6剂续服。五诊：急躁易怒止，以前方6剂续服，六诊：舌苔恢复正常，但脉仍沉涩，以前方加当归为15g，6剂。之后，为了巩固疗效，以前方治疗40余剂，诸症悉除。随访1年，一切正常。

【用方提示】根据痛如针刺辨为瘀血，再根据因情绪异常加重辨为气郁，因苔薄黄辨为郁瘀夹热，以此辨为郁瘀阻滞证。方以柴胡疏肝散疏肝理气、调理气机；以蛭虻归草汤破血逐瘀、益气补血；加桃仁、红花以增强活血化瘀。方药相互为用，以奏其效。

系统性红斑狼疮

系统性红斑狼疮是一种具有多系统损害及多种自身抗体的自身免疫性疾病。本病多发于孕龄期妇女。

【导读】根据系统性红斑狼疮的病变证机是瘀血，治以蛭虻归草汤合失笑散破血祛瘀；又因病变证机有肝郁，故与六磨饮子合方治之。

商某，女，24岁。4年前被诊断为系统性红斑狼疮，曾在信阳、郑州等地住院治疗，病情好转，出院后继续服用中西药，但病情反复发作，近因病友介绍前来诊治。刻诊：发热，面颊蝶形红斑，关节疼痛，心痛如针刺，因情绪异常加重，情绪低落，月经不调，舌质暗红瘀紫、苔薄黄，脉沉涩。辨为肝郁瘀热证，治当疏肝解郁、活血化瘀。给予蛭虻归草汤、失笑散与六磨饮子合方：沉香6g，槟榔6g，乌药6g，木香6g，枳实6g，大黄6g，五灵脂12g，蒲黄12g，水蛭6g，虻虫3g，当归12g，赤芍30g，炙甘草6g。6剂，水煎服，每日1剂，每日三服。

二诊：发热止，以前方6剂续服。三诊：关节疼痛好转，以前方6剂续服。四诊：心痛未再出现，以前方6剂续服。五诊：面颊蝶形红斑好转，以前方6剂续服。六诊：诸症较前均有明显减轻，以前方治疗100余剂，病情稳定。之后，为了巩固疗效，以前方变汤剂为散剂，每次6g，每日三服。随访1年，病情稳定，一切尚好。

【用方提示】根据因情绪异常加重、情绪低落辨为肝郁，再根据关节疼痛、心痛如针刺辨为瘀血，因发热、苔黄辨为郁热，以此辨为肝郁瘀热证。方以六磨饮子理气解郁、降泄浊逆；以失笑散活血化瘀；以蛭虻归草汤破血逐瘀。方药相互为用，以奏其效。

精子活力低下症

精子活力低下症是指经多次精液检查，精子成活率降低，死精子数目超过40%，或精子存活率为零者。

【导读】根据精子活力低下症的病变证机是瘀血，治以蛭虻归草汤；又因病变证机有痰湿，故与二陈汤合方；因病变证机有阴阳俱虚，故与龟鹿二仙胶合方治之。

周某，男，30岁。结婚5年，在3年前经男科检查，精子存活率为46%，精子活动力为19%，诊断为精子活力低下症，服用中西药，但精子减少、活力低下未能得到有效改善，故前来诊治。刻诊：婚久不育，倦怠乏力，手足不温，腰酸腿软，耳鸣，盗汗，头沉头昏，睾丸隐痛，性欲淡漠，舌质暗红瘀紫、少苔，脉沉弱涩。辨为阴阳俱虚、痰湿瘀阻证，治当滋补阴阳、燥湿化痰、活血化瘀。给予蛭虻归草汤、二陈汤与龟鹿二仙胶合方：枸杞子9g，鹿角25g，龟板25g，红参15g，陈皮15g，半夏15g，茯苓12g，水蛭6g，虻虫3g，当归12g，生姜18g，乌梅2g，炙甘草6g。6剂，水煎服，每日1剂，每日三服。二诊：手足转温，以前方6剂续服。三诊：盗汗止，以前方6剂续服。四诊：睾丸隐痛解除，以前方6剂续服。五诊：耳鸣减轻，以前方6剂续服。六诊：手足温和，腰酸腿软止，以前方6剂续服。之后，以前方变汤剂为散剂，每次6g，每日三服，巩固治疗5个月，经复查，精子存活率、精子活动力均恢复正常。随访1年，其妻已怀孕。

【用方提示】根据盗汗、少苔辨为阴虚，再根据手足不温、倦怠乏力辨为阳虚，因头沉头昏辨为痰阻，又因舌质暗红瘀紫、脉沉弱涩辨为瘀血，以此辨为阴阳俱虚、痰湿瘀阻证。方以龟鹿二仙胶温补肾阴、温补肾阳；以二陈汤燥湿化痰、理气和中；以蛭虻归草汤活血化瘀、疏通脉络。方药相互为用，以奏其效。

慢性前列腺炎

慢性前列腺炎包括慢性细菌性前列腺炎和慢性非细菌性前列腺炎。

【导读】根据慢性前列腺炎的病变证机是瘀血，治以蛭虻归草汤；又因病变证机有阴虚，故与六味地黄丸合方治之。

李某，男，28岁。在4年前出现下腹、腰骶部、睾丸及会阴部不适，当时未引起重视，约半年后出现疼痛，经检查，诊断为前列腺炎，多次服用中西药，以及用西药静脉滴注，也未能取得明显治疗效果，近由病友介绍前来诊治。刻诊：遗精，早泄，腰骶部、会阴及大腿内侧痛如针刺，五心烦热，盗汗，舌质暗红、少苔，脉细涩。辨为阴虚瘀血证，治当滋补阴津、活血化瘀。给予蛭虻归草汤与六味地黄丸合方加味：熟地黄24g，山药12g，山茱萸12g，泽泻10g，牡丹皮10g，茯苓10g，水蛭6g，虻虫3g，当归12g，生地黄24g，银柴胡12g，胡黄连12g，炙甘草9g。6剂，水煎服，每日1剂，每日三服。二诊：遗精未再出现，以前方6剂续服。三诊：仅出现1次遗精，以前方6剂续服。四诊：腰骶部、会阴及大腿内侧疼痛减轻，以前方6剂续服。五诊：大便1日1次且溏，以前方减生地黄为12g，6剂。六诊：遗精、早泄止，以前方6剂续服。七诊：诸症悉除，以前方6剂续服。之后，为了巩固疗效，以前方变汤剂为散剂，每次6g，每日三服，治疗4个月。随访1年，一切正常。

【用方提示】根据五心烦热、盗汗、少苔辨为阴虚，再根据痛如针刺、舌质暗红辨为瘀，以此辨为阴虚瘀血证。方以六味地黄丸滋补阴津、清退虚热；以蛭虻归草汤破血逐瘀，兼益气补血；加生地黄清热滋阴凉血，银柴胡、胡黄连清退虚热。方药相互为用，以奏其效。